# 肾性贫血疑难病例治疗集萃

◎主　编　刘必成

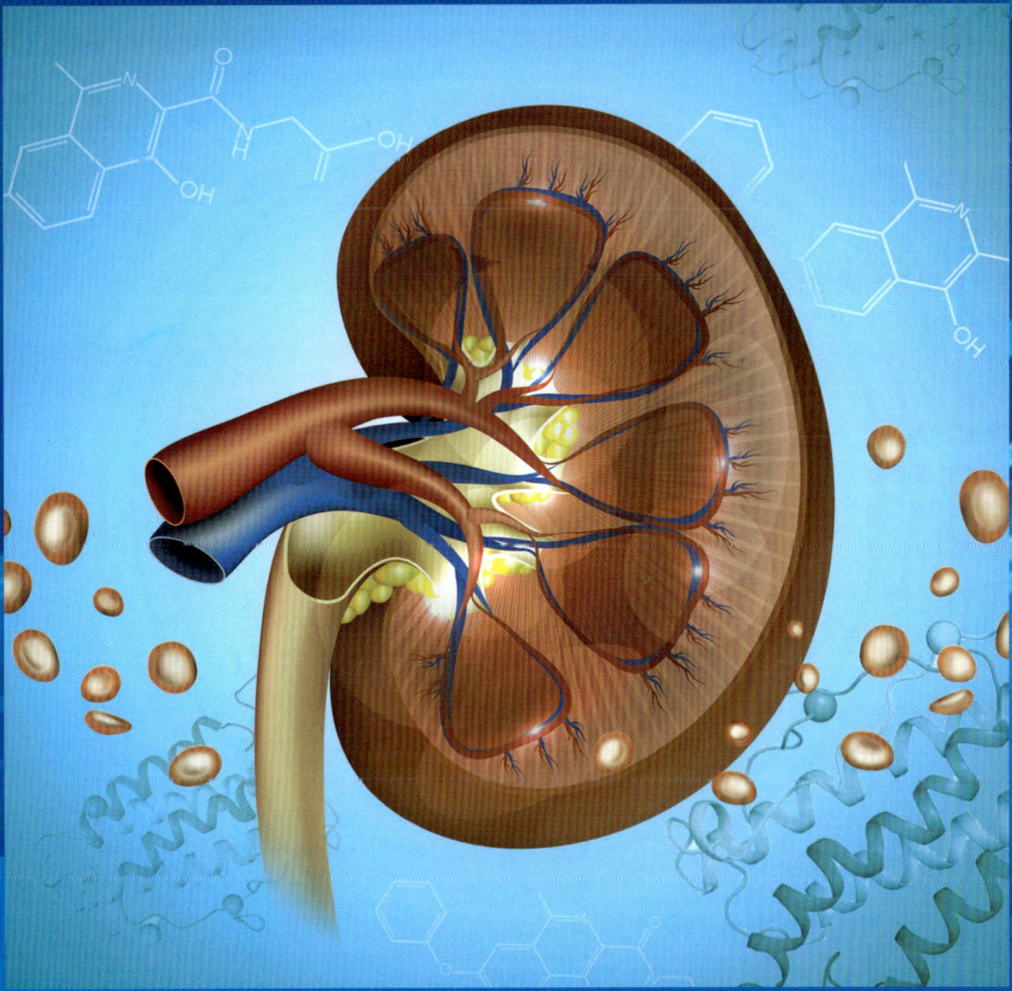

中華醫學電子音像出版社
CHINESE MEDICAL MULTIMEDIA PRESS
北　京

图书在版编目（CIP）数据

肾性贫血疑难病例治疗集萃 / 刘必成主编. —北京：中华医学电子音像出版社，2022. 3
ISBN 978-7-83005-376-5

Ⅰ. ①肾… Ⅱ. ①刘… Ⅲ. ①肾性贫血—疑难病—病案—汇编 Ⅳ. ①R556. 9

中国版本图书馆 CIP 数据核字（2022）第 025046 号

肾性贫血疑难病例治疗集萃
SHENXINGPINXUE YI'NAN BINGLI ZHILIAO JICUI

---

主　　编：刘必成
策划编辑：裴　燕
责任编辑：周寇扣
文字编辑：裴　燕　崔晓鸥　孙葵葵　赵文羽　宫宇婷　李雪丽　陈　努　刘　溪　周寇扣
责任印刷：李振坤
出版发行：中华医学电子音像出版社
通信地址：北京市西城区东河沿街 69 号中华医学会 610 室
邮　　编：100052
E - mail：cma-cmc@cma.org.cn
购书热线：010-51322677
经　　销：新华书店
印　　刷：廊坊市祥丰印刷有限公司
开　　本：787mm×1092mm　1/16
印　　张：31.25
字　　数：776.8 千字
版　　次：2022 年 3 月第 1 版　2022 年 3 月第 1 次印刷
定　　价：138.00 元

---

# 内容提要

肾性贫血是慢性肾功能不全患者常见并发症之一，其患病率高，严重影响患者的生活质量和预后。本书征集了全国多地肾性贫血疑难病例，均为临床一线医师亲自经历，新颖并具有临床代表性。通过对这些疑难病例的解析，特别是对新型肾性贫血治疗药物(低氧诱导因子脯氨酰羟化酶抑制剂)在这些疑难病例治疗中的应用经验进行总结，并邀请数名全国知名专家对病例特点进行点评，为读者展示了疑难肾性贫血治疗的新思路和新实践。本书对于提高临床医师肾性贫血治疗水平具有一定帮助，同时对有兴趣从事肾性贫血治疗的研究人员也有一定的启迪。

# 编委会


主　编　刘必成　东南大学附属中大医院

副主编　孙　林　中南大学湘雅二医院

　　　　姚　丽　中国医科大学附属第一医院

　　　　陈　崴　中山大学附属第一医院

编　委　（按姓氏笔画排序）

　　　　丁　峰　上海交通大学医学院附属第九人民医院

　　　　万建新　福建医科大学附属第一医院

　　　　王　沛　郑州大学第一附属医院

　　　　王　彬　东南大学附属中大医院

　　　　王凤梅　东南大学附属中大医院

　　　　王俭勤　兰州大学第二医院

　　　　王晋文　昆明市延安医院

　　　　毛志国　海军军医大学第二附属医院（上海长征医院）

　　　　伦立德　中国人民解放军空军特色医学中心

　　　　刘　宏　东南大学附属中大医院

　　　　刘　虹　中南大学湘雅二医院

　　　　刘必成　东南大学附属中大医院

　　　　闫铁昆　天津医科大学总医院

　　　　许　辉　中南大学湘雅医院

　　　　许冬梅　山东第 医科大学第一附属医院

　　　　许钟镐　吉林大学第一医院

　　　　孙　林　中南大学湘雅二医院

　　　　孙　晶　山东第一医科大学附属省立医院

　　　　李贵森　四川省人民医院

　　　　李雪梅　中国医学科学院北京协和医院

　　　　杨向东　山东大学齐鲁医院

　　　　杨琼琼　中山大学孙逸仙纪念医院

肖湘成　中南大学湘雅医院
吴广礼　中国人民解放军联勤保障部队第 980 医院（白求恩国际和平医院）
吴永贵　安徽医科大学第一附属医院
何　强　浙江省人民医院
余　晨　同济大学附属同济医院
陆　晨　新疆医科大学第一附属医院
陈　文　海南省肿瘤医院
陈　崴　中山大学附属第一医院
陈钦开　南昌大学第一附属医院
陈晓农　上海交通大学医学院附属瑞金医院
周　华　中国医科大学附属盛京医院
胡　昭　山东大学齐鲁医院
姚　丽　中国医科大学附属第一医院
袁　芳　中南大学湘雅二医院
袁伟杰　上海交通大学附属第一人民医院
贾　强　首都医科大学宣武医院
徐　钢　华中科技大学同济医学院附属同济医院
符　晓　中南大学湘雅二医院
彭　晖　中山大学附属第三医院
蒋红利　西安交通大学第一附属医院
韩　飞　浙江大学医学院附属第一医院
焦军东　哈尔滨医科大学附属第二医院
廖蕴华　广西医科大学第一附属医院
薛　骏　复旦大学附属华山医院

# 前　言

肾性贫血是慢性肾功能不全患者常见并发症，其患病率在非透析患者中高达20%～50%，而在透析患者中高达95%以上。肾性贫血常导致患者体力和劳动能力下降，心血管功能减退，生活质量下降，严重者可导致患者死亡，显著增加肾功能不全患者的住院率、死亡率及医疗费用。肾性贫血发生原因复杂，主要与促红细胞生成素(erythropoitin，EPO)绝对或相对不足、铁代谢紊乱、营养不良、炎症、尿毒症毒素及失血等因素相关。自人重组EPO问世以来，肾性贫血的治疗发生了革命性变化，绝大部分透析患者脱离输血依赖，生活质量得到显著改善。尽管红细胞生成刺激剂(erythropotin stimulating agent，ESA)不断问世，然而目前肾性贫血治疗的达标率仍不理想，我国透析患者贫血达标率仅为60%左右。临床研究也表明，大剂量静脉补充ESA和铁剂均可能增加心血管事件发生率、血管通道闭塞及铁过载等不良反应，另外，尚有20%的患者存在对ESA低反应，甚至引起纯红细胞再生障碍性贫血等。因此，大量肾性贫血的临床治疗需求仍未被满足。

随着机体缺氧感应机制的发现，以珐博进(中国)医药技术开发有限公司为代表的制药企业率先研发了新一代肾性贫血治疗的药物，即低氧诱导因子脯氨酰羟化酶抑制剂(hypoxia inducible factor prolyl hydroxylase inhibitor，HIF-PHI)。罗沙司他(roxadustat)是第一个获批上市的HIF-PHI类药物，它通过短暂、可逆性抑制低氧诱导因子脯氨酰羟化酶(hypoxia inducible factor prolyl hydroxylase，HIF-PH)，抑制低氧诱导因子(hypoxia inducible factor，HIF)降解，从而刺激HIF下游与红细胞生成相关基因表达，特别是内源性EPO、EPO受体及铁代谢调节相关基因表达，促进红细胞生成，是机制全新的治疗肾性贫血的药物。中国、日本、美国等世界上主要经济体国家及欧洲都已先后完成大规模多中心临床试验，证明罗沙司他可有效改善血红蛋白水平，降低铁调素，同时对炎症状态下的贫血治疗也有较好效果。我国是国际上最早完成罗沙司他Ⅲ期临床试验，并于2018年率先获得批准上市开展临床应用的国家，迄今已有数十万例患者的临床应用实践，积累了丰富的临床经验。罗沙司他作为作用机制全新的药物，医师们在临床应用时须以十分谨慎的态度，密切观察患者各种治疗反应，不断总结经验教训，以更好地为患者服务。

《肾性贫血疑难病例治疗集萃》汇聚了我国数十家医院近年来运用罗沙司他治疗各种疑难肾性贫血过程中所总结的经验体会，这些病例有的来自基层医院，有的来自大型教学医院，对病例的选取“不拘一格”，均为临床一线医师亲自经历，新颖而接地气，具有临床代表性，其中也不乏一些特殊病例。从这些病例中可以见微知著，洞察我国肾性贫血临床治疗的复杂性及管理现状。罗沙司他治疗各种疑难肾性贫血所展示的令人鼓舞的效果也启发我们未来对肾性贫血治疗的研究和思考。正如过去医学发展史所昭示的，在人类医学绝大部分发展历程中，个案报道或单中心小样本研究往往引发人们对临床重要问题的思考和探索。因此，重视个案经验，努力从这些病例中总结规律也正是编写本书的初衷。

本书特别邀请了数名全国知名和一线肾病临床专家对病例特点进行点评，专家们画龙点睛的神来之笔，对于临床医师进一步提高肾性贫血治疗的实践能力有一定启迪作用。

需要说明的是，本书搜集的病例均来自全国各地不同的医院，由于各家医院临床工作条件不同，医师经验也存在差异，且均为回顾性分析，虽然病例客观地记载了医师们在面对疑难肾性贫血治疗过程中的思考和实践，但限于临床条件，有些病例可能存在不足或瑕疵。我们诚恳地期望，通过本书的抛砖引玉，能启发大家对疑难肾性贫血治疗的思考，更加重视疑难肾性贫血治疗的临床分析，特别是关注对 HIF-PHI 新型肾性贫血治疗药物临床应用经验的总结，以利我们更好地为广大肾病患者服务。

由于编者才疏学浅，对疑难肾性贫血治疗的理解有限，特别是本书编撰人员单位分布广，人数多，表达风格习惯不尽统一，错误之处在所难免，敬请各位同行不吝赐教，批评指正。

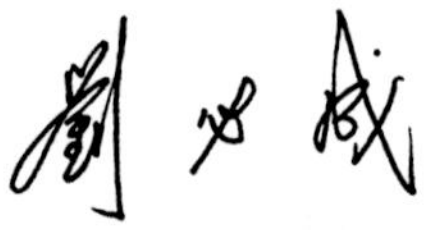

2021 年 12 月于南京丁家桥

# 目 录

## 第一篇 非透析患者肾性贫血的治疗



## 第二篇 腹膜透析患者合并疑难肾性贫血的治疗

## 第三篇 血液透析患者合并疑难肾性贫血的治疗



## 第四篇 移植肾失功患者合并疑难肾性贫血的治疗

## 第五篇　肾性贫血患者合并纯红细胞再生障碍性贫血的治疗



## 第六篇　肾性贫血患者合并铁过载的治疗



## 第七篇　肾性贫血患者合并感染的治疗

## 第八篇　合并其他复杂原因疑难肾性贫血患者的治疗

# 第一篇

# 非透析患者肾性贫血的治疗

慢性肾脏病(chronic kidney disease,CKD)患者随着肾功能下降会逐渐出现各种并发症,肾性贫血是最常见的并发症之一。肾性贫血形成原因包括促红细胞生成素产生减少,以及其他更为复杂的原因。非透析患者贫血程度大多数与肾功能损害程度相关,但也有一些肾功能损害程度并不严重的患者出现较为严重的贫血,此时,寻找引起贫血的原因十分重要。重组人促红细胞生成素的问世为肾性贫血的治疗带来很大技术进步。临床上不少非透析患者在早期未及时发现贫血,或者即使发现了贫血,但由于患者无法定期到医院进行皮下或静脉注射促红细胞生成素或铁剂造成治疗依从性较差,从而导致不少患者血红蛋白不达标。本篇我们搜集临床上一些较为常见或特殊的非透析患者肾性贫血治疗病例,也从一个侧面反映了当前肾性贫血临床管理中医师们新的思考。

# 病例 1

## 慢性肾脏病伴肾性贫血及心肌梗死患者治疗1例

### 一、病历摘要

**【现病史】**

患者，男性，79 岁。主诉“纳差、乏力伴双下肢水肿 1 年”收入院。

患者 1 年前出现纳差、乏力，伴双下肢水肿，为双侧对称、可凹陷性水肿，晨轻暮重，活动后加重，尿量无明显减少。2020 年 6 月 4 日于我院肾内科门诊就诊，查血红蛋白 94 g/L，肌酐 182.1 μmol/L。给予“多糖铁复合物胶囊”，0.15 g，1 次/天，口服。2020 年 9 月 7 日复查血红蛋白 93 g/L，肌酐 194.2 μmol/L，加用“罗沙司他”，50 mg，3 次/周，口服。2020 年 12 月 4 日复查血红蛋白 113 g/L，肌酐 167.4 μmol/L，患者纳差、乏力症状减轻，水肿消退。2021 年 6 月 3 日门诊复查血红蛋白 126 g/L，肌酐 174 μmol/L。患者起病以来无皮疹，无恶心、呕吐，无咳嗽、咳痰，无胸闷、气急，无腹胀、腹痛、腹泻，无腰痛、骨痛，无血尿，无尿频、尿痛。患者精神佳、食欲好，二便正常，体重无下降。

**【既往史】**

患者高血压病史 20 余年，血压最高时可达 160/70 mmHg，口服氨氯地平 5 mg，1 次/天，血压控制平稳。2 型糖尿病病史 10 余年，服用瑞格列奈片 1 mg，3 次/天，血糖控制尚可。3 年前诊断为肺结核，经正规抗结核治疗后好转。2 年前患者因急性 ST 段抬高型心肌梗死行“急诊冠状动脉造影术＋旁路移植术”。

**【个人史】**

生于成都，长期居住成都市。吸烟 40 年，30 支/天；饮酒 40 年，每天 150 g，已戒酒 2 年。无工业毒物、粉尘、放射性物质接触史。

**【家族史】**

无家族遗传性疾病史。

**【体格检查】**

体温 36.4℃，脉搏 92 次/分，呼吸 19 次/分，血压 129/76 mmHg，体重 52 kg。慢性病容，轻度贫血貌，结膜略苍白。心、肺体格检查未见明显异常。双下肢对称性水肿，指压痕(＋)。余未见明显异常。

**【辅助检查】**

**1. 血常规**　血红蛋白 94 g/L，红细胞计数 $2.76\times10^{12}$/L，血细胞比容 26.5%，网织红细

胞计数 0.04×$10^{12}$/L。

**2. 血生化** 白蛋白(albumin,ALB)42.6 g/L,球蛋白 29.6 g/L,尿素 16.84 mmol/L,肌酐 182.1 μmol/L,内生肌酐清除率 39.13 ml/min,血钙 2.26 mmol/L,血磷 1.10 mmol/L,甲状旁腺激素(para thyroid hormone,PTH)54.8 pg/ml,铁蛋白 9.1 μg/L,转铁蛋白饱和度 10.2%,C 反应蛋白(C-reactive protein,CRP)3.1 mg/L,甲状腺功能检查正常。

**3. 尿液分析** 红细胞(−),尿蛋白(±),尿蛋白肌酐比 47.5 mg/mmol。

**4. 泌尿系彩色多普勒超声** 双肾实质回声增强。

**5. 眼底检查** 糖尿病视网膜病变。

**6. 粪便隐血试验** 阴性。

**【主要临床诊断】**

1. 慢性肾脏病 3b 期
2. 2 型糖尿病,糖尿病肾脏疾病,糖尿病视网膜病变
3. 冠状动脉硬化性心脏病(简称冠心病),冠状动脉旁路移植术后
4. 原发性高血压
5. 肾性贫血

## 二、治疗过程

### (一)一般治疗

给予患者阿司匹林肠溶片 100 mg(1 次/天)抗血小板聚集,给予阿魏哌嗪片 100 mg(3 次/天)保肾治疗,给予瑞格列奈片 1 mg(3 次/天)降糖治疗,给予氨氯地平 5 mg(1 次/天)用于降压治疗。

### (二)贫血治疗

1. 2020 年 6 月 4 日,测患者血红蛋白 93 g/L,铁蛋白 9.80 μg/L,转铁蛋白饱和度 10.2%,肌酐 182.1 μmol/L,给予口服补充铁剂。3 个月后(2020 年 9 月 7 日)复查血红蛋白 94 g/L,铁蛋白 10.3 μg/L,转铁蛋白饱和度 9.8%,肌酐 194.6 μmol/L,铁蛋白未达标,患者贫血未得到纠正。

2. 自 2020 年 9 月 7 日起给予患者口服罗沙司他治疗,剂量为 50 mg,3 次/周。3 个月后(2020 年 12 月 4 日)复查血红蛋白 113 g/L,铁蛋白 11.36 μg/L,转铁蛋白饱和度 8.3%,肌酐 167.4 μmol/L。患者贫血得到纠正,血红蛋白达标。

3. 2020 年 12 月至 2021 年 6 月,患者持续口服罗沙司他 50 mg,3 次/周,治疗期间患者血红蛋白稳定,肾功能稳定。

### (三)各项检查指标变化情况

2020 年 6 月至 2021 年 6 月,血红蛋白、铁蛋白、转铁蛋白饱和度变化情况及肌酐变化情况见图 1-1-1～图 1-1-3。

## 三、病例特点分析

### (一)确定治疗目标值

本例患者为非透析慢性肾脏病贫血的老年男性,既往合并心肌梗死。参考《中国肾性贫血诊治临床实践指南》,且为了防止发生血栓栓塞性疾病和心脑血管并发症,确定血红蛋白目标值为 110～130 g/L。

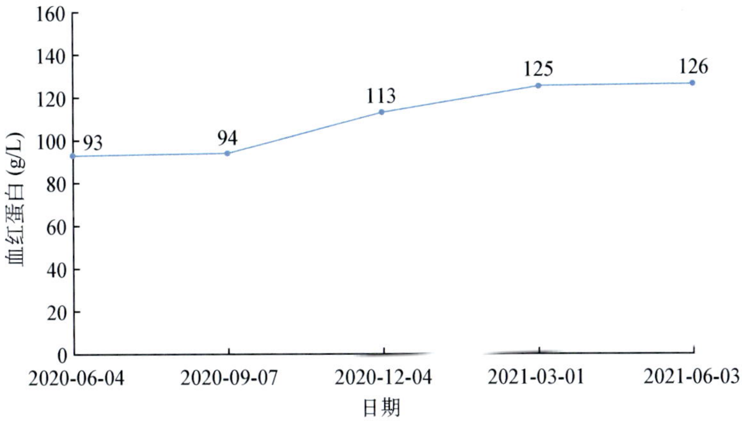


图 1-1-1　血红蛋白变化情况

注:2020 年 6 月 4 日至 2020 年 9 月 6 日,患者口服铁剂;2020 年 9 月 7 日至 2021 年 6 月 3 日,患者应用罗沙司他 50 mg,3 次/周

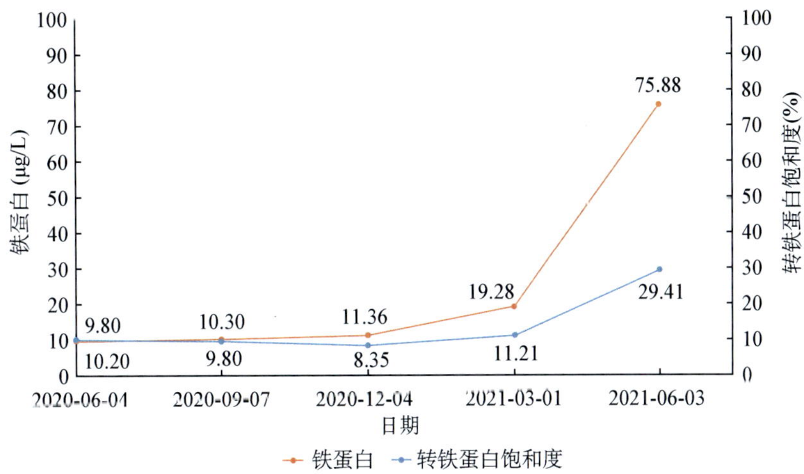


图 1-1-2　铁蛋白、转铁蛋白饱和度变化情况

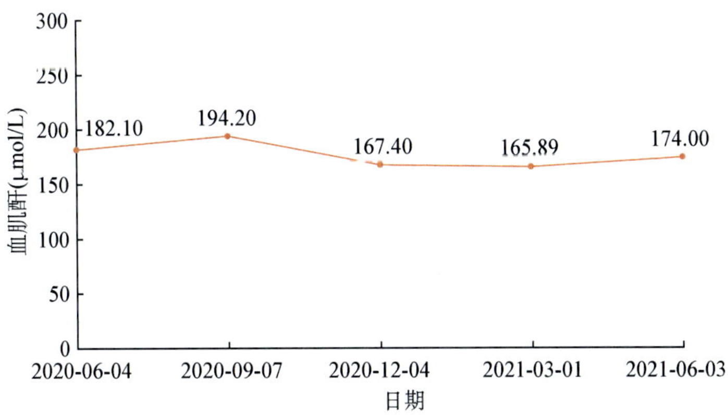


图 1-1-3　肌酐变化情况

**(二)补铁**

参考《中国肾性贫血诊治临床实践指南》,非透析患者非铁缺乏标准为:铁蛋白>100 μg/L,转铁蛋白饱和度>20%。该患者在开始治疗贫血时,铁蛋白 9.8 μg/L,铁蛋白水平低,造血原料缺乏,先补充铁剂并观察。3 个月后,铁蛋白未达标,血红蛋白也未得到纠正。需要继续补铁,并接受红细胞生成刺激剂(erythropoiesis-stimulating agent,ESA)/低氧诱导因子脯氨酰羟化酶抑制剂(hypoxia-inducible factor prolyl hydroxylase inhibitor,HIF-PHI)治疗。

**(三)初始治疗剂量**

罗沙司他的初始剂量及剂量调整参考说明书要求,且根据该患者病情行个体化调整。

1. 透析患者罗沙司他的起始剂量为每次 100 mg(患者体重为 45~60 kg)或 100 mg(体重≥60 kg),口服给药(3 次/周)。

2. 非透析患者罗沙司他的起始剂量为每次 70 mg(患者体重>40 kg 且<60 kg)或 100 mg(≥60 kg),口服给药(3 次/周)。

该病例体重为 52 kg,基线血红蛋白水平为 92 g/L,综合考虑给予罗沙司他 50 mg (3 次/周),定期复查血常规,根据血红蛋白水平调整罗沙司他应用剂量。

**(四)改善铁代谢**

该患者于 2020 年 6 月首次就诊肾内科,根据实验室检查结果(血红蛋白 86 g/L,铁蛋白 9.8 μg/L),贫血原因考虑尿毒症毒素、微炎症状态、铁缺乏等。首先给予口服铁纠正肾性贫血,3 个月后(2020 年 9 月 7 日)复查血红蛋白 94 g/L,铁蛋白 10.3 μg/L,铁蛋白水平仍低,血红蛋白亦未达标。Ⅲ期临床研究数据显示,罗沙司他可提高患者的转铁蛋白水平和总铁结合力,降低血清铁蛋白水平和转铁蛋白饱和度,试验期间血清铁总体水平维持稳定,且罗沙司他显著降低患者体内铁调素水平。2020 年 9 月,给予患者改用罗沙司他 50 mg(3 次/周),用药期间,患者血红蛋白和铁指标都逐渐趋于目标值,至 2021 年 6 月,该患者血红蛋白维持在 126 g/L 左右。

该患者血红蛋白、铁蛋白、转铁蛋白饱和度均不达标,肌酐较高,应用罗沙司他治疗后,患者用药后未出现明显不良反应,血红蛋白升高达到目标值,贫血得以纠正,铁蛋白也逐渐升高至 75.88 μg/L,转铁蛋白饱和度也升至目标值。

患者临床表现为绝对铁缺乏,口服补铁效果不佳,可能与高龄患者的消化系统功能欠佳有关,但治疗过程中患者食欲增加,对改善铁缺乏也有一定作用。

## 四、临床思辨

该患者为慢性肾脏病 3b 期,伴肾性贫血,根据《中国肾性贫血诊治临床实践指南》推荐,存在脑卒中、冠心病、肿瘤等病史的患者,应根据原发病情况调整 ESA/HIF-PHI 治疗的血红蛋白靶目标;存在绝对铁缺乏患者,无论是否接受 ESA 治疗,应给予铁剂治疗。元素铁是骨髓成红细胞向成熟红细胞分化过程中合成血红蛋白的必要原料物质。如果机体存在铁缺乏,即使 EPO 充足,肾性贫血也难以纠正。然而,慢性肾脏病贫血患者铁缺乏的发生率高达 50%,维持性血液透析患者的铁缺乏率更高。目前,罗沙司他可用于炎症性贫血的治疗,抑制白介素-6(interleukin-6,IL-6)活性,并调节 Erythroferrone 铁调素轴和铁调素,提高铁的利用。在中国透析患者罗沙司他Ⅲ期临床试验的炎症亚组分析中,以 C 反应蛋白 4.9 mg/L

为截点，罗沙司他对 C 反应蛋白>4.9 mg/L 者也有效升高和维持血红蛋白水平的作用，该例患者的成功治疗，为后续 CKD 患者的贫血管理提供了有益启迪。

（成都医学院第二附属医院　何敬东　尧　鹏）

## 专家点评

本例患者为非透析慢性肾脏病贫血的老年男性，既往合并心肌梗死。长期口服阿司匹林肠溶片（100 mg，1 次/天）、阿魏哌嗪片（100 mg，3 次/天），2 种药物均具有抗血小板聚集作用，存在消化道出血风险。该患者临床表现为绝对铁缺乏，口服补铁效果不佳，可能与口服铁剂量不够、高龄消化系统功能欠佳，或者隐性消化道出血有关。本文表明罗沙司他不仅可改善铁利用，对于增加铁吸收也十分有效，对于合并铁吸收障碍的贫血患者治疗，具有一定的启迪。

（中山大学附属第一医院　陈　崴）

## 参考文献


［1］ 中国医师协会肾脏内科医师分会肾性贫血指南工作组. 中国肾性贫血诊治临床实践指南. 中华医学杂志，2021，101(20)：1463-1502.

［2］ Yancy CW，Jessup M，Bozkurt B，et al. 2017 ACC/AHA/HFSA focused update of the 2013 ACCF/AHA guideline for the management of heart failure：a report of the american college of cardiology/american heart association task force on clinical practice guidelines and the heart failure society of america. J Am Coll Cardiol，2017，70(6)：776-803.

［3］ Gafter-Gvili A，Schechter A，Rozen-Zvi B. Iron deficiency anemia in chronic kidney disease. Acta Haematol，2019，142(1)：44-50.

［4］ Aoun M，Karam R，Sleilaty G，ea al. Iron deficiency across chronic kidney disease stages：Is there a reverse gender pattern? PLoS One，2018，13(1)：e0191541.

［5］ Smith KJ，Bleyer AJ，Little WC，ea al. The cardiovascular effects of erythropoietin. Cardiovasc Res，2003，59(3)：538-548.

［6］ Chen N，Hao C，Liu BC，et al. Roxadustat treatment for anemia in patients undergoing long-term dialysis. N Engl J Med，2019，381(11)：1011-1022.

# 病例 2

# 急性磷酸盐肾病合并肾性贫血治疗1例

## 一、病历摘要

**【现病史】**

患者，男性，61 岁。因“发现血肌酐升高 2 月余”，于 2019 年 3 月 18 日收入院。

患者于 2019 年 1 月体检发现肌酐 248 μmol/L，尿酸 0.63 mmol/L，血红蛋白 86 g/L。不伴血尿、泡沫尿或尿量减少，无发热、恶心、腰痛、水肿等症状，未进一步检查及治疗。2019 年 2 月至我院门诊随访，复查肌酐 220 μmol/L，尿微量白蛋白/肌酐比值 58.45 mg/g。追问病史，患者 2018 年 5 月体检时肌酐 77 μmol/L。2018 年 11 月，曾行肠镜检查，口服磷酸钠盐进行肠道准备。为进一步明确肾功能异常的原因入院，住院前未做贫血相关治疗。

**【既往史】**

平素健康状况一般。高血压病史 10 余年，血压最高 160/90 mmHg，口服氨氯地平和奥美沙坦降压，血压控制良好，入院后因发现肌酐升高停用奥美沙坦。既往血尿酸升高，口服苯溴马隆，无痛风发作。2019 年 1 月，患者体检发现血脂升高，应用阿托伐他汀钙降脂治疗。2018 年 10 月，幽门螺杆菌检查结果显示幽门螺杆菌阳性，行质子泵抑制剂(proton pump inhibitor，PPI)＋铋剂＋克拉霉素＋甲硝唑四联疗法治疗 2 周。

**【个人史】**

否认肝炎、结核等传染病史，否认手术、外伤、输血史，有喹诺酮类药物过敏史。

**【家族史】**

否认家族遗传性疾病史。

**【体格检查】**

体温 37 ℃，脉搏 80 次/分，呼吸 20 次/分，血压 163/89 mmHg，体重 70 kg。患者神志清晰，发育正常，无明显贫血貌，颜面无水肿，心肺听诊无特殊。腹平软，无压痛；肝脾肋下未及，肝肾无叩击痛。四肢无水肿，肌力及肌张力正常。

**【辅助检查】**

**1. 血常规** 白细胞计数 $5.71\times10^9$/L，红细胞计数 $2.82\times10^{12}$/L，血红蛋白 85 g/L，血小板计数 $189\times10^9$/L，平均红细胞体积 88.3 fl，平均红细胞血红蛋白含量 30.1 pg，平均红细胞血红蛋白浓度 341 g/L，网织红细胞计数 1.06%。

**2. 血生化** 血清铁 11.3 μmol/L，总铁结合率 46.7 μmol/L，转铁蛋白饱和度 24%，铁蛋白 605.1 μg/L。叶酸 107 μg/L，维生素 $B_{12}$ 320 pg/ml，促红细胞生成素 10.3 U/ml；尿素氮 10.2 mmol/L，肌酐 218 μmol/L，尿酸 0.459 mmol/L。

**3. 其他** C 反应蛋白 11.7 mg/L，降钙素原 0.07 ng/ml，β-D-葡聚糖试验(－)；结核感染 T 细胞斑点检测试验(＋)。

**4. 尿常规** 红细胞计数 15.1/μL，白细胞计数 11.9/μL，尿蛋白(－)，渗透压 1.009。

**5. 尿系列蛋白** 转铁蛋白＜2.2 mg/L，$\alpha_1$ 微球蛋白 16.0 mg/L，IgG 3.85 mg/L，微量白蛋白 12.1 mg/L。

**6. 自身免疫指标** 抗核抗体(antinuclear antibody，ANA)、双链 DNA(double-stranded DNA，dsDNA)、ENA 抗体谱、抗中性粒细胞胞质抗体(antineutrophil cytoplasmic antibody，ANCA)、抗肾小球基底膜(glomerular basement membrane，GBM)抗体均为阴性。补体及免疫球蛋白全套均正常。

**7. 肿瘤标志物** 鳞癌相关抗原为 3.1 ng/ml，其余指标均正常。

**8. 血/尿免疫固定电泳** 未发现单克隆免疫球蛋白。

**9. 胸部 CT** 结果正常，无结核感染依据。

**10. 肾脏 B 型超声** 左肾大小为 124 mm×60 mm，右肾大小为 123 mm×49 mm，双侧肾实质回声增强，左肾囊肿。无肝脾肿大。

**【主要临床诊断】**

1. 急性肾损伤(acute kidney injury，AKI)
2. 肾性贫血
3. 高脂血症
4. 高尿酸血症
5. 高血压 2 级(高危组)

## 二、临床治疗经过

患者入院时血压较高，心功能正常，无过敏反应表现，暂不考虑血流灌注不足引起的 AKI。患者无少尿、血尿、腰痛、尿痛的症状，B 型超声未提示尿路梗阻，暂不考虑是由梗阻引起的 AKI。排除禁忌证后于 2019 年 3 月 19 日在 B 超引导下行肾穿刺活检术，病理结果提示急性磷酸盐肾病(图 1-2-1、图 1-2-2)。考虑患者短时间内摄入过大量磷酸盐，症状以慢性病变为主，给予肾衰宁片口服，3 片/次，3 次/天。患者入院测血压 163/89 mmHg，给予降压治疗(氨氯地平 5 mg 口服，1 次/天)，血压控制在(110～100)/(80～70) mmHg。2019 年 3 月—9 月，患者持续轻、中度肾性贫血，未得到纠正。

自 2019 年 9 月 25 日起在我院慢性肾脏病营养门诊随访，给予 EPO(环尔博)5000 U 皮下注射，每周 1 次。2019 年 10 月 31 日，给予罗沙司他口服，起始剂量为 100 mg，3 次/周；治疗 2 个月(2019 年 12 月 31 日)，复查血红蛋白升高≥20 g/L，且血红蛋白＞120 g/L，患者自行将罗沙司他剂量减少至 50 mg，3 次/周。2020 年 1 月 31 日复查血红蛋白为 129 g/L，为避免血红蛋白进一步升高，暂停给药。因疫情影响未及时监测血红蛋白。2020 年 2 月 19 日，复查血红蛋白为 111 g/L，恢复罗沙司他治疗，剂量为 50 mg，3 次/周(图 1-2-3)，患者门诊持续规律随访。

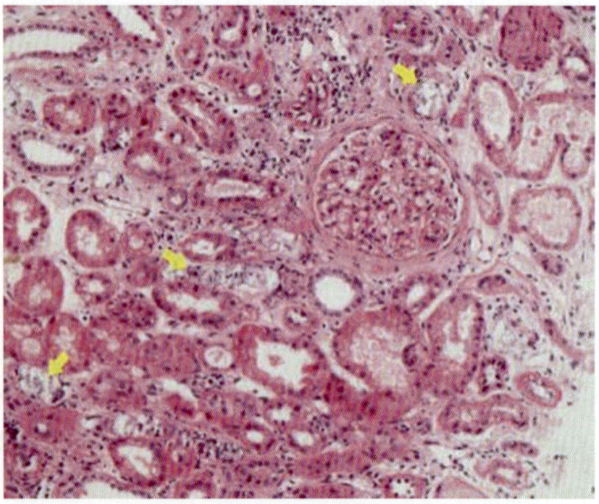

图 1-2-1 患者肾穿刺活检术病理结果

注：苏木精-伊红染色法（200×）暗紫色磷酸钙晶体（黄色箭头）沉积于小管和间质

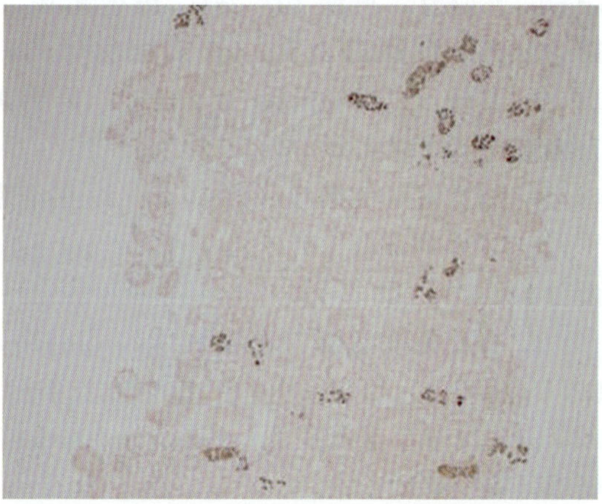

图 1-2-2 患者肾穿刺活检术病理结果（Von Kassa 染色）

注：Von Kassa 染色（100×）肾组织中可见黑色磷酸钙沉积

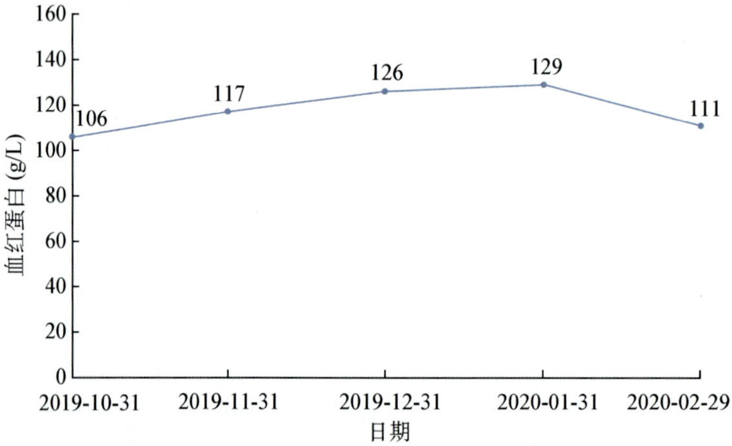


图 1-2-3 患者口服罗沙司他后血红蛋白水平变化情况

注：2019 年 10 月 31 日给予罗沙司他 100 mg，3 次/周；2019 年 12 月 31 日，患者自行将罗沙司他剂量降至 50 mg，3 次/周；2020 年 1 月 31 日，暂停使用罗沙司他；2020 年 2 月 29 日罗沙司他治疗，剂量为 50 mg；3 次/周

## 三、病例特点分析

患者为中年男性，因“发现血肌酐升高 2 月余”入院，除肾前性、肾后性因素外，肾脏病理结果提示为急性磷酸盐肾病。追问病史，患者述 2018 年 9 月曾因行肠镜检查服用泻药磷酸钠盐。据文献报道，急性磷酸盐肾病可发展成为 CKD。该患者诊断为急性磷酸盐肾病时，距服

用泻药磷酸钠盐 6 月余；患者诊断为肾性贫血的依据明确，且并无使用罗沙司他的禁忌证。遂给予罗沙司他 100 mg，3 次/周，治疗 4 周后，血红蛋白＞120 g/L，之后逐渐减少罗沙司他的剂量，维持血红蛋白在靶目标范围。

急性磷酸盐肾病无特殊的治疗方法，口服磷酸钠盐 12～24 h 表现为 AKI 且存在高磷血症的患者可选择血液透析治疗。急性磷酸盐肾病多发生于口服磷酸钠盐行肠道准备的患者中，因此预防比治疗更为重要。

## 四、临床思辨

急性磷酸盐肾病是 AKI 较少见的病因之一，由大量磷酸盐沉积于肾小管中所致。摄入过多的磷酸盐、肾移植后早期 PTH 过高及小儿低磷性佝偻病等，可致肾小管内磷酸盐浓度过高，特别是有 CKD 病史或应用影响肾血流灌注药物的患者易感性更高。在大量服用磷酸钠盐做肠道准备的患者中，急性磷酸盐肾病发生的概率为 1/5000～1/1000。本例患者发生急性磷酸盐肾病的直接原因是服用了磷酸钠盐，导致磷酸盐在肾小管堆积。同时，血管紧张素受体阻滞药(angiotensin receptor blockers，ARB)可能增加其 AKI 发生的风险。口服磷酸钠盐导致的肾损伤包括近期的急性磷酸盐肾病和远期的 CKD。磷酸盐导致肾损伤的机制可能与结晶沉积所激活的免疫反应和进一步诱发的炎症反应相关。有研究认为，磷酸盐可诱导炎症因子释放和细胞氧化应激损伤。还有研究对口服磷酸钠盐发生 AKI 的患者在肠镜完成后 4 个月时行肾穿刺活检术，发现所有的肾穿刺标本均发生肾小管损伤，且伴有肾小管萎缩和间质纤维化改变，少数肾穿刺标本还存在肾小球硬化。随访 16 个月后，所有患者的肌酐值均不能恢复至肾损伤前水平(平均肌酐值为 211 μmol/L)，甚至有患者病情发展到需要血液透析干预的终末期肾病(end-stage renal disease，ESRD)阶段。

AKI 越来越被认为是导致 ESRD 的重要因素，约 6% 的 AKI 患者在诊断后 2 年内进展为 ESRD。在动物模型中也发现 AKI 可以引起不可逆的肾功能损伤和结构变化，如肾小管间质纤维化和毛细血管稀疏。细胞对缺氧适应的关键介质是低氧诱导因子(hypoxia-inducible factor，HIF)，受含有脯氨酰 4-羟化酶结构域的双加氧酶调节。虽然激活 HIF 可防止缺血性细胞死亡，但在 CKD 实验模型中，HIF 已被证明可促进纤维化。Kapitsinoud 等发现，在 AKI 之前抑制 HIF 脯氨酰羟化可改善纤维化并预防贫血，而在 AKI 的早期恢复阶段抑制 HIF 脯氨酰羟化不会影响短期或长期临床结果。

该患者由急性磷酸盐中毒导致 AKI，并发展为 CKD、肾功能不全，并发轻中度肾性贫血、肾小管间质性肾炎。应用罗沙司他后，在短时间内贫血得到纠正，肾功能一定程度得到改善。研究发现，提前给予 HIF-PHI 可改善 CKD 大鼠肾间质纤维化的症状，可能对改善肾功能有效。但该研究仅局限于动物实验，未来需要进行更长观察期的临床试验，以评估提早接受 HIF-PHI 治疗对间质性肾炎患者肾功能改善的效果。

(复旦大学附属华山医院 梁晓婉 尤 莉 薛 骏)

## 专家点评

这是一例由口服磷酸盐引起的急性磷酸盐肾病并进展至 CKD 4 期、合并肾性贫血的病例。肾穿刺活检提示，肾小管间质炎症明显。该患者应用罗沙司他治疗后贫血很快得到纠正，依据血红蛋白水平变化调整罗沙司他剂量，小剂量罗沙司他可维持血红蛋白稳定在靶目标范围内，且对患者的肾功能有所改善。HIF-PHI 在动物模型中发现可以改善肾间质纤维化，在人体是否具有同样的益处，值得临床进一步观察研究。

（东南大学附属中大医院　刘　宏）

## 参考文献


[1] Fogo AB, Lusco MA, Najafian B, et al. AJKD atlas of renal pathology: nephrocalcinosis and acute phosphate nephropathy. Am J Kidney Dis, 2017, 69(3): e17-e18.

[2] Markowitz GS, Stokes MB, Radhakrishnan J, et al. Acute phosphate nephropathy following oral sodium phosphate bowel purgative: an underrecognized cause of chronic renal failure. J Am Soc Nephrol, 2005, 16(11): 3389-3396.

[3] Yamada Y, Harada M, Yamaguchi A, et al. Acute phosphate nephropathy with diffuse tubular injury despite limited calcium phosphate deposition. Intern Med, 2016, 55(16): 2229-2235.

[4] Lo LJ, Go AS, Chertow GM, et al. Dialysis-requiring acute renal failure increases the risk of progressive chronic kidney disease. Kidney Int, 2009, 76(8): 893-899.

[5] Fu Q, Colgan S P, shelley CS. Hypoxia: the force that drives chronic kidney disease. Clin Med Res, 2016, 14(1): 15-39.

[6] Li H, Satriano J, Thomas JL, et al. Interactions between HIF-1α and AMPK in the regulation of cellular hypoxia adaptation in chronic kidney disease. Am J Physiol Renal Physiol, 2015, 309(5): 414-428.

[7] Kobayashi H, Gilbert V, Liu Q, et al. Myeloid cell-derived hypoxia-inducible factor attenuates inflammation in unilateral ureteral obstruction-induced kidney injury. J Immunol, 2012, 188(10): 5106-5115.

[8] Kapitsinou PP, Jaffe J, Michael M, et al. Preischemic targeting of HIF prolyl hydroxylation inhibits fibrosis associated with acute kidney injury. Am J Physiol Renal Physiol, 2012, 302(9): 1172-1179.

# 病例 3

# 外伤后多器官衰竭转慢性肾脏病患者贫血治疗1例

## 一、病历摘要

**【现病史】**

患者，女性，45 岁，主诉“血肌酐升高 9 年余，泡沫尿 2 年”。

患者 9 年前因车祸“昏迷，颅脑和胸腹部复合伤致心、肺、脑、肾多器官衰竭”，当时予“气管插管、呼吸机维持通气、连续性肾脏替代治疗（continuous renal replacement therapy，CRRT）及其他对症支持治疗”，患者转危为安后撤离呼吸机并停止 CRRT 治疗，2 个月后血肌酐降至 80 μmol/L，好转后出院，出院后患者于门诊定期复查。在随访的 9 年中，患者前 7 年血肌酐稳定，多次尿常规提示蛋白质（±～+），长期给予“依那普利＋肾复康胶囊”对症治疗。近 5 年来，患者自觉尿中泡沫有所增加，血肌酐逐渐升高且超出正常范围。2020 年 7 月，患者因乏力明显再次就诊，检查发现尿微量白蛋白 146 mg/dl、血肌酐 274 μmol/L、血钾 5.1 mmol/L、血红蛋白 104 g/L、甲状旁腺激素 220 pg/ml；患者神志清晰，乏力，食欲稍减退，睡眠质量一般，大便正常，小便如上所述，体重 2 个月内减轻 1 kg；患有高血压 5 年，平时服用“氯沙坦钾片”100 mg/d、“氨氯地平片”5 mg/d，血压控制良好。

**【既往史】**

既往体质尚可，否认肝炎、结核、疟疾等病史，无冠心病、糖尿病史，否认“心、肝、内分泌系统”等脏器/系统重大疾病史。除 9 年前外伤手术史外无其他手术史，无输血史，否认食物、药物过敏史，否认中毒史，否认传染病史，预防接种史不详。

**【个人史】**

患者生于浙江省宁波市，否认长期外地居住史，否认疫区、疫情、疫水接触史，否认工业毒物、粉尘、放射性物质接触史，否认吸毒史，无烟、酒嗜好，否认药物成瘾史，否认冶游史。

**【家族史】**

否认家族遗传性疾病史。

**【体格检查】**

体温 36.2 ℃，脉搏 77 次/分，呼吸 20 次/分，血压 125/78 mmHg，身高 162 cm，体重 61 kg；眼睑无水肿；无皮疹、皮下出血、皮下结节；甲状腺未触及肿大，全身浅表淋巴结无肿大；双肺呼吸音清晰，无干、湿啰音；心率 70 次/分，心律齐，未闻及病理性杂音；腹部平坦、柔软，无压痛、反跳痛，肝、脾、肾未触及，双肾区无叩击痛，移动性浊音阴性；双侧下肢无明显水肿，四肢肌力Ⅴ级，双侧巴宾斯基征阴性。

**【辅助检查】**

**1. 血生化(2020 年 7 月 24 日)** 谷丙转氨酶(alanine aminotransferase，ALT)8 U/L，谷草转氨酶(aspartate transaminase，AST)14 U/L，白蛋白 42.5 g/L，尿素氮 15 mmol/L，血肌酐 274 μmol/L，尿酸 338 μmol/L，血钾 5.1 mmol/L，血钠 138.9 mmol/L，血磷 1.31 mmol/L。

**2. 血常规(2020 年 7 月 24 日)** 白细胞计数 $7.72\times10^9$/L，中性粒细胞百分比 69.5%，红细胞计数 $3.52\times10^{12}$/L，血红蛋白 104 g/L，血细胞比容 32.4%，平均红细胞体积 92 fl，平均红细胞血红蛋白含量 29.5 pg，平均红细胞血红蛋白浓度 321 g/L，红细胞分布宽度 12.6%，血小板 $256\times10^9$/L。

**3. 尿液检查(2020 年 7 月 24 日)** 尿比重 1.008，尿蛋白(+)，红细胞未见，尿微量白蛋白 146 mg/dl，尿转铁蛋白 6.13 mg/dl，尿 $\alpha_1$ 微球蛋白 5.43 mg/dl，尿免疫球蛋白 13 mg/dl。

**4. 贫血检查(2020 年 7 月 24 日)** 血清铁蛋白 105 μg/L，转铁蛋白 44.9 μmol/L，转铁蛋白饱和度 46.3%，血清铁 22 μmol/L，叶酸 44.11 nmol/L，维生素 $B_{12}$ 413 pmol/L.

**5. 胸部 CT(2020 年 7 月 24 日)** 右肺上叶见少许炎症，考虑慢性炎症。

**6. 泌尿系统 B 型超声(2020 年 7 月 24 日)** 右肾 81 mm×2237 mm，左肾 74 mm×40 mm，肾包膜光整，皮质、髓质结构欠清晰，皮质回声增强，集合系统未见分离。

**7. 心电图(2020 年 7 月 24 日)** 窦性心律不齐。

**8. 其他检查(2020 年 7 月 24 日)** 甲状腺激素 220 pg/ml，超敏 C 反应蛋白(hypersensitive C-reactive protein，hs-CRP )0.5 mg/L，红细胞沉降率 10 mm/h，免疫球蛋白、补体 C3、补体 C4 均正常，血轻链、尿轻链正常，肌钙蛋白、糖化血红蛋白、甲状腺功能、D-二聚体、各项肿瘤指标、输血前筛查、粪便常规、抗核抗体、血培养、免疫固定电泳未见异常。

**【主要临床诊断】**

1. 创伤后多器官衰竭
2. 慢性肾脏病 4 期
3. 肾性贫血
4. 肾性高血压

## 二、临床治疗经过

### (一)初始治疗

1. 延缓肾功能进展，给予复方 α 酮酸片 2.52 g，口服，3 次/天。
2. 继续控制血压达标，给予氯沙坦钾片 100 mg/d、氨氯地平片 5 mg/d。
3. 控制酸碱、电解质紊乱，纠正高钾血症，给予碳酸氢钠片及聚磺苯乙烯钠等口服。

### (二)贫血的治疗

患者自觉食欲缺乏、乏力明显，故拟予纠正贫血，贫血纠正后，患者精神状态明显好转，体力改善。

2020 年 7 月 24 日至 2021 年 5 月 19 日，依据患者血红蛋白的变化给予相应的罗沙司他治疗，具体见图 1-3-1。表 1-3-1 为患者超敏 C 反应蛋白、铁代谢指标的随访情况。

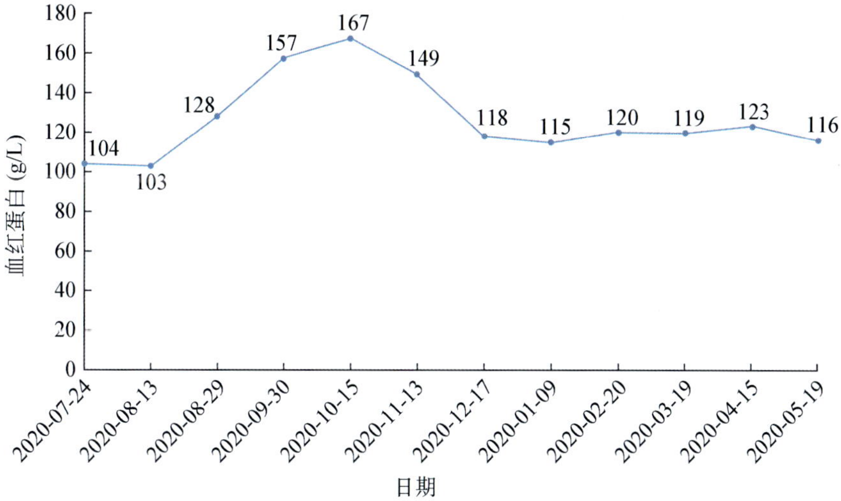


图 1-3-1　治疗期间患者的血红蛋白变化

注：2020 年 7 月 24 日，采用罗沙司他 100 mg，3 次/周；2020 年 8 月 29 日，采用罗沙司他 50 mg，3 次/周；2020 年 9 月 30 日，停用罗沙司他；2020 年 12 月 17 日，采用罗沙司他 20 mg，3 次/周，并长期维持

表 1-3-1　患者其他指标的随访

| 日期 | C 反应蛋白（mg/L） | 白蛋白（g/L） | 血清铁（μmol/L） | 转铁蛋白饱和度（%） | 总铁结合力（μmol/L） | 血清铁蛋白（μg/L） |
|---|---|---|---|---|---|---|
| 2020-07-24 | 0.5 | 42.5 | 18.9 | 37.6 | 54.3 | 93.0 |
| 2020-08-13 | 0.5 | 41.0 | — | — | — | — |
| 2020-08-29 | 0.5 | 42.6 | 16.3 | 33.2 | 60.5 | 87.0 |
| 2020-09-30 | 0.5 | 42.9 | — | — | — | — |
| 2020-10-15 | 0.5 | 43.2 | 20.5 | 39.1 | 52.4 | 139.0 |
| 2020-11-13 | 0.5 | 46.3 | 19.2 | 38.1 | 49.5 | 155.0 |
| 2020-12-17 | 0.5 | 44.7 | 13.7 | 29.0 | 47.9 | 214.0 |
| 2021-01-09 | 0.5 | 44.1 | 17.4 | 35.3 | 51.0 | 350.0 |
| 2021-02-20 | 0.5 | 43.5 | 16.1 | 31.4 | 47.0 | 283.0 |
| 2021-03-19 | 0.5 | 42.0 | — | — | — | — |
| 2021-04-15 | 0.5 | 41.0 | — | — | — | — |
| 2021-05-19 | 0.5 | 44.1 | 14.3 | 32.0 | 44.2 | 281.0 |

注：—．指本项无内容

## 三、病例特点分析

本例患者为1例CKD 4期非透析女性患者，且合并轻度贫血，在改善贫血治疗前血红蛋白为104 g/L，低于《中国肾性贫血诊治临床实践指南》推荐≥110 g/L的靶目标。罗沙司他作为新型治疗肾性贫血的口服药物，已在我国及日本上市，具有服用方便、疗效确切及安全性好等优势。因此，本例患者初始改善贫血的治疗方案为罗沙司他，根据其体重，起始用药为100 mg、3次/周；在随访的过程中可以发现，其在治疗1个月（2020年7月24日至2020年8月29日）后血红蛋白的升高幅度为24 g/L，由于升高过快，及时将用药方案调整至50 mg、3次/周；在随访的第2个月（2020年9月30日），其血红蛋白升高至157 g/L，故暂停罗沙司他；在随访的第4个月（2020年12月17日），其血红蛋白下降至118 g/L，为避免进一步下降，此时再次应用罗沙司他，方案为20 mg、3次/周并长期维持该剂量，此次调整后随访期间，本例患者血红蛋白维持稳定，长期处于达标状态。从本例患者的治疗经过中可以看出，罗沙司他在非透析CKD患者贫血的治疗中疗效显著。值得注意的是，因个体差异，不同患者对罗沙司他的反应时间及疗效各不相同，医师需要在患者服药期间密切随访血红蛋白水平的变化，并根据血红蛋白水平的变化及其幅度个体化调整罗沙司他的用药方案，使之达到疗效与安全性兼顾的理想剂量。

## 四、临床思辨

结合本例患者肾功能进展的特点，考虑为急性肾损伤后的慢性肾脏病，贫血经排查考虑为CKD病所致的肾性贫血。有研究显示，血红蛋白未达标的CKD患者的生活质量会显著降低，同时心血管事件和死亡风险明显增加。《中国肾性贫血诊治临床实践指南》建议，CKD患者血红蛋白的靶目标应≥110 g/L，但不超过130 g/L。在改善贫血的药物中，除了EPO及铁剂外，HIF-PHI也为肾性贫血患者提供了一种全新的治疗选择。HIF-PHI是一种新型治疗肾性贫血的小分子口服药物，其代表药物罗沙司他已在我国上市，可通过抑制低氧诱导因子脯氨酰羟化酶（hypoxia inducible factor prolyl hydroxylase，HIF-PH）来稳定机体的HIF水平，进而调控HIF信号通路下游靶基因的转录和表达。HIF-PHI通过促进机体内源性生理浓度的EPO生成及受体表达，促进与铁代谢相关蛋白的表达，同时降低铁调素水平，综合调控机体促进红细胞的生成。目前，该药已用于CKD非透析患者肾性贫血的治疗，其疗效确切，且具有较好的安全性。最新一项关于罗沙司他治疗CKD非透析患者贫血的Ⅲ期双盲研究的结果显示，与安慰剂相比，罗沙司他可有效提升非透析依赖性CKD患者的血红蛋白，其平均提升15.5 g/L，并降低63%的红细胞输血风险，其不良反应特征与安慰剂相当。结合上述理论和循证依据，本例患者初始即予以罗沙司他治疗且疗效显著，在随后经历停药及小剂量长期维持治疗后血红蛋白长期维持在110～130 g/L，未见明显的不良反应。此外，贫血纠正后，本例患者的精神状态明显好转，体力改善。

（宁波市第一医院　边学燕）

## 专家点评

本例患者为 CKD 4 期患者，纠正贫血对于延缓肾功能进展、减少心血管事件风险尤为重要。在使用罗沙司他治疗后，患者血红蛋白提升较快，且在未给予外源性补充铁剂的情况下铁代谢指标维持在正常范围内，显示该药在纠正贫血的同时对铁代谢相关蛋白也有较好的调控。对于门诊患者，罗沙司他口服给药可以带来治疗便利，也可避免由口服铁剂带来的铁调素升高或胃肠道反应。此外，本例患者的治疗经过也提示：对于血红蛋白接近目标值的患者，初始剂量应尽可能从最小(20～50 mg，3 次/周)开始，用药早期要及时监测血红蛋白的变化，避免血红蛋白升高过快可能导致血栓发生，不一定要机械地按体重给药。罗沙司他用于非透析患者的剂量可能会低于透析患者，医师应注意个体化滴定调整用药剂量。

(天津医科大学总医院　闫铁昆)

## 参考文献

[1] 中国医师协会肾脏内科医师分会肾性贫血指南工作组. 中国肾性贫血诊治临床实践指南. 中华医学杂志，2021，101(20)：1463-1502.

[2] Zuo L，Wang M，Hou F，et al. Anemiamanagement in the China dialysis outcomes and practice patterns study. Blood Purification，2016，42(1)：33-43.

[3] Locatelli F，Del Vecchio L，De Nicola L，et al. Are all erythropoiesis-stimulating agents created equal? Nephrol Dial Transplant，2021，36(8)：1369-1377.

[4] Wish JB，Eckardt KU，Kovesdy CP，et al. Hypoxia-inducible factor stabilization as an emerging therapy for CKD-related anemia：report from a scientific workshop sponsored by the national kidney foundation. Am J Kidney Dis，2021，78(5)：709-718.

[5] Chen N，Hao C，Peng X，et al. Roxadustat for anemia in patients with kidney disease not receiving dialysis. N Engl J Med，2019，381(11)：1001-1010.

[6] Zheng Q，Yang H，Sun L，et al. Efficacy and safety of HIF prolyl-hydroxylase inhibitor vs epoetin and darbepoetin for anemia in chronic kidney disease patients not undergoing dialysis：a network meta-analysis. Pharmacol Res，2020，159：105020.

[7] Fishbane S，El-Shahawy MA，Pecoits-Filho R，et al. Roxadustat for treating anemia in patients with CKD not on dialysis：results from a randomized phase 3 study. J Am Soc Nephrol，2021，32(3)：737-755.

# 病例 4

# 慢性肾功能不全患者二尖瓣置换术后伴出血倾向时贫血的治疗

## 一、病历摘要

**【现病史】**

患者，女性，60 岁，主诉“发现血肌酐升高 15 年”。

患者 15 年前无明显诱因下出现双下肢水肿，双侧对称且可凹陷，晨轻暮重，伴泡沫尿、腰酸，血肌酐升高（100～200 μmol/L）。患者 3 年前因“腹胀”住院，查血肌酐 250～290 μ mol/L、血红蛋白 74 g/L，予“纠正贫血、护肾及利尿消肿”等综合治疗。贫血的治疗方案为“重组人促红细胞生成素（recombinant human erythropoietin，rHuEPO）＋多糖铁胶囊（补充造血原料）”。此时，甲状旁腺激素为 450 pg/ml，肝脏弹性彩色多普勒超声显示肝脏硬度增高，诊断为“慢性肾脏病（CKD）4 期、慢性肾小球肾炎、肾性高血压、继发性贫血、肾性骨病及肝功能异常”。2019 年 9 月 12 日，患者皮下注射 EPO 后出现左上臂疼痛，3 天内疼痛逐渐加重，伴局部大块瘀斑和食欲减退。复查：血红蛋白 85 g/L，血清铁 6 μmol/L，血肌酐 317.3 μmol/L，遂收治入院。

**【既往史】**

患者约 5 年前出现贫血，当时口服铁剂治疗，但贫血无法纠正。3 年前患者皮下注射 EPO 治疗，血红蛋白控制在 72～88 g/L。患者皮下注射 EPO 期间，因长期服用华法林，曾出现急性药物性出血。27 年前患者因风湿性心脏病二尖瓣狭窄行球囊扩张术，17 年前行二尖瓣置换术，目前心脏起搏器植入状态。

**【个人史】**

患者生于浙江省宁波市，否认长期外地居住史，否认疫区、疫情、疫水接触史，否认牧区、矿山、高氙区、低区居住史，否认化学物质、粉尘、放射性物质、有毒物质接触史，否认吸毒、药物成瘾史，无烟、酒嗜好，否认不洁性生活史。

**【家族史】**

父母已故，具体死因不详，兄弟姐妹体质尚可。否认家族二系三代成员中遗传性疾病及类似疾病史。

**【体格检查】**

心率 53 次/分，血压 156/53 mmHg，体重 41 kg，身高 158 cm。神志清，慢性病容，贫血貌，左上臂皮肤大片瘀斑、肿胀，左下肢大腿内外侧散在瘀斑，浅表淋巴结无肿大，两肺呼吸音清，未闻及干、湿啰音，心律绝对不齐，心音强弱不等，二尖瓣听诊区可闻及机械瓣膜音，腹软，无压痛及反跳痛，肝脾肋下未及，双肾区无叩痛，肠鸣音正常，移动性浊音阴性，双下肢不肿，病理征阴性。

【辅助检查】

**1. 血生化(2019 年 9 月 12 日)** 尿素氮 30.73 mmol/L，血肌酐 317.3 μmol/L，估算肾小球滤过率 19 ml/(min·1.73 $m^2$)，尿酸 385 μmol/L，葡萄糖 8.2 mmol/L。

**2. 血脂检查(2019 年 9 月 12 日)** 甘油三酯 0.79 mmol/L，总胆固醇 4.42 mmol/L，高密度脂蛋白 1.66 mmol/L，低密度脂蛋白 1.81 mmol/L。

**3. 炎症检查(2019 年 9 月 12 日)** C 反应蛋白 15.2 mg/L。

**4. 血常规(2019 年 9 月 12 日)** 血红蛋白 85 g/L，红细胞计数 $3.35\times10^{12}$/L，平均红细胞体积 103.4 fl，血小板 $90\times10^{9}$/L。

**5. 铁检查(2019 年 9 月 12 日)** 血清铁 6 μmol/L，血清铁蛋白 55.8 μg/L。

**6. 其他检查(2019 年 9 月 12 日)** 同型半胱氨酸 82.2 μmol/L，甲状旁腺激素 266.6 pg/ml，凝血酶原时间 31.3 s，凝血酶原国际标准化比值 2.67。

**7. 左上臂瘀斑超声检查(2019 年 9 月 12 日)** 左上肢患处肌层内见稍低回声，范围为 70 mm×40 mm×44 mm，边界欠清，内部回声欠均匀，周边见少量血供。

【主要临床诊断】

1. 慢性肾脏病 4 期
2. 肾性贫血
3. 肾性高血压
4. 肾性骨病
5. 心房颤动
6. 高尿酸血症
7. 药物性出血
8. 血小板减少症
9. 心源性肝硬化

## 二、临床治疗经过

患者 3 年内因腹胀 3 次住院，查血肌酐 250～290 μmol/L、血红蛋白 74 g/L，予纠正贫血、护肾及利尿消肿等综合治疗。贫血的治疗方案为 rHuEPO＋多糖铁胶囊。2019 年 9 月 12 日，患者皮下注射 EPO 后出现左上臂疼痛，来院求诊，相关检查发现血红蛋白 85 g/L、血清铁 6 μmol/L、血肌酐 317.3 μmol/L。综合其病史，考虑为长期服用华法林引起的药物性出血，其血肿范围较大，容易合并感染。另外，患者凝血功能差，注射药物可能会加重血肿，故 2019 年 9 月 20 日起患者停用 EPO，9 月 28 日开始口服罗沙司他治疗，起始剂量为 100 mg/次，3 次/周，口服。患者口服多糖铁胶囊至 2020 年 2 月 27 日，现未口服铁剂。

肾性贫血的治疗过程分为方案 1 和方案 2。①方案 1：EPO 10 000 U/周，口服多糖铁胶囊，治疗时间为 2016 年 8 月至 2019 年 9 月。血红蛋白的平均值为 75 g/L，但其波动较大，患者曾出现急性药物性出血，偶口服多糖铁胶囊补充造血原料。不良反应为偶尔出现局部血肿。②方案 2：罗沙司他 100 mg/次，3 次/周，口服，治疗时间为 2019 年 9 月 28 日至今，血红蛋白逐渐上升至 116 g/L。因患者 2019 年 9 月出现药物性出血，考虑注射药物可能会引起局部血肿且容易合并感染，故予罗沙司他治疗。治疗期间患者的血清铁轻微升高，由 2019 年 9

月 28 日的 7 μmol/L 升至 2020 年 2 月 7 日的 11μmol/L。血红蛋白、凝血酶原时间及国际标准化比值的变化见图 1-4-1、图 1-4-2。

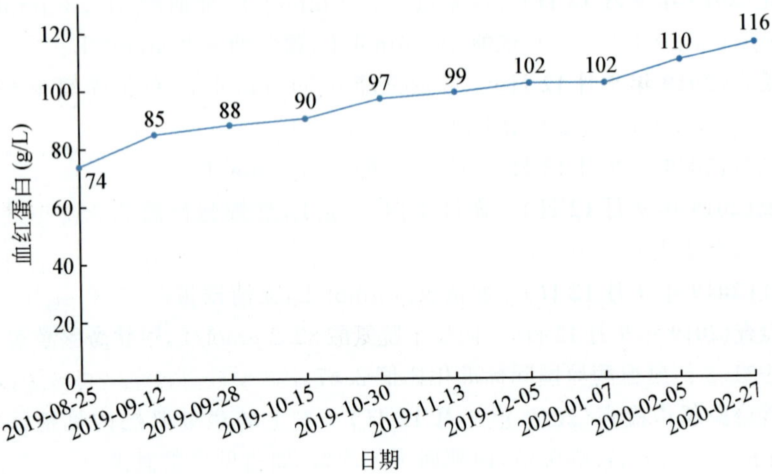


图 1-4-1　患者予以罗沙司他治疗后血红蛋白的变化

注：2019 年 8 月 25 日至 9 月 20 日，患者应用 ESA 10 000 U/周；2019 年 9 月 28 日至 2020 年 2 月 27 日，患者应用罗沙司他，100 mg，3 次/周，口服

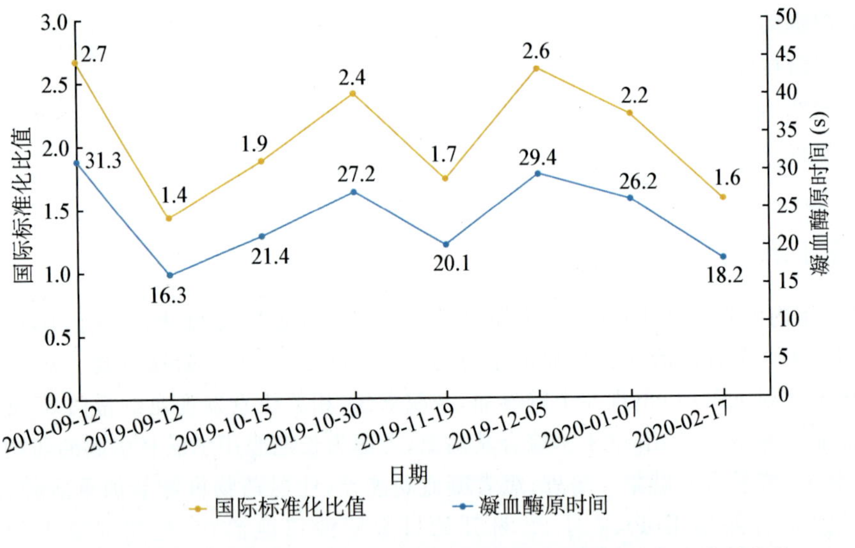


图 1-4-2　患者予以罗沙司他治疗后凝血酶原时间及国际标准化比值的变化

## 三、病例特点分析

患者双下肢水肿 15 年，伴泡沫尿，且血肌酐升高（100～200 μmol/L）。27 年前患者因风湿性心脏病二尖瓣狭窄行球囊扩张术，17 年前行二尖瓣置换术，此后长期服用华法林，目前心脏起搏器植入状态。3 年内患者因腹胀 3 次住院，肝脏弹性彩色多普勒超声显示肝脏硬度增

高，考虑心源性肝硬化，血肌酐波动在250～290 μmol/L，血红蛋白74 g/L，故给予纠正贫血、护肾及利尿消肿等综合治疗。贫血的治疗方案为rHuEPO＋多糖铁胶囊。当时诊断为CKD 4期、肾性高血压、继发性贫血、肾性骨病及心源性肝硬化。2019年9月12日，患者皮下注射EPO后出现左上臂疼痛，3天内疼痛逐渐加重，伴局部大块瘀斑。此时，血红蛋白85 g/L，血清铁6 μmol/L，血肌酐317.3 μmol/L。结合患者病史，考虑为长期服用华法林(3.75 mg/次，1次/晚)引起的药物性出血，故予肌内注射维生素K，但臀部出现大块瘀斑，遂停用EPO和维生素K皮下注射，改用罗沙司他。

## 四、临床思辨

本例患者27年前因风湿性心脏病二尖瓣狭窄行球囊扩张术；17年前行二尖瓣置换术，之后长期服用抗凝药物华法林；15年前诊断为慢性肾炎，血肌酐逐步升高，考虑慢性肾衰竭＋凝血功能异常；患者患心源性肝硬化，凝血功能较差，既往治疗为rHuEPO＋多糖铁胶囊，但纠正贫血的疗效有限。患者依从性差，是导致相关治疗效果有限的原因之一；且患者合并高血压，高剂量的ESA会增加心血管事件的发生风险。相关研究显示，罗沙司他纠正贫血不易受炎症状态影响，纠正贫血的达标率达96%。本例患者服用罗沙司他后血红蛋白稳步上升，在用药约6个月后达116 g/L；此时，根据患者的血红蛋白水平及过去4周血红蛋白水平的变化，剂量调整为70 mg/次，3次/周，口服。本例患者在服用罗沙司他期间未见血压异常上升，且生活质量得到改善，暂无不良反应。罗沙司他可激活HIF通路，综合调控机体产生内源性EPO，强效纠正血红蛋白水平。

（宁波大学医学院附属医院　金伟芬）

### 专家点评

本病例比较复杂，患者被诊断为慢性肾炎、慢性肾功能不全、CKD 4期合并贫血，且基础疾病较多，27年前因风湿性心脏病二尖瓣狭窄行球囊扩张术，17年前行二尖瓣置换术，目前心脏起搏器植入状态，长期应用华法林抗凝治疗。同时，本例患者还有肾性高血压、肾性骨病及心源性肝硬化等合并症，病情复杂。患者前期肾性贫血的治疗采用rHuEPO＋多糖铁胶囊，但血红蛋白一直未达标，可能与凝血功能异常及患者依从性差有关。之后患者因注射EPO出现局部出血而停用，改用罗沙司他口服治疗后血红蛋白逐渐达标。本病例提示，对于长期应用抗凝药物或有出凝血障碍、局部注射出血风险高的肾性贫血患者，可选用罗沙司他口服治疗，安全性较高。对于本例患者，建议临床医师在今后的临床观察中不仅要观察血红蛋白的变化，还应注意监测心脏指标、肝脏指标、多项铁代谢指标及凝血指标的变化。

［中国人民解放军联勤保障部队第980医院(白求恩国际和平医院)　吴广礼］

# 病例 5

# 慢性间质性肾炎合并肾性贫血治疗1例

## 一、病历摘要

【现病史】

患者，女性，52 岁。主诉“发现血肌酐升高 6 年”于 2019 年 12 月 24 日收入院。

患者 6 年前（2014 年 1 月）因发热、咳嗽、咳痰于当地医院就诊，检查发现血肌酐升高（343.9 μmol/L），血红蛋白 87 g/L，即转入我院住院治疗。入院完善相关检查：尿比重 1.010，尿渗透压 659 mOsm/（kg·$H_2O$），尿蛋白（++），尿糖（++），尿红细胞（−），24 h 尿蛋白定量 0.92 g；血糖 5.6 mmol/L，血尿酸 186 μmol/L，血钾 2.8 mmol/L，血磷 0.48 mmol/L，血钙 2.15 mmol/L，血甲状旁腺激素 125.9 pg/ml；抗核抗体+核抗原（−），抗中性粒细胞胞质抗体（−），免疫球蛋白、补体 C3、补体 C4、类风湿因子等水平均在正常范围内。B 型超声显示左肾 86 mm×41 mm，右肾 92 mm×40 mm。诊断“慢性肾功能不全，慢性小管间质性肾病”。经抗感染及对症治疗后好转，血肌酐逐渐下降至 260 μmol/L。此后，患者长期在本院门诊随访，血肌酐缓慢升高。2019 年 12 月 24 日因双下肢水肿伴乏力再次入院治疗。

【既往史】

既往无高血压、糖尿病、冠心病、结核等病史。

【个人史】

无重大外伤手术史，无输血史，无药物、食物过敏史。无烟、酒嗜好。

【家族史】

否认家族遗传性疾病史。

【体格检查】

体温 36.3 ℃，脉搏 80 次/分，呼吸 20 次/分，血压 148/70 mmHg，体重 54 kg，身高 158 cm。神志清晰，慢性病容，贫血貌，颜面部未见水肿，皮肤、巩膜无黄染，结膜稍苍白，咽无充血，两侧扁桃体无肿大，颈软。肺部听诊双肺呼吸音清，未闻及干、湿啰音。心律齐，各瓣膜区未闻及杂音。腹软，全腹无压痛，无反跳痛，全腹未触及肿块。肝、脾肋下未触及，双肾区无叩痛。移动性浊音（−）。双下肢轻度凹陷性水肿。

【辅助检查】

**1. 贫血相关检查（2019 年 12 月 23 日）**

（1）血常规：红细胞计数 $3.01\times10^{12}$/L，血红蛋白 100 g/L，平均红细胞体积 87.1 fl，平均

红细胞血红蛋白含量 31.2 pg，平均红细胞血红蛋白浓度 333 g/L，白细胞计数 $6.20\times10^9$/L，血小板计数 $176\times10^9$/L。

（2）铁代谢：血清铁 6.3 μmol/L，总铁结合力 42.8 μmol/L，转铁蛋白饱和度 15%。

**2. 肾功能(2019 年 12 月 23 日)**　尿素氮 2.1 mmol/L，肌酐 474 μmol/L，尿酸 346 μmol/L，肾小球滤过率(glomerular filtration rate，GFR)8.5 ml/(min·1.73m$^2$)。

**3. 钙磷代谢(2019 年 8 月 15 日)**　血钙 2.26 mmol/L，血磷 1.23 mmol/L，甲状旁腺激素 334.1 pg/ml。

**4. 血脂**　总胆固醇 4.17 mmol/L，甘油三酯 1.27 mmol/L，高密度脂蛋白 1.06 mmol/L，低密度脂蛋白 2.44 mmol/L。

**5. 其他**　血糖 4.0 mmol/L，白蛋白 38.6 g/L，肿瘤指标未见明显异常。

**【主要临床诊断】**

1. 慢性肾功能不全
2. 慢性小管间质性肾病
3. 肾性贫血
4. 低钾血症

## 二、临床治疗经过

### (一)临床治疗考量

患者既往使用 ESA 治疗肾性贫血，疗效尚可。但由于患者用药依从性差、交通问题，以及 ESA 运输需要冷链、患者携带药品不方便，导致 ESA 处方不规律，患者血红蛋白水平波动较大。罗沙司他对于非透析依赖贫血患者有效，且为口服制剂，便利性好，可提高患者用药依从性。此外，罗沙司他治疗 CKD 贫血可减少铁剂的应用。

### (二)临床治疗过程

患者于 2020 年 1 月 2 日开始服用罗沙司他，起始剂量为 70 mg，3 次/周。根据其血红蛋白水平和血红蛋白变化趋势调整药物剂量，服用罗沙司他期间未应用任何铁剂。患者 2 月份因故未进行血红蛋白检测。根据患者此前血红蛋白变化趋势，于 2020 年 2 月 24 日调整罗沙司他用量至 50 mg，3 次/周。患者使用罗沙司他后血红蛋白水平变化见图 1-5-1。估算肾小球滤过

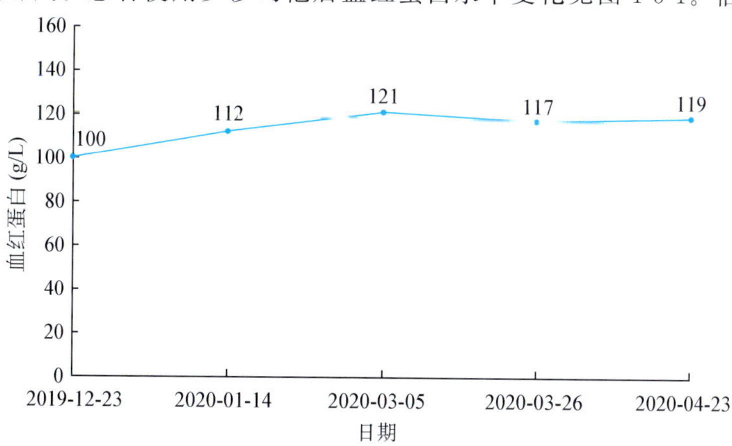


图 1-5-1　患者使用罗沙司他后血红蛋白水平变化

率(estimated glomerular filtration rate，eGFR)变化趋势见图 1-5-2，其他相关指标变化见表 1-5-1。罗沙司他治疗期间，患者血压稳定无波动，未见其他明显不良反应，整体安全性、耐受性好。

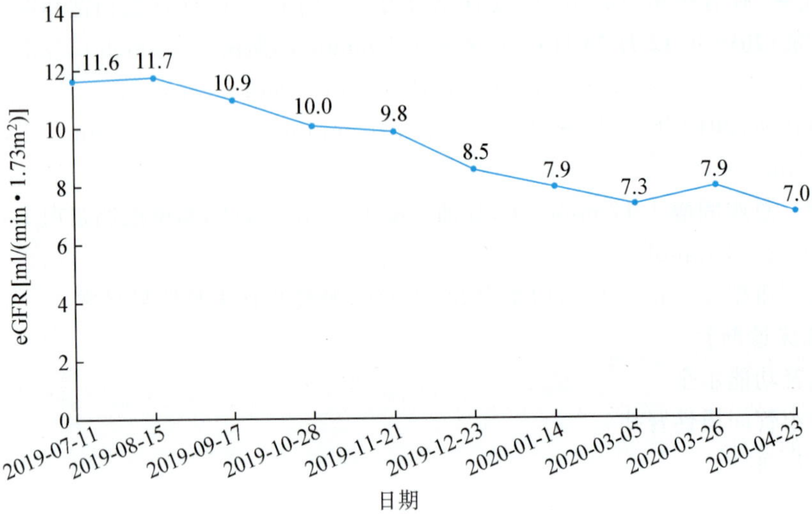


图 1-5-2　患者使用罗沙司他后 eGFR 变化趋势

注：eGFR. 估算肾小球滤过率

表 1-5-1　患者使用罗沙司他后其他相关指标变化

| 检测项目 | | 基线 | 治疗后 2 个月 |
|---|---|---|---|
| 铁指标 | 血清铁(μmol/L) | 6.3 | 17.5 |
| | 总铁结合力(μmol/L) | 42.8 | 69.9 |
| | 转铁蛋白饱和度(%) | 14.7 | 25 |
| | 铁蛋白(μg/L) | — | 61.7 |
| 血脂 | 总胆固醇(mmol/L) | 5.12 | 4.38 |
| | 甘油三酯(mmol/L) | 2.91 | 1.75 |
| | 高密度脂蛋白(mmol/L) | 1.52 | 1.19 |
| | 低密度脂蛋白(mmol/L) | 2.31 | 1.90 |
| 患者感受 | 贫血症状 | 可 | 改善 |
| | 便利性 | 不方便 | 方便 |

注：一. 无此项数据

## 三、病例特点分析

本例患者为慢性病程，既往无高血压、糖尿病、冠心病、结核等病史。个人史无特殊。查体发现慢性病容，轻度贫血貌，双下肢轻度水肿，余无特殊。实验室及辅助检查：血肌酐 474 μmol/L，eGFR 8.5 ml/(min • 1.73 m$^2$)；血常规提示轻度贫血，正细胞性贫血；铁代谢表现为血清铁、转铁蛋白饱和度及总铁结合力下降；血脂检查提示轻度高甘油三酯血症。入院诊断考虑慢性肾功能不全、慢性小管间质性肾病、肾性贫血。入院给予护肾、降毒素、补钾、ESA 等治疗。考虑患者既往应用 ESA+间断铁剂治疗肾性贫血依从性不佳，导致血红蛋白波动较大，很难稳定在达标范围内。故 2020 年 1 月 2 日开始给予患者口服罗沙司他纠正肾性贫血，起始剂量为 70 mg，3 次/周，3 周后，患者血红蛋白上升至 112 g/L；2020 年 2 月 24 日调整罗沙司他剂量为 50 mg，3 次/周。罗沙司他治疗期间，患者血红蛋白由 100 g/L 逐步上升至最高 121 g/L，并基本维持稳定，且铁代谢、高脂血症改善，eGFR 下降趋势延缓。

## 四、临床思辨

### （一）该患者采用罗沙司他治疗的体会

1. ESA 稳定转化为罗沙司他治疗，可有效稳定并维持血红蛋白水平。
2. 罗沙司他可改善铁吸收利用，无须常规静脉补铁。
3. 罗沙司他口服治疗，提高患者依从性，促进血红蛋白控制达标。
4. 罗沙司他对血脂代谢有益。
5. 罗沙司他不升高患者血压。

### （二）患者采用罗沙司他治疗的临床注意事项

1. 治疗目标的确定。维持血红蛋白在 110～120 g/L 的理想范围内。

2. 合理的起始剂量。按说明书选择合适的起始剂量。患者体重＜60 kg，且为非透析患者，故选择 70 mg，3 次/周。

3. 血红蛋白监测频率和时间。应按药物使用说明书进行血红蛋白的监测和剂量调整。在使用罗沙司他 3 周后，该患者血红蛋白水平即升高 12 g/L，其对罗沙司他的反应较好，故减少剂量为 50 mg，3 次/周。治疗期间，患者因故未能及时进行血红蛋白监测，50 天后复查血红蛋白水平为 121 g/L，此后维持在理想水平。

4. 使用罗沙司他期间，患者 eGFR 的下降速率似有延缓趋势，但还需更长时间的观察才能评估其临床获益。

（温州医科大学附属第一医院　梁　雁　陈朝生）

### 专家点评

这是一例特殊的非透析患者。患者是一位慢性间质性肾炎的中年女性，因依从性差（应用 ESA 不规律），贫血纠正效果不佳。将 ESA＋间断铁剂治疗改为罗沙司他口服后，血红蛋白水平逐渐升高至达标。在近 1 年的治疗过程中，作者同时观察到了患者铁代谢和高脂血症的改善，以及 eGFR 下降趋势的延缓。该例提示我们，罗沙司他对于非透析患者同样有很好的疗效，尤其是对于应用 ESA 依从性较差的患者。此外，罗沙司他由于使用和储存方便，便于携带，故非常适合非透析患者。在罗沙司他对脂代谢及 eGFR 的影响方面，作者提供了临床初步观察数据，希望今后能有更多病例、更长时间的观察研究明确其作用。值得注意的是，该患者慢性间质性肾炎的诊断仅为推测性，虽有部分符合该病的临床特征，但并无肾活检证据及相关临床病史佐证，对相关肾小管功能评估也不够全面，今后应注意加强。另外患者应用罗沙司他治疗约 9 个月后，eGFR 下降了 4.6 ml/(min·1.73 $m^2$)，这个速度是快还是慢，值得进一步研究。

（中国医科大学附属第一医院　姚　丽）

## 参考文献


［1］ Chen N, Hao C, Liu BC, et al. Roxadustat treatment for anemia in patients undergoing long-term dialysis. N Engl J Med, 2019, 381(11): 1011-1022.

［2］ Chen N, Hao C, Peng X, et al. Roxadustat for anemia in patients with kidney disease not receiving dialysis. N Engl J Med, 2019, 381(11): 1001-1010.

［3］ Provenzano R, Besarab A, Sun CH, et al. Oral hypoxia-inducible factor prolyl hydroxylase inhibitor roxadustat (fg-4592) for the treatment of anemia in patients with CKD. Clin J Am Soc Nephrol, 2016, 11(6): 982-991.

［4］ Fishbane S, El-Shahawy MA, Pecoits-Filho R, et al. Roxadustat for treating anemia in patients with CKD not on dialysis: results from a randomized phase 3 study. J Am Soc Nephrol, 2021, 32(3): 737-755.

# 病例 6

# 重症肾性贫血合并恶性高血压眼底出血和IgA肾病治疗1例

## 一、病历摘要

**【现病史】**

患者，女性，26 岁。主诉“左眼视力模糊 7 天，发现血肌酐升高 5 天”，于 2021 年 2 月 27 日收入院。

患者 1 周前晨起后，无明显诱因发现左眼视物模糊，无恶心、呕吐、头晕、头痛等，外院就诊发现左眼眼底出血，血压波动于（200～210）/（100～120）mmHg，血肌酐 232 μmol/L，白蛋白 34.9 g/L，血红蛋白 58 g/L；尿常规提示蛋白（++），红细胞计数 10～15 个/高倍视野；双肾超声提示双肾实质回声增强，左肾 107 mm×47 mm，右肾 102 mm×40 mm；动脉超声及肾动脉 MRA 未见明显异常。双肾核素扫描显示左肾 GFR 15.3 ml/（min · 1.73$m^2$），右肾 GFR 12.7 ml/（min · 1.73$m^2$）。外院给予“硝苯地平控释片、卡维地洛”治疗后，血压控制在 160/100 mmHg。追问病史，患者自诉近年因工作压力大，常有偏头痛发作，自行服用镇痛药物，未测量血压，近年未体检。病程中无头晕、乏力、心悸、水肿等症状。为进一步明确诊治收入院。

**【既往史】**

平素健康状况一般。否认糖尿病、高血压、冠心病等慢性病史，否认乙型病毒性肝炎、结核、伤寒等传染病病史，否认药物、食物过敏史。

**【个人史】**

出生并生长于原籍，否认疫水、疫区接触史，否认烟、酒嗜好。未婚育。月经量正常，末次月经 2021 年 2 月 20 日。

**【家族史】**

父亲有高血压。否认其他家族性疾病史。

**【体格检查】**

体温 36.8℃，脉搏 86 次/分，呼吸 20 次/分，血压 167/97 mmHg，体重 56.3 kg，身高 165 cm，体重指数（body mass index，BMI）20.7 kg/$m^2$。神志清晰，重度贫血貌，全身皮肤、黏膜无黄染，未见瘀点、瘀斑，浅表淋巴结未触及，颜面无水肿；口唇苍白，无口腔溃疡，咽部无充血，扁桃体无肿大。颈软，无抵抗，气管居中，甲状腺无肿大，未闻及血管杂音。双侧呼吸动度对称，双肺呼吸音粗，未闻及明显啰音。心前区无隆起，未触及震颤，心界无明显扩大，心率 86 次/分，心律齐，各瓣膜听诊区未闻及病理性杂音。腹平软，无压痛、反跳痛，肝、脾肋下未及，肝肾区无叩击痛，移动性浊音阴性，肠鸣音无异常，双下肢无明显水肿。各关节无红肿、压痛，生理反射存在，病理反射未引出。

**【辅助检查】**

2021年3月1日检查结果如下。

**1. 血常规** 白细胞计数 $10.2\times10^9$/L，红细胞计数 $2.59\times10^{12}$/L，血红蛋白 62 g/L，血小板计数 $204\times10^9$/L，中性粒细胞比例 79.0%。

**2. 血生化** 血糖 4.6 mmol/L，总蛋白 57 g/L，白蛋白 32 g/L，尿素氮 13.5 mmol/L，肌酐 246 μmol/L，估算肾小球滤过率 22.6 ml/(min · 1.73$m^2$)，尿酸 498 μmol/L，血钾 4.79 mmol/L，甘油三酯 2.18 mmol/L，总胆固醇 6.41 mmol/L。

**3. 铁代谢** 血清铁 3.0 μmol/L，转铁蛋白饱和度 6.7%，总铁结合力 45.1 μmol/L，铁蛋白 7.3 μg/L，叶酸>24.1 μg/L，维生素 $B_{12}$ 192 pg/ml。

**4. 凝血4项** 活化部分凝血活酶时间(activated partial thromboplastin time，APTT) 26.3 s，凝血酶原时间 12.5 s，纤维蛋白原 2.8 g/L。红细胞沉降率 39 mm/1 h。甲状旁腺激素 135.3 pg/ml，25-羟基维生素 D 16.69 nmol/L。

**5. 尿常规** 蛋白(+++)，尿微量白蛋白 2577.9 mg，24 h 尿蛋白定量 3544 mg，尿量 1.45 L。

**6. 自身免疫指标** 免疫球蛋白、补体正常。抗核抗体、抗可溶性抗原、抗双链 DNA、抗链球菌溶血素 O 试验、类风湿因子均阴性。HBV、HCV、HIV、快速血浆反应素试验均阴性。

**7. 溶血性贫血指标** 库姆斯试验阴性，结合珠蛋白 0.99 g/L，血管性血友病因子 226.4%，外周血偶见破碎红细胞，网织红细胞 1.78%。肾素、血管紧张素、醛固酮未见明显异常。

**8. 影像学检查** 心脏彩色多普勒超声显示射血分数 63%，未见明显异常。腹部B型超声检查提示胆囊息肉，肝、胰、脾未见明显异常，双肾实质回声增强。胸部CT检查未见明显异常。

**9. 眼底检查** 左侧眼底可见出血、渗出，双侧眼底高血压性视网膜病变Ⅲ级。

**10. 肾穿刺活检病理诊断** IgA 肾病(弥漫系膜增生伴硬化)，合并肾小动脉硬化。牛津分型评分 M1E0S1T2C0。

**【主要临床诊断】**

1. 慢性肾脏病4期
2. IgA 肾病(弥漫系膜增生伴硬化)
3. 重度肾性贫血
4. 恶性高血压

## 二、临床治疗经过

在原发病 IgA 肾病治疗方面，选择使用口服激素联合环磷酰胺(CTX)静脉治疗。在控制血压方面，选用卡维地洛、硝苯地平控释片、科素亚联合降压治疗，患者血压逐步得到控制，血压波动在(160～170)/(90～100)mmHg。在贫血纠正方面，由于使用激素易导致患者血压升高，且考虑到使用 EPO 可能导致血压进一步升高，诱发心脑血管事件发生，于2021年3月5日起应用罗沙司他治疗，结合罗沙司他说明书和患者体重(56.3 kg)，给予标准剂量 70 mg，

3 次/周，同时给予小剂量铁剂口服治疗（琥珀酸亚铁 0.2 g，2 次/天），2021 年 3 月 6 日出院。3 月 20 日（用药 2 周后）患者门诊复查血红蛋白 86 g/L，患者用药 2 周血红蛋白上升超过 20 g/L，出于安全性考虑，将罗沙司他剂量调整至 50 mg，3 次/周。4 月 12 日（用药 5 周）复查血红蛋白 96 g/L，罗沙司他维持 50 mg，3 次/周，根据患者血红蛋白水平及罗沙司他说明书调整罗沙司他使用剂量（图 1-6-1）。罗沙司他治疗期间，患者血压（120～140）/（80～100）mmHg，较之前下降。随访期间继续针对 IgA 肾病治疗（中等量激素 30 mg，1 次/天，口服，每月减量 5 mg，联合 CTX 0.6 g/月，CTX 末次冲击时间 2021 年 10 月 14 日，CTX 总量 4.2 g），多次复查血及肾功能情况，其他相关指标变化见表 1-6-1。

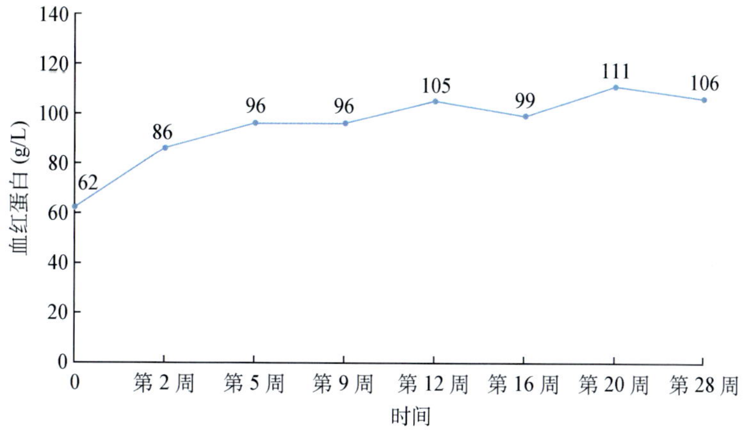


图 1-6-1　罗沙司他治疗过程中患者血红蛋白变化情况

注：前 2 周，应用罗沙司他剂量为 70 mg，3 次/周；第 3～16 周，应用罗沙司他剂量为 50 mg，3 次/周；第 17～28 周，应用罗沙司他剂量为 70 mg，3 次/周

表 1-6-1　罗沙司他治疗过程中患者血红蛋白、血肌酐、C 反应蛋白和铁蛋白水平

| 时间 | 血红蛋白（g/L） | 血肌酐（μmol/L） | C 反应蛋白（mg/L） | 铁蛋白（μg/L） |
|---|---|---|---|---|
| 用药前 | 62 | 246 | 13.20 | 7.3 |
| 用药 2 周 | 86 | 268 | 3.30 | — |
| 用药 5 周 | 96 | 239 | 0.20 | — |
| 用药 9 周 | 96 | 244 | 0.20 | 15.5 |
| 用药 12 周 | 105 | 247 | 0.20 | — |
| 用药 16 周 | 99 | 227 | 0.20 | 28.0 |
| 用药 20 周 | 111 | 257 | 0.20 | — |
| 用药 28 周 | 106 | 258 | 0.24 | 47.2 |

注：—. 本项无数据

## 三、病例特点分析

该患者为青年女性，以恶性高血压为首发症状，伴蛋白尿及血肌酐升高，同时存在重度贫血。为明确患者肾功能受累原因是原发性肾小球性疾病还是肾小球缺血性病变伴肾小血管病变（即恶性高血压肾损害），对患者进行肾穿刺活检，明确病理为 IgA 肾病合并肾小动脉硬化，

故使用激素联合 CTX 的治疗方案。此次住院临床突出表现为重度贫血伴有恶性高血压。该患者重度贫血治疗的难点在于，传统 ESA 治疗贫血可能导致血压控制不佳，易引起心脑血管事件发生风险，但如不能在短期内改善患者的贫血程度，亦会造成靶器官进一步损伤。患者发病初期，血清铁、铁饱和度及铁蛋白水平均明显降低，表明其存在明显缺铁状态，同时伴有血白细胞、中性粒细胞及 C 反应蛋白轻度升高，提示其可能存在炎症状态，故静脉补充铁剂有较大风险。此类患者若想获得良好的治疗效果，必须在传统 EPO 治疗的基础上联合铁剂补充，这在治疗上存在矛盾。据文献报道，罗沙司他不受铁剂和炎症状态的影响。综合考虑患者的血压情况、缺铁及炎症状态，给予其使用罗沙司他。治疗 2 周后复查，患者血红蛋白明显升高，上升幅度超过 20 g/L，结合本中心在非透析 CKD 患者肾性贫血治疗Ⅱ、Ⅲ期临床试验中的经验，考虑该患者心血管及肾功能的安全性，减少了罗沙司他剂量。3 周后再次复查，患者血红蛋白水平稳定，肾功能无明显变化，血压控制好，证实罗沙司他纠正贫血起效快、效果稳定，且未影响肾功能和血压。患者出院后定期随访，根据血红蛋白水平调整药物剂量，可见血红蛋白维持稳定。因此，非透析的 CKD 贫血患者合并血压控制不佳、缺铁及伴有炎症状态时，罗沙司他使用安全，效果显著，在使用早期需严密监测血红蛋白水平并调整剂量，使血红蛋白水平稳步升高。该例患者的成功治疗为今后类似病情的患者提供了借鉴。

## 四、临床思辨

肾性贫血是 CKD 患者最常见的并发症之一，与 CKD 患者肾病进展、心血管疾病和死亡率密切相关。肾性贫血的发病率随着 CKD 的进展而逐渐升高。在美国，CKD 5 期患者肾性贫血的患病率可达 53.4%；在中国，非透析依赖性 CKD（NDD-CKD）患者贫血发生率为 51.5%，尤其在 CKD 5 期非透析人群中，贫血发生率高达 90.2%，而贫血知晓率仅为 67.5%。因此，肾性贫血的早期发现和治疗值得临床医师高度重视。早在 2012 年，KDIGO 指南指出 CKD 贫血的治疗包括应用 EPO 或其类似物 ESA，以及补充铁剂，以尽可能降低患者输血频率和风险。2021 年，中国医师协会肾脏内科医师分会肾性贫血指南工作组制定了适用于中国人群的《中国肾性贫血诊治临床实践指南》，率先将 HIF-PHI 纳入指南，并提出 HIF-PHI 可有效治疗肾性贫血，包括非透析与透析 CKD 患者，口服治疗可增加非透析 CKD 患者治疗的便利性。罗沙司他作为 HIF-PHI 的代表药物，可在生理范围内增加患者内源性 EPO，从而提高血红蛋白水平，改善铁稳态。不同文献均报道了罗沙司他对纠正非透析 CKD 患者肾性贫血的有效作用，短期内能提高血红蛋白水平，24 周内能将血红蛋白有效维持在 100～120 g/L。本例 CKD 非透析患者伴有恶性高血压及缺铁、炎症状态，未给予静脉补铁，仅使用 HIF-PHI 口服治疗肾性贫血，效果显著，7 个月以来，患者血红蛋白、血压及肾功能维持稳定。通过本病例研究可发现，在血压控制不佳的 CKD 贫血患者中使用 HIF-PHI，即使在缺铁和炎症状态下亦能迅速纠正患者贫血且不加重其肾损害，同时能有效减少高血压急症及其导致的心脑血管事件的发生。

（上海交通大学医学院附属瑞金医院　徐　静）

## 专家点评

本例 CKD 非透析患者重度贫血，伴有恶性高血压及缺铁、炎症状态，原发病为 IgA 肾病，需要激素及免疫抑制剂治疗。因患者恶性高血压及体内炎症状态，未选用传统 ESA，未给予静脉补铁，仅使用 HIF-PHI 口服治疗肾性贫血，效果显著，患者血红蛋白逐渐达标。HIF-PHI 通过促进机体内源性生理浓度的 EPO 生成及受体表达，促进与铁代谢相关蛋白的表达，同时降低铁调素水平，综合调控机体，促进红细胞生成。应用 HIF-PHI 治疗肾性贫血时，应监测患者铁代谢状态，必要时可联合铁剂治疗。口服铁剂治疗在多数患者中可达到与静脉铁剂治疗同等效果。HIF-PHI 治疗过程中，应依据血红蛋白变化幅度调整剂量，避免血红蛋白波动幅度过大。该病例还提示，对于非透析 CKD 患者，贫血治疗所需的罗沙司他剂量可能较小，起效速度可能更快。临床应用此药时应加强个体化监测，及时调整剂量。

（东南大学附属中大医院　刘　宏）

## 参考文献


[1] National Kidney Foundation. Clinical practice guidelines and clinical practice recommendations for anemia in chronic kidney disease in adults. Am J Kidney Dis, 2006, 47(5 Suppl 3): S16-S85.

[2] Horl WH. Anaemia management and mortality risk in chronic kidney disease. Nat Rev Nephrol, 2013, 9: 291-301.

[3] vanNooten FE, Green J, Brown R, et al. Burden of illness for patients with non-dialysis chronic kidney disease and anemia in the United States: review of the literature. J Med Econ, 2010, 13: 241-256.

[4] Stauffer ME, Fan T. Prevalence of anemia in chronic kidney disease in the United States. PLoS ONE, 2014, 9(1): e84943.

[5] Li Y, Shi H, Wang WM, et al. Prevalence, awareness, and treatment of anemia in Chinese patients with nondialysis chronic kidney disease: first multicenter, cross-sectional study. Medicine (Baltimore), 2016, 95 (24): e3872.

[6] Kliger AS, Foley RN, Goldfarb DS, et al. KDOQI US commentary on the 2012 KDIGO clinical practice guideline for anemia in CKD. Am J Kidney Dis, 2013, 62: 849-859.

[7] 中国医师协会肾脏内科医师分会肾性贫血指南工作组. 中国肾性贫血诊治临床实践指南. 中华医学杂志, 2021, 101(20): 1463-1502.

[8] Chen N, Qian J, Chen J, et al. Phase 2 studies of oral hypoxia-inducible factor prolyl hydroxylase inhibitor FG-4592 for treatment of anemia in China. Nephrol Dial Transplant, 2017, 32: 1373-1386.

[9] Chen N, Hao C, Peng X, et al. Roxadustat for anemia in patients with kidney disease not receiving dialysis. N Engl J Med, 2019, 381(11): 1001-1010.

[10] Akizawa T, Iwasaki M, Otsuka T, et al. Phase 3 study of roxadustat to treat anemia in non-dialysis-dependant CKD. Kidney Int Rep, 2021, 6(7): 1810-1828.

# 病例 7

# 慢性肾脏病合并慢性胃炎患者肾性贫血治疗1例

## 一、病历摘要

**【现病史】**

患者，男性，39 岁，主诉“双下肢水肿伴血肌酐升高 6 年，加重 3 年”。

患者 6 年前因双下肢水肿、蛋白尿就诊，以“肾病综合征”收入院。肾穿刺活组织病理检查示“局灶增生硬化性 IgA 肾病，亚急性肾小管间质肾炎”，尿微量白蛋白 3378 mg/d；血生化检查示白蛋白 31.7 g/L，肌酐 132 μmol/L。给予“泼尼松”治疗半年后未再规律随诊，间断中医治疗。3 年前患者因血肌酐升高（约 200 μmol/L）再次就诊，尿微量白蛋白 2278 mg/d，再次加用“泼尼松”（40 mg，1 次/天），口服治疗 3 个月。其间监测尿微量白蛋白 2000～3000 mg/d，血肌酐较前升高至 248 μmol/l，遂逐渐减停“泼尼松”，继续行控制血压、保肾排毒治疗。2019 年 5 月测血常规，血红蛋白 89 g/L，给予“EPO”4000 U 皮下注射，2 次/周，同时予“琥珀酸亚铁”（0.2 g，3 次/天）以补铁治疗，3 个月后复查血红蛋白 112 g/L。患者全病程中伴乏力，偶有恶心，无呕吐，无鲜血便或黑便。2020 年 10 月，患者因服用铁剂，胃肠道不适症状逐渐加重，遂将其剂量减少，又因血常规示血红蛋白 101 g/L，遂将 EPO 改为“罗沙司他”（100 mg，3 次/周），同时予“琥珀酸亚铁”（0.1 g，3 次/天），胃肠道不适症状缓解。患者自发病以来睡眠、进食可，体重较前无明显变化。

**【既往史】**

患者有高血压病史 10 余年，血压最高达 170/100 mmHg，规律口服降压药（苯磺酸氨氯地平片 5 mg，1 次/天，阿罗洛尔 10mg，2 次/天）治疗，现血压控制尚可。高脂血症 5 年，口服阿托伐他汀 20 mg，1 次/天，血脂控制可。慢性胃炎 3 年，现偶有胃部不适、恶心。否认冠心病、糖尿病史。

**【个人史】**

出生于北京，无烟、酒嗜好。否认疫水、疫源接触史，否认肝炎、结核病史，否认食物及药物过敏史。

**【家族史】**

否认家族遗传性疾病史。

**【体格检查】**

体温 36.5℃，脉搏 75 次/分，呼吸 17 次/分，血压 130/80 mmHg，体重 72 kg，身高 175 cm。

神清语利，发育正常，营养中等，慢性病容，自动体位，查体合作。眼睑略水肿，巩膜无黄染。双肺呼吸音清，未闻及明显干、湿啰音。心率 75 次/分，心律齐，各瓣膜听诊区未闻及病理性杂音。腹部平软，无压痛及反跳痛，肝、脾肋下未触及，双肾无叩击痛。双下肢中度水肿。

**【辅助检查】**

2020 年 10 月检查结果如下。

**1. 血常规**　红细胞计数 $3.71\times10^{12}$/L，血红蛋白 101 g/L，血细胞比容 0.33，白细胞计数 $5.07\times10^{9}$/L，血小板计数 $146\times10^{9}$/L。

**2. 血生化**　尿素 12.6 mmol/L，血肌酐 236.7 μmol/L，尿酸 365 μmol/L，血钙 2.31 mmol/L，血磷 1.12 mmol/L，血钾 3.9 mmol/L，总胆固醇 5.82 mmol/L，高密度脂蛋白 1.09 mmol/L，低密度脂蛋白 3.72 mmol/L，甘油三酯 3.03 mmol/L，血糖 5.02 mmol/L，白蛋白 30.2 g/L。

**3. 贫血相关检查**　血清铁 7.1 μmol/L，总铁结合力 42.5 μmol/L，转铁蛋白饱和度 16.7%，铁蛋白 89.7 μg/L，叶酸 18.2 nmol/L，维生素 $B_{12}$ 258.7 pmol/L，库姆斯试验阴性。

**4. 其他化验检查**　血清全段甲状旁腺激素（intact parathyroid hormone，iPTH）110 pg/ml，脑钠肽前体 120 ng/L，C 反应蛋白 0.7 mg/L，肿瘤标志物检测无异常。

**【主要临床诊断】**

1. 局灶增生硬化性 IgA 肾病，慢性肾脏病 4 期，伴肾性贫血
2. 高血压 3 级（很高危）
3. 高脂血症
4. 慢性胃炎

## 二、临床治疗经过

### （一）非贫血治疗

**1. 慢性肾脏病的治疗方案**　复方 α 酮酸 4 片，餐中口服，3 次/天；包醛氧淀粉胶囊 5 g，口服，3 次/天。

**2. 其他并发症的治疗方案**

（1）高脂血症：阿托伐他汀 20 mg，每晚口服 1 次。

（2）高血压：苯磺酸氨氯地平片 5 mg，口服，1 次/天；阿罗洛尔 10 mg，口服，2 次/天。

### （二）贫血治疗

贫血治疗分 2 个阶段：第一阶段从 2019 年 5 月至 2020 年 10 月，使用 EPO（6000～8000 U 皮下注射，2 次/周）＋琥珀酸亚铁（0.2 g，3 次/天），血红蛋白 89～113 g/L；第二阶段从 2020 年 10 月至 2021 年 8 月，改为罗沙司他治疗，同时减少铁剂用量，即罗沙司他（100 mg，3 次/周）＋琥珀酸亚铁（0.1 g，3 次/天）。

对该病例使用罗沙司他的临床考量：①疫情期间存在诸多不便，而罗沙司他作为口服制剂便利性好、依从性高；②患者有慢性胃病史，若口服铁剂，胃肠道反应会比较明显且铁吸收不良，铁缺乏明显的情况下又往往需要静脉补铁，但新型冠状病毒肺炎疫情期间于门诊行静脉补铁治疗比较困难。

### （三）治疗效果

患者应用罗沙司他治疗后血红蛋白变化情况见图 1-7-1，铁代谢相关指标变化见表 1-7-1，血脂变化见图 1-7-2。

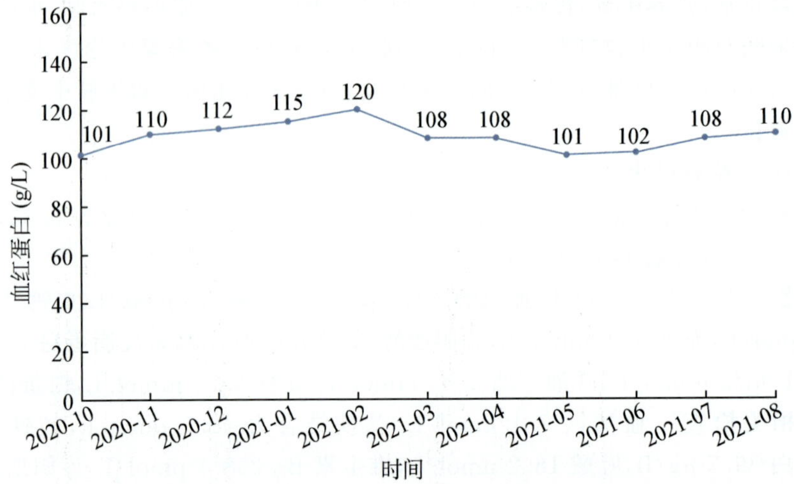


图 1-7-1　患者应用罗沙司他治疗后血红蛋白变化情况

注：2020 年 10 月开始服用罗沙司他，100 mg，3 次/周；2021 年 2 月调整罗沙司他剂量为 70 mg，3 次/周；2021 年 5 月再次调整罗沙司他剂量为 100 mg，3 次/周。

表 1-7-1　患者应用罗沙司他治疗后铁代谢相关指标变化情况

| 项目 | 时间 | | | | |
|---|---|---|---|---|---|
| | 2020-10 | 2020-11 | 2021-01 | 2021-04 | 2021-07 |
| 血清铁（μmol/L） | 7.1 | 9.2 | 12.1 | 14.1 | 13.5 |
| 铁蛋白（μg/L） | 89.7 | 133.0 | 101.0 | 135.0 | 126.0 |
| 总铁结合力（μmol/L） | 42.50 | 41.20 | 49.65 | 48.20 | 48.20 |
| 转铁蛋白饱和度（%） | 16.7 | 22.2 | 25.1 | 29.1 | 28.1 |

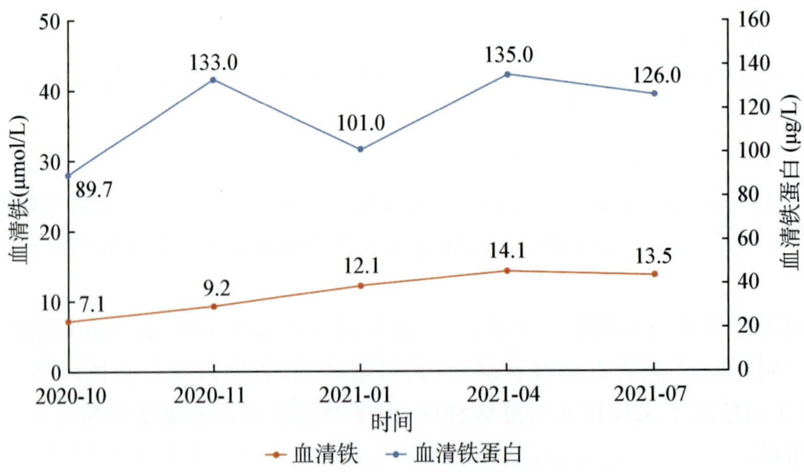


图 1-7-2　患者应用罗沙司他治疗后铁指标变化情况

### (四)罗沙司他合并用药管理及安全性

患者使用罗沙司他治疗期间与其他药物联合使用情况：口服铁剂(琥珀酸亚铁)与罗沙司他间隔 1 h；同时应用他汀类降脂药(阿托伐他汀 20 mg，每天 1 次)，因患者血脂未达标，故未调整降脂药剂量，只是定期监测患者的血脂变化。

使用罗沙司他后，患者耐受性良好，未观察到恶心、呕吐、腹泻、皮疹、发热、咳嗽、胸闷、腹部不适、乏力、头痛等不良反应。

## 三、病例特点分析

患者为慢性肾脏病(CKD)4 期，既往原发病存在肾小管间质肾炎，故贫血发生较早，且治疗肾性贫血时，血红蛋白达标所需 ESA 总量较大，需要每周多次注射，给患者的生活带来诸多不便，这是更换为罗沙司他的主要因素。

患者合并慢性胃炎，口服铁剂不耐受，门诊又有静脉补铁的限制，因此，亟须一种既能满足治疗肾性贫血需要，又能尽量降低口服铁剂用量，还能减少胃肠道反应的治疗方案。既往研究报道罗沙司他可以降低静脉铁剂用量，改善铁代谢指标，此病例正是借鉴了之前的研究结果，将罗沙司他应用于口服铁剂患者，同样也观察到罗沙司他可以在纠正贫血的同时改善铁代谢相关指标，从而降低口服铁剂总量，使患者可以耐受进一步的治疗。

患者脂代谢指标控制欠佳，故起始应用罗沙司他时未据说明书建议减少他汀类药物的用量，而是维持原剂量。后续对患者血脂的观察也发现，应用罗沙司他后相关脂代谢指标得到有效控制。罗沙司他降低胆固醇水平的作用可能与低氧诱导因子对限速酶(3-羟基-3-甲基戊二酰辅酶 A 还原酶)降解的影响有关，这对肾性贫血合并高脂血症患者的治疗积累了经验。

## 四、临床思辨

通过此患者的肾性贫血治疗经过可以发现，罗沙司他有以下几方面的特点：①可以有效提升血红蛋白水平；②可以改善铁吸收和利用，减少铁剂用量；③为口服制剂，便利性好，患者依从性高；④可以减少他汀类药物剂量，改善脂代谢；⑤可以改善患者生活质量。

该患者使用罗沙司他的临床注意事项：①要根据指南要求调整血红蛋白的靶目标值；②按照说明书，对血红蛋白的监测频率起始应为每 2 周 1 次，疫情期间患者来院复查困难，因此用药 4 周后才第一次复查血红蛋白；③应将罗沙司他与其他药物的服药间隔时间告知患者；④应用罗沙司他过程中应监测血压、血脂、血钾等相关指标。

(首都医科大学附属北京朝阳医院　马丽洁　赵素梅)

### 专家点评

这是一例非透析 CKD 合并贫血并采用罗沙司他治疗的有效病例。其特点为：患者合并慢性胃炎，口服铁剂不耐受，ESA 使用不便，更换为罗沙司他治疗后贫血得到改善；罗沙司他治疗贫血的效果与剂量有关，患者初始治疗时使用罗沙司他 100 mg，3 次/周，血红蛋白从 10 g/L 升至 12 g/L 左右，但减量至 70 mg(3 次/周)后，血红蛋白再次降低，遂将罗沙司他用量调至原剂量(100 mg,3 次/周)，贫血再次被纠正。除此之外，临床观察到罗沙司他在纠正贫血的同时可改善铁代谢相关指标，降低了口服铁剂用量，同时发现，罗沙司他对调节脂代谢可能有协同作用。已有研究表明，罗沙司他可导致他汀类药物的药时曲线下面积(area under the curve,AUC)和药物的峰值浓度增加，从而提高他汀类药物的生物利用度，而此患者在服用罗沙司他的同时服用阿托伐他汀降脂治疗，效果明显。当然使用罗沙司他与他汀类药物时同样需注意肝功能、肌酶等指标，以警惕他汀类药物导致的不良反应。

（山东第一医科大学附属省立医院　孙　晶

中南大学湘雅二医院　袁　度）

## 参考文献

[1] Coyne DW, Roger SD, Shin SK, et al. Roxadustat for CKD-related Anemia in Non-dialysis Patients. Kidney Int Rep, 2020, 6(3): 624-635.

[2] Nguyen AD, McDonald JG, Bruick RK, et al. Hypoxia stimulates degradation of 3-hydroxy-3-methylglutaryl-coenzyme A reductase through accumulation of lanosterol and hypoxia-inducible factor-mediated induction of insigs. J Biol Chem, 2007, 282(37): 27436-27446.

[3] Hwang S, Nguyen AD, Jo Y, et al. Hypoxia-inducible factor 1α activates insulin-induced gene 2 (Insig-2) transcription for degradation of 3-hydroxy-3-methylglutaryl (HMG)-CoA reductase in the liver. J BiolChem, 2017, 292(22): 9382-9393.

# 病例 8

# IgA肾病伴重度复杂原因贫血治疗1例

## 一、病历摘要

**【现病史】**

患者，男性，56 岁，主诉“血肌酐增高 5 年余，重度乏力 2 年”。

患者 5 年前（2016 年 12 月）曾因“头痛”入住我院神经内科，测量血压最高达 246/141 mmHg，无水肿，夜尿增多，无肉眼血尿。实验室检查示血红蛋白 112 g/L，尿素 14.03 mmol/L，肌酐 218.5 μmol/L，尿酸 723.1 μmol/L；放射性核素测量肾小球滤过率提示双肾肾小球滤过率重度降低。后转入我科进一步治疗，尿常规示尿蛋白(＋＋)，镜下红细胞 24.00/μl，24 h 尿蛋白定量 1728 mg，抗可溶性抗原抗体谱全部阴性。2016 年 12 月 31 日，患者行“经皮右肾穿刺活检术”，病理报告（免疫荧光＋光镜＋电镜）示“增生硬化性免疫球蛋白 IgA 肾病”。出院后随访，患者于 2017 年 2 月出现肾性贫血，开始口服铁剂和红细胞生成刺激剂（ESA）以纠正贫血。

2018 年 11 月 24 日，患者无明显诱因出现头晕，伴活动后乏力，无腹痛、腹泻、黑便及呕血等，收入我科进一步治疗。CT 平扫示腹部、盆腔小肠及肠系膜改变，慢性感染合并系膜结构纤维化，系膜淋巴结增多、增大，肝脏见钙化灶，双肾囊肿可能，盆腔少量积液，较前稍增多。彩色多普勒超声示左侧颈部多个混合回声，淋巴结肿大伴液化；在彩色多普勒超声引导下行淋巴结穿刺活检，病理示淋巴结反应性增生。肿瘤标志物检查无异常。胃肠镜检查未发现明显肠道病变，建议行“胶囊内镜”检查，患者拒绝。给予输血、ESA、叶酸及蔗糖铁等以纠正贫血，同时采取控制血压、降尿酸等治疗，患者症状缓解后出院。

患者近 2 年无明显诱因乏力、头晕加重，反复多次入院，血红蛋白 40～47 g/L，予输血、蔗糖铁注射液、ESA 等对症治疗，效果不理想，贫血难以纠正。2020 年 4 月改为口服罗沙司他以纠正贫血，但 2020 年 5 月再次出现乏力、头晕，血红蛋白 48 g/L，予以输血后好转出院。2020 年 9 月，患者再次出现头晕，伴活动后乏力，无腹痛、腹泻、黑便及呕血等，症状进行性加重，血红蛋白 40 g/L，为进一步治疗收入院。

**【既往史】**

患者 7 年前因甲状腺功能亢进症入住我院内分泌科，行 $^{131}$I 治疗，后转为甲状腺功能减退症，长期口服左甲状腺素钠片，规律随访；2 年前于我院行直肠痔上黏膜环切术；否认肝炎、结核等传染病病史；多次输血以治疗贫血；有“青霉素”过敏史。

**【个人史】**

无特殊个人史，预防接种史随当地。

**【家族史】**

否认家族遗传性疾病史。

**【体格检查】**

体温 36.8℃，脉搏 110 次/分，呼吸 20 次/分，血压 99/56 mmHg，体重 45 kg；神志清晰，对答切题；呼吸平稳，慢性病容，重度贫血貌，查体合作；全身皮肤黏膜苍白，无瘀斑、瘀点，无黄染；颜面无水肿，巩膜无黄染，结膜苍白，双侧瞳孔等大等圆，约 2 mm，对光反射灵敏；口唇苍白，咽部无充血，扁桃体无肿大；颈动脉搏动正常；气管居中，甲状腺无肿大；颈部血管无杂音；胸廓对称，呼吸均匀对称，双肺呼吸音清，未闻及病理性杂音；腹平软，全腹软，无压痛、反跳痛、肌紧张，肝脾未触及，墨菲征阴性，肠鸣音 3 次/分；双下肢无水肿，膝反射、跟腱反射正常，四肢肌力及肌张力正常，神经系统病理征未引出。

**【辅助检查】**

2020 年 9 月 15 日检查结果如下。

**1. 血常规**　血红蛋白 40.00 g/L，红细胞计数 $1.86\times10^{12}$/L，血细胞比容 14.0%，网织红细胞百分比 2.83%。

**2. 血生化**　白蛋白 40.00 g/L，球蛋白 25.00 g/L，尿素 14.92 mmol/L，肌酐 174.90 μmol/L，内生肌酐清除率 31.51 ml/min，血钙 2.16 mmol/L，血磷 1.15 mmol/L，甲状旁腺激素 75.81 pg/ml，铁蛋白 6.41 μg/L，转铁蛋白饱和度 4.4%，C 反应蛋白 2.60 mg/L。

**3. 尿液分析**　红细胞(－)，尿蛋白(－)，24h 尿蛋白定量 108.0 mg，尿量 1800 ml。

**4. 其他检查**　甲状腺功能检查正常，粪便隐血试验阴性。

**5. 胸腹部 CT 检查**　双肺纹理增多、增粗；腹、盆腔内小肠聚集，呈团片状软组织密度影，肠系膜增厚，见沿肠系膜分布结节影，小肠及肠系膜慢性感染合并系膜结构纤维化，系膜淋巴结增多、增大；双肾囊肿可能。

**【主要临床诊断】**

1. 增生硬化性 IgA 肾病，慢性肾脏病 3 期
2. 重度贫血
3. 反流性食管炎，十二指肠球炎，食管息肉，小肠病变待诊
4. 高血压 3 级(很高危)，高血压视网膜病变
5. 甲状腺功能减退症($^{131}$I 治疗后)

## 二、临床治疗经过

### (一)药物治疗方案

**1. 红细胞生成刺激剂＋口服铁剂**　2017 年 2 月开始，给予患者 ESA＋口服多糖铁复合物以纠正贫血。2018 年 10 月，血常规示血红蛋白 53 g/L，遂输血(红细胞悬液 3.5 U)治疗。2019 年 3 月复查血红蛋白 43 g/L，输注红细胞悬液 3.0 U。2019 年 8 月复查血红蛋白 40 g/L，输注红细胞悬液 4.0 U。2019 年 12 月复查血红蛋白 47 g/L，贫血依然严重，输注红细胞悬液 3.0 U。血红蛋白水平未达标，贫血未纠正。

**2. 罗沙司他＋口服铁剂**　2020 年 4 月，患者开始口服罗沙司他(80 mg，3 次/周)＋多糖

铁复合物(0.15 g,1 次/天)。2020 年 5 月,患者无明显诱因出现重度贫血,血红蛋白 42 g/L,入院输注红细胞悬液 3.5 U。2020 年 9 月复查血红蛋白 40 g/L,再次入院输注红细胞悬液 3.5 U 以纠正贫血,同时静脉输注铁剂。

**3. 罗沙司他+静脉补铁** 2020 年 12 月开始,患者在口服罗沙司他(80 mg,3 次/周)的基础上静脉注射蔗糖铁(100 mg,每月 5 支)。患者每月门诊常规复查相关指标,血红蛋白逐渐升至 102 g/L(2021 年 7 月),且铁蛋白从 17.23 μg/L(2020 年 11 月)逐渐升至 37.92 μg/L(2021 年 7 月)。7 个月累计静脉补铁 3500 mg,但铁蛋白仍未达标。

**(二)检查指标变化**

罗沙司他治疗期间患者的血红蛋白变化见图 1-8-1。2020 年 11 月开始,患者的铁蛋白和转铁蛋白饱和度变化见图 1-8-2。2017 年 2 月开始,患者的血肌酐变化见图 1-8-3。

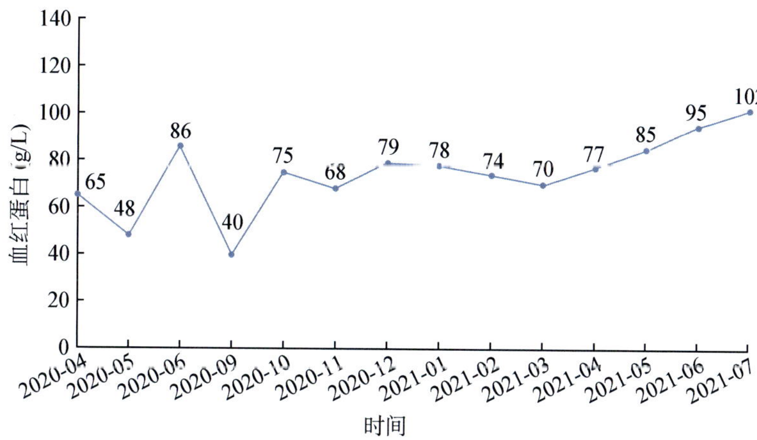


图 1-8-1 罗沙司他治疗期间患者的血红蛋白变化

注:2020 年 4 月,患者开始口服罗沙司他,80 mg,3 次/周,同时加用多糖铁复合物 0.15g,1 次/天;2020 年 5 月输注红细胞悬液 3.5 U;2020 年 9 月输注红细胞悬液 3.5 U;2020 年 12 月开始在口服罗沙司他(80 mg,3 次/周)的基础上静脉注射蔗糖铁(100 mg,每月 5 支)

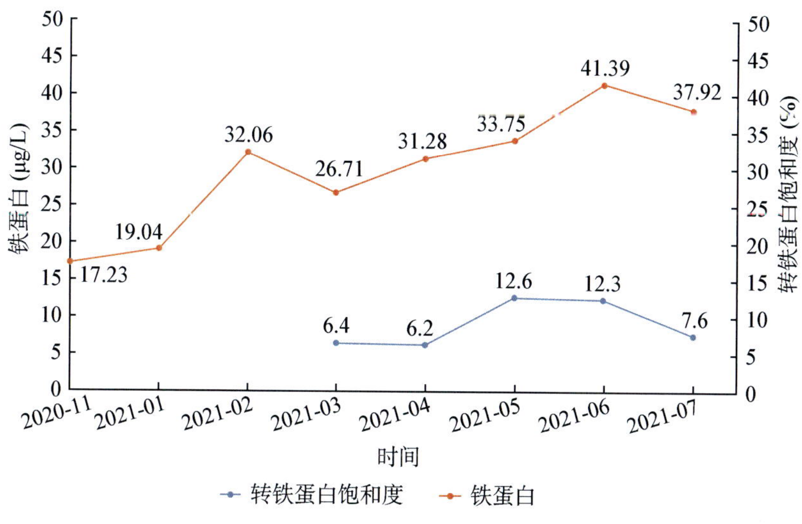


图 1-8-2 2020 年 11 月开始患者的铁蛋白和转铁蛋白饱和度变化

注:2020 年 12 月,患者开始在口服罗沙司他(80 mg,3 次/周)的基础上静脉注射蔗糖铁(100 mg,每月 5 支)

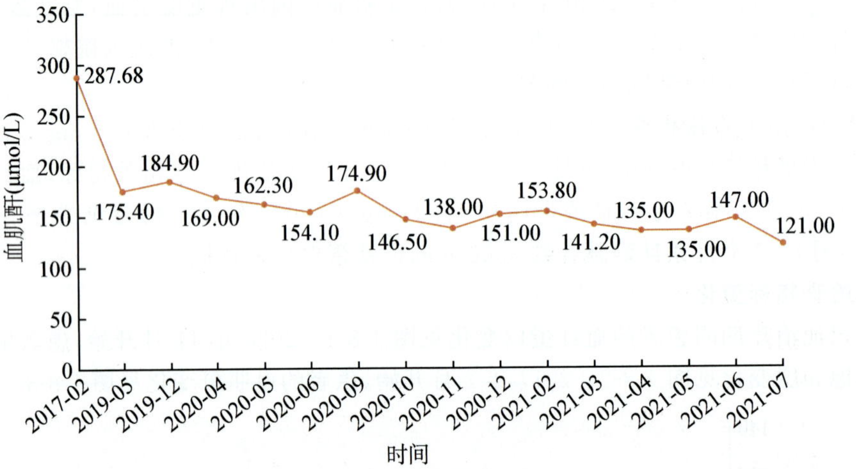


图 1-8-3 2017 年 2 月开始患者的血肌酐变化

注:2017 年 2 月,患者开始口服 ESA 和多糖铁复合物;2020 年 4 月,患者开始口服罗沙司他,80 mg,3 次/周

## 三、病例特点分析

患者行 ESA+口服多糖铁复合物方案,但血红蛋白处于 40～50 g/L,且多次因重度贫血入院(每次间隔时间约 3 个月),每次输注红细胞悬液以纠正贫血。患者血红蛋白、铁蛋白、转铁蛋白饱和度均不达标,绝对铁缺乏,故临床高度怀疑其存在小肠病变的可能,从而导致铁剂吸收障碍。

2020 年 4 月,患者更换治疗方案为罗沙司他+口服多糖铁复合物。罗沙司他的初始剂量及调整剂量参考说明书要求,且根据患者的病情进行个体化调整。对于透析患者,罗沙司他的起始剂量为每次 100 mg(45～60 kg)或 120 mg(≥60 kg),非透析患者的起始剂量为每次 70 mg(40～60 kg)或 100 mg(≥60 kg),均口服给药,3 次/周。本例患者体重 45 kg,为非透析肾性贫血患者,基线血红蛋白水平为 65 g/L,根据罗沙司他说明书应该给予 70 mg(3 次/周)的起始剂量,考虑罗沙司他有 2 种规格(每片 50 mg 和每片 20 mg),为方便患者服用,且避免其同时使用 2 种规格药物,给予罗沙司他 80 mg(3 次/周),要求患者定期复查血常规,根据血红蛋白水平调整用药剂量。患者 2 次因重度贫血入院输血(间隔约 4 个月)。血红蛋白、铁蛋白、转铁蛋白饱和度均不达标,患者绝对铁缺乏未纠正,继续口服补铁效果差。

2020 年 12 月,患者更换治疗方案为罗沙司他+蔗糖铁注射液,患者未再次住院输血,于门诊每月随访,血红蛋白从 79 g/L 逐渐升至 102 g/L(2021 年 7 月),铁蛋白也从 19.04 μg/L(2021 年 1 月)升至 37.92 μg/L(2021 年 7 月),转铁蛋白饱和度维持在 10%左右,其间血肌酐逐渐降低。一般认为,CKD 患者透析前铁蛋白<100 μg/L 和(或)转铁蛋白饱和度<20%,可判定为绝对缺铁,不能满足成熟红细胞生成的需求,在监测铁代谢指标下静脉补铁安全有效。本病例提示,绝对性铁缺乏患者在罗沙司他治疗期间应积极补铁,口服铁效果欠佳时可考虑静脉补铁。

## 四、临床思辨

非透析CKD贫血患者一般行口服铁剂治疗，但对于严重铁缺乏的患者，口服铁剂后若铁蛋白和血红蛋白不能达标，需要静脉补铁，应尽量避免输血，减少输血治疗。

本例患者因反复多次无诱因重度贫血住院治疗，虽多次行胃肠镜、腹部CT、肿瘤标志物筛查，但仍不能排除小肠病变的可能。其口服铁剂无效，考虑可能存在小肠病变，从而影响铁剂在消化道的吸收。很遗憾，本例患者拒绝行小肠镜及骨髓检查以进一步明确病因，但目前经静脉补铁联合罗沙司他治疗后，患者的贫血得到纠正。铁是红细胞生成过程中不可或缺的原料。在吸收和损失方面，人体每天会通过十二指肠细胞色素B(DcytB)及二价金属离子转运体1(DMT1)从饮食中吸收1～2 mg铁，同时每天皮肤或肠上皮等细胞老化脱落和轻微出血也会损失1～2 mg铁，以此保持体内铁总量的稳定；在转运和利用方面，吸收入肠上皮细胞的铁会通过膜铁转运蛋白(FPN)释放入血液循环，与转铁蛋白结合后被转运到骨髓原始红细胞等表达转铁蛋白受体的细胞内被加以利用。同时，衰老的红细胞被网状内皮系统的巨噬细胞吞噬，其内的铁也可以通过FPN重新释放入血液循环而完成铁的再利用，维持铁的稳态。

罗沙司他是一种口服HIF-PHI，能在常氧情况下抑制脯氨酰羟化酶的活性，限制其对HIF-1α的降解，从而使HIF-1α能稳定下来，并入核与HIF-β形成稳定的且有功能的异二聚体，启动HIF下游基因的表达。这些下游基因除了编码EPO的基因外，还编码DCytB、DMT1、转铁蛋白及转铁蛋白受体的基因，从而增加机体对铁的吸收和转运，改善CKD患者的铁代谢。罗沙司他通过提升内源性EPO使其接近生理水平、促进红细胞生成、降低血清铁蛋白、增加总铁结合力、提高铁利用率、降低循环铁调素及增加铁生物利用度等来改善患者的贫血状态。罗沙司他的Ⅱ期临床研究提示，在罗沙司他治疗期间静脉补铁和口服补铁效果相当。但本例患者不排除小肠病变可能，治疗过程中发现口服补铁不能被吸收，故给予静脉补铁以纠正绝对铁缺乏。还应注意的是，在静脉补铁的过程中，医师需要严格监测患者的铁代谢指标。

（成都医学院第二附属医院 何敬东 尧 鹏 卿山林）

### 专家点评

本例为非透析CKD贫血患者，因反复多次无诱因重度贫血而住院治疗，长期口服补铁无效。结合病史及已有检查结果，虽然不能确诊，但临床高度怀疑小肠病变可能，从而导致患者铁剂吸收障碍。本例患者通过静脉补铁联合罗沙司他治疗，贫血迅速得到纠正，很好地展示了补充造血原料在罗沙司他治疗中的必要性。值得注意的是，该患者为中年男性，贫血程度与肾功能损害程度严重不相符，其体重只有45 kg，应注意消化系统等肾外贫血原因的进一步排查。虽然罗沙司他治疗改善了贫血，但发病原因找不到，可能会耽误原发病治疗时机。今后对该例患者的临床诊治中，应注意多学科会诊，此外，对于使用罗沙司他时是否需要补充铁剂及如何补充铁剂，医师仍需要仔细分析，不能一概而论。

（中山大学附属第一医院 陈 崴）

## 参考文献

[1] Drakesmith H, Nemeth E, Ganz T. Ironing out ferroportin. Cell Metab, 2015, 22(5):777-787.

[2] Abboud S, Haile DJ. A Novel mammalian iron-regulated protein involved in intracellular iron metabolism. J Biol Chem, 2000, 275(26):19906-19912.

[3] Chung J, Wessling-Resnick M. Molecular Mechanisms and regulation of iron transport. Crit Rev Clin Lab Sci, 2003, 40 (2):151-182.

[4] Conrad ME, Umbreit JN. Iron absorption and transport-an update. Am J Hematol, 2000, 64(4): 287-298.

[5] Knutson MD, Oukka M, Koss LM, et al. Iron release from macrophages ater erythrophagocytasis is up-regulated by ferroportin 1 overexpression and down-regulated by hepcidin. Proc Nal Acad Sci USA, 2005, 102(5):1324-1328.

[6] Maxwell PH, Eckardt KU. HIF prolyl hydroxylase inhibitors for the treatment of renal anaemia and beyond. Nat Rev Nephrol, 2016, 12(3): 157-168.

[7] Rytkönen KT, Williams TA, Renshaw GM, et al. Molecular evolution of the metazoan PHD-HIF oxygen-sensing system. Mol Biol Evol, 2011, 28(6):1913-1926.

[8] Koury MJ, Haase VH. Anaemia in kidney disease: haressing hypoxia responses for therapy. Nat Rev Nephrol, 2015, 11(7):394-410.

# 病例 9

# 高龄行走不便者肾性贫血治疗1例

## 一、病历摘要

**【现病史】**

患者，女性，83 岁，主诉“血肌酐升高 10 年”。

患者 10 年前因胸闷就诊于我院急诊科，血生化示血肌酐 129.7 μmol/L，尿常规大致正常，血常规示血红蛋白 98 g/L。后就诊于我院肾内科门诊，患者无颜面及四肢水肿，尿中无泡沫增多，无尿色异常，无夜尿增多，复查血肌酐 117.6 μmol/L，尿常规正常，诊断为“慢性肾功能不全”，未给予进一步治疗。7 年前患者因尿路感染再次就诊于我院肾内科，尿红细胞形态检查示红细胞 1～3/HP、白细胞满视野/HP，血常规示血红蛋白 95 g/L、血肌酐 167 μmol/L，当时予“口服头孢克洛”(0.25 g，3 次/天)抗感染，“热淋清颗粒”(1 袋，3 次/天)对症治疗，同时予“养血饮口服液”(10 ml，2 次/天)纠正贫血，之后患者未规律门诊复查。近 2 年患者于我院肾内科门诊定期复诊，血红蛋白波动在 85～100 g/L，血肌酐波动在 150～220 μmol/L，尿常规示尿蛋白阴性，尿潜血阴性。对症治疗给予“琥珀酸亚铁”(100 mg，口服，3 次/天)、“叶酸片”(5 mg，2 次/天)、“复合维生素 B 片”(1 片，1 次/天)、“养血饮口服液”(10 mg，2 次/天)、“包醛氧淀粉胶囊”(5 g，3 次/天)及“百令胶囊”(4 粒，3 次/天)。半年前患者开始服用罗沙司他治疗贫血。患者病程中无发热、皮疹、红斑、光过敏，无多关节肿痛，无大量脱发，无口干、眼干，无牙齿片状脱落，无咯血，无黑便，无骨痛等。患者自发病以来饮食、睡眠正常，大小便正常，近期体重无明显改变。

**【既往史】**

陈旧性脑梗死 13 年，骨关节炎 11 年，非萎缩性胃炎 10 年；高血压 3 年，血压最高 150/85 mmHg，曾口服苯磺酸氨氯地平片(5 mg，1 次/天)以降压，但未规律服药，血压波动在(120～140)/70 mmHg；否认糖尿病、高脂血症病史，否认肝炎、结核等传染病史，否认手术史，否认食物、药物过敏史。

**【个人史】**

生于北京，久居本地；无烟、酒嗜好；无疫水、疫源接触史；已婚，配偶体健，育有 1 子、1 女，均体健。

**【家族史】**

否认家族遗传性疾病史。

【体格检查】

体温 36.4℃，脉搏 82 次/分，呼吸 12 次/分，血压 130/80 mmHg，身高 163 cm，体重 63 kg，体重指数 23.7 kg/m$^2$；神志清晰，双眼睑无水肿，结膜无明显苍白；双肺呼吸音清，未闻及干、湿啰音；心率 82 次/分，心律齐，各瓣膜听诊区未闻及异常杂音；腹平软，未见胃肠型蠕动波，无压痛、反跳痛、肌紧张，未触及包块，肝脾肋下未触及，双肾区无叩击痛，肋脊点、肋腰点、输尿管点无压痛，肠鸣音 4 次/分，未闻及血管杂音；双下肢无水肿。

【辅助检查】

患者患病期间血红蛋白、血肌酐、血钙、血磷的检测值见表 1-9-1，其他主要指标的检测结果如下。

**1. 2015 年 3 月 16 日**　尿常规示尿比重 1.010，尿 pH 5.0，尿蛋白阴性，红细胞阴性，白细胞阴性。肿瘤标志物(13 项)、乙肝五项、丙肝抗体均正常。心脏超声未见明显异常。血清叶酸 8.4 ng/ml，维生素 $B_{12}$ 186 pg/ml，铁蛋白 33.35 μg/L。

**2. 2018 年 6 月 30 日**　肾脏超声示双肾实质回声稍增强。

**3. 2018 年 11 月 5 日**　甲状腺功能正常，红细胞沉降率 22 mm/h，C 反应蛋白 0.5 mg/dl。

表 1-9-1　患者患病期间血红蛋白、血肌酐、血钙、血磷的检测值

| 检测项目 | 2010-01-05 | 2013-11-07 | 2017-06-09 | 2018-08-26 | 2019-10-27 | 2019-11-27 | 2019-12-25 | 2020-03-04 | 2020-04-08 | 2020-05-07 | 2021-07-07 | 2021-11-09 |
|---|---|---|---|---|---|---|---|---|---|---|---|---|
| 血红蛋白(g/L) | 98 | 95 | 91 | 97 | 85 | 103 | 117 | 117 | 121 | 122 | 120 | 128 |
| 血肌酐(μmol/L) | 129 | 167 | 158 | 192 | 171 | — | — | — | — | 168 | 196 | 184 |
| 血钙(mmol/L) | 2.34 | 2.21 | 2.30 | 2.37 | 2.43 | — | — | — | — | 2.29 | 2.32 | 2.42 |
| 血磷(mmol/L) | 0.83 | 1.13 | 1.31 | 1.26 | 1.28 | — | — | — | — | 1.21 | 1.47 | 1.23 |

注：—. 未检测

【主要临床诊断】

1. 慢性肾脏病 4 期，肾性贫血，肾性高血压
2. 慢性非萎缩性胃炎
3. 陈旧性脑梗死
4. 骨关节炎

## 二、临床治疗经过

### (一)慢性肾脏病的治疗

针对慢性肾脏病(CKD)的治疗：①低盐、优质蛋白饮食；②百令胶囊，4 粒，3 次/天；③包醛氧淀粉胶囊，5 g，3 次/天；④苯磺酸氨氯地平片，5 mg，1 次/天。

**(二)贫血的治疗**

**1. 治疗过程** 2019 年 11 月 1 日,患者开始使用罗沙司他治疗。患者基线血红蛋白 85 g/L,体重 63 kg,遂给予罗沙司他 100 mg,3 次/周。4 周后(2019 年 11 月 27 日)患者的血红蛋白从 85 g/L 上升至 103 g/L(较基线值提升了 18 g/L)。根据罗沙司他的剂量调整原则,患者的血红蛋白仍<105 g/L,但上升幅度>10 g/L,故维持原治疗剂量。在罗沙司他治疗第 8 周(2019 年 12 月 25 日)时,患者的血红蛋白上升至 117 g/L,已经达到靶目标值,且上升幅度>10 g/L,故此时罗沙司他的治疗剂量需要降一个阶梯,也就是由原治疗剂量 100 mg、3 次/周降至 70 mg、3 次/周,但考虑患者高龄,且在治疗过程中出现了轻度胃肠道不适症状,故将罗沙司他的剂量从 100 mg、3 次/周减至 50 mg、3 次/周。

患者本应在第 12 周(2020 年 1 月底)来院复诊,但因新型冠状病毒肺炎疫情暴发,患者未及时于门诊复诊。第 16 周(2020 年 3 月 4 日)时,患者于门诊复查,血红蛋白 117 g/L,保持稳定,故维持罗沙司他原治疗剂量(50 mg,3 次/周)。第 20 周(2020 年 4 月 8 日)时,患者复查血红蛋白 122 g/L。第 24 周(2020 年 5 月 7 日)时,患者的血红蛋白为 121 g/L。

从患者应用罗沙司他的整个治疗周期(共 24 周)可以看出,罗沙司他可以有效提升血红蛋白,并维持血红蛋白水平稳定。患者应用罗沙司他前后共 6 个多月,血红蛋白水平的变化情况见图 1-9-1。

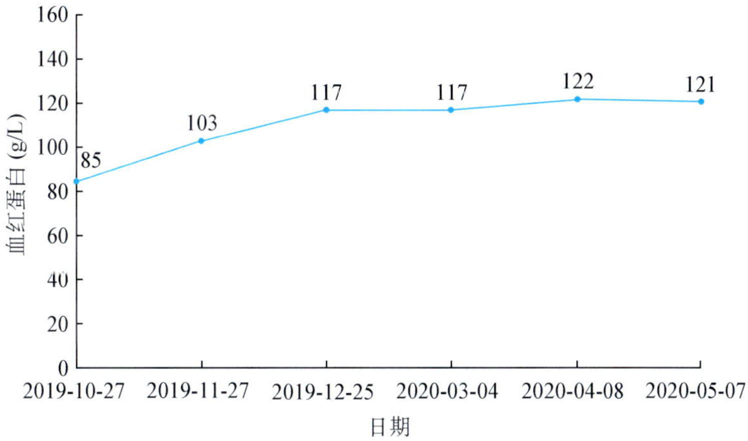


图 1-9-1 患者应用罗沙司他治疗前后血红蛋白水平的变化情况

注:2019 年 11 月 1 日,患者开始口服罗沙司他,100 mg,3 次/周;2019 年 12 月 25 日,调整罗沙司他剂量为 50 mg,3 次/周

**2. 罗沙司他的安全性** 应用罗沙司他治疗后,患者整体安全性、耐受性良好,无明显不良反应。使用罗沙司他后,患者的血压波动在(120～130)/70 mmHg,服药 8 周后出现了轻度胃部不适,药物减量后不适症状消失。

## 三、病例特点分析

本例患者有贫血病史 10 余年,血红蛋白波动在 80～105 g/L,排除了红细胞丢失、红细胞破坏及骨髓抑制,也排除了慢性炎症、肿瘤等情况,结合患者慢性肾功能不全病史 10 余年,考虑为肾性贫血。患者血清铁蛋白减低，口服铁剂、叶酸、复合维生素B等造血原料效果不佳。我们考虑患者高龄、行动不便（骨关节炎），且血红蛋白多在90～100 g/L，故没有给予患者骨髓穿刺等有创检查，也没有频繁地给予抽血化验。患者对注射药物有抵触情绪，不愿频繁到医院注射药物，故在贫血治疗过程中未应用静脉铁剂、EPO等治疗。1年前患者因胃部不适停用琥珀酸亚铁。

我国肾性贫血患病率高，知晓率、治疗率及达标率低。一项来自上海25家医院非透析患者的数据显示，肾性贫血的治疗达标率仅8.2%。无论是透析还是非透析CKD患者，血红蛋白不达标均会加速CKD进展，增加患者的心血管事件风险和死亡风险。传统肾性贫血的治疗主要包括注射EPO、补充铁剂等，但这些治疗会受炎症、铁吸收、EPO抗体产生、患者依从性及远期用药安全性等因素的影响，存在一定局限性。新型肾性贫血口服治疗药物HIF-PHI可以模拟人体的缺氧状态，稳定HIF1α亚基，影响其下游靶基因编码蛋白（包括EPO、EPO受体、血红素生物合成酶、促进铁吸收和转运的蛋白等），从EPO和铁这2个关键要素上协调促进红细胞生成。

在CKD患者的贫血治疗过程中，临床医师还应该进行贫血相关的实验室检查，除血常规外，还有铁代谢指标（血清铁蛋白、转铁蛋白饱和度）、血脂、网织红细胞、甲状旁腺激素（PTH）及粪便隐血试验等检查。按照罗沙司他药物使用说明书的要求，起始治疗时应每2周检测1次血红蛋白，根据血红蛋白的升高程度调整剂量。但本例患者高龄、行动不便，故每4周复查1次血红蛋白，在治疗第12周时因新型冠状病毒肺炎疫情未能复查。在具体用药治疗过程中，医师还应该合理选择用药人群，确定治疗目标及药物剂量，进行个体化治疗。

## 四、临床思辨

本例患者为高龄CKD合并贫血患者，其贫血治疗需要综合考虑依从性等因素，施行个体化治疗方案：①患者有长期CKD病史；②患者存在铁缺乏，口服铁剂、叶酸等造血原料难以使血红蛋白达标，而rHuEPO多皮下注射或静脉注射，不易自行操作，且患者存在骨关节炎、行动不便；③罗沙司他为口服给药，方便、易携带，可促进铁吸收，避免铁过载造成的机体损害。

本例患者采用罗沙司他治疗，在临床上需要注意：①贫血治疗的靶目标值为血红蛋白110～120 g/L。②按照说明书给予患者起始剂量，本例患者为非透析CKD患者，体重63 kg，起始剂量应为100 mg，3次/周，4周后因血红蛋白上升了18 g/L，但仍＜105 g/L，故不调整使用剂量，继续原治疗方案。8周后患者的血红蛋白上升至117 g/L，增加了12 g/L，且已达到靶目标值，但因患者出现了轻微腹部不适，故罗沙司他的用量直接跨梯度由100 mg、3次/周减至50 mg、3次/周，并维持此剂量。患者近4个月血红蛋白水平稳定在120 g/L左右。③本例患者的合并用药中，并无罗沙司他说明书中提及的有药物间相互作用的药物。罗沙司他可维持内源性EPO水平处于或接近正常生理范围，且其有效性不受炎症状态影响，同时可以降低铁调素水平和胆固醇，具有良好的耐受性，能有效且安全地纠正贫血。由此来看，罗沙司他可为慢性炎症等原因导致的铁吸收和动员障碍及EPO抵抗的CKD肾性贫血透析和非透析患者带来新的治疗希望。

（首都医科大学附属北京朝阳医院　沈　洋　赵素梅）

## 专家点评

贫血是老年 CKD 患者常见的并发症，但老年人活动受限且依从性不高，故皮下注射或静脉注射 rHuEPO 不甚方便。本例患者为老龄女性，血压偏高，有颈动脉斑块，长期应用 EPO 会增加心血管疾病的发生风险。改用罗沙司他治疗后，本例患者的贫血得到稳步改善，提示罗沙司他治疗老年肾性贫血具有安全、便捷、有效、易行等优势。本例患者为非透析患者，初始剂量为 100 mg、3 次/周，后改为 50 mg、3 次/周维持治疗。一般情况下，罗沙司他的使用剂量应遵照说明书，初始治疗剂量还有待进一步探讨。另外，本例患者年龄较大，对于老年 CKD 合并贫血患者，应排除肿瘤、慢性失血性贫血等因素。对于肾性贫血患者的治疗监测，不仅要观察其血红蛋白水平变化，还要定期检测网织红细胞数量，以及血清铁蛋白、血清转铁饱和度等多项铁代谢指标，以便对患者的贫血状态进行综合评估。

（山东第一医科大学附属省立医院　孙　晶
中南大学湘雅二医院　袁　度）

## 参考文献

[1] Li Y, Shi H, Wang WM, et al. Prevalence, awareness, and treatment of anemia in Chinese patients with nondialysis chronic kidney disease: First multicenter, cross-sectional study. Medicine (Baltimore), 2016, 95(24): e3872.

[2] Chen N, Hao CM, Peng XM, et al. Roxadustat for anemia in patients with kidney disease not receiving dialysis. N Engl J Med, 2019, 381(11): 1001-1010.

[3] Chen N, Hao CM, Liu BC, et al. Roxadustat treatment for anemia in patients undergoing long-term dialysis. N Engl J Med, 2019, 381(11): 1011-1022.

# 病例 10

# 非透析患者合并高铁调素血症治疗1例

## 一、病历摘要

**【现病史】**

患者，女性，80 岁。主诉“肌酐升高 3 年余，间断双下肢水肿、乏力，加重 1 周”，于 2020 年 11 月收入院。

患者 3 年余前因尿中泡沫增多，查血肌酐 130 μmol/L、尿蛋白(++)。患者既往有 2 型糖尿病病史近 17 年，口服降糖药(降糖舒片)控制血糖，但血糖控制不佳(具体不详)，诊断为“慢性肾脏病 3 期，糖尿病肾病”。此后监测血肌酐波动在 300～400 μmol/L，偶有乏力、不适，间断双下肢水肿，给予降肌酐、保护肾功能、消肿对症治疗。1 年前，诊断为“肾性贫血”，给予“ESA”治疗，起始剂量为每周 100 U/kg，后自行停药。再次应用 ESA 时，根据血红蛋白不断调整剂量、剂型，剂量最高达 200 U/kg。加用多糖铁复合物以补充造血原料，但血红蛋白持续未达目标值。曾于外院行骨髓穿刺未发现明显异常。1 周前，患者再次出现双下肢水肿，表现为双侧膝下对称性、凹陷性水肿，伴周身乏力不适，轻度活动后即可出现胸闷、心悸、不适，休息后略缓解，自行服用“氢氯噻嗪”，双下肢水肿症状略减轻，但乏力症状无改善，就诊于我院门诊。检查结果显示，血肌酐 404.9 μmol/L，血红蛋白 63 g/L，患者自诉无呕血，无肉眼血尿，无大便性状改变及黑便。

**【既往史】**

房性期前收缩病史 17 年。腰椎间盘突出病史 10 余年。高血压病史 10 年余，血压最高达 180/90 mmHg，口服硝苯地平控释片降压治疗，血压控制在(135～145)/(75～90)mmHg。双侧甲状腺结节病史 2 年余。高脂血症、脂肪肝病史 2 年，口服阿托伐他汀降脂治疗。脑梗死病史 20 个月。高尿酸血症 1 年余，间断应用非布司他降尿酸治疗。否认肝炎、结核、疟疾等传染病病史。患者自诉青霉素过敏史，否认食物过敏史。否认手术、输血史。

**【个人史】**

生于辽宁省，久居本地，无疫区、疫情接触史。

**【家族史】**

否认家族遗传性疾病史。

**【体格检查】**

体温 36.6℃，脉搏 80 次/分，呼吸 19 次/分，血压 143/79 mmHg，身高 152 cm，体重

60 kg。双侧眼睑水肿，结膜苍白，巩膜无黄染，口唇及甲床略苍白。浅表淋巴结未触及肿大。双肺呼吸音粗，未闻及明显干、湿啰音，心律齐，心脏各瓣膜听诊区未闻及病理性杂音。腹部饱满，柔软，全腹无压痛、反跳痛及肌紧张，肝脾肋下未触及，墨菲征阴性。双侧肾区无叩击痛，移动性浊音阴性，肠鸣音 4 次/分，双下肢膝下胫前对称性、轻度凹陷性水肿，双下肢无静脉曲张，病理征阴性。

【辅助检查】

**1. 血常规检查** 白细胞计数 $4.0\times10^{9}$/L，中性粒细胞百分比 62.7%，红细胞计数 $1.89\times10^{12}$/L，血红蛋白 63 g/L，血小板计数 $185.0\times10^{9}$/L。

**2. 血生化检查** 总蛋白 70.71 g/L，白蛋白 38.86 g/L，白蛋白与球蛋白比值(A/G)1.22，谷丙转氨酶 26.40 U/L，谷草转氨酶 24.79 U/L，碱性磷酸酶(alkaline phosphatase，ALP) 65.55 U/L，γ谷氨酰转移酶 33.94 U/L，总胆红素(total bilirubin，TBil)6.91 μmol/L，直接胆红素 2.18 μmol/L，血糖 6.3 mmol/L，总胆固醇 3.34 mmol/L，甘油三酯 1.39 mmol/L，高密度脂蛋白胆固醇 0.55 mmol/L，低密度脂蛋白胆固醇 2.18 mmol/L，尿素 27.65 mmol/L，肌酐 404.9 μmol/L，尿酸 449.08 μmol/L，胱抑素 C 4.42 mg/L，估算肾小球滤过率 8.47 ml/(min · $1.73m^2$)，血磷 1.85 mmol/L，血钙 2.29 mmol/L，血钾 4.53 mmol/L。糖化血红蛋白 5.2%。甲状旁腺激素 62.5 pg/mL。超敏 C 反应蛋白 3.11 mg/L。维生素 $B_{12}$ 311 ng/L，叶酸 10.7μg/L，铁蛋白 657.24 μg/L。转铁蛋白饱和度 22%。铁调素>117 685.0 pg/ml。

**3. 肿瘤标志物** 无异常。

**4. 尿常规** 隐血试验(—)，蛋白质(＋＋＋)。

**5. 粪便隐血试验** 阴性。

**6. 泌尿系彩色多普勒超声** 双肾皮质回声增强，右肾大小 8.9 cm×3.6 cm，左肾大小 8.1 cm×4.0 cm，符合慢性肾脏病诊断. 双侧输尿管未见明显扩张；膀胱充盈度良好，内壁光滑，内未见明显占位病变。

**7. 心电图** 窦性心律，大致正常心电图。

**8. 肺部 CT** 未见感染和胸腔积液表现。

【主要临床诊断】

1. 慢性肾脏病 5 期
2. 糖尿病肾病
3. 肾性贫血
4. 2 型糖尿病
5. 高血压 3 级(很高危)

## 二、临床治疗经过

入院后给予患者优质低蛋白糖尿病饮食，给予肾康注射液、海昆肾喜胶囊等保护肾脏、延缓疾病进展；给予硝苯地平控释片 30 mg，2 次/天，控制血压；降糖舒片 1 粒，3 次/天，控制血糖；阿托伐他汀钙 20 mg，1 次/天，降脂；非布司他 20 mg，1 次/天，降尿酸治疗。

2019 年 11 月患者确诊为肾性贫血，血红蛋白为 99 g/L，给予 ESA 治疗，剂量为 3000 U，2 次/周。2020 年 1 月，复查血红蛋白为 91 g/L，调整 ESA 剂量为 3000 U，3 次/周。2020 年 2 月，复查血红蛋白 95 g/L，患者因自身原因自行停用 ESA。2020 年 7 月，复查血红蛋白为

70 g/L，再次给予 ESA 治疗，剂量为 6000 U，2 次/周，并给予多糖铁复合物 0.15 g，2 次/天。行骨髓穿刺未发现异常。2020 年 10 月，复查血红蛋白 68 g/L，调整 ESA 剂量为 6000 U，1 次/周或 3000 U，2 次/周，治疗效果不理想。再次筛查未发现出血或肿瘤等疾病。

2020 年 11 月，入院查血红蛋白 63 g/L，铁蛋白 657.24 μg/L，转铁蛋白饱和度 22%，C 反应蛋白无明显升高，进一步查血清铁调素明显升高，血清铁调素>117.68 ng/ml，应用罗沙司他 100 mg，3 次/周口服，纠正肾性贫血，停用多糖铁复合物口服。治疗 2 周后，复查血红蛋白 89 g/L，明显升高。4 周后复查血红蛋白 94 g/L，8 周后复查血红蛋白 96 g/L，12 周后复查血红蛋白 98 g/L，16 周后复查血红蛋白 108 g/L（图 1-10-1），铁调素降至 19.03 ng/ml。血生化显示，总蛋白 81.34 g/L，白蛋白 40.71 g/L，尿素 27.84 mmol/L，肌酐为 306.63 μmol/L，尿酸 381.02 μmol/L，胱抑素 C 4.81 mg/L，估算肾小球滤过率 11.86 ml/(min·1.73m$^2$)。随访发现应用罗沙司他后，患者血红蛋白逐渐升高，用药过程中血压未升高，偶有高钾血症，血钾为 5.1～5.85 mmol/L，考虑与患者肾脏代谢功能逐渐下降，喜进食高钾食物相关，应用环硅酸锆钠后高钾血症得以纠正。

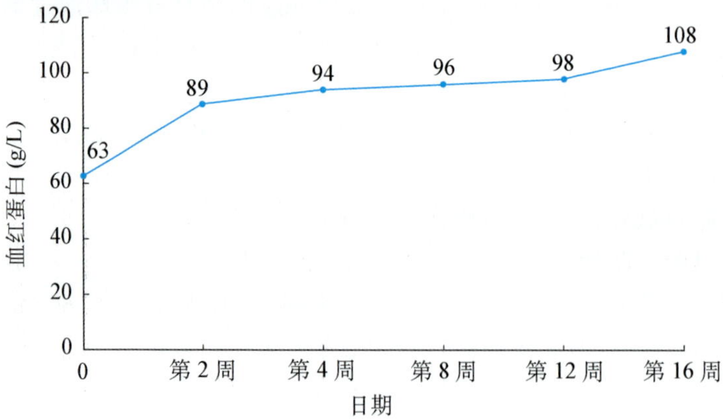


图 1-10-1　患者入院应用罗沙司他后血红蛋白变化趋势

注：罗沙司他剂量为 100 mg，3 次/周

## 三、病例特点分析

该病例为 CKD 5 期非透析治疗的患者，长期随访发现随着肾小球滤过功能降低，患者出现肾性贫血。血红蛋白<100 g/L 时，给予 ESA 联合铁剂治疗，ESA 初始剂量为每周 100 U/kg，此后不断调整 ESA 的剂量，应用 ESA 的最高剂量达到 200 U/kg，血红蛋白仍未达目标值（血红蛋白≥110 g/L），患者对药物的反应差，考虑存在 ESA 低反应性。

完善贫血相关指标检查，除外出血、肿瘤及骨髓异常增生等相关疾病，考虑体内存在铁代谢异常，进一步检查铁蛋白 657.24 μg/L，转铁蛋白饱和度 22%。考虑功能性铁缺乏，查血清铁调素，发现血清铁调素水平明显升高，支持患者存在铁代谢紊乱。

应用罗沙司他治疗 2 周后，患者血红蛋白较前明显升高，随访 16 周期间，血红蛋白逐渐接近目标值，且血清铁调素较前明显下降。且进一步随访显示，患者肾功能有好转趋势，血压和血钾也在可控范围内。

## 四、临床思辨

对CKD患者应进行系统的贫血评估，除外可引起贫血的其他疾病后才能确诊为肾性贫血。本病例是非透析CKD老年患者，出现贫血后应该先排除消化道出血、肿瘤等疾病。2021年《中国肾性贫血诊治临床实践指南》推荐肾性贫血患者血红蛋白<100 g/L开始ESA治疗，且在治疗前应纠正铁缺乏。本病例患者早期常规铁代谢指标结果不明确，曾在应用ESA时同时给予口服补铁治疗，但患者应用ESA治疗后，血红蛋白不但未升高，还出现下降趋势，考虑为ESA低反应性，此时要重新评估是否存在加重肾性贫血的危险因素并针对病因治疗。考虑到患者体内存在铁代谢紊乱，行血清铁调素检查，明确本例患者合并血清铁调素升高。铁调素是一种由肝合成并分泌的富含半胱氨酸的抗菌肽，属于高度保守的防御多肽，具有抑制肠道铁吸收和巨噬细胞系统铁释放的双重作用，从而降低机体血中铁的水平，是一种重要的负性铁调节激素。铁调素主要在肝脏中合成，少量在心脏合成。近年的研究证实，铁调素在巨噬细胞、肾、脑组织、视网膜、脂肪组织、胰腺等处有少量合成。合成的铁调素分泌至血液，并在小肠和巨噬细胞系统调控铁的吸收和释放，最终经肾脏排出体外。有研究表明，CKD患者会出现不同程度的铁调素蓄积。与健康人群比较，CKD患者的血清铁调素水平出现明显升高，随着eGFR的下降，血清铁调素水平进一步升高，可能与铁调素清除进一步减少有关。CKD患者铁调素升高与细胞表面膜铁转运蛋白结合，短期内可抑制肝细胞中储存铁的释放，使血浆铁浓度下降，引起功能性缺铁，导致造血障碍或EPO抵抗。CKD患者长期铁调素水平升高可使细胞表面的铁通道蛋白表达下降，抑制十二指肠铁吸收，减少用于生成红细胞的铁，导致绝对性缺铁，从而加重CKD贫血。机体缺氧状态下，低氧诱导因子（HIF）在肝细胞的表达明显增加，HIF通过抑制SMAD信号通路，下调铁调素的表达水平，其中HIF-1α和HIF-2α两种亚型对抑制铁调素的表达起重要调控作用。罗沙司他模拟低氧条件，稳定HIF-1α，启动下游基因表达，有效降低铁调素水平、增加肠道对铁的吸收；上调骨髓中的转铁蛋白受体，促进铁从细胞释放，避免功能性缺铁，从而改善CKD患者的贫血。

（大连瑞凯尔肾病医院　张圣坤　谢　华）

### 专家点评

这是一例非透析终末期肾衰竭合并肾性贫血患者，患者既往有糖尿病、高血压、高脂血症等多种基础疾病，病程中患者排除了绝对铁缺乏、炎症状态、失血及肿瘤等原因导致的贫血，使用ESA治疗后疗效不佳，铁调素明显升高，铁利用障碍，贫血治疗效果不理想，但口服罗沙司他后，患者血红蛋白明显升高，铁调素明显下降。罗沙司他是第一个上市的口服HIF-PHI，在全球范围内，中国已率先完成Ⅲ期临床试验，研究结果证实，罗沙司他除调控内源性EPO，有效促进红细胞生成外，还可下调铁调素水平和改善铁代谢，本病例亦证实了该结果。作者阐述并分析了铁调素升高对铁的吸收及储存铁释放的影响，但没有结合该病例分析铁调素升高原因。

（南昌大学第一附属医院　陈钦开）

## 参考文献


[1] 中国医师协会肾脏内科医师分会肾性贫血指南工作组.中国肾性贫血诊治临床实践指南,中华医学杂志,2021,101(20):1463-1502.

[2] Ganz T. Hepcidin. Rinsho Ketsueki. 2016, 57(10):1913-1917.

[3] Park CH, Valore EV, WaringA J, et al. Hepcidin, a urinary antimicrobial peptide synthesized in the liver. J Biol Chem, 2001, 276(11):7806-7810.

[4] Zumerle S, Mathieu J R, Delga S, et al. Targeted disruption of hepcidin in the liver recapitulates the hemochromatotic phenotype. Blood, 2014, 123(23):3646-3650.

[5] Shoji S, Inaba M, Tomosugi N, et al. Greater potency of darbepoetin-α than erythropoietin in suppression of serum hepcidin-25 and utilization of iron for erythropoiesis in hemodialysis patients. Eur J Haematol, 2013, 90(3):237-244.

[6] Costa E, Swinkels DW, Laarakkers CM, et al. Hepcidin serum levels and resistance to recombinant human erythropoietin therapy in haemodialysis patients. Acta Haematol, 2009, 122(4):226-229.

[7] Chen N, Hao C, Peng X, et al. Roxadustat for anemia in patients with kidney disease not receiving dialysis. N Engl J Med, 2019,381(11):1001-1010.

# 病例 11

# 慢性肾脏病促红细胞生成素低反应性贫血治疗1例

## 一、病历摘要

**【现病史】**

患者，女性，60 岁。主诉“发现血肌酐升高 4 年，加重伴肢体震颤 1 个月”，于 2019 年 11 月收入院。

患者 4 年前无明显诱因出现乏力、心悸，查血肌酐 360 μmol/L，自服“肾衰宁，海昆肾喜，金水宝”治疗，并规律使用“EPO”。定期随访复查肾功能，发现血肌酐逐渐上升。2 年前因“血钙增高”就诊于我院，当时查血肌酐 517.5 μmol/L，给予对症治疗后患者病情好转。出院诊断为“高血压 3 级(很高危)，慢性肾脏病 5 期，慢性间质性肾炎，孤立肾”。1 个月前患者乏力、心悸加重，伴肢体震颤，就诊于长春市人民医院，查血肌酐为 500 μmol/L，血红蛋白 50 g/L，先后 2 次共输血 700 ml，输血后血红蛋白上升至 90 g/L。6 天前复查血红蛋白降至 70 g/L，为求进一步诊治，来我院就诊。门诊以“肾衰竭”收入我科。发病以来，患者眼睑水肿，无发热，无咳嗽、咳痰，无心前区疼痛，无腹痛、腹泻，无黑便、呕血，无尿频、尿急、尿痛，尿量可。无骨及关节疼痛，无光过敏、脱发，无双下肢水肿，大便正常，精神疲倦，食欲欠佳。

**【既往史】**

高血压史 12 年，血压最高 180/90 mmHg。1 个月前因贫血输血 700 ml。有青霉素过敏史。35 年前因肾结核行左肾切除术，30 年前因阑尾炎行阑尾切除术。

**【个人史】**

出生于吉林省，长期居住原籍，无外地久居史。无血吸虫病流行区疫水接触史，无地方病或传染病流行区居住史。无毒物、粉尘及放射性物质接触史。生活较规律，无烟、酒嗜好，无冶游史。长期服用去痛片 20 余年。

**【家族史】**

否认家族性遗传性疾病。

**【体格检查】**

脉搏 92 次/分，呼吸 18 次/分，血压 150/90 mmHg，身高 1.62 m，体重 44.5 kg，体重指数 17 $kg/m^2$。患者神志清晰，贫血貌，结膜苍白，双眼睑水肿，心、肺查体无异常，双下肢无水肿。

**【辅助检查】**

**1. 肾功能** 尿素氮 23.16 mmol/L，肌酐 578 μmol/L，肾小球滤过率 6.34 ml/(min·1.73 $m^2$)，胱抑素 C 4.53 mg/L，尿酸 324 μmol/L，视黄醇结合蛋白 73.4 mg/L。

**2. 血常规** 血红蛋白 54 g/L，红细胞计数 $1.84\times10^{12}$/L，网织红细胞计数 $14.5\times10^{9}$/L。

**3. 铁代谢** 血清铁 28.9 μmol/L，血清铁蛋白 2941.8 μg/L，总铁结合力 38.7 μmol/L。

**4. 肝功能** 白蛋白 33.2 g/L。

**5. 尿液检查** 尿蛋白（＋），尿糖（＋＋），尿比重 1.007，尿红细胞（－），尿渗透压 267 mOsm/(kg·$H_2O$)。

**6. 其他** 血钠 2.09 mmol/L，血钙 2.09 mmol/L，无机磷 1.4 mmol/L，空腹血糖 5.27 mmol/L，甲状旁腺激素 264.5 pg/ml。

**7. 影像学检查** 肾脏 CT 提示左肾缺如，右肾孤立，肾脏表面欠光滑。肺部 CT 未见异常。

**【主要临床诊断】**

1. 慢性肾脏病 5 期
2. 高血压 3 级(很高危)
3. 肾性贫血
4. 继发性甲状旁腺功能亢进症
5. 低钙血症
6. 孤立肾，肾结核，左肾切除术后

## 二、临床治疗经过

### (一)治疗方案

患者中年女性，孤立肾。eGFR 已达到 CKD 5 期，建议行肾脏替代治疗，但患者对透析治疗抗拒，综合患者情况，每天尿量 1500～2000 ml，给予降压、纠正贫血等对症治疗改善临床症状，并积极治疗 CKD 相关并发症。

**1. 肾脏原发病治疗** 保护肾小管功能，延缓 CKD 进展。

**2. 控制血压** 给予非洛地平，血压维持在 150/90 mmHg 以下。

**3. 治疗慢性肾脏病矿物质和骨代谢异常** 给予碳酸钙、思维拉姆、骨化三醇。

**4. 纠正贫血** 口服铁剂(多糖铁复合物)＋叶酸＋维生素 $B_{12}$，重组人促红细胞生成素(rHuEPO)皮下注射。

### (二)贫血原因分析和治疗

**1. 既往肾性贫血治疗** 该患者 2017 年 8 月至 2020 年 1 月使用口服铁剂＋ESA 治疗，血红蛋白变化见图 1-11-1，铁指标、炎症情况不详。

**2. 贫血治疗的目标和临床考量** 患者，女性，CKD5 期，给予非手术治疗，血红蛋白目标值＞110 g/L。

**3. 更换治疗方案的原因和分析** 患者随访 3 年，血红蛋白在随访后期持续下降，经调整 ESA 使用剂量(最高 36 000 U/周)后仍无法达标，贫血纠正效果不佳，贫血进行性加重；患者食欲不佳，低体重，存在营养不良；存在微炎症状态，铁利用不足；依从性差，患者主观使用 rHuEPO 的意愿不强。

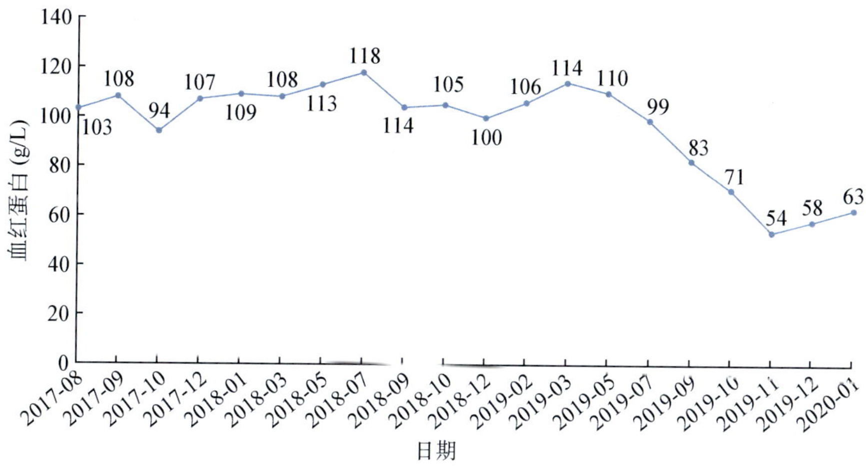


图 1-11-1 患者血红蛋白变化情况

注:2017 年 8 月至 2020 年 1 月,患者应用口服铁剂+ESA 治疗

**4. 采用罗沙司他的主要依据和判断** 患者血红蛋白进行性下降,补充铁剂和 ESA 治疗无效;肾功能进行性恶化,伴继发性甲状旁腺亢进症;考虑 ESA 低反应,不排除 ESA 抵抗。

**5. 罗沙司他使用起始剂量考量** 患者体重 44.5 kg,未进行透析治疗,罗沙司他起始剂量为 70 mg,3 次/周,于 2020 年 1 月开始用药。

**(二)随访与统计**

患者使用罗沙司他治疗方案和随访数据详见表 1-11-1。

表 1-11-1 患者应用罗沙司他治疗方案及随访数据

| 项目 | 治疗前(2019-12-30) | 第 2 周(2020-01-14) | 第 4 周(2020-01-28) | 第 8 周(2020-03-13) | 第 12 周(2020-04-13) |
|---|---|---|---|---|---|
| 治疗方式与剂量 | 70 mg,3 次/周 | 70 mg,3 次/周 | 70 mg,3 次/周 | 70 mg,3 次/周 | 停药 |
| 血红蛋白(g/L) | 63 | 85 | — | 114 | 134 |
| 血压(mmHg) | 150/85 | 145/85 | 140/80 | 130/80 | 135/85 |
| 患者感受 | 乏力、倦怠 | 仍有四肢乏力,但较前略有好转 | 乏力症状明显好转 | 无乏力,偶有心悸 | 无乏力,患者感觉良好 |

治疗过程中随着血红蛋白的升高,患者乏力及消化道症状明显改善,在没有改变降压治疗方案的情况下,患者血压逐渐下降。治疗期间铁代谢指标基本稳定,血清铁 27.1 μmol/L,血清铁蛋白 2754.5 μg/L,总铁结合力 46.5 μmol/L。尽管没有进入终末期肾衰竭肾脏替代治疗,随着贫血的改善,血肌酐水平趋于稳定(表 1-11-2)。

表 1-11-2 患者使用罗沙司他治疗期间血肌酐变化

| 使用罗沙司他时间(周) | 血肌酐(μmol/L) |
| --- | --- |
| 用药前 2 周 | 578 |
| 0 | 491 |
| 2 | 565 |
| 8 | 482 |
| 12 | 507 |

## 三、病例特点分析

### (一)贫血原因分析

炎症、感染、失血、铁缺乏(营养不良)、EPO 减少及尿毒症毒素抑制骨髓等均可导致贫血，其中 EPO 生成减少和铁缺乏是 CKD 患者贫血最重要的因素，ESA 治疗低反应性的最常见原因是铁缺乏。

1989 年 rHuEPO 开始用于治疗 CKD 引起的肾性贫血，其能够有效地升高血红蛋白和减少输血需求，改善患者生活质量，降低贫血发病率和 CKD 患者死亡率。然而，外源性注射 rHuEPO 治疗肾性贫血存在多种局限性，部分患者应用较大剂量的 rHuEPO 后，疗效仍不佳，容易引起高血压，可增加血栓、心脑血管事件及死亡风险，且 rHuEPO 剂量越大，风险越高，从而降低肿瘤患者生存率，增加肿瘤进展和(或)复发风险。因 rHuEPO 必须静脉或皮下注射给药，生物制剂运输和保存均需冷藏，导致患者依从性差。部分患者疗效不佳的原因为 ESA 低反应，其中 5%～15%患者注射外源性 rHuEPO 后存在低反应性，而炎症和(或)铁缺乏是导致 ESA 低反应的主要原因。

2021 版《中国肾性贫血诊治临床实践指南》将 ESA 初始治疗低反应性定义为：基于患者体重计算的适量剂量 ESA 治疗 1 个月后，血红蛋白水平较基线值未增加；将获得性 ESA 低反应定义为：为维持血红蛋白稳定，需要 2 次增加 ESA 剂量且增加的剂量超过稳定剂量的 50%。ESA 低反应显著增加 rHuEPO 使用剂量，增加 CKD 医疗费用，ESA 低反应与心血管疾病发病率相关，ESA 低反应加速 CKD 进展，也与全因死亡相关。根据本病例患者贫血进展和使用 ESA 治疗后的血红蛋白情况，考虑存在 ESA 低反应。

CKD 患者功能性铁缺乏也是导致 ESA 低反应的主要原因，引起功能性铁缺乏的常见原因有：ESA 加速红细胞生成超过正常铁转运的能力，致功能性铁缺乏；炎症因子抑制 EPO 的产生和红细胞生成导致的功能性铁缺失；炎症状态下铁调素水平升高，致铁利用障碍。营养不良与铁缺乏类似，蛋白等原料不足可以影响红细胞生成，导致患者对 ESA 的反应性下降。铝与铁在肠道具有相同的吸收途径并与转铁蛋白结合，铝中毒可影响铁的利用。此外，慢性或隐匿性失血、出血(鼻出血、牙龈出血等)、慢性溶血、脾功能亢进等均可导致 ESA 疗效不佳。

### (二)ESA 低反应的治疗

ESA 低反应的治疗主要是针对病因治疗，如切除甲状旁腺、补充维生素 D 可有效升高 ESA 抵抗患者血红蛋白水平，他汀类药物通过降低超敏 C 反应蛋白的水平，进而改善 ESA 低反应。罗沙司他与注射外源性 rHuEPO 的根本差异是：HIF-PHI 能够促进生理浓度内源性 EPO 生成；对红细胞生成具有全面调控作用；提高转铁蛋白和转铁蛋白受体表达，直接促进血浆铁进入骨髓生成红细胞；下调铁调素水平，间接改善铁的吸收和转运。

## 四、临床思辨

选择罗沙司他治疗的考虑：①现有治疗方案不令人满意。ESA 使用不方便，纠正贫血效果不佳，血压及肾功能不稳定。②ESA 保存及使用不方便。患者食欲不佳，服用铁剂的依从性较差。③罗沙司他不良反应少。患者对生活质量有较高的预期，对控制血压和心血管疾病的预防比较重视。④排除了原发疾病因素。患者使用罗沙司他注意排除了其他引起贫血的疾病，既往心脑血管病史，监测血压。

该患者使用罗沙司他临床注意点：①治疗目标的确定。女性，非透析治疗患者，血红蛋白达标值>110 g/L。②合理的起始剂量。患者体重 46.5 kg，给予非透析治疗，罗沙司他起始剂量为 70 mg，3 次/周。

血红蛋白监测频率和时间，相应的剂量调整：使用 2 周后，因新型冠状病毒肺炎疫情影响复查频率。使用 12 周后复查血红蛋白>130 g/L，暂停使用罗沙司他。

患者应用罗沙司他的治疗体会：①罗沙司他可稳定升高并维持血红蛋白水平。②罗沙司他可改善铁吸收利用，无须常规静脉补铁。③罗沙司他升高血红蛋白同时，对血压影响较小，肾功能指标趋于稳定。

（吉林大学第一医院　罗　婧　远　航）

### 专家点评

本例患者是一例患有慢性肾脏病，但未接受透析治疗的老年女性，原发病为慢性间质性肾炎，因此贫血相对较重。作者详细介绍了患者的病史和综合治疗情况，着重从贫血的原因分析、治疗和后期随访方面介绍了患者肾性贫血的治疗经过。患者曾应用传统纠正贫血治疗方案，但血红蛋白长时间未达标，考虑可能与继发性甲状旁腺功能亢进症、营养不良、微炎症状态、患者依从性差等因素有关，改用罗沙司他后，血红蛋白逐渐上升并达标，让我们看到了罗沙司他在非透析 CKD 贫血患者中的疗效。作者在最后还分享了他们应用罗沙司他的考量、应用罗沙司他治疗 EPO 低反应性肾性贫血的体会，为其他医师临床应用罗沙司他治疗 CKD 患者肾性贫血提供了非常好的借鉴。本病例提示，对 EPO 低反应性肾性贫血治疗应仔细寻找原因，同时选用罗沙司他，个体化的调整药物剂量，仍有可能纠正患者的贫血。

（郑州大学第一附属医院　王　沛）

## 参考文献

[1] Gupta N, Wish JB. Hypoxia-inducible factor prolyl hydroxylase inhibitors: a potential new treatment for anemia in patients with CKD. Am J Kidney Dis, 2017, 69(6): 815-826.

[2] Macdougall IC, Cooper A. The inflammatory response and epoetin sensitivity. Nephrol Dial Transplant, 2002, 17 (Suppl 1): 48-52.

[3] 中国医师协会肾脏内科医师分会肾性贫血指南工作组. 中国肾性贫血诊治临床实践指南. 中华医学杂志, 2021, 101(20): 463-1502

[4] Hayashi T, Joki N, Tanaka Y, et al. Resistance to erythropoiesis-stimulating agents in pre-dialysis and post-dialysis mortality in japanese incident hemodialysis patients. Blood Purif, 2019, 47(Suppl 1): 31-37.

[5] Koury MJ, Haase VH. Anaemia in kidney disease: harnessing hypoxia responses for therapy. Nat Rev Nephrol, 2015, 11(7): 394-410.

[6] Wish JB. Assessing iron status: beyond serum ferritin and transferrin saturation. Clin J Am Soc Nephrol, 2006, 1(Suppl 1): S4-S8.

[7] Prabhakar NR, Semenza GL. Adaptive and maladaptive cardiorespiratory responses to continuous and intermittent hypoxia mediated by hypoxia-inducible factors 1 and 2. Physiol Rev, 2012, 92(3): 967-1003.

# 病例 12

# 疫情防控条件下非透析肾性贫血患者治疗1例

## 一、病历摘要

**【现病史】**

患者，女性，72 岁。主诉“肾功能异常 12 年，乏力 1 个月”。

患者 2008 年行“左肾结石微创取石术”后出现左肾功能减退，血肌酐正常，尿素氮升高（具体不详），尿蛋白（+），之后一直服用“尿毒清颗粒、海昆肾喜胶囊、黄葵胶囊”等药物。患者曾多次于我院住院治疗，血肌酐逐渐升高，诊断为“慢性肾衰竭、梗阻性肾病”，定期门诊随访治疗，血肌酐波动于 180～550 μmol/L。患者因“肾性贫血”长期应用“重组人促红素注射液”治疗，既往血红蛋白达标。近 1 个月余患者因新型冠状病毒肺炎疫情影响未及时复诊并应用“重组人促红素注射液”，感觉乏力明显，活动后偶有胸闷、气短症状。2020 年 3 月 6 日，患者于当地医院复查，发现血肌酐 439.2 μmol/L，血红蛋白 80 g/L，故来我院就诊。本次口述纳食少，睡眠差，小便有泡沫，无尿频、尿急、尿痛，大便干结，近期体重较前无明显变化。

**【既往史】**

冠心病病史多年，现服用单硝酸异山梨酯 20 mg，2 次/天，心可舒片 1.24 g，3 次/天，阿司匹林肠溶片 0.1 g，1 次/天治疗；否认高血压、糖尿病等其他慢性病病史；否认肝炎、结核等传染病病史；2008 年曾行“左肾微创取石术”（具体不详），否认其他手术史；否认外伤及输血史；否认药物、食物过敏史。

**【个人史】**

出生并长期居住于本地，否认疫区旅居史及疫水接触史，生活起居规律，饮食习惯如常，无烟、酒等不良嗜好，否认粉尘、毒物、放射性物质、传染病患者接触史，无重大精神创伤史，无冶游史。

**【家族史】**

否认家族性遗传病史。

**【体格检查】**

体温 36.2 ℃，脉搏 89 次/分，呼吸 21 次/分，血压 160/87 mmHg，体重 64 kg，身高 158 cm；双眼睑微水肿，双耳听力下降；听诊双肺呼吸音清，未闻及干、湿啰音；心率 89 次/分，心律齐，无杂音；腹软无压痛，双肾区叩击痛（—）；双下肢无水肿。

【辅助检查】

2020 年 3 月 7 日，血常规：红细胞计数 $2.41\times10^{12}$/L，血红蛋白 76 g/L，平均红细胞体积 101 fl，平均红细胞血红蛋白含量 31.6 pg，平均红细胞血红蛋白浓度 313 g/L，白细胞计数 $5.96\times10^{9}$/L，血小板计数 $160\times10^{9}$/L。肾功能：肌酐 442.2 μmol/L，尿酸 345.5 μmol/L，尿素氮 23.32 mmol/L，钾 4.2 mmol/L，钙 2.4 mmol/L，磷 1.65 mmol/L，甲状旁腺激素 438.2 pmol/L，总胆固醇 4.17 mmol/L，甘油三酯 1.27 mmol/L，高密度脂蛋白 1.06 mmol/L，低密度脂蛋白 2.44 mmol/L，血糖 6.2 mmol/L，白蛋白 43 g/L，脑钠肽前体 3241 ng/L，C 反应蛋白 6.4 mg/L，肿瘤标志物正常，铁蛋白 219.74 μg/L。

【主要临床诊断】

1. 慢性肾脏病 4 期
2. 肾性贫血
3. 肾性高血压
4. 继发性甲状旁腺功能亢进症
5. 冠心病

## 二、临床治疗经过

### (一)肾性贫血

患者既往依从性较好，应用 rHuEPO，5000 U，1～2 次/周，皮下注射，血红蛋白维持稳定。近期因新型冠状病毒肺炎疫情影响，患者不能到诊所注射 rHuEPO，造成血红蛋白下降(2020 年 1 月 2 日血红蛋白 116 g/L，2020 年 3 月 6 日血红蛋白 80 g/L，2020 年 3 月 7 日血红蛋白 76 g/L)，故入院后将 rHuEPO 改为罗沙司他，100 mg，3 次/周。罗沙司他使用期间血红蛋白变化见图 1-12-1。

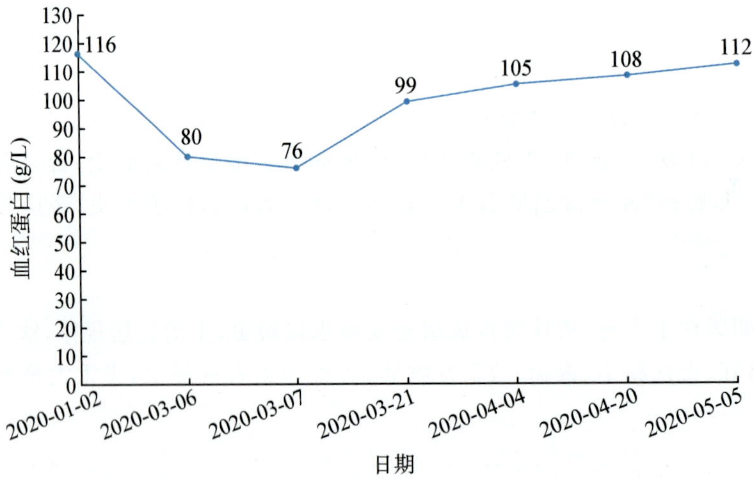


图 1-12-1　罗沙司他治疗前后血红蛋白变化情况

注：2020 年 1 月 2 日至 3 月 5 日，患者应用 rHuEPO，5000 U，1～2 次/周；2020 年 3 月 6 日，患者停用 rHuEPO；2020 年 3 月 7 日至 4 月 3 日，患者应用罗沙司他，100 mg，3 次/周；2020 年 4 月 4 日至 5 月 5 日，患者应用罗沙司他，70 mg，3 次/周

**(二)继发性甲状旁腺功能亢进症**

予碳酸钙 0.3 g，3 次/天；帕立骨化醇 5 μg，静脉注射，3 次/周。

**(三)冠心病**

予阿托伐他汀钙 20 mg，1 次/晚；单硝酸异山梨酯 20 mg，2 次/天。

**(四)其他**

予中草药口服每日 1 剂，早晚餐后口服；中药保留灌肠，1 次/天。

## 三、病例特点分析

此患者“肾性贫血”诊断明确，体重 64 kg，故予以起始剂量 100 mg，3 次/周，口服；每 2 周监测 1 次血红蛋白，治疗 4 周时血红蛋白上升 29 g/L(＞10 g/L)，患者自觉乏力明显好转，但出现恶心及胃脘部疼痛不适，降低一个阶梯剂量，罗沙司他的剂量调整至 70 mg，3 次/周，口服，之后监测血红蛋白稳步上升，患者无明显乏力，恶心症状消失，偶觉胃脘部隐痛，维持目前剂量。

## 四、临床思辨

肾性贫血患者的治疗方案从应用 rHuEPO 改为罗沙司他后，可有效稳定并维持血红蛋白水平，说明非透析慢性肾脏病患者出现肾性贫血后，在提升血红蛋白方面，应用罗沙司他治疗可取得与 rHuEPO 相同的效果。多项临床试验及荟萃分析均发现，HIF-PHI 可使转铁蛋白增加、铁调素降低。罗沙司他在纠正慢性肾脏病患者贫血的同时，还可以升高转铁蛋白水平，维持血清铁水平，下调血清胆固醇及铁调素水平，且疗效不受炎症状态的影响，但在临床应用中医师应注意监测患者铁指标的变化，如果有绝对铁缺乏，仍需行补铁治疗。在日本的 2 项Ⅲ期临床研究中，罗沙司他组患者最常见的不良反应包括鼻咽炎、背痛、腹泻及呕吐，对于既往有慢性胃炎病史者，医师应关注相关不良反应，及时予以对症治疗或降低剂量处理。

(威海市中医院　周珊珊　张春花)

### 专家点评

本病例报道了新型冠状病毒肺炎全球大流行的背景下，口服罗沙司他治疗肾性贫血的效果分析。

自 2020 年以来，新型冠状病毒肺炎全球大流行深刻地影响和改变了生活及医疗的方方面面。需要透析的终末期肾病患者免疫力低下、基础病多、高龄，是新型冠状病毒肺炎重症及死亡的高发人群。由于新型冠状病毒肺炎疫情导致医疗资源挤兑及为防疫采取的隔离措施，在疫情暴发初期对替代治疗产生很大影响，也因此使得家庭治疗在肾脏替代治疗领域的优势凸显。相较于传统的注射促红细胞生成素联合静脉铁剂补充，口服罗沙司他避免了外出治疗，更符合家庭治疗的需求。

本例患者既往注射促红细胞生成素治疗肾性贫血达标，但新型冠状病毒肺炎疫情导致不能及时到医院注射，血红蛋白显著下降并有贫血症状，通过口服罗沙司他，患者取得了与原本外出注射治疗相当的疗效。

（中国医学科学院北京协和医院　李雪梅）

## 参考文献

[1] 敖利娜，解德琼，唐前容，等. 罗沙司他治疗非透析慢性肾脏病患者肾性贫血的疗效观察. 中华实用诊断与治疗杂志，2021，35(7)：732-734.

[2] 周莉莉，刘佳，张晓艳. 罗沙司他治疗肾性贫血的作用机制及临床研究进展. 新乡医学院学报，2021，38(5)：488-492.

[3] Flamme I，Oehme F，Ellinghaus P，et al. Mimicking Hypoxia to Treat Anemia：HIF-Stabilizer BAY 85-3934（Molidustat）Stimulates Erythropoietin Production without Hypertensive Effects. PLOS ONE，2014，9(11)：1628-1639.

# 病例 13

# 二尖瓣置换术合并肾性贫血治疗1例

## 一、病历摘要

**【现病史】**

患者，女性，61 岁。主诉“发现尿中泡沫增多 10 月余”，于 2020 年 7 月 20 日入院。

2019 年 7 月患者因关节疼痛反复服用“双氯芬酸钠”，数日后发现尿中泡沫增多，伴眼睑及双下肢水肿，于当地医院检查示血肌酐 160 μmol/L，尿酸 495 μmol/L，血红蛋白 120 g/L，尿常规示尿蛋白(+)。后于我院就诊，肾发射计算机断层显像(emissio ncomputed tomography，ECT)示肾小球滤过率 43.37 ml/(min·1.73 $m^2$)，泌尿系统彩色多普勒超声示慢性肾损害，双肾多发囊肿。患者长期口服保肾药“金水宝”(1.68g，3 次/天)和“复方 α 酮酸”(2.52 g，3 次/天)。2019 年 12 月 12 日查血红蛋白 94 g/L，予以罗沙司他(50 mg，3 次/周)以纠正贫血。此次为复查入院，门诊查血常规示血红蛋白 85 g/L。

**【既往史】**

类风湿性关节炎病史 20 余年，未规律诊治。痛风病史 10 余年，间断双足踝关节、跖趾关节、左侧肘关节红肿疼痛，疼痛时服用双氯芬酸钠镇痛，未规律治疗。近 3 年有尿路感染反复发作病史。2012 年因车祸左下肢骨折，行手术治疗。2015 年因风湿性心脏病二尖瓣关闭不全行二尖瓣置换术，术后长期服用华法林治疗。2019 年 9 月行甲状腺 B 型超声检查，提示“甲状腺多发小结节，TI-RADS 3 类”。有失眠病史，长期睡前口服艾司唑仑 1 mg。否认糖尿病、冠心病等其他慢性病史。否认肝炎、结核等传染病史。有头孢类药物过敏史。

**【个人史】**

无特殊。

**【家族史】**

否认家族遗传性疾病史。

**【体格检查】**

体温 36.3 ℃，脉搏 71 次/分，呼吸 18 次/分，血压 151/88 mmHg。营养不良，神志淡漠，自主体位，慢性病容，贫血貌。全身皮肤、黏膜无黄染，未见瘀点、瘀斑。浅表淋巴结未触及。颜面无水肿，角膜透明，双侧瞳孔等大、等圆，对光反射灵敏，口唇无发绀，无口腔溃疡，咽部无充血，扁桃体无肿大。颈软，无抵抗，气管居中，甲状腺无肿大，未闻及血管杂音。双侧呼吸动度对称，触觉语颤对称，双肺呼吸音清，未闻及明显干、湿啰音。心前区无隆起，未触及震颤，心界向左下扩大，心率 71 次/分，心律齐，各瓣膜听诊区未闻及病理性杂音。腹平软，无压痛、反跳痛，肝脾肋下未及，肠鸣音无异常。双下肢无明显水肿，左下肢膝关节正中见一长 10 cm 手术瘢痕。双手拇指"Z"字畸形，左手小指天鹅颈样畸形，各关节无红肿、压痛，生理反射存在，病理反射未引出。

【辅助检查】

**1. 血常规** 白细胞计数 $5.08\times10^9$/L，红细胞计数 $2.67\times10^{12}$/L，血红蛋白 85 g/L，血小板计数 $131\times10^9$/L，红细胞平均体积 93.4 fl，血细胞压积 0.25。

**2. 纤维蛋白溶解功能检查** 凝血酶原时间 21.3 s，国际标准化比值 2.00，活化部分凝血活酶时间 36.7 s，凝血酶时间 14.7 s，纤维蛋白原 3.66 g/L，D-二聚体 132 μg/L。

**3. 血生化** 总蛋白 69.4 g/L，白蛋白 38.2 g/L，肌酐 192 μmol/L，尿酸 448 μmol/L，甘油三酯 2.31 mmol/L，总胆固醇 6.30 mmol/L，低密度脂蛋白胆固醇 3.38 mmol/L，载脂蛋白 B 1.12 g/L。

**4. 贫血相关检查** 血清铁蛋白 22.8 μg/L，维生素 $B_{12}$ 432 pg/ml，促红细胞生成素 38.01 mU/ml，叶酸 14.77 ng/ml。

**5. 铁代谢指标** 血清铁 35.7 μg/dl，未结合铁 226.2 μg/dL，总铁结合力 261.9 μg/dl，转铁蛋白饱和度 13.6 %。

**6. 尿常规** 尿蛋白(+)，白细胞(+++)。

【主要临床诊断】

1. 慢性肾脏病 3 期
2. 肾性贫血(中度)
3. 尿路感染
4. 痛风
5. 类风湿性关节炎
6. 甲状腺多发小结节
7. 失眠
8. 风湿性心脏病二尖瓣关闭不全，二尖瓣置换术后
9. 陈旧性左下肢骨折术后

## 二、临床治疗经过

### (一)入院后治疗原则

给予患者金水宝(1.68 g，3 次/天)和复方 α 酮酸片(2.52 g，3 次/天)保肾治疗，同时行纠正贫血、调脂、降尿酸、控制血压、抗感染等治疗。

### (二)贫血治疗经过

患者于 2019 年 12 月 12 日查血红蛋白下降至 94 g/L，肌酐 183 μmol/l，开始口服罗沙司他(50 mg，3 次/周)以纠正贫血。患者担心药物不良反应，故用药不规律，血红蛋白无明显上升。2020 年 7 月 20 日入住我科，查血红蛋白 85 g/l，肌酐 195 μmol/l，遂停用罗沙司他，给予重组人促红细胞生成素(rHuEPO)注射液 10 000 U，1 次/周，以纠正贫血。2020 年 7 月 29 日出院后患者曾间断服用鱼腥草，量少。2020 年 9 月 1 日因乏力加重、皮肤黏膜瘀斑，于外院查血红蛋白 41 g/l，肌酐 223 μmol/l，再次入住我科。查血红蛋白 44 g/L，国际化标准比值 12.06。患者因二尖瓣置换术后长期口服华法林，暂予停药，同时停用 rHuEPO，行胃肠镜检

查排除消化道出血和占位性病变，行骨髓穿刺术及骨髓活检示骨髓增生减低，EPO抗体阴性。为迅速纠正患者的严重贫血，给予输血治疗，并于2020年9月14日再次加用罗沙司他。结合罗沙司他说明书和患者体重(45 kg)，给予标准剂量70 mg，3次/周，并根据患者血红蛋白水平变化调整罗沙司他使用剂量。患者治疗期间存在绝对性铁缺乏，给予静脉补铁治疗。患者肾功能不全进展较快，于2021年9月开始规律腹膜透析。患者贫血治疗期间血红蛋白和血肌酐变化情况见图1-13-1，治疗过程中患者其他各项指标变化情况表1-13-1。

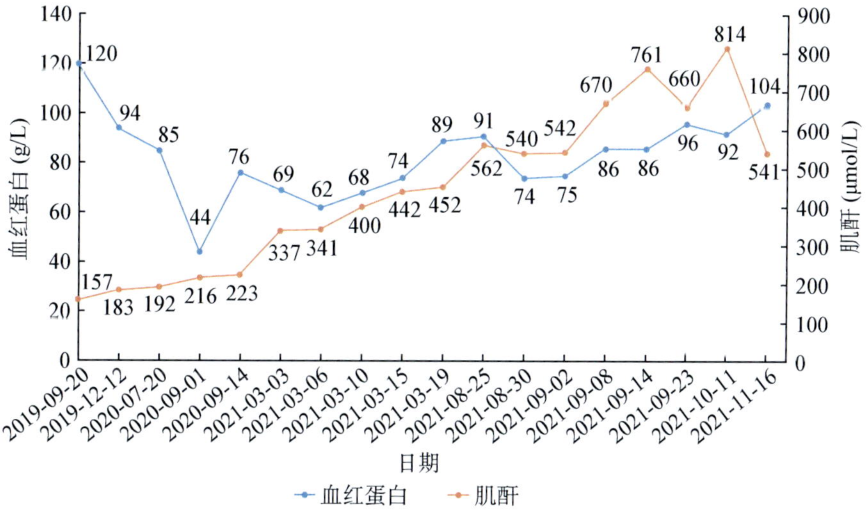


图1-13-1　治疗过程中患者血红蛋白和肌酐水平变化情况

注：2019年12月12日开始口服罗沙司他50 mg，3次/周；2020年7月22日停用罗沙司他；2020年7月22日开始使用重组人促红细胞生成素(rHuEPO)注射液10 000 U，1次/周，2020年9月1日停用rHuEPO注射液；2020年9月14日重新使用罗沙司他(70 mg，口服，3次/周)联合间断口服铁剂，口服补铁不规律，使用大概2个月，具体剂量和频次不详；2021年3月19日停用口服铁剂，改为右旋糖酐铁注射液(100 mg，3次/周)，3月份住院期间共使用6次，8月份住院期间共使用4次

表1-13-1　治疗过程中患者其他各项指标变化情况

| 日期 | 血清白蛋白(g/L) | 转铁蛋白饱和度(%) | 促红细胞生成素(mU/ml) | 铁蛋白(μg/L) | 乳酸脱氢酶(U/L) |
|---|---|---|---|---|---|
| 2019-12-11 | 42.5 | 44.5 | 8.47 | 178.00 | — |
| 2020-07-22 | 38.0 | 13.6 | 38.01 | 22.80 | 292 |
| 2020-09-02 | 29.0 | 3.7 | 250.00 | 11.00 | 261 |
| 2020-09-10 | 32.0 | 8.4 | 28.07 | 55.78 | 319 |
| 2021-03-04 | 34.0 | 13.3 | 4.80 | 34.27 | 247 |
| 2021-03-15 | 34.6 | — | 13.72 | 266.47 | 305 |
| 2021-04-14 | — | — | — | 36.00 | 316 |
| 2021-08-26 | 39.0 | 21.8 | 6.09 | 281.81 | 227 |
| 2021-09-14 | 33.1 | 34.4 | — | 52.38 | 410 |
| 2021-10-12 | 32.4 | 21.6 | 12.22 | 65.60 | 276 |
| 2021-11-16 | 32.3 | 25.2 | 4.56 | 56.94 | 324 |

注：—. 未检测

## 三、病例特点分析

患者为中年女性，慢性起病，病程中主要表现为肾功能不全合并贫血、营养不良，肾功能进展速度快。曾使用罗沙司他、rHuEPO，但纠正贫血效果不理想，后贫血进行性加重。该患者贫血治疗的难点在于除肾性贫血外，还存在铁缺乏、慢性尿路感染、痛风，以及口服华法林、鱼腥草等复杂因素，而严重贫血又加速了肾功能的进展，最终导致终末期肾病的发生。

罗沙司他属于低氧诱导因子脯氨酰羟化酶抑制剂(HIF-PHI)，是一种治疗肾性贫血的新型药物，可以通过促进内源性EPO产生，促进红细胞生成素受体的表达，促进铁的吸收，促进转铁蛋白受体的表达，下调铁调素水平，增加铁的转运，从而改善贫血，而且不受慢性炎症状态影响。该患者贫血原因较复杂，存在铁缺乏、炎症、营养不良等多方面因素，罗沙司他初始治疗效果并不理想，在开始腹膜透析并逐渐纠正缺铁、营养不良等因素后，血红蛋白水平显著改善，但仍未达靶目标水平(120 g/L)。

## 四、临床思辨

肾性贫血是慢性肾脏病(CKD)患者的常见并发症，其发生机制复杂，目前普遍认为与EPO相对不足、铁稳态失衡、铁调素过高、慢性炎症状态、低氧诱导因子(HIF)介导的肾脏氧感受功能受损、失血、透析、血管紧张素转化酶抑制剂(angiotensin converting enzyme inhibitor，ACEI)的使用、甲状旁腺功能亢进等多种因素有关。

该患者最初使用罗沙司他时贫血纠正效果并不理想，血红蛋白多数波动在60～70 g/L，曾一度降低至44 g/L，分析原因如下：①营养不良、绝对性铁缺乏。患者体形消瘦，进食少，有低白蛋白血症、铁蛋白及转铁蛋白饱和度进行性下降，存在营养不良、绝对性铁缺乏及造血原料不足。虽然罗沙司他可以促进铁的吸收、增加铁的转运，在纠正贫血的过程中一般不需要额外补铁，但在绝对性铁缺乏的时候，仍然会影响贫血治疗效果，此时口服补铁吸收效果有限。②存在失血和药物肾毒性。患者长期口服华法林，有反复皮肤、黏膜瘀斑病史，2020年8月曾自行服用鱼腥草1个月，后出现国际标准化比值升至12，皮肤大面积瘀斑，血红蛋白降至44 g/L，血肌酐明显上升，此次贫血的加重考虑皮下出血及鱼腥草引起肾功能不全急性加重的可能。鱼腥草是一种清热解毒类中草药，含有马兜铃内酰胺Ⅱ，虽然马兜铃内酰胺Ⅱ不像马兜铃酸那样被世界卫生组织明确列为Ⅰ类致癌物，但其是否会引发肾损害目前尚不清楚。2012年一项发表于《柳叶刀》的研究显示，中国西南地区(包含四川、广西壮族自治区)CKD发病率为18.3%(16.4%～20.1%)，远高于全国其他地区，而西南地区也是有食用鱼腥草习惯的地区。CKD高发地区与食用鱼腥草流行地区的地理位置存在重合，因此，服用鱼腥草可能是该患者肾功能不全急性加重的原因之一。③慢性炎症状态。CKD患者本身存在明显的微炎症状态，本例患者还反复发作尿路感染，存在活动性炎症，而炎症可通过多种途径对肾性贫血的发生及发展产生影响，如破坏骨髓微环境、抑制红系细胞的存活和分化、抑制内源性EPO的生成、抑制成红细胞对铁的利用等。④治疗依从性欠佳。患者长期失眠，情绪焦虑，起初用药不规律，依从性差，病程中经精神心理科医师会诊，调整了改善睡眠及情绪的药物。

除上述因素外，还考虑有一些其他因素可能影响肾性贫血治疗效果。首先，患者长期口服华法林，需考虑华法林是否会影响罗沙司他的治疗效果。2016年美国一项对健康志愿者的研究探讨了华法林和罗沙司他之间是否存在药效学和药代动力学方面的相互作用，结果提示罗沙司他和华法林不太可能引起临床上显著的药代动力学相互作用。其次，患者体内是否存在机械瓣引起的血管内溶血，从而促进红细胞破坏。一般认为，此种情况往往发生在术后 1 年以内，术后 3 个月是高峰期，而该患者已做瓣膜置换手术 6 年，无明显溶血表现，乳酸脱氢酶仅轻度升高，因而机械性血管内溶血的证据不足。

总之，该患者贫血原因复杂，可能系综合因素引起，主要包括 EPO 不足、营养不良、炎症、缺铁、失血等因素，因此，对该患者的治疗需要采取综合手段。从临床转归来看，经过透析、加强营养、补铁、减少华法林等综合措施后，罗沙司他的治疗效果显著改善。

（东南大学附属中大医院　徐　甜　刘　宏）

## 专家点评

肾性贫血是 CKD 患者常见的并发症之一，在非透析患者中也很常见。该例患者 CKD 进展较快，病程中突出表现为贫血且难以纠正，血红蛋白大部分时间内不达标，多波动在 60～70 g/L，且肾功能水平与其贫血严重程度并不相符。

当出现与肾功能下降程度不匹配的重度贫血或快速发展的贫血时需注意病因鉴别，避免未加鉴别地归因于肾性贫血。该例患者病程中贫血突然加重，伴凝血功能障碍、皮肤大片瘀斑等，需考虑失血原因，同时铁蛋白明显下降亦支持铁缺乏的可能。另外，肾间质病变的急性加重也可能造成 EPO 分泌不足。该患者存在鱼腥草使用史，且在贫血加重的同时，肾功能也在加速下降，又无明显尿蛋白、镜下血尿的表现，因此，需考虑药物引起肾间质病变的可能。通常情况下，失血引起贫血者，骨髓红系增生活跃，该患者骨髓表现为红系增生低下，也需考虑肾间质病变加重引起 EPO 分泌不足及其他造血原料缺乏的可能性。该患者长期口服华法林，是否存在华法林相关肾病，也是值得鉴别的因素。

该患者在应用罗沙司他治疗后起初效果并不理想，在持续 2 年的观察期内，大多数时间血红蛋白均未达标，经过仔细分析并排查原因后，采取了综合治疗手段，包括尽早开始透析、纠正铁缺乏、控制感染、纠正营养不良、减少华法林剂量等，患者的贫血最终得到显著改善。值得注意的是，该患者病程中肾功能进展速度较快，但并不存在高血压和大量蛋白尿的情况，突出表现则是贫血程度较重，这说明若不及时纠正严重贫血，贫血也可以成为促进肾功能恶化的关键因素。

（东南大学附属中大医院　刘必成
浙江大学医学院附属第一医院　韩　飞）

## 参考文献

[1] 中国医师协会肾脏内科医师分会肾性贫血指南工作组. 中国肾性贫血诊治临床实践指南. 中华医学杂志，2021，101(20)：1463-1502.

[2] 程叙扬，赵明辉. 肾性贫血的治疗现状及展望. 中国实用内科杂志，2020，40(11)：881-884，889.

[3] 宋亦琪，任伟. 慢性肾脏病肾性贫血的治疗进展. 中国临床保健杂志，2020，23(6)：738-742.

[4] Yano Y，Fujimoto S，Asahi K，et al. Prevalence of chronic kidney disease in China. Lancet，2012，380(9838)：213-214.

[5] Groenendaal-van de Meent D，den Adel M，Rijnders S，et al. Thehypoxia-inducible factor prolyl-hydroxylase inhibitor roxadustat (FG-4592) and warfarin in healthy volunteers：a pharmacokinetic and pharmacodynamic drug-drug interaction study. Clin Ther，2016，38(4)：918-928.

[6] Shapira Y，Vaturi M，Sagie A. Hemolysis associated with prosthetic heart valves：a review. Cardiol Rev，2009，17 (3)：121-124.

# 病例 14

# 巴特综合征合并肾性贫血治疗1例

## 一、病历摘要

**【现病史】**

患者，男性，30 岁。主诉“反复水肿 2 年余，恶心 3 月余，胸闷 2 周”，于 2019 年 12 月 31 日收入院。

患者 2 年前因左足背水肿就诊于某医院风湿免疫科，考虑“痛风”，给予“碳酸氢钠”口服，未测量血压。检查肾功能(2018 年 3 月)：肌酐 108.40 μmol/L，尿酸 523.7 μmol/L。尿常规：蛋白质(+)，胆红素(±)，红细胞 44 /μl，未予特殊处理。患者开始控制饮食(素食为主)并减重，2 年间体重下降 25 kg。患者 3 个月前吃“炸鸡”后出现恶心、呕吐，无腹痛、腹泻，无畏寒、发热，未行特殊治疗，1 周后缓解，但持续恶心、食欲缺乏。2 周前出现胸闷，平躺时明显，活动后加重，夜间睡眠中常出现憋醒，无胸痛、心悸，未就诊。1 天前(2019 年 12 月 30 日)来我院消化内科就诊。查血常规：白细胞计数 $16.12\times10^9$/L，中性粒细胞百分比 90%，血红蛋白 89.0 g/L。肝功能：谷丙氨转氨酶 631.60 U/L，谷草转氨酶 414.90 U/L。肺部 CT：考虑双肺炎症，心脏体积略增大。上消化道钡餐：胃炎。因此，消化内科于 2019 年 12 月 31 日将患者收治住院。患者自发病以来饮食如上述，尿量无明显变化，大便正常，体重下降 25 kg。

**【既往史】**

患者年幼时体质差，易“感冒”，否认其他慢性疾病、感染性疾病史，无手术史，无过敏史。

**【个人史】**

生活不规律，昼夜颠倒。无疫区生活史，无放射性物质、毒物接触史，无烟酒嗜好。

**【家族史】**

父母体健，否认家族遗传病史。

**【体格检查】**

患者体温 36.3℃，脉搏 100 次/分，呼吸 23 次/分，血压 232/103 mmHg，身高 178 cm，体重 75 kg。神志清，贫血貌，半卧位；眼睑水肿，结膜苍白，口唇苍白。颈部查体(—)。双肺呼吸音清，未闻及干、湿啰音。心率 100 次/分，心律齐，心尖部及胸骨左缘 3～4 肋间可闻及 1/6～2/6 级全收缩期杂音。腹部无压痛、反跳痛，未扪及包块。输尿管走行区无压痛，肾区无叩痛。双下肢轻度凹陷性水肿，病理反射未引出。

【辅助检查】

**1. 血常规+外周异形红细胞检查(2020年1月1日)**　白细胞计数 $17.77\times10^{9}$/L,中性粒细胞百分比87.6%,红细胞计数 $3.74\times10^{12}$/L,血红蛋白79 g/L,血细胞比容0.256 L/L,平均红细胞体积68.4 fl,平均红细胞血红蛋白含量21.1 pg,无破碎红细胞,网织红细胞计数 $0.130\times10^{12}$/L,网织红细胞百分比0.35%。

**2. 血生化检查(2020年1月1日)**　①肝功能:谷草转氨酶363.60 U/L,谷丙转氨酶61.10 U/L,总胆红素81.70 μmol/L,白蛋白37.60 g/L,球蛋白24.90 g/L。②肾功能:血尿素氮(blood urea nitrogen,BUN)33.30 mmol/L,肌酐575.00 μmol/L,尿酸888.0 μmol/L。③乳酸脱氢酶323 U/L。④血电解质:血钾2.43 mmol/L,血钠128.00 mmol/L,血氯84.00 mmol/L,血磷2.32 mmol/L,二氧化碳结合力25.00 mmol/L。

**3. 炎症指标检查(2020年1月1日)**　C反应蛋白36.80 mg/L,降钙素原0.577 ng/ml。

**4. 内分泌检查(2020年1月4日)**　肾素>500.0 μU/ml,醛固酮>100 ng/dl,血管紧张素Ⅱ 67.23 pg/ml,皮质醇(8am)550.90 nmol/L,促肾上腺皮质激素14.6 pg/ml。

**5. 脑钠肽(2020年1月2日)**　脑钠肽(brain natriuretic peptide,BNP)结果为1660 pg/ml。

**6. 血液系统检查(2020年1月3日)**　血清铁2.78 μmol/L,维生素 $B_{12}$ 1958 pg/ml,血清铁蛋白51.72 μg/L,转铁蛋白2.54 g/L,叶酸12.79 ng/ml,库姆斯试验(—)。

**7. 尿常规检查(2020年1月1日))**　蛋白质(++),红细胞16/μl。

**8. 尿电解质及尿蛋白(2020年1月4日)**　尿钾11.840 mmol/L,24 h尿钾54.84 mmol,24 h尿钠49.4 mmol,24 h尿氯38.30 mmol,24 h尿钙1.67 mmol,24 h尿蛋白1.04 g。

**9. 粪便常规(2020年1月2日)**　未见异常,粪便隐血试验(—)。

**10. 肾脏超声(2020年1月7日)**　右肾大小92 mm×54 mm,皮质厚度约为7.5 mm,左肾大小96 mm×45 mm,皮质厚度约为7.2 mm,双肾实质回声增强;双肾肾内动脉血流减低。

**11. 肾发射计算机断层显像(2020年1月13日)**　右肾肾小球滤过率10.28 ml/min,左肾肾小球滤过率8.23 ml/min,双肾血流灌注减低,肾功能重度受损。

**12. 肾上腺CT(2020年1月8日)**　未见明显异常。

**13. 心脏超声(2019年12月31日)**　射血分数34%,左心房扩大,左心室壁增厚,左心室壁运动弥漫性减低,左心室收缩功能减低,卵圆孔未闭。

**14. 基因检测(2020年1月21日)**　变异基因*SLC12A1*,相关疾病巴特(Bartter)综合征(Ⅰ型)。

【主要临床诊断】

1. 巴特综合征(Ⅰ型)
2. 慢性肾脏病急性加重(慢性肾脏病5期)　肾性贫血,高磷血症
3. 高血压3级(很高危)　高血压性心脏病,心功能Ⅱ级(NYHA心功能分级)
4. 肺炎
5. 胃炎
6. 卵圆孔未闭

## 二、临床治疗经过

患者入院后先后从消化内科转入心内科及肾内科,完善相关检查后明确诊断,给予降压、

利尿、纠正心力衰竭、保肝、补液、补钾、营养支持，以及降磷、纠正酸中毒、纠正贫血及抗感染等治疗后，患者病情稳定，射血分数升至44%，于2020年1月21日出院。

患者入院时血红蛋白79g/L，为小细胞低色素性贫血，2020年1月1日开始静脉滴注蔗糖铁注射液100 mg，1次/天，共7次，同时皮下注射EPO4000 U，3次/周，但患者的血红蛋白继续下降，考虑为肾功能不全伴炎症状所致。2020年1月7日，患者换用罗沙司他100 mg，3次/周，口服，多糖铁复合物0.15g，1次/天，口服，贫血逐渐好转，之后门诊随访，根据血红蛋白水平及铁代谢指标调整用药。2020年2月17日，患者血红蛋白增长至127 g/L，罗沙司他改为70 mg，3次/周，口服，停用多糖铁复合物。2020年4月15日，复查血红蛋白123 g/L，肌酐降至378 μmol/L，射血分数升至56%，罗沙司他改为50 mg，3次/周，口服。患者的血红蛋白水平变化见图1-14-1，铁代谢指标变化见表1-14-1。

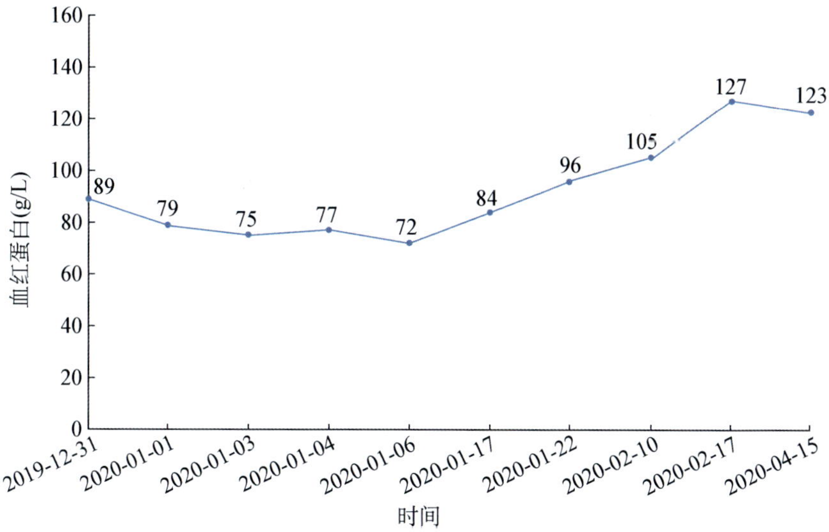


图 1-14-1　患者治疗期间血红蛋白的变化情况

注：2021年1月1日，蔗糖铁100 mg，1次/天，共7次，EPO 4000 U，3次/周；2020年1月7日，罗沙司他100 mg，3次/周，多糖铁复合物0.15，1次/天；2020年2月17日，罗沙司他70 mg，3次/周；2020年4月15日，罗沙司他50 mg，3次/周

表 1-14-1　患者治疗期间铁代谢指标的变化情况

| 指标 | 2020-01-03 | 2020-02-10 | 2020-04-15 |
|---|---|---|---|
| 血清铁(μmol/L) | 2.78 | 11.16 | 73.42 |
| 铁蛋白(μg/L) | 51.72 | 92.21 | 107.60 |
| 转铁蛋白(g/L) | 2.12 | 3.33 | 14.11 |
| C反应蛋白(mg/L) | 36.80 | <3.11 | <3.11 |

## 三、病例特点分析

本例患者为青年男性，入院时有高血压、心力衰竭及肝、肾功能不全，同时伴有低钾血症，病情复杂。治疗团队从高血压入手，查找继发性高血压的病因，排除了库欣(Cushing)综合征、

嗜铬细胞瘤、肾上腺皮质腺瘤、原发性醛固酮增多症、甲状腺功能异常及肾动脉狭窄等可能引起继发性高血压的疾病，后进行基因检测，结果为Ⅰ型巴特综合征。

巴特综合征是一种常染色体隐性遗传病，指一组临床以低钾血症和代谢性碱中毒为特征的遗传性肾小管疾病，因1962年由巴特(Bartter)等首先报道了2例出现低钾性代谢性碱中毒、高醛固酮血症、血压正常且肾组织学检查显示肾小球旁器肥大的患者而得名。巴特综合征的临床表现可分为4型：①经典型巴特综合征，Ⅰ型是由$Na^{+}$-$K^{+}$-$2Cl^{-}$发生失功能性基因突变所致，Ⅱ型是由*ROMK*基因突变所致；②变异型巴特综合征；③新生儿型巴特综合征；④假性巴特综合征，此型不属于遗传性肾小管疾病。本例患者基因型为Ⅰ型，可以解释低钾血症、高肾素活性及高醛固酮血症，也可以部分解释肾功能不全。然而，本例患者在儿童期及青年期临床表现不典型，且患有高血压，基因型和表型之间的关系有待于进一步研究。

本例患者是肾性高血压还是原发性高血压并不明确，肾脏损伤的原因也不明确，如是否合并原发性肾小球病变或代谢综合征，考虑当时肾活检对患者诊治的指导意义有限且风险较大，患者及其家属亦拒绝，故未进行肾脏病理检查，存在遗憾。从后续的病情转归来看，本例患者当时为慢性肾脏病急性加重，血压升高、感染、心力衰竭、贫血、低钾血症等均是肾脏病急性加重的诱因，经积极降压，纠正心力衰竭，抗感染，纠正贫血、低钾血症对症支持治疗，本例患者的肾功能部分恢复。

## 四、临床思辨

肾性贫血是CKD患者常见的并发症。一项纳入2420例非透析CKD患者的多中心横断面研究显示，贫血的患病率为51.5%，随着CKD病程进展，贫血的患病率逐渐增高，CKD1～5期贫血的患病率分别为22.4%、30.0%、51.1%、79.2%及90.2%。贫血不仅会影响CKD患者的生存质量，同时会加速CKD进展，更是心血管并发症的独立危险因素。

本例患者入院时贫血较重，伴有心力衰竭，无呕血、黑便、咯血，无肉眼血尿，外周血未见破碎红细胞，溶血试验阴性，粪便隐血试验阴性，排除了出血和溶血性疾病导致的贫血，分析其贫血的原因如下。

**1. 营养不良，铁绝对缺乏**　铁在人体的代谢过程中发挥重要作用。对于合并贫血的CKD患者，如果出现转铁蛋白饱和度≤20%和(或)铁蛋白≤100 μg/L，则需要补铁，治疗目标为20%＜转铁蛋白饱和度＜50%，且100 μg/L＜铁蛋白＜500 μg/L。本例患者饮食欠佳，入院时铁蛋白为51.72 μg/L，铁缺乏是导致贫血的重要原因之一。

**2. 促红细胞生成素分泌不足**　EPO主要由肾小管及管旁毛细血管内皮细胞和间质细胞合成。CKD患者肾间质纤维化，成纤维细胞转化为成纤维细胞，不再具备生成EPO的功能，导致EPO缺乏。

**3. 肾脏氧敏感性下降**　生理状况下，机体的缺氧状态会刺激肾脏缺氧感受系统，开启低氧诱导因子通路，使EPO与骨髓中的EPO受体结合，加速红细胞合成，改善缺氧状态。CKD患者由于肾脏氧敏感性下降，进而使得内源性EPO合成分泌减少。

**4. 炎症状态**　炎症使CKD患者体内的EPO生成减少，降低骨髓对EPO的敏感性，抑制红细胞生成，同时炎症影响CKD患者的铁代谢，使铁调素水平升高，导致功能性铁缺乏，加重CKD贫血，合并炎症状态患者疗效不佳。

罗沙司他作为首个口服脯氨酰羟化酶抑制剂，可通过多重机制对肾性贫血的多个致病因素进行综合调控：一方面，低氧诱导因子脯氨酰羟化酶抑制剂（HIF-PHI）模拟细胞内缺氧，促进生理浓度范围内内源性 EPO 生成；另一方面，还可以改善铁的吸收利用，无须常规静脉补铁。同时，罗沙司他还能降低铁调素水平，克服炎症对红细胞生成的抑制作用。对于非透析依赖性（nondialysis-dependent，NDD）患者，口服用药纠正贫血更为方便，依从性更高。

（山东第一医科大学第一附属医院　李文斌　许冬梅）

## 专家点评

这是一例十分特殊而复杂的病例，患者男性，30 岁，临床特点是肾功能不全并发贫血，同时伴有低血钾症、高尿钾、肾素和皮质醇水平增加等，治疗团队为进一步查明病因，进行了基因检测，结果提示Ⅰ型巴特综合征，但该突变为新发（de novo）突变，且致病性未明（variant of undetermined significance，VUS），故本例患者的遗传诊断依据不足，建议进一步查明其家系中是否有同类患者，并做遗传学检测，对该突变进行遗传共分离分析。若有条件，建议对该候选基因突变做初步的功能研究。

肾脏方面考虑为慢性肾脏病急性加重。此外，本例患者贫血严重，在排除了出血和溶血性疾病的情况下，考虑贫血的原因主要为铁缺乏、肾功能不全时肾小管间质损伤导致 EPO 分泌不足、肾脏氧敏感性下降及炎症状态。常规使用蔗糖铁和 EPO 治疗后本例患者贫血改善不明显，血红蛋白继续下降，之后换用罗沙司他，在持续约 5 个月的治疗期间，其贫血稳步改善，提示罗沙司他可通过促进内源性 EPO 释放、改善铁代谢、减轻炎症状态等多重机制改善肾性贫血。

（中南大学湘雅二医院　符　晓　韩亚纯　孙　林）

## 参考文献


[1] Li Y, Shi H, Wang WM, et al. Prevalence, awareness, and treatment of anemia in Chinese patients with nondialysis chronic kidney disease: first multicenter, cross-sectional study. Medicine (Baltimore), 2016, 95(31): e5074.

[2] Eriksson D, Goldsmith D, Teitsson S, et al. Cross sectional survey in CKD patients across Europe describing the association between quality of life and anaemia. BMC Nephrol, 2016, 17(1): 97.

[3] Hazin MAA. Anemia in chronic kidney disease. Rev Assoc Med Bras (1992), 2020, 66 (Suppl), s55-s58.

[4] 中华医学会肾脏病学分会肾性贫血诊断和治疗共识专家组. 肾性贫血诊断与治疗中国专家共识（2018 修订版）. 中华肾脏病杂志，2018，34(11)：860-866.

[5] Tong EM, Nissenson AR. Erythropoietin and anemia. Semin Nephrol, 2001, 21(2): 190-203.

[6] 付玉琪，涂岩，刘必成. 低氧诱导因子-脯氨酸羟化酶抑制剂治疗肾性贫血的研究进展. 中华肾脏病杂志，2020，36(9)：726-730.

[7] Agarwal AK, Yee J. Hepcidin. Adv Chronic Kidney Dis, 2019, 26(4): 298-305.
[8] Uehata T, Tomosugi N, Shoji T, et al. Serum hepcidin-25 levels and anemia in non-dialysis chronic kidney disease patients: a cross-sectional study. Nephrol Dial Transplant, 2012, 27(3), 1076-1083.

第二篇

# 腹膜透析患者合并疑难肾性贫血的治疗

腹膜透析是终末期肾病患者重要的肾脏替代治疗手段之一，目前有10%～20%的患者接受此疗法。该技术应用方便，患者无须住院，不依赖特殊设备及不建立血管通道。贫血仍然是腹膜透析患者的常见并发症，且常合并营养不良和腹膜感染，导致其贫血治疗方案变得更加复杂。以ESA和静脉铁剂为代表的肾性贫血治疗方案，因其用药较不方便，故患者的依从性较低。近年来，低氧诱导因子脯氨酰羟化酶抑制剂——罗沙司他通过促进内源性EPO释放和调节铁代谢平衡，且口服用药就可达到治疗贫血的效果，其用药方式大大提高了腹膜透析患者贫血治疗的依从性。临床上仍有不少腹膜透析合并肾性贫血的患者治疗过程并不顺利，本篇向大家展示来自国内数家医院有关腹膜透析合并难治性肾性贫血治疗的病例。

# 病例 1

# 腹膜透析合并红细胞生成刺激剂低反应性贫血治疗1例

## 一、病历摘要

**【现病史】**

患者，女性，65 岁。主诉“腹膜透析 3 年，发现贫血 3 年”。

患者 3 年前因乏力、呕吐就诊，查血压 162/64 mmHg，肌酐 666.4 μmol/L，血红蛋白 77 g/L，血磷 1.73 mmol/L，血钙 2.32 mmol/L，iPTH 1061 pg/ml，综合评估后诊断“慢性肾脏病 5 期”，考虑其病因可能为慢性肾小球肾炎和糖尿病肾病。给予患者腹膜透析治疗及包括纠正贫血在内的 CKD 一体化治疗。3 年来患者规律随访，未发生腹膜透析相关急性或慢性并发症，逐步调整透析方案，监测透析充分性尿素清除指数(Kt/V)1.7～2.3，目前透析方案为持续不卧床腹膜透析(continuous ambulatory peritoneal dialysis，CAPD)，1.5%腹膜透析液，2 次/天+2.5%腹膜透析液，2 次/天，每次灌入量均为 1.9 L 腹膜透析液 24 小时存腹，平均超滤量 700～1000 ml/d，尿量 500～900 ml/d，目前 Kt/V 2.26。监测患者营养状况尚可，白蛋白 36～40 g/L，无容量负荷过重表现，未发生严重感染。口服磷结合剂、骨化三醇、西那卡塞治疗慢性肾脏病矿物质和骨代谢异常(chronic kidney disease-mineral and bone disorder，CKD-MBD)，入院时，血磷 1.73 mmol/L，血钙 2.33 mmol/L，iPTH 255.9 pg/ml。患者规律口服“铁剂”并皮下注射“rHuEPO”治疗贫血，未发生严重活动性失血，规律监测血清铁蛋白为 380～580 μg/L，转铁蛋白饱和度为 30%～40%，但血红蛋白水平持续不达标。近 6 个月监测血红蛋白水平 77～85 g/L。为进一步纠正贫血，入院治疗以调整治疗方案。

**【既往史】**

慢性肾小球肾炎病史 13 年，2 型糖尿病病史 12 年，目前患者持续胰岛素治疗，血糖水平控制尚可。有青霉素过敏史。

**【个人史】**

无烟、酒嗜好。

**【家族史】**

否认家族性遗传性疾病。

**【体格检查】**

血压 127/53 mmHg，心率 73 次/分，身高 1.62 m，体重 67.2 kg，体重指数(BMI)25.61 kg/m$^2$。心、肺、腹部查体无特殊。双下肢无明显水肿。

【辅助检查】

**1. 血常规** rHuEPO 治疗期间患者血常规检查结果见表 2-1-1。

表 2-1-1 2018 年 11 月至 2019 年 3 月患者的血常规检查结果

| 日期 | Hb (g/L) | MCV (fl) | MCH (pg) | Ret ($10^9$/L) | WBC ($10^9$/L) | PLT ($10^9$/L) | EPO (10 000 U/周) |
|---|---|---|---|---|---|---|---|
| 2018-11-22 | 80 | 102.1 | 35.6 | 90.68 | 6.19 | 116 | 1.0 |
| 2018-12-20 | 77 | 104.9 | 34.9 | 89.98 | 6.04 | 99 | 1.6 |
| 2019-01-24 | 77 | 106.5 | 35.1 | 84.20 | 5.58 | 128 | 1.6 |
| 2019-02-21 | 85 | 103.7 | 33.9 | 123.74 | 4.93 | 95 | 2.0 |
| 2019-03-22 | 79 | 103.1 | 35.3 | 103.05 | 7.37 | 150 | 2.0 |

注：Hb. 血红蛋白；MCV. 平均红细胞体积；MCH. 平均红细胞血红蛋白含量；Ret. 网织红细胞计数；WBC. 白细胞计数；PLT. 血小板计数；EPO. 促红细胞生成素

**2. 血红蛋白** 2016 年 8 月至 2019 年 3 月 rHuEPO 治疗期间，患者血红蛋白的变化见图 2-1-1。

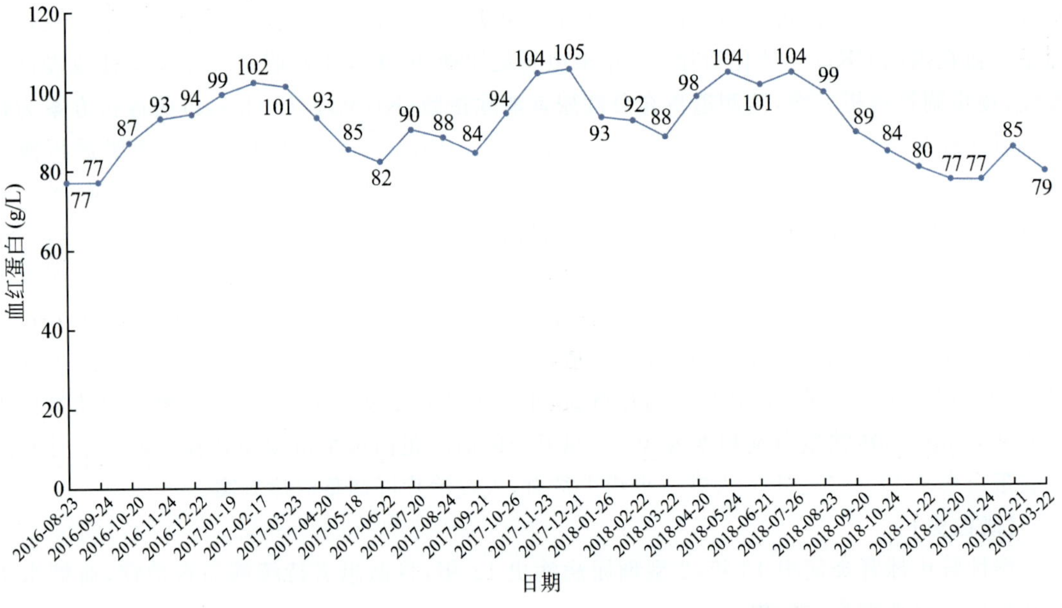


图 2-1-1 rHuEPO 治疗期间患者的血红蛋白变化

注：rHuEPO. 重组人促红细胞生成素；2016 年 8 月 23 日至 2017 年 4 月 19 日，患者皮下注射 rHuEPO，剂量为 9000 U/周；2017 年 4 月 20 日至 8 月 23 日，rHuEPO 剂量为 10 000 U/周；2017 年 8 月 24 日至 9 月 20 日，rHuEPO 剂量为 15 000 U/周；2017 年 9 月 21 日至 10 月 26 日，rHuEPO 剂量为 16 000 U/周；2017 年 10 月 26 日至 2018 年 6 月 20 日，rHuEPO 剂量为 17 500 U/周；2018 年 6 月 21 日至 12 月 19 日，rHuEPO 剂量为 10 000 U/周；2018 年 12 月 20 日至 2019 年 2 月 20 日，rHuEPO 剂量为 16 000 U/周；2019 年 2 月 21 日至 3 月 22 日，rHuEPO 剂量为 20 000 U/周

**3. C反应蛋白**　2016年8月至2019年3月，患者C反应蛋白变化见图2-1-2。

**4. 容量**　2016年9月至2018年1月，rHuEPO治疗期间患者容量情况见表2-1-2。

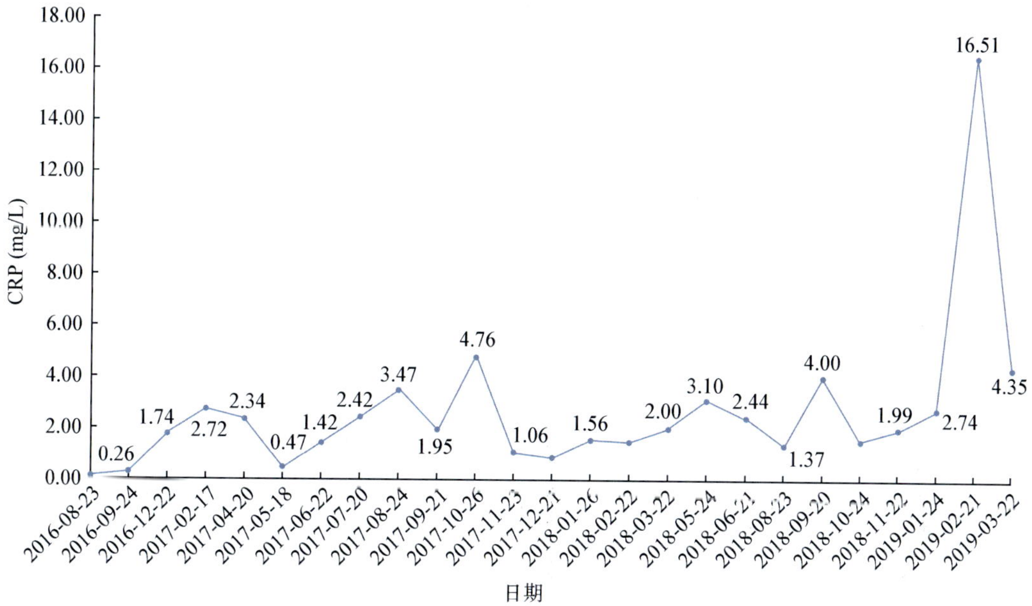


图2-1-2　C反应蛋白变化情况

注：CRP. C反应蛋白

表2-1-2　患者容量情况

| 日期 | 细胞外液/总体液量(E/T) | 容量超负荷/细胞外液(OH/E) |
|---|---|---|
| 2016-09-27 | 0.480 | 0.119 |
| 2016-10-25 | 0.473 | 0.061 |
| 2017-01-24 | 0.469 | 0.028 |
| 2017-03-28 | 0.465 | 0.073 |
| 2017-10-31 | 0.478 | 0.084 |
| 2018-01-30 | 0.480 | 0.042 |

注：E. 细胞外液；OH. 容量超负荷；T. 总体液量

**5. 粪便常规**　阴性。

**6. 贫血5项**　血清铁蛋白400.1 μg/L，血清铁11.4 μmol/L，转铁蛋白饱和度31.5%，叶酸>53 nmol/L，维生素$B_{12}$>53 pmol/L。

**7. 血生化**　谷丙转氨酶11 U/L，白蛋白36.6 g/L，总胆红素11 μmol/L，肌酐615 μmol/L，尿素氮16.43 mmol/L，血磷1.73mmol/L，血钙2.33mmol/L，二氧化碳28.13 mmol/L，乳酸脱氢酶228 U/L，脑钠肽160 ng/ml，超敏C反应蛋白2 mg/L。

**8. 全段甲状旁腺激素**　255.9 pg/ml。

**9. 甲状腺功能5项**　三碘甲状腺原氨酸(triiodothyronine，$T_3$)1.94 pmol/L，甲状腺素(thyroxine，$T_4$)3.9 pmol/L，促甲状腺激素(thyroid-stimulating hormone，TSH)4.84 U/ml。

**10. 腹部B型超声**　腹部B型超声显示双肾萎缩、双肾弥漫性病变合并多发囊肿，脂肪肝。

**11. 骨髓穿刺**　骨髓涂片示骨髓增生活跃，粒细胞∶红细胞为1.9∶1.0。粒系各阶段细胞形态大致正常。红细胞系统中幼红细胞胞体大，成熟红细胞大小不等，有缗钱样排列。淋巴细胞占5%，单核细胞占3%，浆细胞占2%。巨核细胞14个，未见产板型巨核细胞。细胞外铁量(+++)，细胞内铁量32/50(Ⅰ型20，Ⅱ型9，Ⅲ型3)；流式细胞检测示粒系细胞发育轻度异常，粒系原始细胞比例不高。基因检测未检出白血病或骨髓增生异常综合征(myelodysplastic syndrome，MDS)相关基因。

**【主要临床诊断】**

1. 慢性肾脏病5期(持续不卧床腹膜透析)
2. 肾性高血压
3. 肾性贫血
4. 矿物质代谢紊乱
5. 继发性甲状旁腺功能亢进症
6. 2型糖尿病，糖尿病肾病。
7. 慢性肾小球肾炎

## 二、临床治疗经过

### (一)第一阶段(2018年12月20日至2019年8月27日)

**1. 治疗方案**　①排除眼、耳鼻喉、口腔、感染性心内膜炎、妇产科等隐匿性感染；②继续口服铁剂，维持铁蛋白、转铁蛋白饱和度达标；③将rHuEPO(10 000 U，2次/周，皮下注射)更换为rHuEPO-β(5000 U，2次/周，皮下注射)，并根据血红蛋白水平，逐渐增加剂量至5000 U，3次/周。

**2. 治疗效果**　应用rHuEPO-β后，血红蛋白稳定在90 g/L，网织红细胞(reticulocyte，Ret)未见明显升高(图2-1-3)，铁利用未见明显改善(表2-1-3)。

表2-1-3　铁状态及C反应蛋白监测

| 日期 | 2019-01-24 | 2019-02-21 | 2019-04-25 | 2019-07-25 | 2019-10-17 |
|---|---|---|---|---|---|
| 总铁结合力(μmol/L) | 37.8 | 34.0 | 36.2 | 32.7 | 38.7 |
| 铁蛋白(μg/L) | 387.9 | 580.3 | 400.1 | 460.6 | 432.7 |
| 血清铁(μmol/L) | 12.7 | 13.7 | 11.4 | 12.0 | 18.3 |
| 转铁蛋白饱和度(%) | 33.6 | 40.3 | 31.5 | 36.7 | 47.3 |
| C反应蛋白(mg/L) | 2.7 | 16.5 | 2.0 | 4.7 | 5.7 |

### (二)第二阶段(2019年8月28日至2021年7月15日)

**1. 治疗方案**　暂停应用rHuEPO-β，给予患者口服HIF-PHI 120 mg，3次/周。

**2. 治疗效果**　监测血红蛋白明显升高，网织红细胞有所升高(图2-1-3)，铁利用情况有所改善，铁指标及C反应蛋白见表2-1-3。患者仍应用HIF-PHI治疗，治疗剂量为100～120 mg，3次/周，监测血红蛋白为100～120 g/L(图2-1-4)，无明显相关不良反应。

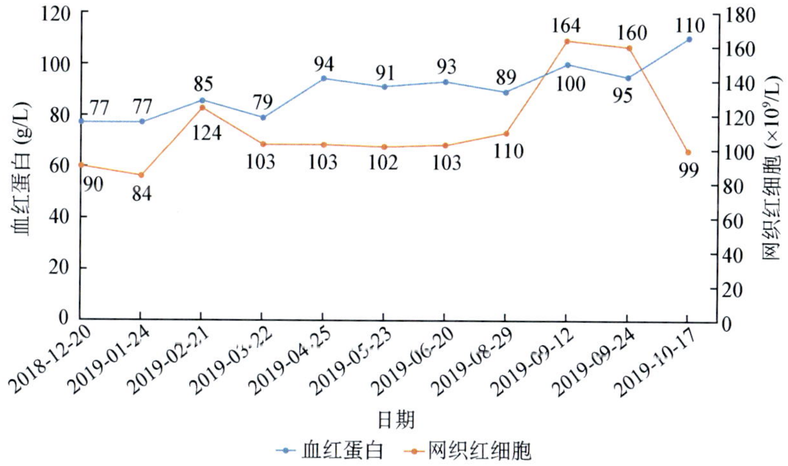


图 2-1-3　血红蛋白及网织红细胞变化

注：2018 年 12 月 20 日至 2019 年 2 月 20 日，应用 rHuEPO 3 次/周，分别 10 000 U、3000 U、3000 U；2019 年 2 月 21 日至 4 月 24 日，应用 rHuEPO 10 000 U 2 次/周；2019 年 4 月 25 日至 6 月 19 日，应用 rHuEPO-β 5000 U，2 次/周；2019 年 6 月 20 日至 8 月 27 日，应用 rHuEPO-β 5000 U，3 次/周；2019 年 8 月 28 日至 10 月 17 日，患者应用罗沙司他 120 mg，3 次/周

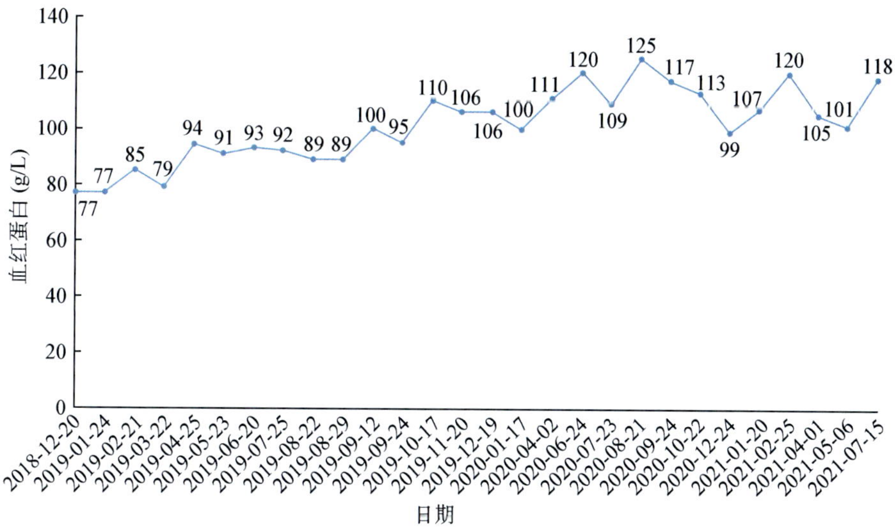


图 2-1-4　血红蛋白随访结果

注：2018 年 12 月 20 日至 2019 年 2 月 20 日，患者应用 rHuEPO，3 次/周，分别 10 000 U、3000 U、3000 U；2019 年 2 月 21 日至 4 月 24 日，患者应用 rHuEPO 10 000 U，2 次/周；2019 年 4 月 25 日至 6 月 19 日，患者应用 rHuEPO-β 5000 U，2 次/周；2019 年 6 月 20 日至 8 月 27 日，患者应用 rHuEPO-β 5000 U，3 次/周；2019 年 8 月 28 日至 2020 年 8 月 20 日，患者应用罗沙司他 120 mg，3 次/周；2020 年 8 月 21 日至 12 月 23 日，患者应用罗沙司他 100 mg，3 次/周；2020 年 12 月 24 日至 2021 年 2 月 24 日，患者应用罗沙司他 120 mg，3 次/周；2021 年 2 月 25 日至 2021 年 7 月 15 日，罗沙司他 3 次/周，每次剂量分别为 100 mg，100 mg，120 mg

## 三、病例特点分析

患者为老年女性，诊断为 CKD 5 期、慢性肾小球肾炎、糖尿病肾病可能，给予 CAPD 及 CKD 一体化治疗，在口服铁剂并规律应用 rHuEPO 治疗贫血的情况下，血红蛋白持续不达标。

### (一)患者贫血特点分析

结合血常规检查结果(表 1-1)，患者血红蛋白持续低水平，为正细胞正色素贫血，Ret 无明显升高；WBC 和 PLT 相对正常。

回顾患者血红蛋白和 rHuEPO 治疗情况(图 1-1)，患者 3 年来规律皮下注射 rHuEPO 治疗贫血，尤其是近 6 个月来，为维持血红蛋白稳定，不断增加 rHuEPO 剂量，皮下注射 rHuEPO 的剂量已达每周 300 U/kg，但血红蛋白持续不达标，因此，考虑存在 ESA 低反应性。

### (二)患者 ESA 低反应性的原因

首先除外出血、溶血、实体肿瘤、血液系统恶性肿瘤，以及特殊药物导致的贫血，重点考虑以下 6 个因素。

**1. 造血原料缺乏**　铁缺乏是 ESA 低反应性最常见的原因，但该患者规律口服铁剂，监测血清铁蛋白为 380～580 μg/L，转铁蛋白饱和度为 30%～40%，以上结果均达标，但不除外铁利用障碍可能。患者无叶酸、维生素 $B_{12}$ 缺乏证据。

**2. 合并炎性疾病**　患者人类细小病毒 B19 检查示 IgM 阴性，无乙型肝炎、丙型肝炎感染，无其他感染证据，但结合 CRP 波动在 2.0～16.5 mg/L，不排除存在隐匿性感染或慢性炎症状态的可能。

**3. 甲状旁腺功能亢进症**　患者规律口服磷结合剂、骨化三醇、西那卡塞治疗 CKD-MBD，目前血磷 1.73 mmol/L，血钙 2.33 mmol/L，iPTH 255.9 pg/ml。近 6 个月来监测 iPTH 200～300 pg/ml，无严重甲状旁腺功能亢进症的证据。

**4. 透析不充分**　该患者腹膜透析，规律随访，其治疗依从性好，未发生腹膜透析相关急性或慢性并发症，监测透析充分性 Kt/V 1.7～2.3，透析充分性达标。

**5. 容量负荷**　容量负荷是腹膜透析患者 rHuEPO 治疗低反应性的原因之一，但该患者腹膜透析治疗过程中未发生严重容量负荷过重的情况，监测 BNP 为 100～300 ng/ml，结合生物电阻抗评估，容量负荷与血红蛋白波动无明显相关(表 2-1-2)。

**6. rHuEPO 抗体介导的纯红细胞再生障碍性贫血或其他血液系统疾病**　结合骨髓穿刺结果，可以除外相关疾病。

综上所述，患者存在 ESA 低反应性，原因可能与铁利用障碍、隐匿性感染或慢性炎症状态的相关。

因此，主要在以下 3 个方面调整诊疗方案：①继续口服铁剂；②将 rHuEPO 更换为 rHuEPO-β，但疗效不佳；③进一步暂停 rHuEPO-β，改为口服 HIF-PHI 治疗，后监测患者的血红蛋白明显升高，铁利用有所改善，并且在之后 2 年的随访中，患者血红蛋白基本达标，贫血情况得到明显改善。

## 四、临床思辨

本病例为老年女性腹膜透析患者伴 ESA 低反应性。排查透析患者 ESA 低反应性的常见原因后，暂停 ESA 皮下注射，改用 HIF-PHI 口服治疗，该患者贫血明显改善。

在贫血治疗的过程中，定期检测血红蛋白、铁状态是贫血管理的基础，对每例患者贫血原因进行细致的分析，进而有针对性地调整治疗方案，可以有效纠正贫血。

长期使用 ESA 治疗，部分患者可能产生 ESA 低反应性，这可能与 CKD 相关炎性反应和氧化应激状态有关。慢性炎症可通过多种途径导致贫血加重，主要包括抑制骨髓红细胞系统增生、红细胞吞噬现象增加、抑制 EPO 生成、肝脏分泌铁调素增加及铁利用障碍等。

贫血与终末期肾脏病患者的预后密切相关，改善贫血有着重要的临床价值。透析预后和实践模式研究（Dialysis Outcomes and Practice Patterns Study，DOPPS）对 4000 余例血透患者的分析发现，血红蛋白每升高 10 g/L，患者死亡率下降 5%。HIF-PHI 模拟了在低氧环境下，通过稳定 HIF 调控下游基因，实现上调 EPO、EPO 受体和铁调素相关基因和蛋白的表达，促进 EPO 生成和铁利用的生理过程，从而改善肾性贫血。Chen 等针对长期透析患者的Ⅲ期临床试验发现，在 HIF-PHI 治疗组，CRP 升高亚组和 CRP 正常亚组的血红蛋白水平和 HIF-PHI 治疗剂量均相似；而在 rHuEPO 治疗组，尽管 CRP 升高亚组治疗所需的 rHuEPO 剂量更高，但血红蛋白的水平更低，提示 HIF-PHI 可不受炎症的影响而维持血红蛋白水平相对稳定，故推测其可部分改善 ESA 低反应性。

（北京大学第一医院　楚　红　董　捷）

## 专家点评

本病例展示了维持性腹膜透析合并贫血患者的诊治过程。透析患者的贫血达标率始终不高，其影响因素众多，对于该病例，医师对可能原因进行细致完善的排查，最终考虑铁利用障碍和慢性炎症状态并予以纠正，同时换用 HIF-PHI。随访过程中发现，血红蛋白改善的同时并未受到铁状态和慢性感染的影响。该病例诊治亮点在于对 ESA 低反应性原因的剖析和验证，包括口腔科、妇科等隐匿部位感染的检查，以及流式细胞检测和基因检测等，提示医师在临床工作中对终末期患者仍需辨证施治，透过表面现象寻找原因、鉴别论证、针对本质有效治疗，规范随诊，长程细致的管理经验在 CKD 管理中值得借鉴。该病例中引用了 DOPPS 研究和罗沙司他中国Ⅲ期临床试验数据指导临床，也进一步验证了罗沙司他的有效性、稳定性、安全性。在未来的随访观察中，还需要积累更多的数据。

（兰州大学第二医院　王俭勤）

## 参考文献

[1] 中华医学会肾脏病学分会肾性贫血诊断和治疗共识专家组. 肾性贫血诊断与治疗中国专家共识（2018 修订版）. 中华肾脏病杂志，2018，34（11）：860-866.

[2] Locatelli F，Andrulli S，Memoli B，et al. Nutritional-inflammation status and resistance to erythropoietin

therapy in haemodialysis patients. Nephrol Dial Transplant,2006,21(4):991-998.

[3] Ryan Z,Donald SH. Anemia of chronic disease: a harmful disorder or an adaptive, beneficial response? CMAJ,2008,179(4):333-337.

[4] Bradbury BD,Critchlow CW,Weir MR,et al. Impact of elevated C-reactive protein levels on erythropoiesis-stimulating agent (ESA) dose and responsiveness in hemodialysis patients. Nephrol Dial Transplant, 2009,24(3):919-925.

[5] Locatelli F,Pisoni RL,Combe C,et al. Anaemia in haemodialysis patients of five European countries: association with morbidity and mortality in the Dialysis Outcomes and Practice Patterns Study (DOPPS). Nephrol Dial Transplant,2004,19(1):121-132.

[6] Joshua MK,Neeraj S,Sean D. Hypoxia-inducible factor and its role in the management of anemia in chronic kidney disease. Int J Mol Sci,2018,19(2):3 89.

[7] 付玉琪,涂岩,刘必成. 低氧诱导因子-脯氨酸羟化酶抑制剂治疗肾性贫血的研究进展. 中华肾脏病杂志,2020,36(9):726-730.

[8] Chen N,Hao C,Liu BC,et al. Roxadustat treatment for anemia in patients undergoing long-term dialysis. N Engl J Med,2019,381(11):1011-1022.

# 病例 2

# 腹膜透析合并肾性贫血由红细胞生成刺激剂转为罗沙司他治疗1例

## 一、病历摘要

**【现病史】**

患者，男性，54 岁。主诉“排泡沫样尿 5 年，发现血肌酐升高 2 年余”，于 2019 年 11 月入院。

患者于 2014 年始出现泡沫样尿，未进行检查与治疗。2017 年 9 月体检发现尿蛋白(++)，血肌酐 167 μmol/L，至河南科技大学第一附属医院就诊，行“肾穿刺活检术”。病理结果提示“局灶性增生性 IgA 肾病伴亚急性肾小管间质性肾病”。给予“泼尼松片(30 mg，1 次/天)、百令胶囊”等药物治疗。10 余天后患者自行停用“泼尼松片”，改服中药治疗，效果差，未定期复查。为求进一步诊治入院。

**【既往史】**

高血压病史 1 年余，使用琥珀酸美托洛尔 23.75 mg，1 次/天；苯磺酸氨氯地平 5 mg，1 次/天治疗。平素血压控制尚可，为(120～130)/(70～80)mmHg。否认糖尿病、心脑血管疾病病史。否认肝炎、结核、疟疾病史。

**【个人史】**

个人史无特殊，按国家疫苗接种计划进行疫苗接种。

**【家族史】**

父亲因心脏病去世，母亲患高血压，1 姐因宫外孕、内出血去世，1 姐因心源性猝死去世，余 1 姐 1 妹 1 女体健。无与患者类似疾病，无家族性遗传性疾病。

**【体格检查】**

体温 36.5 ℃，脉搏 76 次/分，呼吸 18 次/分，血压 137/79 mmHg，体重 70 kg，身高 172 cm，体重指数 23.66 $kg/m^2$。心、肺、腹查体均未见异常。双下肢轻度凹陷性水肿。

**【辅助检查】**

血红蛋白 72.5 g/L，红细胞计数 $2.24\times10^{12}$/L，血清铁 7.47 μmol/L，铁蛋白 163 μg/L，血清总铁结合力 42.37 μmol/L，血尿素氮 30 mmol/L，血肌酐 506.9 μmol/L。尿隐血(+)，尿蛋白(+++)。

**【主要临床诊断】**

1. IgA 肾病，慢性肾脏病 5 期

2. 腹膜透析
3. 肾性贫血
4. 高血压 3 级(高危组)

## 二、临床治疗经过

入院后(2019 年 11 月)完善各项检查,未发现明显出血及维生素 $B_{12}$、叶酸缺乏,临床考虑肾性贫血。予苯磺酸氨氯地平 5 mg,2 次/天;多沙唑嗪缓释片 4 mg,1 次/晚,控制高血压;ESA 治疗 10 000 U,2 次/周;多糖铁 0.15 g,1 次/天治疗贫血。同时予肾衰竭的内科保守治疗。治疗后监测血红蛋白 80~90 g/L。

2020 年 1 月 8 日复查血肌酐升至 1095.1 μmol/L,开始行腹膜透析治疗。腹膜透析方案:CAPD,1.5%腹膜透析液×2 袋/天,每袋 2 L,晚上留腹。尿量+超滤量 1000 ml/d,无明显水肿、心力衰竭症状。腹膜透析充分性评估:1 周总尿素清除指数(Kt/V)为 1.677,Ccr 79.841 ml/min;腹膜透析 Kt/V 为 0.62,Ccr 23.185 ml/min;残余肾 Kt/V 为 1.057,Ccr 56.656 ml/min。继续应用 ESA 及口服铁剂治疗肾性贫血。1 个月余后血红蛋白提升为 100~118 g/L。因患者存在绝对铁缺乏:血清铁 6.18 μmol/L,铁蛋白 19 μg/L,TIBC 60.28 μmol/L。给予静脉应用铁剂 100 mg×5 天,铁蛋白升至 262 μg/L,TSAT 13%。2020 年 3 月 10 日起,改用口服罗沙司他 120 mg/次,3 次/周。2 周后(2020 年 3 月 24 日)复查血常规提示血红蛋白 143 g/L。考虑血红蛋白上升过快,停用罗沙司他 2 周后复查血红蛋白仍高于 130 g/L,按照说明书建议继续停药。停药 1 个月(2020 年 4 月 24 日)时复查血红蛋白 118 g/L。考虑到患者对罗沙司他治疗反应好,接受罗沙司他治疗仅 2 周血红蛋白从 118 g/L 升到 143 g/L,升高 25 g/L,按照说明书建议恢复给药时剂量应减量使用,予调整剂量为 50 mg/次,3 次/周。治疗 3 周后,复查血红蛋白 110 g/L,调整剂量为 70 mg,3 次/周,1 个月余后复查血红蛋白 131 g/L,再次调整剂量为 50 mg,3 次/周。后续复查血红蛋白稳定在 115~130 g/L。

## 三、病例特点分析

患者为慢性肾脏病 5 期行腹膜透析治疗病例,因肾性贫血,接受从 ESA 过渡到罗沙司他的治疗转变。患者在腹膜透析前及透析后初期应用 ESA 治疗,总体疗效尚可,贫血可得到改善。随后,考虑患者意愿和便利性,改为口服罗沙司他治疗,其血红蛋白提升速度显著快于使用 ESA 时。初期患者对罗沙司他疗效良好,出现血红蛋白增长过快,随着后期密切监测血红蛋白并调整剂量,最后使用维持剂量 50 mg/次,3 次/周,血红蛋白可平稳控制在靶目标范围。患者在药物转换之前存在绝对铁缺乏,考虑口服补铁效果不佳,予静脉铁剂改善铁储备。后续在患者使用罗沙司他 3 个月余的复查中发现,虽然未再静脉补铁,但是铁蛋白和转铁蛋白饱和度一直处于正常范围。

## 四、临床思辨

罗沙司他治疗贫血的主要机制是通过抑制脯氨酸羟化酶减少 HIF-α 的降解。HIF-α 具有下调铁调素水平、促进内源性 EPO 生成、增加铁吸收、动员存储铁和增加铁转运的作用,可以全面调控铁代谢及红细胞生成。该患者在治疗前由于存在绝对铁缺乏给予静脉补铁,后续罗沙司他治疗期间未再静脉补铁，但是患者的铁蛋白和转铁蛋白饱和度均处于正常范围，参考其作用机制，可能是由于罗沙司他可促进患者饮食中铁的吸收，增加铁的转运。此病例提示，对于 CKD 贫血患者起始治疗前需评估铁指标，如存在绝对性铁缺乏，积极补铁(静脉补铁)纠正，可能对肾性贫血的治疗有更显著疗效。

本例腹膜透析患者在初始使用罗沙司他治疗时按照标准剂量 120 mg/次，3 次/周，2 周后血红蛋白从 118 g/L 快速升到 143 g/L。后期经过多次调整，最后罗沙司他剂量选择 50 mg/次，3 次/周即可维持稳定的目标血红蛋白值。该例提示不同患者对罗沙司他的治疗反应存在个体差异性。对于相对年轻、新开始腹膜透析及残肾功能较好的腹膜透析患者，罗沙司他起始治疗的剂量可能应从小剂量开始。初始应用时应密切监测患者血压、血红蛋白和铁代谢指标，以便及时作出调整。

(郑州大学第一附属医院　尚　进　赵占正)

## 专家点评

本例为腹膜透析患者，肾性贫血 8 个月治疗疗效不佳，经查原因为铁缺乏，补铁治疗后贫血得以纠正，提示铁代谢的定期监测非常重要。肾性贫血治疗前必须评估患者铁代谢状态，进行铁剂治疗 1～3 个月监测 1 次，该例在治疗 8 个月后还处在绝对铁缺乏状态，经过铁剂补充后血红蛋白恢复，临床上应加以注意。该例通过仔细观察，将 ESA 改为罗沙司他，很好地展示了罗沙司他治疗腹膜透析患者肾性贫血的有效性。同时该患者药物治疗时出现显著个体反应的差异性，提示临床医师在应用罗沙司他治疗过程中，应尽可能从小剂量开始，密切监测血红蛋白水平和铁代谢状况，及时调整药物剂量。

(中国人民解放军空军特色医学中心　伦立德)

## 参考文献

[1] Voit RA, Sankaran VG. Stabilizing HIF to Ameliorate Anemi. Cell, 2020, 180(1): 6.

[2] Locatelli F, Fishbane S, Block GA, et al. Targeting Hypoxia-Inducible Factors for the Treatment of Anemia in Chronic Kidney Disease Patients. American Journal of Nephrology, 2017, 45(3): 187-199.

[3] 朱新旺，张丛笑，徐天华，等. 罗沙司他治疗腹膜透析肾性贫血 29 例疗效分析. 中国实用内科杂志，2020，40(11)：932-936.

[4] 康冬，尚进，武峰，等. 罗沙司他对初始透析患者肾性贫血的疗效. 肾脏病与透析肾移植杂志，2020，29(5)：420-425.

# 病例 3

# 腹膜透析并发肾性贫血患者低剂量罗沙司他治疗1例

## 一、病历摘要

**【现病史】**

患者，女性，26 岁。主诉“尿泡沫增多 2 年，腹膜透析伴乏力 1 年”。

患者 2 年前无明显诱因出现尿液泡沫增多，无明显双下肢浮肿，至当地人民医院就诊，相关检查示尿蛋白(+)、血白蛋白 31.2 g/L、尿素氮 13.02 mmol/L、肌酐 249.9 μmol/L、尿酸 476.6 μmol/L。后转至我院继续治疗，诊断为“慢性肾炎，慢性肾脏病”。患者行肾穿刺活检，病理示 IgA 肾病，给予口服他克莫司 2 mg/次，2 次/天，并予保肾、降压治疗，症状好转后出院。19 个月前患者就诊我科，肌酐 333 μmol/L，24h 尿蛋白定量 2.837 g/24h，故停用他克莫司，改为甲泼尼龙片 20 mg/次，1 次/天。后于当地医院查 24h 尿蛋白定量 3.55 g，逐渐减少甲泼尼龙的剂量，肌酐渐进性升高至 576 μmol/L，并反复出现双下肢水肿、重度贫血、乏力、食欲缺乏、胸闷等症状。1 年前于我院行腹膜透析置管术，术后腹膜透析方案为 1.5%低钙腹膜透析 3 次/天(夜间不留腹)。之后患者的不适症状逐渐改善，于腹膜透析门诊定期随访。1 个月前患者再次出现双下肢水肿，伴乏力，无发热、畏寒，无腰酸、腰痛，无反酸、嗳气，无胸闷、气喘，无腹痛、腹泻，曾于当地医院就诊，给予利尿消肿、控制血压、纠正贫血、营养心肌、改善循环等治疗，双下肢水肿逐渐改善，仍有间断乏力，现为进一步诊治，拟“CKD 5 期，持续不卧床腹膜透析，肾性贫血 ”于 2019 年 9 月 12 日收治入院。

**【既往史】**

患者平素健康状况一般，患有高血压 2 年，血压最高 180/110 mmHg，目前口服苯磺酸氨氯地平 5 mg/次，1 次/天、盐酸特拉唑嗪 2 mg/次，1 次/天、琥珀酸美托洛尔缓释片 23.75 mg/次，1 次/天、呋塞米片 20 mg/次，1 次/天；患有类固醇性糖尿病 1 年，平素饮食控制，血糖尚可；3 个月前因“左眼新生血管青光眼”于外院行“左眼青光眼引流阀植入术”。现定期随访，双眼目前无异常。否认肝炎、结核、伤寒等传染病病史。

**【个人史】**

否认药物、食物过敏史，无吸烟、饮酒史。月经：5～7 天/28～32 天，无痛经。生育：1-1-0-1。

**【家族史】**

否认家族性遗传病史。

**【体格检查】**

体温 36.8℃，脉搏 78 次/分，呼吸 18 次/分，血压 140/85 mmHg，身高 150 cm，体重 48 kg；神志清晰，慢性病面容，贫血貌；全身皮肤黏膜无黄染，未见瘀点、瘀斑；浅表淋巴结未触及；颜面无水肿，对光反射灵敏，口唇无发绀；无口腔溃疡，咽部无充血，扁桃体无肿大；双侧呼吸动度对称，触觉语颤对称，双肺呼吸音略低，未闻及明显干、湿啰音；心前区无隆起，未触及震颤，心界无明显扩大，心率约 78 次/分，心律齐，各瓣膜听诊区未闻及病理性杂音；腹部平软，无压痛、反跳痛，肝、脾肋下未触及，肝、肾区无叩击痛，移动性浊音阴性，肠鸣音无异常；双下肢轻度凹陷性水肿，脊柱、四肢无畸形，各关节无红肿、压痛，生理反射存在，病理反射未引出。

**【辅助检查】**

血常规（2019 年 9 月 12 日）：白细胞计数 $8.4\times10^9$/L，红细胞计数 $2.59\times10^{12}$/L，血红蛋白 96 g/L，血小板计数 $389\times10^9$/L。

血生化（2019 年 9 月 12 日）：血钾 4.9 mmol/L，血钠 141 mmol/L，血氯 108 mmol/L，血钙 2.26 mmol/L，血磷 1.97，葡萄糖 4.89 mmol/L，总蛋白 76 g/L，白蛋白 39 g/L，谷丙转氨酶 24 U/L，谷草转氨酶 32 U/L，碱性磷酸酶 75 U/L，甘油三酯 2.86 mmol/L，总胆固醇 6.68 mmol/L，尿素氮 27 mmol/L，肌酐 713 μmol/L，尿酸 437 μmol/L，二氧化碳结合力 19 mmol/L，糖化血红蛋白 4.5 %。

铁代谢（2019 年 9 月 12 日）：转铁蛋白饱和度 19%，总铁结合力 38.8 μmol/L，铁 11.5 μmol/L，铁蛋白 70.17 μg/L。

**【主要临床诊断】**

1. 慢性肾脏病 5 期，持续不卧床腹膜透析
2. IgA 肾病
3. 高血压 3 级（很高危）
4. 肾性贫血
5. 类固醇性糖尿病
6. 青光眼

## 二、临床治疗经过

患者入院后继续腹膜透析，并给予降压、保肾、纠正贫血、利尿消肿等治疗。评估腹膜功能：透析液/等离子体（dialysate/plasma，D/P）0.59，Kt/V 1.78。因此，腹膜透析方案更改为 1.5%低钙腹膜透析 4 次/天（夜间留腹），呋塞米 40 mg/次，1 次/天。既往患者贫血治疗方案为多糖铁复合物 300 mg/次，1 次/天，血红蛋白维持在 96 g/L 左右，2019 年 9 月 25 日患者的血红蛋白下降至 89 g/L 且乏力仍不能改善，2019 年 9 月 25 日起加用罗沙司他 70 mg/次，3 次/周，考虑传统 ESA 使用不便，加用罗沙司他纠正肾性贫血，继续使用多糖铁复合物 300 mg/次，1 次/天。剂量选择方面，根据罗沙司他中国说明书中推荐的起始剂量，本例患者应该以 100 mg/次，3 次/周起始治疗，但其为腹膜透析患者，体重偏低（48 kg），基线血红蛋白尚可，考虑到罗沙司他的价格，以及其Ⅲ期临床研究和近期临床实践经验，给予本例患者较低起始剂量（70 mg/次，3 次/周）。经治疗，本例患者的血红蛋白逐渐上升，乏力等症状明显改善。后续随访，根据血红蛋白的变化持续调整罗沙司他的剂量，最低维持剂量为 20 mg/次，2 次/周（具体药物剂量和血红蛋白变化见图 1）。2020 年 2 月，受当时全国新型冠状病毒肺炎

疫情影响，本例患者未能及时至我院眼科复诊，逐渐出现左眼疼痛、肿胀、视物模糊、头痛等，同时再次出现双下肢浮肿，并逐渐出现心悸、胸闷、乏力，血压高达 180/105 mmHg，在当地医院行抗感染、降压、利尿等对症治疗后无明显好转，疫情稍有好转后，其至我科住院，血红蛋白较前明显下降，经眼科会诊后考虑为“绝对期青光眼”，经与患者及其家属沟通后行“左眼球摘除术”，手术顺利，术后患者恢复良好，血红蛋白水平逐渐升高。治疗期间，患者使用罗沙司他的血红蛋白水平变化见图 2-3-1，治疗期间铁指标、C 反应蛋白及促红细胞生成素水平变化见表 2-3-1。

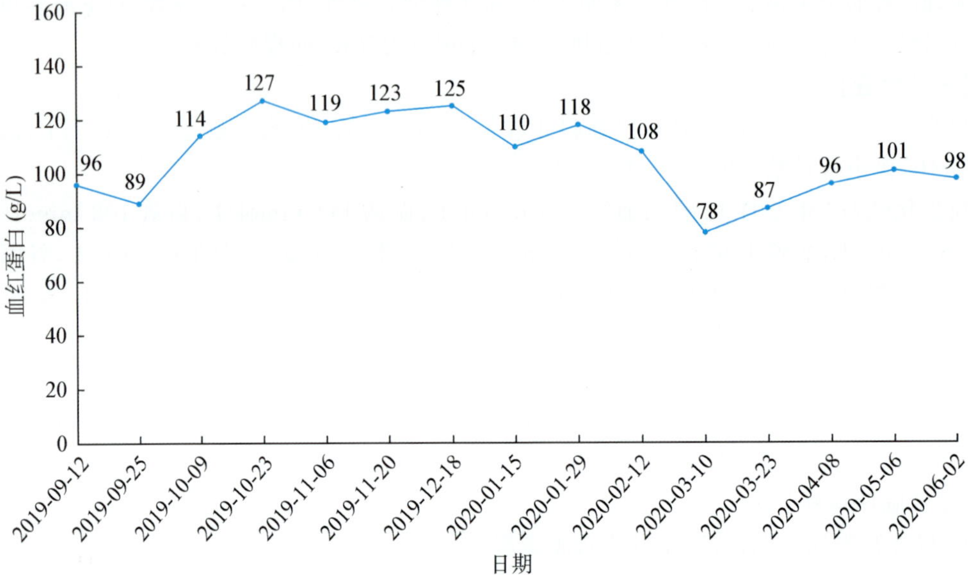


图 2-3-1 罗沙司他治疗期间患者血红蛋白水平变化

注：2019 年 9 月 12 日至 2020 年 6 月 2 日，患者应用多糖铁复合物，剂量为 300 mg/次，1 次/天，口服；2019 年 9 月 25 日至 10 月 8 日，患者应用罗沙司他，剂量为 70 mg/次，3 次/周，口服；2019 年 10 月 9 日至 22 日，患者应用罗沙司他，剂量为 50 mg/次，3 次/周，口服；2019 年 10 月 23 日至 11 月 19 日，患者应用罗沙司他，剂量为 40 mg/次，3 次/周，口服；2019 年 11 月 20 日至 12 月 17 日，患者应用罗沙司他，剂量为 20 mg/次，3 次/周，口服；2019 年 12 月 18 日至 2020 年 3 月 9 日，患者应用罗沙司他，剂量为 20 mg/次，2 次/周，口服；2020 年 3 月 10 日至 2020 年 6 月 1 日，患者应用罗沙司他，剂量为 40 mg/次，3 次/周，口服；2020 年 6 月 2 日，调整罗沙司他剂量为 50 mg/次，3 次/周，口服

表 2-3-1 罗沙司他治疗期间患者铁指标、C 反应蛋白及促红细胞生成素水平变化

| 日期 | 血清铁蛋白 (μg/L) | 转铁蛋白饱和度(%) | 血清铁 (μg/ml) | C 反应蛋白 (mg/L) | 促红细胞生成素(μ/ml) |
|---|---|---|---|---|---|
| 2019-09-12 | 59.1 | 30.6 | 49.6 | 9.20 | 8.24 |
| 2020-03-10 | 114.0 | 42.9 | 63.1 | 31.70 | 9.39 |
| 2020-06-02 | 89.0 | 21.2 | 33.8 | 0.82 | 7.16 |
| 2020-11-24 | 112.4 | 16.5 | 7.2 | 2.49 | 5.30 |

## 三、病例特点分析

本例患者为青年女性，慢性起病，急性加重，既往基础疾病为慢性肾炎，行腹膜透析的时间不长，同时存在轻到中度的肾性贫血。对于腹膜透析患者，肾性贫血的传统治疗方案（ESA＋铁剂）在临床使用中由于需要皮下或静脉注射，应用不便，因此，本例患者选择使用罗沙司他纠正贫血。使用 2 周后复查血常规，血红蛋白明显升高，罗沙司他的剂量开始减小。后续治疗中，罗沙司他的剂量逐渐减小至最低维持剂量。之后本例患者因合并眼球感染，血红蛋白再次下降，经调整罗沙司他的剂量后血红蛋白再次升高，贫血治疗有效。

## 四、临床思辨

肾性贫血是 CKD 常见的并发症，透析患者肾性贫血的患病率可高达 95%以上。传统的肾性贫血治疗为 ESA＋铁剂，在临床应用中，ESA 因需要皮下注射或静脉给药，在腹膜透析患者中使用受到明显限制。新型 HIF-PHI 类药物罗沙司他为口服药物，相较于传统的 ESA 类药物，更具便利性，可以明显提高患者治疗的依从性。根据Ⅱ期临床研究的结果，罗沙司他的治疗效果存在剂量依赖性，对于 CKD 患者过高的血红蛋白水平可能增加血栓栓塞、血管通路血栓形成的风险，一项中国的Ⅲ期临床研究亦提示治疗过程中受试者罗沙司他的使用剂量有逐渐减少的趋势。本例患者为腹膜透析患者，相较于血液透析患者存在一定的残留肾功能；其体重为 48 kg，接近说明书中体重下限 45 kg；其基线血红蛋白在 89～96 g/L，属于轻中度贫血；该药初始上市价格昂贵，治疗成本相对较高。综合考虑上述因素，并结合我院参与罗沙司他Ⅲ期临床研究的经验和近期临床实践经验，给予本例患者罗沙司他低剂量起始治疗。后续随访，其治疗反应良好，血红蛋白迅速上升，根据说明书及时调整剂量后可以较低剂量长期维持。至之后因本例患者合并感染，血红蛋白下降，经调整剂量后血红蛋白可升高。多项临床研究均提示罗沙司他纠正贫血的作用不受微炎症状态影响，本例患者的前期治疗也证实微炎症对贫血纠正无影响；后期当有明显的炎症状态时，贫血纠正受到一定影响，这也提示医师在后续的临床观察中针对有明显炎症的这类患者使用罗沙司他时对于剂量的选择及药物的有效性应加强关注。

本例患者以罗沙司他低剂量起始治疗，反应良好，且以更低剂量长期维持血红蛋白水平，这促使医师去思考罗沙司他的个体化用药。在临床实践中，每例患者都存在其特殊性，如何根据患者的情况个体化制订用药方案是每个临床医师都需要去学习和思考的。而罗沙司他作为首个在全球获批、目前唯一在中国获批用于 CKD 贫血治疗的 HIF-PHI 类药物，虽然我国已经积累了大量临床使用经验，但其主要的循证医学证据来自Ⅲ期临床研究，而目前尚无高质量研究的结果指导临床个体化用药，故在这个阶段，需要临床医师深入理解药物现有研究数据，全面综合评估患者的病情，根据患者具体情况（如体重、残留肾功能、是否使用 ESA、既往使用 ESA 的剂量、基础血红蛋白值、铁代谢及营养状态等）调整治疗方案，也期待其上市后的Ⅳ期临床研究能够带来更有力的证据指导临床个体化用药。

（东南大学附属中大医院　涂　岩　刘必成）

## 专家点评

本病例是采用罗沙司他治疗CKD透析患者贫血的经典案例。由于腹膜透析患者居家治疗的特殊性，主治医师没有采用常规方法使用ESA+铁剂治疗，而是予以罗沙司他口服给药，使罗沙司他用药的便捷性得到充分体现。本病例的另一特点是罗沙司他剂量的个体化合理使用，本例患者轻中度贫血，体重48 kg，考虑经济原因尝试使用低剂量给药，但药物反应性良好，并以最低剂量维持。该病例提示，罗沙司他的用药应遵循个体化原则，及时根据患者的病情调整剂量，使用最小的药物剂量达到最佳疗效。整个病例资料齐全，诊断明确，治疗合理，贫血纠正方法先进、有效。总之，该病例为治疗肾性贫血采用非ESA及铁剂方案提供了新方法。

（中南大学湘雅二医院　叶慕尧　孙　林）

## 参考文献


[1] Akizawa T, Otsuka T, Reusch M, et al. Intermittent Oral Dosing of Roxadustat in Peritoneal Dialysis Chronic Kidney Disease Patients with Anemia: A Randomized, Phase 3, Multicenter, Open-Label Study. Ther Apher Dial, 2020, 24(2): 115-125.

[2] Besarab A, Provenzano R, Hertel J, et al. Randomized placebo-controlled dose-ranging and pharmacodynamics study of roxadustat (FG-4592) to treat anemia in nondialysis-dependent chronic kidney disease (NDD-CKD) patients. Nephrol Dial Transplant, 2015, 30(10): 1665-1673.

[3] 中国医师协会肾脏内科医师分会肾性贫血指南工作组. 中国肾性贫血诊治临床实践指南. 中华医学杂志, 2021, 101(20): 1463-1502.

[4] Chen N, Hao C, Peng X, et al. Roxadustat for Anemia in Patients with Kidney Disease Not Receiving Dialysis. N Engl J Med, 2019, 381(11): 1001-1010.

[5] Chen N, Hao C, Liu BC, et al. Roxadustat Treatment for Anemia in Patients Undergoing Long-Term Dialysis. N Engl J Med, 2019, 381(11): 1011-1022.

[6] 付玉琪，涂岩，刘必成. 低氧诱导因子-脯氨酸羟化酶抑制剂治疗肾性贫血的研究进展. 中华肾脏病杂志, 2020, 36(9): 726-730.

[7] 涂岩，张晓良. 低氧诱导因子脯氨酰羟化酶抑制剂罗沙司他临床应用若干问题. 临床肾脏病杂志, 2020, 20(7): 594-597.

# 病例 4

# 腹膜透析和顽固性高血压并脑梗死贫血治疗1例

## 一、病历摘要

**【现病史】**

患者，男性，36 岁，主诉“尿毒症行腹膜透析 1 年，血压控制欠佳 1 天”。

患者 1 年前因“恶心、呕吐”在我科住院，查肾功能示尿素氮 39.36 mmol/L、肌酐 2561.1 μmol/L，血常规示血红蛋白 67 g/L，甲状旁腺激素 753.2 pg/ml，明确诊断为“慢性肾衰竭(尿毒症期)，肾性贫血，肾性高血压”，并开始接受腹膜透析至今。目前使用 1.5%腹膜透析液 2 L×2 袋、2.5%腹膜透析液 2 L×2 袋进行 CAPD 治疗，自述每日超滤量约 800 ml。1 周前患者因“右侧肢体无力”在我院神经内科住院治疗好转出院，出院后监测血压控制欠佳，最高达 190/110 mmHg，偶有胸闷，无胸痛，无头晕、头痛，无恶心、呕吐，为进一步治疗，遂来我院门诊就诊。于 2021 年 4 月 23 日拟“终末期肾病(腹膜透析)，肾性高血压”收入我科。患者自起病以来，精神、饮食、睡眠一般，大便正常，每天尿量约 300 ml，近期体重无明显改变。

**【既往史】**

患者高血压病史 1 年余，最高血压 210/140 mmHg，目前规律服用“厄贝沙坦片＋阿罗洛尔片＋硝苯地平控释片＋特拉唑嗪胶囊”控制血压，近期血压(160～190)/(90～100)mmHg。患者 1 周前出现右侧肢体无力，说话含糊不清，口角向左侧偏斜，于我院神经内科二病区接受“主动脉弓＋双侧锁骨下动脉＋全脑血管造影术＋动脉溶栓”，术中可见脑动脉硬化，明确诊断“急性脑梗死”，予对症治疗，好转出院。患者于 2020 年 5 月 7 日在我院接受腹膜透析置管术。否认糖尿病、冠心病等慢性病病史，否认肝炎、结核等传染病病史，否认外伤，否认食物、药物过敏史。预防接种史不详。

**【家族史】**

否认家族遗传病史。

**【体格检查】**

体温 36.2℃，脉搏 98 次/分，呼吸 20 次/分，血压 176/104 mmHg。神志清晰，慢性肾病病容。睑结膜苍白，双肺呼吸音清，双肺未闻及干、湿啰音。心律整齐，各瓣膜未闻及杂音。腹部膨隆，腹部无压痛，右腹中下部可见一陈旧性手术瘢痕，愈合良好。右下腹部可见一腹膜透析置管，导管出口无出血、无渗液。脊柱四肢无畸形。肝、脾肋下未触及，墨菲征阴性，无明显肾区叩击痛，腹部包块未触及，移动性浊音阳性，双下肢无水肿，右侧肢体肌力 V-，肌张力正常，左侧肢体肌力及肌张力正常，病理征未引出。

【辅助检查】

2021 年 4 月 23 日检查结果如下。血常规：红细胞计数 $2.54\times10^{12}$/L，血红蛋白 73 g/L，血细胞比容 21.5%；平均红细胞体积 83.9 fl，平均红细胞血红蛋白含量 28.6 pg。血生化：血磷 1.49 mmol/L、尿素氮 17.32 mmol/L、肌酐 880.5 μmol/L；白蛋白 25.7 g/L。甲状旁腺激素 625 pg/ml。颅脑磁共振成像：双侧小脑半球、脑桥、双侧基底核、放射冠、半卵圆中心多发腔隙性脑梗死及缺血灶；颅脑磁共振血管成像示脑动脉未见明显异常。超声心动图：节段性室壁运动异常（前间隔基底运动减弱）；左心室收缩功能轻度受损；左、右心室舒张功能减退；左心房增大，肺动脉增宽，室间隔增厚，左心室假腱索；左心室收缩功能减低，射血分数受损；二尖瓣、三尖瓣、肺动脉瓣轻度反流。余相关检查见表 2-4-1。

【主要临床诊断】

1. 慢性肾脏病 5 期（持续不卧床腹膜透析）
2. 肾性高血压
3. 肾性贫血
4. 继发性甲状旁腺功能亢进症
5. 冠心病
6. 急性脑梗死（恢复期）

## 二、临床治疗经过

患者 2020 年 4 月 22 日至 2020 年 5 月 15 日因贫血（血红蛋白 67 g/L）且需接受腹膜透析置管术，给予输注同型悬浮红细胞 2 U，给予 ESA 10 000 U，1 次/周，皮下注射，出院时血红蛋白 84 g/L。因肺部感染未使用铁剂，出院后患者未接受 ESA 及铁剂治疗。

2020 年 8 月 10 日至 2020 年 8 月 16 日患者再次因重度贫血（血红蛋白 60 g/L）给予输注同型悬浮红细胞 2 U，给予 ESA 10 000 U，1 次/周，皮下注射，并给予蔗糖铁注射液 100 mg/次，每 3 天 1 次，静脉滴注共 2 次，出院监测血红蛋白 74 g/L，出院后患者坚持使用 ESA 10 000 U，1 次/周，皮下注射，未坚持服用铁剂，2020 年 9 月 14 日门诊复查血红蛋白上升至 91 g/L。

2020 年 11 月 11 日患者因顽固性高血压（200/110 mmHg）住院，查血红蛋白 127 g/L，考虑患者血压控制困难，暂停 ESA，血压控制平稳后嘱患者调整 ESA 10 000 U，每 10 天 1 次，皮下注射，并每月门诊随诊，但患者出院后未继续规律使用 ESA，且因疫情原因患者未至医院随诊。

2021 年 4 月 23 日患者再次因血压控制不佳并发急性脑梗死入院，监测血红蛋白 73 g/L，给予控制血压及脑梗死对症治疗后，未再建议患者使用 ESA，调整为罗沙司他胶囊 100 mg/次，3 次/周。出院后患者继续服用罗沙司他胶囊 100 mg/次，3 次/周，2021 年 5 月 26 日及 2021 年 6 月 23 日于门诊监测血红蛋白，其逐步上升至 100 g/L。

患者治疗经过及疗效监测见表 2-4-1 及图 2-4-1。

表 2-4-1　患者贫血治疗期间相关指标变化情况

| 检测指标 | 治疗时间 | | | | |
|---|---|---|---|---|---|
| | 2020-04-22 | 2020-05-15 | 2020-08-10 | 2020-11-11 | 2021-04-23 |
| 血清铁(μmol/L) | 11.4 | — | 12.7 | 13.9 | 11.7 |
| 总铁结合力(μmol/L) | 46.7 | — | 46.3 | 56.5 | 39.3 |
| 转铁蛋白(g/L) | 2.05 | — | 2.09 | 2.50 | 2.15 |
| 转铁蛋白饱和度(%) | 24.41 | — | 27.43 | 24.60 | 29.77 |
| 铁蛋白(μg/L) | 347.8 | — | 293.5 | 91.6 | 210.1 |
| 维生素 $B_{12}$(pmol/L) | 228.00 | — | 118.19 | 144.00 | 137.64 |
| 血清叶酸(nmol/L) | 20.56 | — | 11.85 | 10.62 | 13.74 |
| 促红细胞生成素（mU/ml） | 2.73 | — | 9.01 | 4.03 | 3.15 |
| 超敏 C 反应蛋白(mg/L) | 66.27 | 48.15 | 0.16 | 0.11 | 2.68 |

注：—. 无此项数据

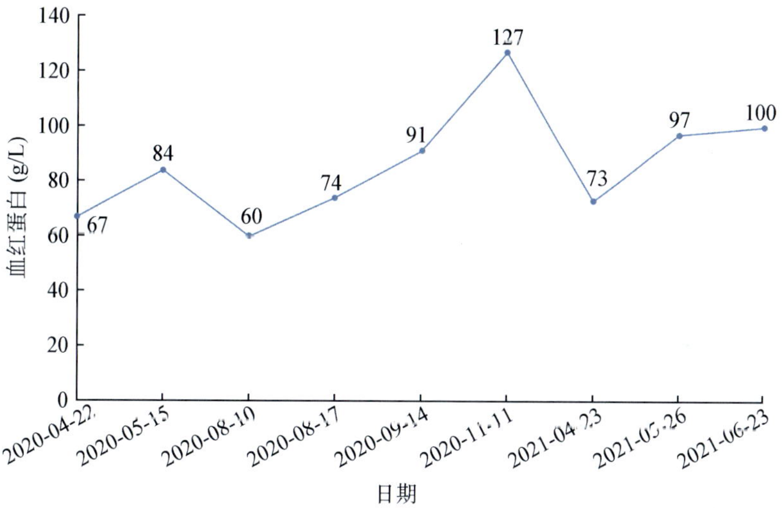


图 2-4-1　患者贫血治疗期间血红蛋白变化情况

注：2020 年 4 月 22 日至 2020 年 5 月 15 日，输注同型悬浮红细胞 2 U，ESA 10 000 U，1 次/周；2020 年 8 月 10 日至 2020 年 8 月 16 日，患者输注同型悬浮红细胞 2 U，ESA 10 000 U，1 次/周；2020 年 8 月 17 日至 2020 年 11 月 10 日，患者 ESA 10 000 U，1 次/周，2020 年 11 月 11 日因血压难以控制，短期暂停 ESA；后续 ESA 剂量调整为 10 000 U，每 10 天 1 次；2021 年 4 月 23 日至 2021 年 6 月 23 日，予患者罗沙司他 100 mg/次，3 次/周

## 三、病例特点分析

患者为中年男性，慢性起病，规律腹膜透析 1 年余，因血压控制欠佳入院。

患者 1 年前明确诊断慢性肾衰竭、肾性贫血、肾性高血压，给予规律腹膜透析，控制血压，输血及 ESA 治疗好转出院，但患者出院后未规律使用 ESA 治疗，贫血无改善。后经规律 ESA 治疗，患者血红蛋白明显上升至 127 g/L，说明患者 ESA 治疗有效，随着 ESA 使用及血红蛋白的提升，患者出现顽固性高血压，故只能暂停 ESA，调整降压治疗，并待血压控制后延长 ESA 使用周期。患者出院后未遵医嘱继续使用 ESA，约半年后监测患者血红蛋白下降至 73 g/L。其间因血压控制不佳，并发急性脑梗死入院，停用 ESA 后调整为罗沙司他治疗，患者血压控制平稳，血红蛋白可平稳上升至 100 g/L，提示患者对罗沙司他治疗反应良好。同时，患者无明显心脑血管并发症。

回顾该患者肾性贫血治疗过程，患者规律使用治疗剂量的 ESA 后血红蛋白可达标且无增长过快（每月增幅未超过 20 g/L），停用后血红蛋白明显下降，说明患者对 ESA 治疗反应敏感；但随着 ESA 的使用及血红蛋白上升，患者出现顽固性高血压，停用后即使血红蛋白下降仍有血压控制不佳的问题，且并发脑梗死，提示该患者使用 ESA 治疗肾性贫血需谨慎。根据患者病情最终选择罗沙司他治疗肾性贫血，最终贫血改善且血压控制平稳。

## 四、临床思辨

肾性贫血是 CKD 患者常见并发症之一，也是导致 CKD 进展和心血管病变和死亡率增加的重要危险因素。纠正贫血对改善 CKD 患者生活质量，提高生存率具有重要意义。贫血的程度与基础肾脏疾病和肾小球滤过率密切相关，该患者 2020 年 4 月 22 日血肌酐为 2561.1 μmol/L，血常规示血红蛋白 67 g/L，贫血程度与肾衰竭程度相符，患者尿毒症症状明显，需尽快处理贫血等并发症。目前肾性贫血的治疗主要包括铁剂治疗、ESA 治疗、输血治疗及 HIF-PHI。

患者首次入院时监测 TSAT 为 24.41%，铁蛋白 347.8 μg/L，当时患者存在明确肺部感染，超敏 C 反应蛋白明显增高，住院期间未使用铁剂治疗。虽然不建议 CKD 贫血患者输血治疗，但考虑到患者当时需行腹膜透析置管术，为避免术中出血而进一步加重患者贫血症状及器官灌注不足，给予输注悬浮红细胞 2 U 改善贫血，给予 ESA 10 000 U，每周 1 次皮下注射。根据专家共识，ESA 的初始剂量为每周 100～150 U/kg，分 2～3 次注射，或 10 000 U，每周 1 次，皮下注射，治疗目的是血红蛋白每月增加 10～20 g/L，应避免 1 个月内增幅超过 20 g/L。回顾治疗，发现当时患者因输血原因，血红蛋白 1 月内上升将近 20 g/L。

患者出院后未再使用 ESA 治疗，3 个月后（2020 年 8 月 10 日）监测血红蛋白下降至 60 g/L，乏力等贫血症状明显，再次输血治疗，重启 ESA 治疗，此次患者无明显感染，监测铁蛋白及 TSAT 虽达标（20%＜TSAT＜50%，且 100 μg/L＜血清铁蛋白＜500 μg/L），但考虑患者重度贫血，从未补铁治疗，且指标未达到上限，故给予蔗糖铁 100 mg/次，每 3 天 1 次，静脉补铁治疗，出院后患者坚持 ESA 治疗，但未补铁，出院 1 个月后（2020 年 9 月 14 日）监测血红蛋白为 91 g/L，2020 年 11 月 11 日监测血红蛋白甚至达到 127 g/L，说明 ESA 对患者的治疗效果明显。但伴随着贫血的改善，患者出现了难以控制的高血压（200/110 mmHg），除患者本身肾性高血压控制困难以外，考虑是否与高水平血红蛋白及 ESA 使用相关。多项随机对照试验和系统评价研究中，高水平血红蛋白与患者的脑卒中、高血压发生率增高相关。Solomon SD 等研究表明，使用大剂量 EPO 会增加心血管事件和死亡的风险。可能因为大剂量 EPO 本身可能导致血管平滑肌增生，肾素-血管紧张素系统激活，前列环素减少，引起高血压；同时可能引起内皮细胞增殖，血管增生，导致血管通路狭窄，血管重塑，也可以引起血小板的活化，血管性血友病因子（von willebrand factor，vWF）增加引起血栓形成。患者停用 ESA 且后续未再使用，血压控制仍不理想，2021 年 4 月 23 日患者因血压控制欠佳，并发急性脑梗死入院，监测血红蛋白 73 g/L,说明即使停用 ESA,血红蛋白下降,仍有心脑血管事件发生风险。考虑到患者高血压、卒中因素,将贫血治疗药物调整为罗沙司他。

罗沙司他是小分子 HIF-PHI,可诱导 HIF 的瞬间激活和 HIF 靶基因表达,增加内源性 EPO 水平,改善铁代谢,促进红细胞生成。近年发表的临床研究发现口服罗沙司他的疗效不逊于 EPO。有动物实验表明 HIF-PHI 可降低血压,对血压的影响与依那普利相当。成水芹等回顾性分析了罗沙司他在腹膜透析患者中治疗肾性贫血的有效性及安全性,结果显示,罗沙司他可以有效治疗腹膜透析患者的肾性贫血,罗沙司他组血压升高发生率低于 EPO 组。基于上述研究及临床实践,该患者选用罗沙司他 100 mg/次,3 次/周,治疗后监测血红蛋白从 2021 年 4 月至 2021 年 5 月(1 个月内)血红蛋白上升 24 g/L,血红蛋白上升快速,但患者血压控制平稳,并无明显不适。目前随诊患者血红蛋白上升至 100 g/L,暂未达标,血压平稳,无新发心脑血管并发症。针对罗沙司他对于贫血达标的使用剂量、时间、上升幅度及影响因素还有待进一步观察。

(海南医学院第一附属医院　沈　婕)

## 专家点评

本文是一例 ESA 和铁剂治疗有效但出现顽固高血压和脑梗死的肾性贫血病例。因患者有高血压、脑梗死,根据 KDIGO 指南,停止使用 ESA 治疗。在改用 HIF-PHI 治疗后,患者血红蛋白上升,且血压平稳,暂无新发心脑血管并发症,说明使用 HIF-PHI 治疗肾性贫血可避免传统 ESA 造成的高血压,并可能减少心脑血管并发症的发生风险。因此,该案例很好地诠释了当肾性贫血患者存在心脑血管合并症时,罗沙司他可能是更安全的临床治疗选择。

(山东大学齐鲁医院　杨向东)

## 参考文献

[1] 王亚平. 肾性贫血规范化治疗的新策略. 中国血液净化,2012,9(11):472-475.

[2] 中华医学会肾脏病学分会肾性贫血诊断和治疗共识专家组. 肾性贫血诊断与治疗中国专家共识(2018 修订版). 中华肾脏病杂志,2018,34(11):860-866.

[3] Badve SV,Hawley CM,Johnson DW. Is the problem with the vehicle or the destination? Does high-dose ESA or high haemoglobin con-tribute to poor outcomes in CKD? Nephrology (Carlton),2011,16(2):144-153.

[4] Solomon SD,Uno H,Lewis EF,et al. Erythropoietic response and outcomes in kidney disease and type 2 diabetes. N Engl J Med,2010,363(12):1146-1155.

[5] Vaziri ND,Zhou XJ. Potential mechanisms of adverse outcomes in trials of anemia correction with erythropoietin in chronic kidney disease. Nephrol Dial Transplant,2009,24:1082-1088.

[6] McMurray JJV,Parfrey PS. KDIGO Clinical Practice Guideline Working Group. kdigo clinical practice

guideline for anemia in chronic kidney disease. Kidney Int Suppl,2012,2(4):292-298.

[7] Li ZL,Tu Y,Liu BC. Treatment of Renal Anemia with Roxadustat:Advantages and Achievement. Kidney Dis (Basel),2020,6(2):65-73.

[8] Provenzano R,Shutov E,Eremeeva L,et al. Roxadustat for anemia in patients with end-stage renal disease incident to dialysis. Nephrol Dial Transplant,2021,36(9):1717-1730.

[9] Flamme I,Oehme F,Ellinghaus P,et al. Mimicking hypoxia to treat anemia:HIF-stabilizer BAY 85-3934 (Molidustat) stimulates erythropoietin production without hypertensive effects. PLoS One,2014,9(11):e111838.

[10] 成水芹,周婷婷,张志宏,等.罗沙司他治疗腹膜透析肾性贫血的有效性及安全性分析.肾脏病与透析肾移植杂志,2021,30(3):222-227.

# 病例 5

# 慢性肾脏病腹膜透析伴铁代谢异常治疗1例

## 一、病历摘要

**【现病史】**

患者，女性，69 岁，主诉“反复尿液检查异常 22 年，肉眼血尿 2 天，精神一般”。

患者 17 年前无明显诱因出现面部水肿、腰酸，伴泡沫尿，在当地医院检查，血压 190/105 mmHg，尿常规显示尿蛋白(++)、尿红细胞不详。当时患者服用中药及“珍菊降压片”约 3 年，尿蛋白转为(±)，之后患者一直未就诊，降压药物的使用自行调整。患者 7 年前出现乏力、食欲缺乏明显、腰酸、泡沫尿、夜尿 4～5 次/晚、全身瘙痒明显及夜间抽搐等症状，但无明显畏寒、发热，无胸闷、气短，无恶心、呕吐，无尿频、尿急，无关节疼痛，无皮疹、瘀斑等不适，遂至医院就诊，检查发现血红蛋白 101 g/L、白蛋白 42.7 g/L、血肌酐 425 μmol/L，腹部 B 型超声检查发现双肾缩小，拟诊“慢性肾功能不全、肾性高血压”，收治住院，后行腹膜透析替代治疗。

**【既往史】**

否认糖尿病病史，无心脑血管疾病及其他重大脏器内科疾病史，7 年前行腹膜透析置管术，否认其他手术史，否认药物、食物过敏史，否认肝炎、结核等传染性疾病史。

**【个人史】**

无特殊个人史。

**【家族史】**

否认家族遗传性疾病史。

**【体格检查】**

体温 37.6 ℃，呼吸 19 次/分，血压 160/88 mmHg，体重 60 kg，身高 146 cm；神志清晰；双侧瞳孔等大、等圆，对光反射灵敏；双肺呼吸音清晰，未闻及明显干、湿啰音；心率 76 次/分，心律齐；腹部轻压痛，无明显反跳痛，移动性浊音(+)，肝、脾肋下未触及，墨菲征阴性，双肾区叩痛阴性；双下肢轻度水肿，神经系统检查结果正常；腹膜透析管固定稳定，局部敷料干洁，无渗血、渗液。

**【辅助检查】**

**1. 血常规(2019 年 3 月)**　白细胞计数 $7.58\times10^9$/L，血红蛋白 95 g/L，血小板 $404\times10^9$/L，红细胞平均体积 99.3 fl，平均红细胞血红蛋白含量 32.4 pg，平均红细胞血红蛋白浓度 326 g/L。

**2. 贫血检查(2019 年 3 月)** 铁蛋白 32.7 μg/L,叶酸 3.5 pmol/L。

**3. 血生化(2019 年 3 月)** 白蛋白 35 g/L,尿素氮 16.96 mmol/L,血肌酐 935 μmol/L,尿酸 383 μmol/L,葡萄糖 4.76 mmol/L,血钾 5.4 mmol/L,血钙 2.19 mmol/L,血磷 1.47mmol/L,总胆固醇 5.87 mmol/L,甘油三酯 4.35 mmol/L,高密度脂蛋白 1.24 mmol/L,低密度脂蛋白 3.66 mmol/L。

**【主要临床诊断】**

1. 慢性肾脏病 5 期
2. 腹膜透析
3. 肾性高血压
4. 肾性贫血

## 二、临床治疗经过

腹膜透析治疗方案:1.5%腹膜透析液 2000 ml×1 袋/次,3 次/天(连续性不卧床腹膜透析),每次保留 4 h,腹膜透析超滤 300~500 ml/d。

高血压治疗方案:缬沙坦氨氯地平片(Ⅰ)2 次/天,使用罗沙司他后血压下降至(97~145)/(65~76)mmHg,故缬沙坦氨氯地平片(Ⅰ)改为 1 次/晚。2020 年 6 月,患者因血压偏低停用降压药物。

贫血治疗方案:ESA 10 000 U/次,1 次/周;多糖铁复合物 150 mg/次,1 次/天(2018 年 3 月至 2019 年 9 月)。

其他合并用药:α-酮酸 4 片/次,3 次/天,可补充优质氨基酸;阿法骨化醇 0.25μg/次、1 次/晚。

患者长期皮下注射 ESA 治疗,但仍不能将血红蛋白维持至目标值 110 g/L 以上,故 2019 年 9 月起改用罗沙司他治疗,继续联合多糖铁(150 mg/次,1 次/天)治疗。患者的干体重为 60 kg,且为透析患者,罗沙司他的起始用药剂量为 120 mg/次,3 次/周。2019 年 10 月,患者复查血红蛋白为 126 g/L,到达目标值后维持用药 100 mg/次,3 次/周。2019 年 12 月,复查血红蛋白为 123 g/L,高出目标值 120 g/L,故将罗沙司他减量至 70 mg/次,3 次/周。2020 年 1 月—4 月,患者因连续 4 个月血红蛋白处于期望值范围,故罗沙司他的维持剂量再次减至 50 mg/次,3 次/周。2020 年 4 月—9 月,患者因故停用罗沙司他,改回 ESA 10 000 U/次,1 次/周,皮下注射。2020 年 9 月因罗沙司他正式进入临床,患者继续使用罗沙司他 50 mg/次,3 次/周。患者治疗期间相关指标的变化情况见表 2-5-1 及图 2-5-1 至图 2-5-3。

表 2-5-1 罗沙司他治疗期间患者其他指标的变化

| 检查指标 | 治疗前 | 3 个月 | 6 个月 | 9 个月 | 12 个月 |
|---|---|---|---|---|---|
| TC(mmol/L) | 4.70 | 6.16 | 4.44 | 4.47 | 4.72 |
| LDL(mmol/L) | 2.81 | 3.17 | 2.24 | 2.37 | 2.45 |
| TG(mmol/L) | 4.38 | 5.79 | 3.19 | 4.31 | 4.00 |
| 血清铁(μmol/L) | — | 9.50 | 10.10 | 7.10 | 8.90 |
| 血清铁蛋白(μg/L) | 60.90 | 31.80 | 35.20 | 49.80 | 54.70 |
| TSAT(%) | — | 15.30 | 19.40 | 10.00 | 14.60 |

（续　表）

| 检查指标 | 治疗前 | 3 个月 | 6 个月 | 9 个月 | 12 个月 |
|---|---|---|---|---|---|
| 总铁结合力(μmol/L) | — | 62.00 | 52.00 | 71.00 | 61.00 |
| 血钙(mmol/L) | 2.02 | 2.26 | 2.06* | 2.07 | 2.35 |
| 血磷(mmol/L) | 2.16 | 1.28 | 2.11* | 2.58 | 1.40 |
| iPTH(pg/ml) | 134.40 | 80.90 | 136.70* | 73.50 | 74.70 |

注：*. 治疗后 7 个月；TC. 总胆固醇；LDL. 低密度脂蛋白；TG. 甘油三酯；TSAT. 转铁蛋白饱和度；iPTH. 全段甲状旁腺激素；—. 无此项数据

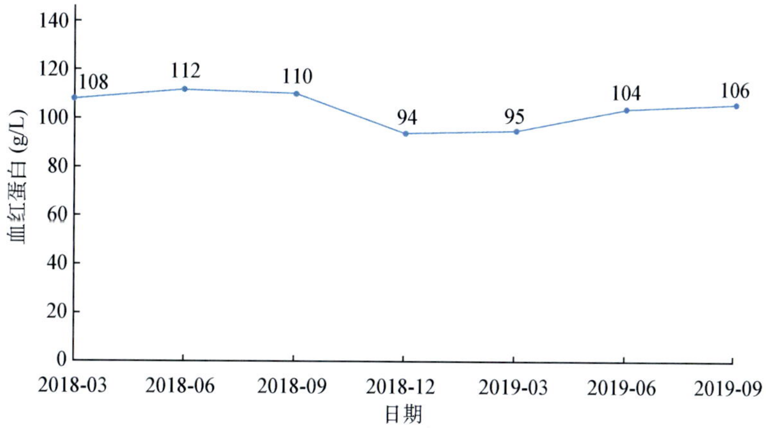


图 2-5-1　罗沙司他治疗前患者的血红蛋白变化情况

注：2018 年 3 月至 2019 年 9 月，患者应用 ESA 10 000 U/次，1 次/周

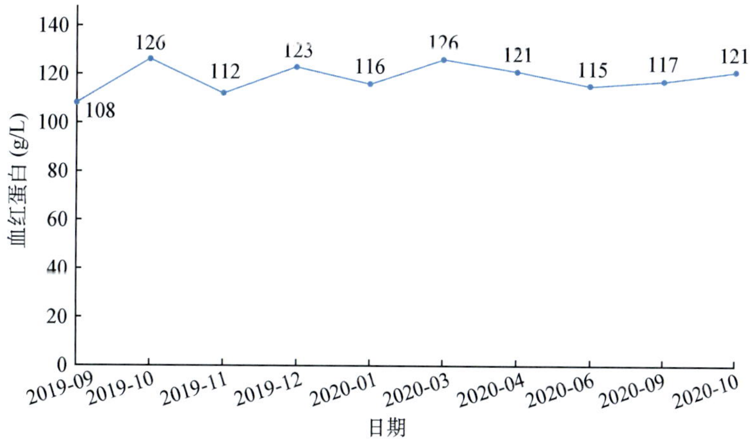


图 2-5-2　罗沙司他治疗期间患者的血红蛋白变化情况

注：2019 年 9 月，患者应用罗沙司他 120 mg/次，3 次/周；2019 年 10 月，患者应用罗沙司他 100 mg/次，3 次/周；2019 年 12 月，患者应用罗沙司他 70 mg/次，3 次/周；2020 年 4 月，患者应用罗沙司他 50 mg/次，3 次/周，后转为 ESA 10 000 U/次，1 次/周，皮下注射；2020 年 9 月—10 月，患者应用罗沙司他 50 mg/次，3 次/周

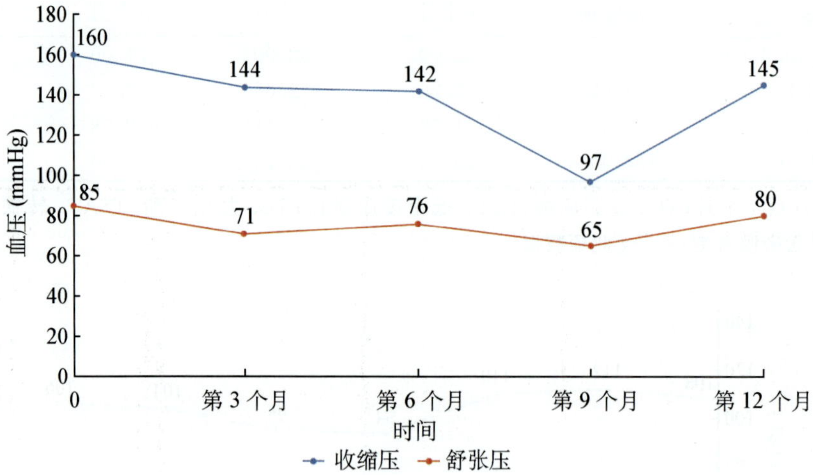


图 2-5-3　罗沙司他治疗期间患者的血压变化情况

## 三、病例特点分析

患者既往使用大剂量 ESA、铁剂治疗，血红蛋白并不能完全达标；使用罗沙司他后，血红蛋白快速达标，后由于药物“捐赠项目”结束，改回使用 ESA；但随着罗沙司他进入中国市场，患者可选择继续使用罗沙司他，依从性大大提高。在罗沙司他的治疗过程中，患者使用口服铁剂，虽然铁指标一直“不达标”，但血红蛋白有效维持达标。此外，在使用罗沙司他的过程中，患者出现血压下降、降压药物减量及血脂水平下降的趋势。

## 四、临床思辨

罗沙司他是新一代口服肾性贫血治疗药物，给药方便，患者依从性好，规律用药能长期维持血红蛋白水平稳定。2020 年，《亚太肾脏病学会（APSN）关于正确使用 HIF-PHI 的建议》指出，在临床使用 HIF-PHI 治疗早期（贫血纠正期，即 0～4 周内），TSAT 会出现下降，这主要由转铁蛋白水平（总铁结合力）升高所致，并不反映铁不足。

使用罗沙司他治疗的患者铁不足的纠正：对于非透析患者，建议首先使用口服铁剂；对于透析患者，建议首先使用口服铁剂，不能耐受口服铁剂或医师认为需要使用静脉铁剂时，可使用静脉铁剂。

在肾性贫血的临床治疗中，目前相关指南设定的铁参数水平是既往“ESA 时代”设置的靶目标，在使用罗沙司他治疗时，铁参数水平的设定值得深入探讨和实践。

（杭州市中医院　陈洪宇）

## 专家点评

本例患者为一例 CKD 5 期行腹膜透析 7 年的患者，同时并发高血压、肾性贫血及继发性甲状旁腺功能亢进症等多种并发症。在肾性贫血的治疗方面，其既往使用大剂量 ESA、铁剂治疗，血红蛋白未能达标。此次住院后，患者改用罗沙司他口服治疗，同时口服铁剂，血红蛋白快速达标，虽然铁指标一直“不达标”，但血红蛋白有效维持在达标状态。提示相比于 ESA，罗沙司他在治疗肾性贫血时，患者对补铁治疗的依赖性降低。

美国的一项临床研究发现，在 145 例非透析患者使用罗沙司他治疗贫血的过程中，TSAT 和铁蛋白在治疗的最初几周有所下降，之后保持稳定；尽管 TSAT 和铁蛋白有所下降，但在研究期间，受试者的平均网织红细胞血红蛋白含量和平均红细胞体积保持不变或略有增加，提示促红细胞生成活跃，其机制与 HIF 在铁调节通路的多个方面发挥作用有关。HIF 在铁调节通路中除了通过抑制脯氨酰羟化酶、模拟缺氧状态、激活 HIF 通路、刺激肾脏和肝脏合成内源性 EPO、增加 EPO 受体的数量和敏感性，从而促进铁吸收外，还可以引发肝素抑制、肠道铁吸收增加和铁转运酶增加，从而提高铁的利用效率。一项研究表明，在 *HIF-2α* 基因敲除小鼠中，HIF-2α 在肠道中能提高诱导铁吸收基因的表达并增加血清铁浓度，故相比于 ESA，罗沙司他能降低血清铁缺乏患者对静脉铁剂的依赖，从而减少炎症、肿瘤等的发生风险。

［中国人民解放军联勤保障部队第 980 医院（白求恩国际和平医院） 吴广礼］

## 参考文献


[1] Provenzano R, Besarab A, Sun CH, et al. Oral hypoxia-inducible factor prolyl hydroxylase inhibitor roxadustat (FG-4592) for the treatment of anemia in patients with CKD. Clin J Am Soc Nephrol, 2016, 11(6): 982-991.

[2] Peyssonnaux C, Zinkernagel AS, Schuepbach RA, et al. Regulation of iron homeostasis by the hypoxia-inducible transcription factors (HIFs). J Clin Invest, 2007, 117(7): 1926-1932.

[3] Anderson ER, Xue X, Shah YM. Intestinal hypoxia inducible factor-2 alpha (HIF-2 alpha) is critical for efficient erythropoiesis. J Biol Chem, 2011, 286(22): 19533-19540.

[4] 史亚男，胡志娟，赵鹏，等. 低氧诱导因子-脯氨酰羟化酶抑制剂治疗血液透析患者肾性贫血的疗效和安全性分析. 中国实用内科杂志，2020，40(11)：920-925.

# 病例 6

## 腹膜透析伴有多种并发症及肾性贫血患者治疗1例

### 一、病历摘要

**【现病史】**

患者，女性，74 岁，汉族。主诉因“维持性腹膜透析 7 年余，拟评估入院”，于 2021 年 3 月 31 日收入院。

10 年前，患者无明显诱因出现泡沫尿，无发热、腰痛，无尿频尿痛、肉眼血尿，无皮肤红斑、腹痛腹泻等；患者于当地医院检查尿蛋白(++)，血肌酐轻度升高(具体数值不详)，未予重视和规律诊疗。7 年前，患者因出现恶心、呕吐于当地医院就诊，当地医院考虑“糖尿病肾病、慢性肾衰竭”，行“腹膜透析置管术”(具体生化指标不详)，术后规律腹膜透析治疗。患者初始腹膜透析方案为“1.5% 腹膜透析液 3 袋，每 4 小时 1 次，末袋过夜”，尿量 1100～1200 ml。此次拟评估入院，目前透析方案为“1.5% 腹膜透析液 1 袋，每 4 小时 1 次”“2.5% 腹膜透析液 3 袋，每 4 小时 1 次，末袋过夜”，尿量维持在 300～500 ml。为进一步诊疗收入肾脏科病房。

**【既往史】**

否认结核、肝炎等传染病史。高脂血症 10 余年，目前口服阿托伐他汀钙(立普妥，1 粒/晚)；高血压病史 20 余年，目前服用缬沙坦(1 粒/次，2 次/天)+硝苯地平(1 粒/次，2 次/天)+美托洛尔(半粒/次，2 次/天)降压，血压控制不佳，波动在(150～180)/80 mmHg；糖尿病病史 20 余年，使用门冬胰岛素 30 注射液(早 12 U，晚 14 U)皮下注射治疗；冠心病行经皮冠状动脉介入治疗术后 6 年余，脑梗死病史 5 年余，口服氯吡格雷(1 粒/天)抗血小板治疗；肾性贫血 4 年余，既往使用促红细胞生成素(10 000 U/次，1 次/周)+琥珀酸亚铁片(速力菲，0.2 g/次，3 次/天)，口服。

**【个人史】**

否认疫区、疫水接触史，否认特殊化学品及放射线接触史，否认“结核、伤寒”等传染病病史，否认药物、食物过敏史及手术、外伤史。否认烟、酒嗜好。

**【家族史】**

否认家族遗传病史。

【体格检查】

血压 180/80 mmHg，心率 82 次/分，呼吸 18 次/分，体重 55 kg，身高 153 cm。神志清晰，自主体位，慢性病容，轻度贫血貌，全身皮肤、黏膜无黄染，未见瘀点、瘀斑，浅表淋巴结未触及。双眼睑略水肿，角膜透明，双侧瞳孔等大等圆，对光反射灵敏。口唇无发绀，无口腔溃疡，咽部无充血，扁桃体无肿大。颈软，无抵抗，气管居中，甲状腺无肿大，未闻及血管杂音。双侧呼吸动度对称，触觉语颤对称，双肺呼吸音略低，未闻及明显干、湿啰音。心前区无隆起，未触及震颤，心界左下扩大，心律齐，各瓣膜听诊区未闻及病理性杂音。腹平软，无压痛、反跳痛，肝肋下未及，脾肋下约 4 cm，质韧，肝肾区无叩击痛，移动性浊音阴性，肠鸣音无异常，下肢轻度凹陷性水肿。脊柱、四肢无畸形，各关节无红肿、压痛，生理反射存在，病理反射未引出。

【辅助检查】

**1. 血常规**　白细胞计数 $6.7\times10^9$/L，红细胞计数 $3.43\times10^{12}$/L，血红蛋白 112 g/L，网织红细胞百分数 1.75%。

**2. 铁代谢**　血清铁 26.26 μmol/L，总铁结合力 58.6 μmol/L，转铁蛋白饱和度 44.81%，铁蛋白 55.67 μg/L，叶酸 40 pmol/L，维生素 $B_{12}$ 2000 pmol/L。

**3. 肝功能**　谷丙转氨酶 22 U/L，谷草转氨酶 36 U/L，总蛋白 59 g/L，前白蛋白 0.349 g/L，白蛋白 31 g/L，总胆红素 9.1 μmmol/L，直接胆红素 1.2 μmmol/L，间接胆红素 7.9 μmmol/L。

**4. 肾功能**　血钾 4.84 mmol/L，尿素氮 31.8 mmol/L，肌酐 540 μmol/L，尿酸 361 μmol/L，$β_2$ 微球蛋白（$β_2$MG）28.1 mg/L，残余尿 300 ml/24 h。

**5. 血脂**　甘油三酯 1.09 mmol/L，总胆固醇 5.27 mmol/L，低密度脂蛋白 3.52 mmol/L。

**6. 钙磷代谢**　血钙 2.37 mmol/L，矫正钙 2.45 mmol/L，磷 1.85 mmol/L，甲状旁腺激素 76.5 pg/ml。

**7. 其他**　C 反应蛋白 1.44 mg/L，脑钠肽 763 pg/ml，糖化血红蛋白 6.9%。

【主要临床诊断】

1. 慢性肾脏病 5D 期，维持性腹膜透析
2. 糖尿病肾病
3. 2 型糖尿病
4. 高血压 3 级（很高危）
5. 糖尿病神经病变
6. 肾性贫血
7. CKD-MBD
8. 冠心病，PCI 术后，脑梗死

## 二、临床治疗经过

入院完善相关检查，患者存在肾功能异常，钙磷、脂代谢紊乱等情况。以 1.5%腹膜透析液 1 袋，每 4 小时 1 次＋2.5%腹膜透析液 3 袋，每 4 小时 1 次，末袋过夜的方案进行腹膜透析治疗，尿量维持在 300～500 ml，PET 为高转运，Kt/V 为 1.76。患者此次入院复查血红蛋白 112 g/L，铁蛋白水平较前有明显提升，将罗沙司他剂量调整为 70 mg，口服，3 次/周

抗贫血治疗。在罗沙司他的用药疗程中未观察到不良反应，患者无心悸、头晕等主诉，整体安全性、耐受性较好（表 2-6-1）。同时应用 α-酮酸片（3 粒，3 次/天）补充钙质、醋酸钙（2 粒，3 次/天）降低血磷等对症治疗；肾衰宁胶囊（4 粒，3 次/天，口服）护肾、改善便秘；门冬胰岛素 30 注射液（诺和锐 30，早 12 U，晚 14 U）控制血糖；甲钴胺片（弥可保，1 粒，1 次/天）营养神经；继续服用缬沙坦（代文，80 mg，2 次/天）、硝苯地平控释片（拜新同，1 粒，2 次/天）控制血压；美托洛尔（倍他乐克，25 mg，2 次/天）改善心室活动；沙库巴曲/缬沙坦（诺欣妥，50 mg，2 次/天，口服）改善心力衰竭；阿托伐他汀钙（立普妥，1 粒/晚，口服）降脂；氯吡格雷（波立维，1 粒，1 次/天，口服）抗血小板治疗。患者无心悸、气促、头晕、恶心、纳差等不良主诉而出院。

表 2-6-1　罗沙司他治疗后患者主要血生化指标变化

| 血生化指标 | 基线<br>(2020-08) | 治疗后 2 个月<br>(2020-10) | 治疗后 8 个月<br>(2021-04) |
|---|---|---|---|
| 血红蛋白(g/L) | 90 | 95 | 112 |
| 平均红细胞体积(fL) | 94.2 | 95.3 | 93.0 |
| 血小板计数($10^9$/L) | 257 | 268 | 249 |
| 网织红细胞计数(%) | 2.65 | 2.59 | 1.75 |

## 三、病例特点分析

该患者患糖尿病肾病多年，慢性肾衰竭和肾性贫血病程较长，其他并发症、合并症多，住院前已使用传统 EPO+铁剂治疗贫血多年，但从 2020 年 8 月开始出现血红蛋白水平持续降低，患者入院后评估发现血压控制不佳，容量负荷较大。综合考量后，改用罗沙司他治疗肾性贫血。

通过数个疗程的治疗，患者贫血状况较前明显改善，且可长期低剂量维持（图 2-6-1）。罗沙司他治疗肾性贫血的优势凸显：①ESA 转为罗沙司他，可有效稳定并维持血红蛋白水平；②罗沙司他可改善铁吸收利用，无须常规静脉补铁（图 2-6-2）；③罗沙司他口服治疗，提高患者依从性，促进血红蛋白控制达标；④罗沙司他治疗期间未见透析前后血压的变化及血钾的变化；⑤罗沙司他升高血红蛋白的效果不受微炎症状态影响。此外，患者在 2021 年 1 月发生过导管可疑相关性腹膜炎，继续使用罗沙司他治疗，血红蛋白仍稳定维持在较高水平，在疗程中未观察到不良反应。更值得一提的是，罗沙司他纠正肾性贫血可有额外获益——明显改善血脂水平（图 2-6-3）。该患者的成功治疗为今后类似复杂病情的患者提供了借鉴和参考。

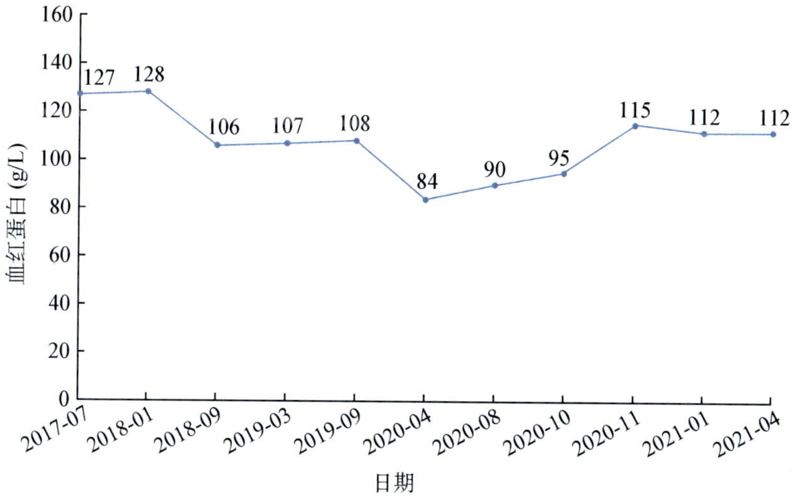


图 2-6-1 肾性贫血治疗时患者血红蛋白变化

注:2017 年 7 月—12 月,应用 ESA 治疗;2018 年 1 月至 2020 年 7 月,应用 ESA 联合铁剂治疗;2020 年 8 月—10 月,应用罗沙司他治疗,剂量为 120 mg,3 次/周,口服;2020 年 11 月—12 月,应用罗沙司他治疗,剂量为 100 mg,3 次/周,口服;2020 年 1 月—4 月,应用罗沙司他治疗,剂量为 70 mg,3 次/周,口服

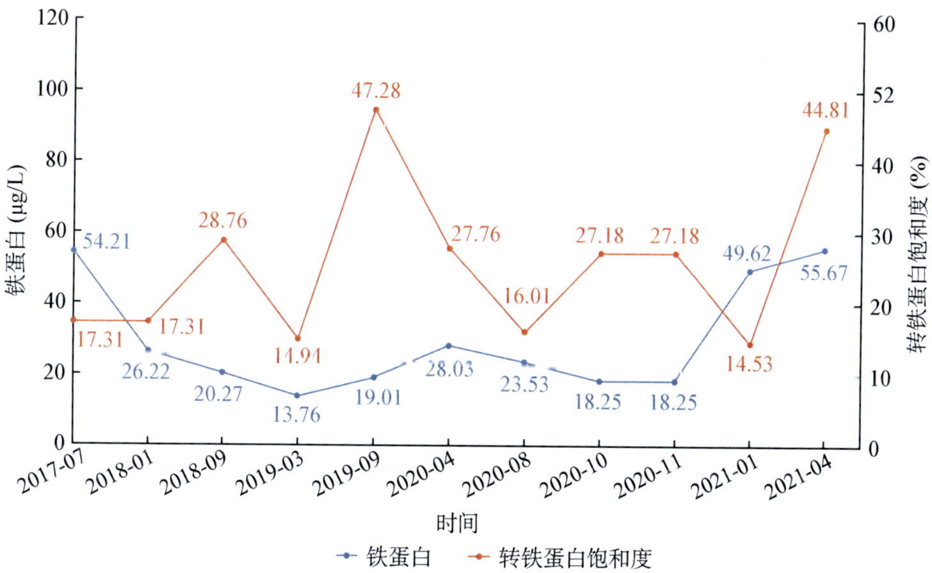


图 2-6-2 肾性贫血治疗时患者铁蛋白、转铁蛋白饱和度变化

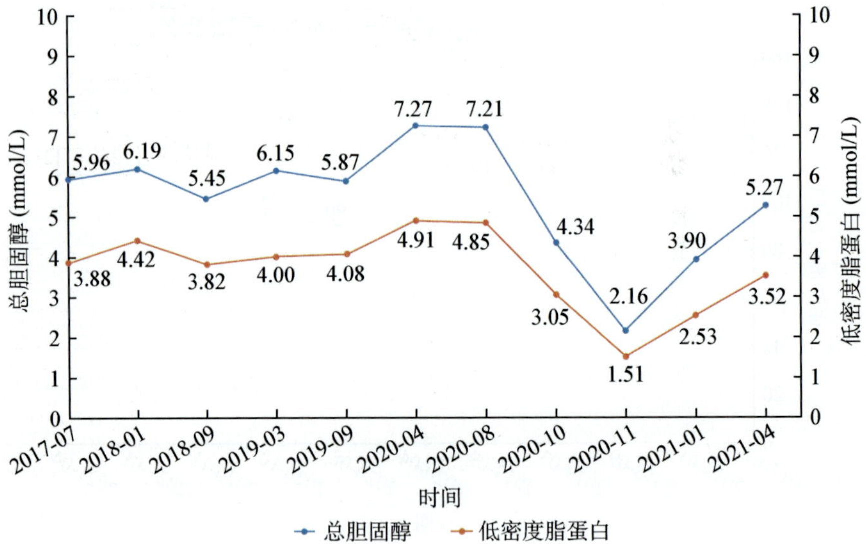


图 2-6-3 治疗过程中患者血脂指标变化

## 四、临床思辨

### (一)HIF 与炎症的关系/HIF-PHI 在炎症状态时应用的注意事项

罗沙司他中国Ⅲ期临床试验结果发现，在长期接受透析治疗的患者中，罗沙司他的疗效不受微炎症影响，且在微炎症状态下，其疗效优于阿法依泊汀组。阿法依泊汀组 CRP 水平升高患者的血红蛋白反应低于 CRP 水平正常患者，即使增加阿法依泊汀剂量，也并无改善，这表明炎症抑制了患者对 ESA 的反应。相反，根据 CRP 水平进行评估，炎症似乎不会影响罗沙司他对血红蛋白的反应。在 CRP 水平升高的患者中，罗沙司他组患者的血红蛋白水平比阿法依泊汀组患者更高。但基础研究领域发现，HIF 既有促炎作用也有抗炎效应，结果取决于其激活的细胞类型：①HIF-1α 激活可增强髓细胞功能，参与清除病原体(促炎效应)。②HIF-1α 激活对淋巴细胞、上皮细胞产生抗炎和组织保护作用(抗炎效应)，提示在炎症和感染的情况下，不同免疫细胞存在局部相互作用及不同的炎症-抗炎体系动态平衡。另有研究表明，HIF 和炎症因子 NF-κB 相互影响，结局取决于促炎与抗炎的平衡。HIF-1α 主要通过代谢重组调节免疫细胞功能以适应低氧环境，HIF 通路激活后既可表达促炎细胞因子(如 TNF-α、IL-8 等)，也可表达抗炎因子(IL-10、激活腺苷)。NF-κB 主要通过外界信号表达相应的炎性蛋白，调节免疫细胞功能，应对有害刺激。

### (二)HIF 与血脂的关系/HIF-PHI 类药物对血脂的影响

随访发现，该患者的血脂水平在使用罗沙司他后得到明显改善，这与罗沙司他中国Ⅲ期临床试验表现出的结果一致。截至目前，已有很多基础和临床研究发现了 HIF 对脂代谢的调控作用。Zhang 等发现，脂肪细胞 HIF-2α 被中度冷暴露激活，介导冷诱导生热和改善动脉粥样硬化。脂肪细胞 HIF-2α 通过激活神经酰胺分解代谢和肝脏胆固醇消除来改善动脉粥样硬化(HIF-1α 无表达变化及功能作用)；该研究还发现，中国批准用于治疗贫血的 HIF 脯氨酰羟化酶抑制剂——罗沙司他对脂肪细胞 HIF-2α 的药理激活，对小鼠动脉粥样硬化有预防作用。

该研究确定了 *ACER2* 是 HIF-2α 转录靶基因，其通过促进脂肪神经酰胺分解代谢，改善动脉粥样硬化；并且 *ACER2* 过表达能够逆转脂肪组织 HIF-2α 特异性缺乏诱导的动脉粥样硬化。该研究提示，罗沙司他激活 HIF-2α，通过减少血浆胆固醇和神经酰胺水平改善动脉粥样硬化；HIF-2α/ACER2 可能是降低胆固醇和改善动脉粥样硬化的潜在靶点。然而，脂肪细胞 HIF-1α 或 HIF-2α 对肥胖诱导的动脉粥样硬化的影响尚未被研究。

在此例患者使用罗沙司他治疗肾性贫血过程中，笔者也观察到其对血脂的改善，这或许可以给临床医师一些提示，例如，罗沙司他在能够较好地改善肾性贫血的同时，还可能有更多的获益靶点或潜在风险（HIF 能够转录激活下游数千种靶基因）。这也提示临床医师，在临床治疗中不应只做简单的孰优孰劣的判断，而是要综合患者病情的轻重缓急，选择对患者更优的治疗方案。对于罗沙司他这类创新机制的药物，还需更多的临床研究证据，如在真实世界、感染等其他情况下的使用数据来验证药物疗效和其他潜在作用。此外，对于在使用罗沙司他同时服用他汀类降脂药物的 CKD 患者，对他汀种类和剂量的选择也应慎重，可在权衡贫血和降脂获益之下适当对药物减量应用。

（上海交通大学医学院附属第九人民医院 丁 巍）

## 专家点评

这是一例较为复杂且有意义的病例。患者为腹膜透析 7 年的老年女性，基础疾病较多，包括高血脂、高血压、糖尿病、冠心病、脑梗死等。初始曾应用重组人红细胞生成素注射液、重组人红细胞生成素注射液联合铁剂纠正贫血，后因效果不佳改为口服罗沙司他，并根据血红蛋白水平调整药物剂量，最后达到最小剂量维持用药。在此过程中，患者血红蛋白水平逐渐升高至达标，且不受微炎症状态影响（腹膜炎感染时，血红蛋白仍维持稳定水平），同时高血脂得到改善。接下来，作者从基础研究的角度，进一步深入阐述了 HIF 与炎症、HIF 与血脂的关系。该文章提示临床医师，罗沙司他可能有更多的获益靶点，值得进一步研究探索。

（中国医科大学附属第一医院 姚 丽）

## 参考文献

[1] Chen N, Hao C, Liu BC, et al. Roxadustat treatment for anemia in patients undergoing long-term dialysis. N Engl J Med, 2019, 381(11): 1011-1022.

[2] Kiers HD, Scheffer GJ, van der Hoeven JG, et al. Immunologic consequences of hypoxia during critical illness. Anesthesiology, 2016, 125(1): 237-249.

[3] D'Ignazio L, Bandarra D, RochaS. NF-kappaB and HIF crosstalk in immune responses. FEBS J, 2016, 283(3): 413-424.

[4] Cummins EP, Keogh CE, Crean D, et al. The role of HIF in immunity and inflammation. Mol Aspects Med, 2016, 47-48: 24-34.

[5] Watts ER, Walmsley SR. Inflammation and hypoxia: HIF and PHD isoform selectivity. Trends Mol Med, 2019, 25(1): 33-46.

[6] Zhang XZ, Zhang YM, Wang PC, et al. Adipocyte hypoxia-inducible factor 2α suppresses atherosclerosis by promoting adipose ceramide catabolism. Cell Metab, 2019, 30(5): 937-951.

# 病例 7

# 腹膜透析合并复杂性肾性贫血治疗1例

## 一、病历摘要

【现病史】

患者，男性，67 岁。主诉“双下肢水肿 1 年，加重 7 天”，于 2018 年 9 月 24 日收入院。

患者 1 年前无明显诱因出现双下肢水肿，活动后加重，伴有恶心、呕吐，呕吐物为胃内容物，曾于当地医院检查，发现“血肌酐升高”(具体值不详)。经过当地医院对症支持及中药治疗后症状好转出院。7 天前受凉后出现双下肢水肿加重，感到乏力、恶心、呕吐，呕吐物为胃内容物，无胸痛、发热、咳嗽。于 2018 年 9 月 24 日收入我院肾脏内科。病程中饮食、睡眠欠佳，24 h 尿量约为 1000 ml，大便正常，体重无改变。

【既往史】

高血压病史 40 年，血压最高达 200/90 mmHg。口服硝苯地平控释片、缬沙坦胶囊、贝尼地平、替米沙坦、美托洛尔，血压控制在(140～150)/(90～100)mmHg。胃腺瘤胃镜下切除术后 4 年。左肾上腺素瘤和原发性醛固酮增多症 2 年，螺内酯和依普利酮先后停用。胸主动脉夹层置换术后 14 年。对头孢类药物过敏。

【个人史】

鄂伦春族，居住地黑龙江省黑河市，无烟、酒嗜好。

【家族史】

否认家族遗传性疾病史。

【体格检查】

体温 36.5 ℃，脉搏 78 次/分，呼吸 18 次/分，血压 135/80 mmHg，体重 70 kg，身高 171 cm。一般状态可，贫血貌，胸部皮肤见陈旧性手术瘢痕。双眼睑略水肿，颈软。双肺呼吸音清，心率 78 次/分，心律齐。腹平软，无压痛，肝、脾肋下未触及，双下肢略水肿。

【辅助检查】

血红蛋白 84 g/L。尿素氮 35.58 μmol/L，肌酐 817 μmol/L，白蛋白 34.6 g/L，血糖 4.76 mmol/L，血钾 4.8 mmol/L，血钙 1.97 mmol/L，血磷 2.58 mmol/L，总胆固醇 4.29mmol/L，甘油三酯 1.2 mmol/L，低密度脂蛋白胆固醇 1.67 mmol/L；超敏 C 反应蛋白 0.74 mg/L。尿常规：尿蛋白(+++)；抗核抗体(−)；甲状旁腺激素 249.6 pg/ml。血 IgG 8.15 g/L，IgA 1.87 g/L，IgM 0.57 g/L，IgE 45.9 g/L，轻链 κ 1.98 g/L，轻链 λ 1.24 g/L，轻

链κ/轻链λ 1.6。叶酸 5.3 nmol/L，血清维生素 $B_{12}$ 278 pmol/L，铁蛋白 554.6 μg/L。肺部 CT 显示双肺间质改变，双侧胸膜增厚。泌尿系统彩色多普勒超声提示双肾萎缩。

**【主要临床诊断】**

1. 高血压肾病，慢性肾脏病 5 期，肾性贫血
2. 左肾上腺素瘤
3. 原发性醛固酮增多症
4. 腹主动脉夹层，胸主动脉夹层术后

## 二、临床治疗经过

患者入院后，于 2018 年 9 月 26 日行腹膜透析置管术，维持腹膜透析。透析处方：1.5%腹膜透析液 2 L，3 次/天，日间非卧床腹膜透析（daytime ambulatory peritoneal dialysis，DAPD）。

2018 年 11 月 15 日来我院复查，患者无不适主诉，24 h 尿量为 900 ml，腹膜透析液超滤量为 0。体格检查：血压 140/90 mmHg，眼睑及双下肢无水肿。辅助检查：白蛋白 40.6 g/L，肌酐 593 μmol/L，血钙 2.28 mmol/L，血磷 1.37 mmol/L，甲状旁腺激素 259 pg/ml，腹膜透析总 Kt/V 1.84，总内生肌酐清除率 74.07L/(1.73$m^2$ · 周)。血红蛋白 102 g/L，血清铁 12.39 μmol/L，总铁结合力 49 μmol/L，转铁蛋白饱和度 25.3%，铁蛋白 425.1 μg/L。超敏 C 反应蛋白 1.13 mg/L，叶酸、血清维生素 $B_{12}$、血脂均在参考范围内。给予促红细胞生成素 3000 U，2 次/周，皮下注射；口服多糖铁复合物胶囊 0.15 g，2 次/天。患者腹膜透析充分，状态良好，嘱继续按目前方案透析。

患者在腹膜透析第 6 个月再次复诊。因尿量下降至 650 ml，腹膜透析方案改为 2.5%腹膜透析液 2 L，3 次/天，DAPD，超滤量 870 ml。体格检查：血压 140/76 mmHg，眼睑及双下肢无水肿。辅助检查：白蛋白 38.8 g/L，肌酐 910 μmol/L，腹膜透析总 Kt/V 1.4，总内生肌酐清除率 52.78 L/(1.73 $m^2$ · 周)，血钙 2.15 mmol/L，血磷 2.48 mmol/L，甲状旁腺激素 394.1 pg/ml。血红蛋白 90 g/L，血清铁 14.36 μmol/L，总铁结合力 46 μmol/L，转铁蛋白饱和度 31.2%，铁蛋白 508.9 μg/L。超敏 C 反应蛋白 2.34 mg/L，叶酸、血清维生素 $B_{12}$、血脂均在参考范围内。给予多糖铁复合物胶囊 0.15 g，2 次/天，口服；ESA 3000 U，10 天 1 次，皮下注射；碳酸司维拉姆 0.8 g，1 次/天，餐中服用。虽然患者一般状态尚可，考虑残肾功能下降，腹膜透析不充分，嘱增加 1 袋透析；增加磷结合剂口服；皮下注射 ESA 调整为 3000 U，2 次/天，建议 1 个月后复查。因患者居住在外地，路途遥远，自我感觉无不适，未回我院复查。

2020 年 1 月 31 日，患者电话联系诉尿量下降至 100 ml，腹膜透析方案为 2.5%腹膜透析液 2 L，5 次/天，CAPD，超滤量 1300 ml。体格检查：血压 160/115 mmHg，眼睑及双下肢无水肿。辅助检查：白蛋白 29.75 g/L，肌酐 1047 μmol/L。总 Kt/V 和总 Ccr 未测，推测大致充分。血钙 2.05 mmol/L，血磷 2.78 mmol/L，甲状旁腺激素 533.4 pg/ml，血红蛋白 74 g/L，血清铁 10.8 μmol/L，总铁结合力 32.4 μmol/L，转铁蛋白饱和度 33.3%，铁蛋白 309.1 μg/L。超敏 C 反应蛋白 6.15 mg/L，叶酸、血清维生素 $B_{12}$ 未测，血脂在参考范围内。口服多糖铁复合物胶囊 0.15 g，2 次/天；皮下注射 ESA 3000 U，3 次/周。

2020 年 2 月 23 日，患者感觉乏力明显，复查血红蛋白 63 g/L，改用罗沙司他治疗，

100 mg,3 次/周。第 2 周复查血红蛋白 76 g/L,第 4 周复查血红蛋白 92 g/L,第 8 周复查血红蛋白 105 g/L。由于经济原因,患者要求换回 ESA 治疗,1 周后(即用药第 9 周)复查血红蛋白 101 g/L;第 11 周复查血红蛋白 75 g/L,患者重新口服罗沙司他,仍使用 100 mg,3 次/周剂量。第 15 周复查血红蛋白 85 g/L,第 19 周复查血红蛋白 93 g/L,第 21 周复查血红蛋白 106 g/L。由于经济原因,患者自行减量至 70 mg,3 次/周。历时 4 周,即第 25 周复查,血红蛋白下降至 72 g/L。将罗沙司他剂量重新恢复至 100 mg,3 次/周,第 28 周复查血红蛋白 76 g/L。增加罗沙司他剂量为 120 mg,3 次/周,第 33 周复查血红蛋白 87 g/L,第 37 周复查血红蛋白 88 g/L,血红蛋白上升缓慢。在第 37 周增加罗沙司他剂量为 140 mg,3 次/周。第 42 周复查血红蛋白 100 g/L,第 55 周复查血红蛋白 115 g/L,第 60 周复查血红蛋白 121 g/L。患者在应用罗沙司他期间未出现不良反应。应用罗沙司他期间患者血红蛋白变化情况见图 2-7-1。

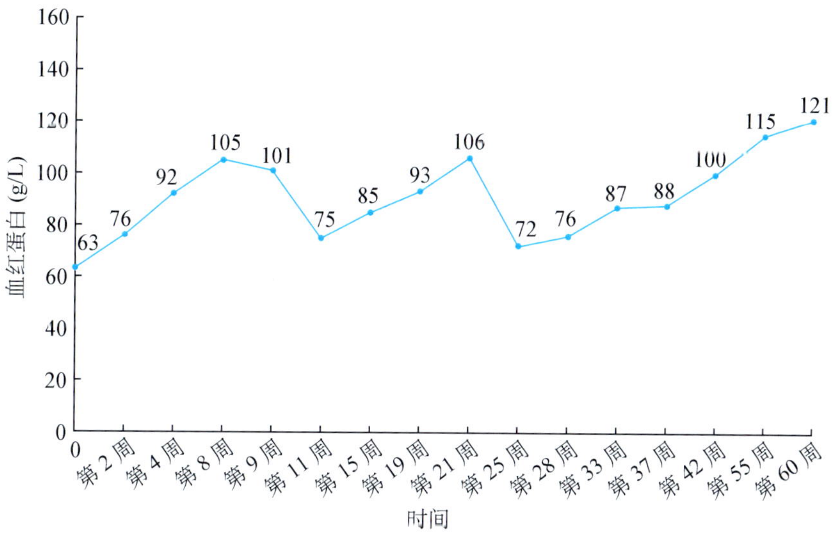


图 2-7-1 应用罗沙司他期间患者血红蛋白变化情况

注:0～8 周,应用罗沙司他 100 mg,3 次/周;9～10 周,应用 ESA 3000 U,3 次/周;11～21 周,应用罗沙司他 100 mg,3 次/周;22～25 周,应用罗沙司他 70 mg,3 次/周;26～28 周,应用罗沙司他 100 mg,3 次/周;29～37 周,应用罗沙司他 120 mg,3 次/周;37～60 周,应用罗沙司他 140 mg,3 次/周

## 三、病例特点分析

患者为老年男性,体型中等,初始腹膜透析状态良好,复查偶尔透析不充分,均给予及时调整,在整个透析期间基本透析充分。在透析过程中逐渐出现微炎症状态,合并难以纠正的贫血。更换罗沙司他后,贫血得以纠正和维持。整个透析期间患者一直口服铁剂,应用罗沙司他前转铁蛋白饱和度和铁蛋白均未缺乏,应用罗沙司他后有明显下降,说明铁利用明显得到改善。罗沙司他起始剂量给予 100 mg,3 次/周,第 1 次使用效果理想,8 周时间血红蛋白即从 63 g/L 上升至 105 g/L。患者停药后再次使用罗沙司他,10 周时间血红蛋白从 75 g/L 上升至 106 g/L,血红蛋白上升速度减慢。患者在未达到靶目标就把罗沙司他从 100 mg(3 次/周)减

至 70 mg(3 次/周)，造成血红蛋白在 4 周内，从 106 g/L 降至 72 g/L。再次恢复应用罗沙司他 100 mg(3 次/周)，血红蛋白无明显上升，经过 2 次上调剂量，从 120 mg(3 次/周)到 140 mg(3 次/周)，经过比前次更长的治疗时间后，终于达到靶目标。患者虽然存在继发性甲状旁腺功能亢进症，甲状旁腺激素最高可达 530 pg/ml，但其并非引起贫血的病因。

## 四、临床思辨

CKD 发病率高，已成为影响公众健康的主要疾病之一。肾性贫血是 CKD 的常见合并症。此病例肾性贫血的原因是微炎症状态下铁利用障碍。罗沙司他纠正贫血效果不受基线 CRP 的影响，其使用剂量也不因微炎症的程度而改变。本例患者初始使用罗沙司他代替 EPO 治疗贫血，起效快，临床效果显著。由于经济原因，患者在第 1 次停用后重新使用罗沙司他，血红蛋白的升高比初始使用需要时间更长；患者第 2 次使用罗沙司他，血红蛋白接近靶目标后自行减量，造成血红蛋白再次下降；第 3 次需要更长的时间，并连续增加了 2 个剂量梯度，从 100 mg(3 次/周)增加到 120 mg(3 次/周)，后又增加到 140 mg(3 次/周)才最终达到靶目标。患者由于经济所限和依从性不佳，才产生此特殊情况，但造成这种现象的具体原因尚需要更多研究给予更合理的解释。

（哈尔滨医科大学附属第二医院　纪天蓉　杜玄一）

### 专家点评

这是一例存在微炎症状态腹膜透析合并肾性贫血、先后使用不同治疗方案的病例。患者是腹膜透析 1 年余的老年男性，既往基础疾病较多，包括高血压、左肾上腺素瘤、原发性醛固酮增多症、腹主动脉夹层及胸主动脉夹层术后。患者在应用 ESA 和铁剂的过程中，贫血逐渐加重。作者经过分析，考虑患者存在微炎症状态下的铁利用障碍，故改为口服罗沙司他治疗肾性贫血，治疗贫血明显改善。因患者的经济状况和依从性等原因，间断应用罗沙司他，造成血红蛋白水平的剧烈波动。作者仔细观察了此期间血红蛋白水平的变化规律，发现初次应用罗沙司他效果最好，第 2 次、第 3 次使用均需要更长的时间及更大的药物剂量才能使血红蛋白水平达标。本案例提示临床医师，当患者病情存在微炎症状态时，应用罗沙司他治疗肾性贫血效果可能更好；同时，患者依从性对药物治疗的起效时间和需要的药物剂量均可能存在重要影响。另外，罗沙司他的应用剂量可能需要个体化，其疗效也可能会受患者体重、是否存在炎症、铁储存状态及合并用药等多种因素影响。临床医师在帮患者制订治疗方案时，应尽力加强对患者的教育，提高其依从性，方可能获得治疗的最佳效果。

（中国医科大学附属第一医院　姚　丽）

## 参考文献


[1] Zhang L,Wang F,Wang L,et al. Prevalence of chronic kidney disease in China:a cross-sectional survey. Lancet,2012,380 (9818):214.

[2] Chen N,Hao C,Peng X,et al. Roxadustat for anemia in patients with kidney disease not receiving dialysis. N Engl J Med,2019,381(11):1001-1010.

[3] Chen N,Hao C,Liu BC,et al. Roxadustat treatment for anemia in patients undergoing long-term dialysis. N Engl J Med,2019,381(11):1011-1022.

# 病例 8

# 腹膜透析合并难治性高血压和肾性贫血治疗1例

## 一、病历摘要

**【现病史】**

患者，男性，52 岁。主诉“发现血压升高 36 年，腹膜透析 9 年余”。

1984 年，患者体检时发现血压 170/110 mmHg，无头晕、头痛，无视物模糊，无恶心、呕吐，无心悸、喘憋，无下肢水肿等不适症状，血常规、尿常规检查均未见明显异常，此后未规律监测血压。1990 年患者血压最高 220/180 mmHg，无明显症状，给予“美托洛尔 25 mg，2 次/天，硝苯地平缓释片 20 mg，2 次/天”，血压控制在 130/90 mmHg 左右，查血肌酐正常，尿蛋白（－），尿隐血试验（＋＋）。2011 年初，患者无明显诱因出现活动后喘憋（爬 1 层楼或平地走 50 m），伴心悸、出汗，及双下肢轻度凹陷性水肿，无尿少，无夜间阵发性呼吸困难、咳嗽、咳痰等不适症状。2011 年 9 月就诊于外院，查血肌酐为 2200 μmol/L，转诊至本院急诊，行临时颈内静脉置管术后，给予血液透析治疗。2011 年 11 月，行腹膜透析管植入术后转为维持性腹膜透析治疗。

2012 年 1 月至 2017 年 5 月，患者规律持续不卧床腹膜透析，此后改为间歇性腹膜透析，4 组/天，超滤量约为 1200 ml/d。患者干体重保持在 71 kg，Kt/V 为 1.83。其他诊疗情况：①高血压，“奥美沙坦 20 mg，2 次/天；非洛地平缓释片 5 mg，2 次/天；盐酸阿罗洛尔片 15 mg，2 次/天；苯磺酸氨氯地平 5 mg，1 次/天；甲磺酸多沙唑嗪缓释片 8 mg，1 次/晚，”血压控制在 130/80 mmHg 左右；②CKD-MBD，“碳酸钙 1000 mg，3 次/天；司维拉姆 3.2 g，3 次/天”，监测血钙 2.45 mmol/L，血磷 1.98 mmol/L，甲状旁腺激素 212 pg/ml；③血脂，未服降脂药，查低密度脂蛋白胆固醇 2.53 mmol/L，总胆固醇 4.16 mmol/L，甘油三酯 1.59 mmol/L；④营养指标，白蛋白 33 g/L，前白蛋白 339 mg/L，标准化蛋白分解率（normalized protein catabolic rate，nPCR）0.89 g/(kg・d)。⑤肾性贫血，“琥珀酸亚铁片 0.2 g，3 次/天（口服）”；皮下注射“ESA”，根据血红蛋白水平调整 ESA 剂量，近 1 年 ESA 剂量为 10 000 U，1 次/周，血红蛋白波动在 96～136 g/L。铁蛋白 391 μg/L，血清铁 10.6 μmol/L，转铁蛋白饱和度 24.5%。⑥肝功能，谷丙转氨酶、胆红素持续正常。

**【既往史】**

否认冠心病、糖尿病等慢性病史，否认肝炎、结核、腹膜透析相关感染病史，曾有输血史，否认其他手术史、过敏史等。

**【个人史】**

无吸烟嗜好，社交性饮酒，每月 2～3 次，每次 100～150 ml 白酒。

**【家族史】**

否认家族遗传性疾病。

**【体格检查】**

血压 133/81 mmHg，身高 167 cm，体重 71 kg。双肺呼吸音清，心率 81 次/分，心律齐，腹软，无压痛，双下肢无水肿，腹透管置管隧道口未见渗血渗液或皮肤红肿。

**【辅助检查】**

**1. 血常规** 红细胞计数 $3.81\times10^{12}$/L，血红蛋白 112 g/L，平均红细胞体积 88.2 fl，平均红细胞血红蛋白含量 29.4 pg，平均红细胞血红蛋白浓度 333 g/L，白细胞计数 $8.63\times10^{9}$/L，血小板计数 $223\times10^{9}$/L。

**2. 铁代谢检查** 血清铁 10.6 μmol/L，总铁结合力 241 μg/dl，转铁蛋白 1.71 g/L，转铁蛋白饱和度 24.5%，铁蛋白 391 μg/L。

**【主要临床诊断】**

1. 慢性肾脏病 5 期
   肾性贫血
   慢性肾脏病矿物质和骨代谢异常
   维持性腹膜透析
2. 高血压病 3 级(很高危)
   高血压肾损害

## 二、临床治疗经过

该患者体重 71kg，主要给予透析、纠正贫血和降压等对症治疗。在贫血治疗方面，给予罗沙司他口服，120 mg，3 次/周。嘱咐患者将琥珀酸亚铁片、司维拉姆及碳酸钙的服用时间与罗沙司他间隔 1 h 以上，定期随访患者血红蛋白水平，并调整药物剂量(图 2-8-1)。

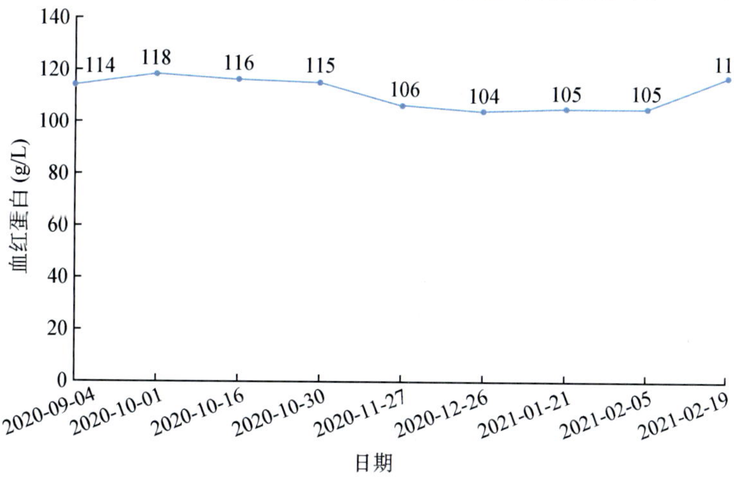


图 2-8-1 患者使用罗沙司他后血红蛋白变化水平

注：2020 年 9 月 4 日至 9 月 30 日，患者应用罗沙司他 120 mg，3 次/周；2020 年 10 月 1 日至 12 月 25 日，患者应用罗沙司他 100 mg，3 次/周；2020 年 12 月 26 日至 2021 年 2 月 4 日，患者应用罗沙司他 120 mg，3 次/周；2021 年 2 月 5 至 19 日，患者应用罗沙司他 150 mg，3 次/周

2020 年 10 月—12 月患者血红蛋白水平较前下降，问诊患者进食较前无明显变化，大便性状正常。患者经 CKD-MBD 治疗调整后，血红蛋白随之升高，考虑血红蛋白波动与甲状旁腺激素异常增高有关。

服用罗沙司他期间监测患者的血压等临床指标变化（表 2-8-1），服用罗沙司他 1 个月后，患者停用苯磺酸氨氯地平，并可逐渐减少甲磺酸多沙唑嗪缓释片用量，患者血压可维持在（110～120）/（70～80）mmHg。相同口服补铁的条件下，患者血清铁有升高，铁蛋白下降。其间患者无恶心、呕吐、腹泻、腹部不适等反应。

表 2-8-1　患者使用罗沙司他期间铁代谢、血脂、营养、血压指标变化情况

| 项目 | | 基线 | 治疗后 1 个月 | 治疗后 2 个月 |
|---|---|---|---|---|
| 铁代谢指标 | 血清铁（μmol/L） | 8.8 | 8.3 | 16.0 |
| | 总铁结合力（μmol/L） | 38.2 | 50.7 | 47.2 |
| | 转铁蛋白（g/L） | 1.84 | 1.99 | 1.86 |
| | 转铁蛋白饱和度（%） | 23.00 | 16.40 | 33.90 |
| | 铁蛋白（μg/L） | 298.51 | 308.00 | 268.00 |
| 血脂 | 总胆固醇（mmol/L） | 2.29 | 2.00 | 1.69 |
| | 甘油三酯（mmol/L） | 0.61 | 0.67 | 0.35 |
| | 高密度脂蛋白（mmol/L） | 1.11 | 1.00 | 0.89 |
| | 低密度脂蛋白（mmol/L） | 0.91 | 0.59 | 0.58 |
| 营养指标 | 白蛋白（g/L） | 32 | 32 | 33 |
| | 前白蛋白（mg/L） | 336 | 349 | 388 |
| 血压（mmHg） | | 133/81 | 133/72 | 99/72* |

注：*. 随诊时监测患者血压偏低，降压药物减量

## 三、病例特点分析

本例患者为中年男性，临床上以高血压起病，未积极控制，最终进展为终末期肾病。早期进行短时间的血透治疗后，由于条件所限，改为腹膜透析多年。患者存在终末期肾病多种并发症，如 CKD-MBD、肾性贫血。应用口服铁剂和皮下注射 ESA 治疗，贫血可基本纠正，但高血压治疗困难，需要联合应用多达 5 种降压药物。应用罗沙司他治疗后，患者不仅肾性贫血得到改善，血压控制亦得到改善，共减量/停用 2 种降压药物。

## 四、临床思辨

本例难治性高血压患者应用罗沙司他后，患者血压控制得到显著改善。在罗沙司他中国Ⅲ期临床研究中，与 ESA 组相比，罗沙司他组患者血压下降幅度较 ESA 组明显，但差异无统计学意义。罗沙司他对血压的调节机制目前尚不明确。罗沙司他在维持性血液透析患者的Ⅱ期临床研究中，Robert 等发现罗沙司他口服患者体内 EPO 浓度波动较静脉注射 EPO 患者更小，但该研究未对这部分患者的血压变化进行比较，故无法得知血压的变化是否与患者体内

EPO 浓度的变化相关。此外，由于 HIF 介导的转录级联包括一系列参与血管舒缩调控的基因，因此 HIF-PHI 可能通过对血管的舒缩调节来调控血压。已有研究发现，另一种 HIF-PHI——莫立司他能明显降低大鼠的收缩压，其作用可能与肾素原的浓度调节相关。

罗沙司他由于其纠正贫血的有效性和口服的便利性，为维持性透析患者提供了更多治疗选择。在本例患者治疗过程中还观察到了罗沙司他有助于改善难治性高血压，减少降压药物的使用，而罗沙司他对高血压控制的改善作用，尚需要大规模临床研究数据支持和验证，其中的机制也需要进一步的研究探讨。

（中国医学科学院北京协和医院　胡蓉蓉　李雪梅）

## 专家点评

这是一例以高血压起病的慢性肾脏病患者，患者存在高血压病史 37 年，由于血压控制不佳发展为尿毒症，并由血液透析改腹膜透析治疗。该患者表现为难治性高血压，使用五联降压药后，血压控制仍不理想。成为临床治疗中的难点。本例患者因肾性贫血，使用罗沙司他治疗。患者在改善贫血的同时，降压药物剂量减少，血压控制平稳，以上是罗沙司他在治疗该例伴有难治性高血压的腹膜透析患者时，得到的额外的疗效。该病例的经验分享提示，罗沙司他可能不仅没有 ESA 使用过程中可能增加高血压的风险，甚至有可能对改善患者血压有一定协助作用。值得在临床上进一步观察并验证，以帮助更多尿毒症合并难治性高血压患者的治疗。

（南昌大学第一附属医院　陈钦开）

## 参考文献


[1] 陈香美. 腹膜透析标准操作规程. 北京：人民军医出版社，2010.

[2] 刘秋月，许莹，王兰，等. 腹膜透析患者使用促红细胞生成素依从性的调查. 中华现代护理杂志，2010，(34)：4131-4132.

[3] Chen N, Hao C, Liu BC, et al. Roxadustat treatment for anemia in patients undergoing long-term dialysis. N Engl J Med, 2019, 381(11)：1011-1022.

[4] Provenzano R, Besarab A, Wright S, et al. Roxadustat (FG-4592) versus epoetin alfa for anemia in patients receiving maintenance hemodialysis：a phase 2, randomized, 6-to 19-week, open-label, active-comparator, dose-ranging, safety and exploratory efficacy study. Am J Kidney Dis, 2016, 67(6)：912-924.

[5] Flamme I, Oehme F, Ellinghaus P, et al. Mimicking hypoxia to treat anemia：HIF-stabilizer BAY 85-3934 (Molidustat) stimulates erythropoietin production without hypertensive effects. PLoS One, 2014, 9(11)：e111838.

# 病例 9

# 腹膜透析感染合并继发性甲状旁腺功能亢进症和肾性贫血治疗1例

## 一、病历摘要

**【现病史】**

患者，男性，28 岁。主诉“规律腹膜透析 4 年半，乏力近 3 个月”，于 2020 年 9 月 8 日收入院。

2016 年 8 月 27 日，患者因头晕、头痛，伴恶心、呕吐，胸闷、气短，偶有夜间憋醒，尿量减少(24 h 尿量 800 ml 左右)，就诊于我院门诊，查尿蛋白(＋＋＋)，微量白蛋白 6931.4 mg/L；尿素氮 31.15 mmol/L，肌酐 931 μmol/L，白蛋白 34.5 g/L，诊断“慢性肾衰竭”。2016 年 9 月 1 日，患者因终末期肾衰竭行腹膜透析置管术，术后行规律腹膜透析治疗，目前采用 CAPD 治疗方案“1.5％低钙腹膜透析液 2000 ml、3 次/天及 2.5％低钙腹膜透析液 2000 ml，1 次/天”，监测 24 h 腹膜透析超滤量为 700～1000 ml，无尿状态。患者每 3 个月于我院腹膜透析中心规律随访，针对患者肾性贫血、钙磷代谢紊乱、继发性肾源性甲状旁腺功能亢进症等并发症，给予规律药物治疗。近 3 个月患者出现周身乏力，伴有食欲减退，于当地医院复查考虑“贫血加重”，增加促红细胞生成素剂量，因症状无明显改善，今为进一步治疗入院。

**【既往史】**

2012 年 5 月 29 日，患者无诱因出现头晕、头痛，于外院测血压，高达 218/130 mmHg，完善相关化验检查(具体指标不详)，诊断“肾小球肾炎，高血压 3 级”，并住院行肾活检穿刺术，病理诊断 IgA 肾病Ⅳ级，给予口服泼尼松片 50 mg/d，1 个月后患者自行减量并停用。2014 年 5 月，患者再次因头晕就诊于当地医院，查尿蛋白(＋＋)，尿素氮 14.27 mmol/L，肌酐 401 μmol/L，测血压最高达 200/110 mmHg，诊断为慢性肾功能不全，高血压 3 级，给予对症治疗。4 个月后患者再次自行停用所有药物。否认糖尿病、冠心病等疾病史，否认肝炎、结核、疟疾等传染病史，否认外伤史，否认药物、食物过敏史。

**【个人史】**

生于盘锦市，久居本地，无毒品接触史，无烟、酒嗜好。

**【家族史】**

否认家族遗传性疾病史。

**【体格检查】**

体温 36.5 ℃，脉搏 66 次/分，呼吸 16 次/分，血压 184/93 mmHg，身高 180 cm，体重

60 kg,体重指数 18.51 $kg/m^2$。患者一般状态可,营养中等,慢性病容,贫血貌,睑结膜苍白,皮肤干燥,无水肿。心、肺检查未见异常,腹部平坦,脐下偏左可见一长约 5 cm 的纵行手术瘢痕,左下腹可见腹膜透析管外口,局部皮肤无红肿,按压有少许脓性分泌物。腹软,全腹无压痛及反跳痛,移动性浊音阳性(内含腹透液),双肾区无叩痛。

【辅助检查】

**1. 血常规** 白细胞计数 $11.1\times10^9$/L,红细胞计数 $2.39\times10^{12}$/L,血红蛋白 75 g/L,血小板计数 $140\times10^9$/L,网织红细胞百分比 1.43%,。

**2. 血生化结果** 尿素 21.94 mmol/L,肌酐 1266 μmol/L,总蛋白 57.58 g/L,白蛋白 32.9 g/L,心肌酶、血脂正常,C 反应蛋白 12.6 mg/L。

**3. 铁代谢指标** 血清铁 6.83 μmol/L,总铁结合力 40.7 mmol/L,转铁饱和度 17.47%,铁蛋白 45.3 μg/L,促红细胞生成素 37.85 mU/ml。

**4. 矿物质和骨代谢指标** 血钙 2.34 mmol/L,血磷 2.03 mmol/L,钙磷乘积 4.75,iPTH>1900 pg/ml。

**5. 超声心动图** 尿毒症病心脏改变,左心增大,射血分数为 64%。

**6. 心电图** 心率 65 次/分,ST-T 改变。

**7. 胸部 CT** 双肺未见明显异常,右侧叶间胸膜增厚。

**8. 腹膜平衡试验** 提示低转运。

【主要临床诊断】

1. IgA 肾病

   慢性肾脏病(5 期,持续不卧床腹腔透析)

   肾性贫血

   继发性甲状旁腺功能亢进症

   肾性高血压

2. 腹膜透析导管外口感染

## 二、临床治疗经过

### (一)透析充分性的调整

近 3 个月血肌酐波动在 1200~1600 μmol/L,血压(170~190)/(90~100) mmHg,Kt/V 1.59,内生肌酐清除率 28.55ml/min,腹膜平衡试验低转运,综合性营养评估评分 7 分。同时患者出现食欲减退、夜间双下肢极度不适感等现象,综合评估患者处于透析不充分状态。调整腹膜透析治疗方案,增加透析次数,即给予 1.5%低钙腹膜透析液 2000 ml,4 次/天,以及 2.5%低钙腹膜透析液 2000 ml/天,1 次/天。2 周后监测 24 h 腹膜透析超滤量波动在 1200~1500 ml,无尿。血压控制在(140~160)/(90~100) mmHg。Kt/V 由 1.59 升至 1.87,自述夜间双下肢极度不适感和食欲均有所改善。

### (二)铁缺乏的补充

化验血清铁 6.83 μmol/L,总铁结合力 40.7 mmol/L,转铁饱和度 17.47%,铁蛋白 45.3 μg/L,提示铁缺乏。分别于 2020 年 9 月 17 日、21 日、25 日、28 日先后静脉输注蔗糖铁注射液 100 mg,监测血清铁升至 17.6 μmol/L,铁蛋白升至 172.5 μg/L,血红蛋白升至 88 g/L。

**(三)感染的处理**

体格检查发现患者腹膜透析导管出口处有感染征象，查白细胞计数为 $11.1\times10^9$/L、C 反应蛋白 12.6 mg/L。细菌培养提示铜绿假单胞菌，再次强化手卫生，并重复腹膜透析导管出口处护理的培训，并给予氯化钠注射液 20 ml＋庆大霉素 8 万 U，1 次/天，外用湿敷出口处，抗感染治疗，5 天后感染治愈。

**(四)继发性甲状旁腺功能亢进症的治疗**

2020 年 9 月 3 日，查甲状旁腺激素＞1900 pg/ml，给予骨化三醇胶丸 2μg，2 次/周。9 月 17 日复查甲状旁腺激素 1818 pg/ml，血钙 2.52 mmol/L，鉴于患者出现高钙血症，加用西那卡塞 25 mg/d 联合治疗。9 月 30 日复查甲状旁腺激素降至 1285 pg/ml，甲状旁腺超声检查提示，双侧有 4 个甲状旁腺增生。因药物治疗效果差，2020 年 12 月 13 日，于肝胆外科行甲状旁腺切除术，术后监测甲状旁腺激素 1.2 pg/ml，血钙 2.5 mmol/L，血磷 1.45 mmol/L。治疗期间患者血红蛋白和甲状旁腺激素指标变化如图 2-9-1 所示。

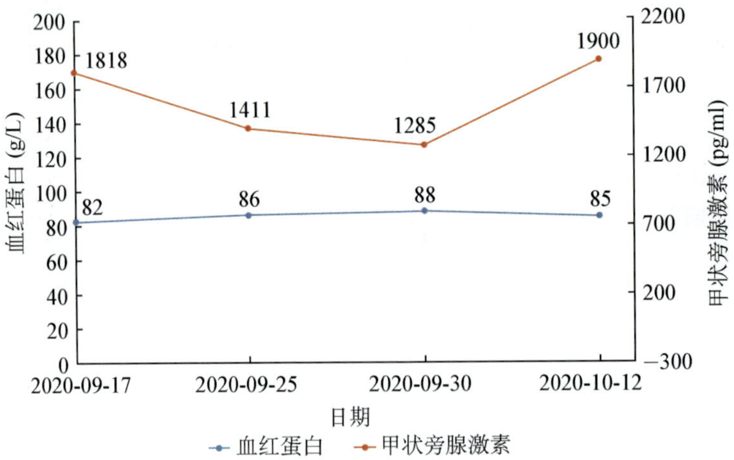


图 2-9-1　治疗期间患者血红蛋白与甲状旁腺激素指标变化

**(五)贫血的纠正**

2020 年 6 月，随访过程中发现患者贫血加重，血红蛋白由 98 g/L 降至 77 g/L，遂将皮下注射重组人促红素注射液 3000 U(1 次/周)加量至重组人促红素注射液 10 000 U，1 次/周，联合口服多糖铁复合物 150 mg，2 次/天治疗。2020 年 8 月，复查血红蛋白上升至 79 g/L，遂增加重组人促红素注射液剂量至 10 000 U，3 次/2 周，此时患者出现血压难以控制，考虑与 ESA 不良反应相关，由于大剂量 ESA 仍难以纠正患者贫血，于 2021 年 10 月 13 日停用 ESA，并依据患者干体重(约 60 kg)，改用口服罗沙司他 100 mg，3 次/周，以纠正贫血，每 2 周监测 1 次血红蛋白。2020 年 12 月复查血红蛋白升至 101 g/L。2021 年 1 月 8 日升至 116g/L，遂减量罗沙司他至 70 mg(3 次/周)。患者治疗期间血红蛋白数值变化见图 2-9-2。甲状旁腺切除术后(2021 年)血红蛋白变化如图 2-9-2 所示。

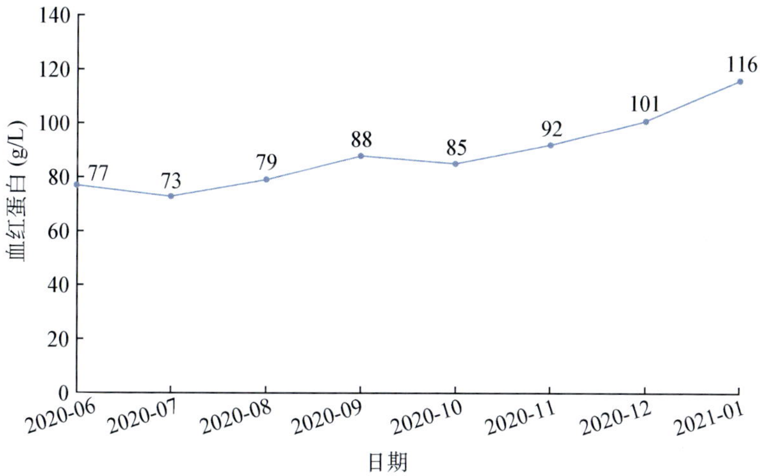


图 2-9-2 治疗过程中患者血红蛋白变化情况

注:2020 年 6 月—7 月,患者应用 ESA 联合多糖铁复合物胶囊,ESA 剂量为 10 000 U,1 次/周,静脉注射;多糖铁复合物胶囊剂量为 150 mg,2 次/天,口服;2020 年 8 月—10 月,患者应用 ESA 联合多糖铁复合物胶囊,ESA 剂量为 10 000 U,3 次/2 周,静脉注射,多糖铁复合物胶囊剂量为 150 mg,2 次/天,口服;2020 年 10 月 13 日至 2021 年 1 月 7 日,患者应用罗沙司他 100 mg,3 次/周,口服

### (六)后续追踪随访

患者于 2020 年 12 月 13 日行甲状旁腺切除术,术后肾内科联合甲状腺外科对该患者关于透析相关重要指标及甲状旁腺切除术后关注指标进行综合随访评估(表 2-9-1)。

表 2-9-1 患者甲状旁腺切除术后综合随访评估情况

| 指标 | 术后 1 个月 | 术后 3 个月 | 术后 6 个月 | 术后 9 个月 |
|---|---|---|---|---|
| 血红蛋白(g/L) | 120 | 132 | 122 | 116 |
| 血清铁(μmol/L) | 12.69 | 9.46 | 10.12 | 12.8 |
| 总铁结合力(μmol/L) | 51.5 | 46.5 | 47.8 | 50.3 |
| 铁蛋白(μg/L) | 142.7 | 87.6 | 74.3 | 89.6 |
| 超敏 C 反应蛋白(mg/L) | 0.8 | 2.4 | 7.7 | 3.6 |
| 血钙(mmol/L) | 1.87 | 1.69 | 2.41 | 2.23 |
| 血磷(mmol/L) | 1.23 | 0.99 | 1.71 | 1.64 |
| 甲状旁腺素(pg/ml) | 1.60 | 0.01 | 1.20 | 1.60 |
| 血压(mmHg) | 140/90 | 150/100 | 150/90 | 145/90 |
| 总 Kt/V | 1.82 | 2.07 | 1.94 | 1.80 |
| 白蛋白(g/L) | 36.0 | 37.3 | 38.5 | 39.4 |

## 三、病例特点分析

该病例为原发性肾小球疾病起病、维持性腹膜透析替代治疗的患者。随着透析龄的增长，患者出现不同程度的透析不充分、血压控制不佳、肾性贫血、营养不良、慢性肾脏病矿物质和骨代谢异常等常见透析患者的慢性并发症。本次入院围绕乏力为主要临床症状，展开了一系列的筛查，帮助患者明确贫血进行性加重的幕后真凶，给予针对性治疗，使得患者临床症状显著改善。

### (一)影响腹膜透析患者贫血加重的常见因素

**1. 原发疾病的影响** 肾性贫血是 CKD 患者常见的并发症之一，主要由于肾功能衰退引起 EPO 和铁的相对或绝对不足所致。而针对长期腹膜透析患者的透析不充分是导致肾性贫血进行性加重的重要原因。

**2. 多种并发症的相互作用** 造血原料铁缺乏、微炎症状态、营养不良及钙磷失衡、甲状旁腺功能亢进症等都是导致肾性贫血进行性加重的影响因素。同时它们之间也呈现相互影响、相互制约的作用。

### (二)继发性甲状旁腺功能亢进症与难治性肾性贫血的关系

给予患者进行充分透析、纠正营养不良、改善微炎症状态、调整钙磷失衡及控制甲状旁腺功能亢进等治疗措施后，患者的肾性贫血有所改善，但效果不显著。综合文献报道，肾性贫血与 PTH 水平升高呈显著负相关，PTH 处于高水平可能是难以纠正的肾性贫血的重要因素之一。此患者在经过甲状旁腺切除术后，贫血得到有效纠正，同时慢性肾脏病矿物质和骨代谢异常的相关指标均得到改善。

## 四、临床思辨

继发性甲状旁腺功能亢进症是慢性肾脏病患者 CKD-MBD 的重要表现。PTH 是慢性肾衰竭特别是尿毒症患者体内重要的毒素，其可以引起患者多系统病理改变和临床表现。一些研究表明，继发性甲状旁腺功能亢进症与肾性贫血有着密切的关系，当患者患严重的继发性甲状旁腺功能亢进症时，ESA 的疗效不佳。

治疗继发性甲状旁腺功能亢进症是慢性肾脏病患者 CKD-MBD 的重要表现。PTH 是慢性肾衰竭特别是尿毒症患者体内重要的毒素，可以引起患者多系统病理改变和临床表现。一些研究表明，继发性甲状旁腺功能亢进症与肾性贫血有着密切的关系，当患者患严重的继发性甲状旁腺功能亢进症时，ESA 的疗效不佳。

治疗继发性甲状旁腺功能亢进症是纠正肾性贫血对 ESA 反应不佳的重要方法之一。近年来，随着骨化三醇（活性维生素），特别是其冲击疗法在临床的应用，使继发性甲状旁腺功能亢进症得到有效控制，但治疗严重继发性甲状旁腺功能亢进症的最佳方法仍是外科手术。本例患者为规律腹膜透析近 5 年的患者，在透析充分性(Kt/V)、炎症状态、铁的储存和利用(SF、TSAT)等因素纠正后，贫血改善不理想，考虑与严重继发性甲状旁腺功能亢进症有关。患者行甲状旁腺切除术后并换用罗沙司他治疗，随着甲状旁腺激素水平下降，患者血红蛋白和血细胞比容明显上升，贫血得到纠正。

（北部战区总医院 杨 雪 张艳宁）

## 专家点评

这是一例规律腹膜透析4年余的患者，伴有肾性贫血、钙磷代谢紊乱、继发性甲状旁腺功能亢进症等并发症。该病例重点针对影响患者贫血纠正的原因完善相应的检查，并进行详细的分析和处理，最终取得了较好的临床效果，其思路值得临床借鉴。在对透析充分性、炎症状态及铁的储存和利用等因素纠正后，促红细胞生成素的使用仍不能明显改善贫血。进一步纠正继发性甲状旁腺功能亢进症和换用罗沙司他治疗后，贫血得到明显纠正。需要说明的是，由于该病例在纠正继发性甲状旁腺功能亢进症的影响因素后立即换用罗沙司他，故还不能直接说明罗沙司他在改善伴有高甲状旁腺激素水平患者的贫血具有独特的有效性。

（南昌大学第一附属医院 陈钦开）

## 参考文献


[1] 付玉琪，涂岩，刘必成. 低氧诱导因子-脯氨酸羟化酶抑制剂治疗肾性贫血的研究进展. 中华肾脏病杂志，2020，36(9)：726-730.

[2] 潘月娟，史均宝. 罗沙司他治疗腹膜透析患者慢性肾性贫血1例报告. 中国实用内科学杂志，2020，40(11)：958-960.

[3] 陈孟华，田娜. 腹膜透析患者的贫血诊治现状. 中国血液净化，2020，19(9)：581-584.

[4] 吴勐，邱泱. 甲状旁腺切除术对尿毒症继发甲状旁腺功能亢进症的维持性血液透析患者肾性贫血的影响. 中国实用内科杂志，2019，39(10)：900-903.

[5] 陈彬. 纠正继发性甲状旁腺功能亢进与改善肾性贫血的研究. 中国中西医结合肾病杂志，2010，11(11)：1004-1006.

[6] Makruasi N，Changsirikulchai S，Janma J，et al. Factors related to erythropoietin hyporesponsiveness in peritoneal dialysis patients with anemia. J Med Assoc Thai，2016，8：S48-S52.

# 病例 10

# 腹膜透析冠状动脉旁路移植术患者肾性贫血治疗1例

## 一、病历摘要

**【现病史】**

患者，男性，68 岁。主诉“乏力、水肿肿伴血肌酐增高 1 年余，加重 2 天”。

患者于 1 年余前出现乏力、水肿，无明显尿少。于门诊化验血肌酐 249 μmol/L，血红蛋白 95 g/L，尿蛋白(+++)，考虑诊断为“糖尿病肾病，慢性肾衰竭，肾性贫血”。给予“包醛氧淀粉、尿毒清颗粒清除毒素”稳定肾功能，“胰岛素、硝苯地平控释片”等药物控制血糖和血压，未住院系统诊治。2 天前自觉乏力、水肿症状加重，感胸闷、胸痛，活动后气短。门诊化验血肌酐 871 μmol/L，为行腹膜透析和行“冠状动脉旁路移植术”收入院。发病以来无发热，无咳嗽、咯痰，无腹痛等不适。每天尿量 1500～2000 ml。

**【既往史】**

糖尿病、高血压病史 20 余年，应用胰岛素控制血糖，血糖控制在 10 mmol/L 左右，硝苯地平控释片等药物控制血压，范围在 140/70 mmHg 左右。冠状动脉支架植入术术后 4 月余，现口服阿司匹林联合氯吡格雷抗血小板治疗。

**【个人史】**

吸烟每天 3～5 支，偶饮酒。无传染病接触史，无冶游史。

**【家族史】**

无家族遗传性疾病史。

**【体格检查】**

体温 36.3℃，脉搏 70 次/分，呼吸 20 次/分，血压 133/62 mmHg，身高 168 cm，体重 64 kg。神志清晰，贫血貌，双肺呼吸音清，心率 70 次/分，心律齐，各瓣膜区未闻及杂音，腹软无压痛、反跳痛，肝脾未及，双下肢轻度水肿。

**【辅助检查】**

**1. 血常规** 白细胞计数 $6.3\times10^9$/L，红细胞计数 $2.1\times10^{12}$/L，血红蛋白 79 g/L，血小板计数 $131\times10^9$/L。

**2. 血生化** 尿素氮 36.38 mmol/L，肌酐 889 μmol/L，血钙 2.06 mmol/L，血磷 1.97 mmol/L，甲状旁腺激素 234.8 pg/ml。总胆固醇 4.17 mmol/L，甘油三酯 1.27 mmol/L，高密度脂蛋白 1.06 mmol/L，低密度脂蛋白 2.44 mmol/L，脑钠肽 1667.3 ng/L。

**3. 残余尿** 1500 ml/24 h。

**4. 心电图**　提示窦性心律，ST-T 改变。

**5. 超声心动图**　左心轻大，左心室肥厚，升主动脉增宽，二尖瓣后叶瓣环局部钙化并反流（轻度），左心功能减低，射血分数 47%。

**【主要临床诊断】**

1. 慢性肾脏病 5 期
   糖尿病肾病（G5A3 期）
   肾性贫血
   继发性甲状旁腺功能亢进症
2. 2 型糖尿病
3. 高血压 3 级（很高危）
4. 冠心病
   冠状动脉支架置入术后
   心功能 3 级

## 二、临床治疗经过

患者因冠状动脉狭窄严重，反复出现心力衰竭需尽快行冠状动脉造影，为行冠状动脉旁路移植术做准备，与家属沟通后决定先行腹膜透析治疗。在心内科指导下停用氯吡格雷和阿司匹林，给予依诺肝素，并做好腹膜透析置管术前准备。

2020 年 11 月 17 日，患者在局部麻醉下行套管针腹膜透析置管术，术中腹膜透析导管置入顺利并试水成功。准备进行缝合时，患者突发急性左心衰竭，立即调高床头，给予心电监测及吸氧，监测显示血氧饱和度为 70%，血压为 210/110 mmHg，心率为 130 次/分。立即给予吗啡 3 mg、去乙酰毛花苷 0.2 mg 静脉推注，硝普钠 15 mg 静脉泵入等。快速完成手术后返回病房，给予冻干重组人脑利钠肽静脉泵入。2 h 后患者病情逐渐缓解。复查血红蛋白为 64 g，给予输红细胞悬液 300 ml，继续给予单硝酸异山梨酯静脉滴注，口服氯吡格雷、阿司匹林及沙库巴曲缬沙坦等药物改善心肌缺血、抗心力衰竭治疗。术后 6 天，患者自觉症状缓解，出院并继续门诊腹膜透析治疗。出院后应用的药物见表 2-10-1。

表 2-10-1　患者出院后应用口服药物情况

| 药物分类 | 药物名称及用法 |
|---|---|
| 纠正贫血药 | 罗沙司他 120 mg，3 次/周；多糖铁复合物胶 0.15 g，1 次/天 |
| CKD-MBD 治疗药 | 碳酸钙 0.5 g，3 次/天 |
| 降压、保护心脑血管药 | 硝苯地平控释片 30 mg，2 次/天；呋塞米 20 mg，1 次/天；沙库巴曲缬沙坦 100 mg，2 次/天；酒石酸美托洛尔 47.5mg，1 次/天；单硝酸异山梨酯 20 mg，1 次/天；阿司匹林 100 mg，1 次/天；氯吡格雷 75 mg，1 次/天。 |
| 延缓肾功能减退药 | 百令胶囊 2g，3 次/天 |

注：CKD-MBD. 慢性肾脏病矿物质和骨代谢异常

患者腹膜透析后应用罗沙司他等药物，病情平稳，于 2021 年 3 月 11 日外院行冠状动脉旁路移植术。术前 3 月 9 日查血红蛋白 102 g/L，术中、术后有失血，2021 年 3 月 11—13 日输红细胞悬液 1000 ml，14 日复查血红蛋白为 82 g/L。后继续口服罗沙司他 120 mg，3 次/周。2021 年 4 月 1 日，复查血红蛋白为 118 g/L，罗沙司他剂量减至 100 mg，3 次/周。2021 年 4 月 20 日复查血红蛋白 130 g/L，罗沙司他剂量减至 70 mg，3 次/周。2021 年 5 月 12 日复查血红蛋白为 138 g/L，罗沙司他剂量减至 50 mg，3 次/周。2021 年 6 月 11 日复查血红蛋白为 136 g/L，罗沙司他减为 50 mg，2 次/周维持。在手术前、后患者持续行腹膜透析治疗，给予控制血压、预防心力衰竭等治疗。患者应用罗沙司他后(2021 年 4 月 16 日至 7 月 16 日)，铁蛋白由 39.35 μg/L 上升到 180.31 μg/L。整个治疗期间患者血糖维持在 6 mmol/L 左右。目前患者的生活质量好，未观察到不良反应。使用罗沙司他后血红蛋白变化情况见图 2-10-1，其他相关指标变化见表 2-10-2。

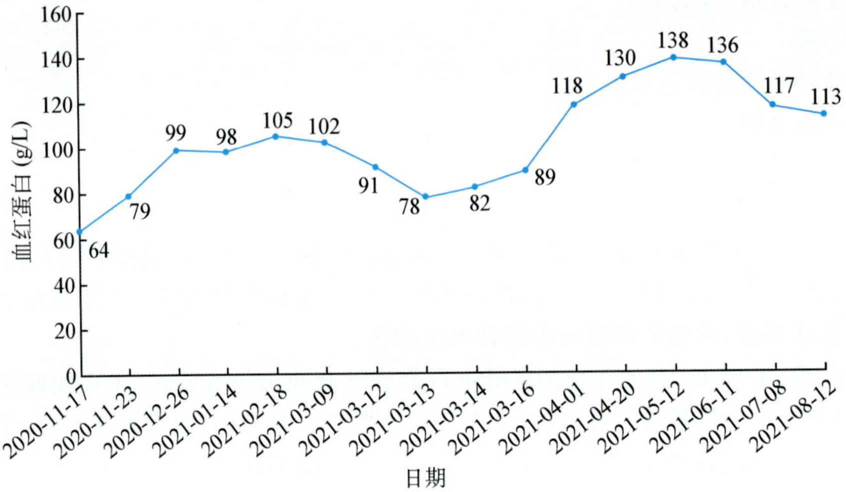


图 2-10-1　使用罗沙司他后血红蛋白变化

注：2020 年 11 月 17 日，患者输红细胞悬液 300 ml；2020 年 11 月 18 日—22 日未用治疗贫血药物；2020 年 11 月 23 日至 2021 年 3 月 10 日，患者应用罗沙司他，剂量为 120 mg，3 次/周，口服；2021 年 3 月 11 日—13 日输红细胞悬液 1000 ml；2021 年 3 月 14 日至 3 月 31 日，患者应用罗沙司他，剂量为 120 mg，3 次/周；2021 年 4 月 1 日—20 日，罗沙司他剂量为 100 mg，3 次/周；2021 年 4 月 21 日至 5 月 11 日，罗沙司他剂量为 70 mg，3 次/周；2021 年 5 月 12 日至 6 月 10 日，患者应用罗沙司他，剂量为 50 mg，3 次/周；2021 年 6 月 11 日至 8 月 12 日，罗沙司他剂量为 50 mg，2 次/周

表 2-10-2　使用罗沙司他后其他相关指标变化

| 指标分类 | 检测项目 | 基线 | 治疗 1 个月 | 治疗 2 个月 | 治疗 3 个月 | 治疗 6 个月 |
|---|---|---|---|---|---|---|
| 血脂 | TC(mmol/L) | 4.17 | 3.77 | 3.34 | 3.40 | 3.67 |
| | TG(mmol/L) | 1.27 | 1.58 | 1.72 | 0.89 | 2.43 |
| | HDL(mmol/L) | 1.06 | — | 0.76 | 0.84 | 0.71 |
| | LDL(mmol/L) | 2.44 | — | 1.61 | 2.00 | 2.04 |
| 炎症标志物 | CRP(mg/L) | | 0.88 | | 2.90 | 22.90 |
| 血压 | 血压(mmHg) | 133/62 | 130/70 | 134/73 | — | — |

（续 表）

| 指标分类 | 检测项目 | 基线 | 治疗 1 个月 | 治疗 2 个月 | 治疗 3 个月 | 治疗 6 个月 |
|---|---|---|---|---|---|---|
| CKD-MBD | Ca(mmol/L) | 2.06 | 2.07 | 1.99 | 1.84 | 2.15 |
| | P(mmol/L) | 1.97 | 1.64 | 2.27 | 2.11 | 1.31 |
| | PTH(pg/ml) | 238.40 | 159.70 | 175.90 | 214.10 | 91.20 |
| 患者感受 | 贫血症状 | 乏力 | 无 | 无 | 无 | 无 |

注：—. 表示未测量；CKD-MBD. 慢性肾脏病矿物质和骨代谢异常；TC. 总胆固醇；TG. 甘油三酯；HDL. 高密度脂蛋白；LDL. 低密度脂蛋白；Ca. 血钙；P. 血磷；PTH. 甲状旁腺激素

## 三、病例特点分析

该病例特点：①老年男性，慢性病程；②糖尿病肾病、终末期肾衰，行腹膜透析治疗；③合并冠状动脉粥样硬化性心脏病，冠状动脉支架置入术后，伴心力衰竭，并择期行冠状动脉旁路移植术。④有明显肾性贫血，病情严重而复杂，心血管病变和贫血相互影响。有效纠正贫血对于改善患者心血管功能具有十分重要的意义。

ESA 是治疗 CKD 肾性贫血的主要药物。缺铁和慢性炎症是导致 ESA 低反应的 2 个主要因素。由于与 CKD 高度相关的炎症可升高铁调素水平，阻碍铁的吸收和利用，常导致 CKD 患者对铁治疗和 ESA 的低反应性。临床上与 ESA 相关的不良反应有静脉血栓栓塞、心血管事件风险增加，以及当血红蛋白目标达到接近正常或正常水平时可能增加恶性肿瘤的发生率等。该患者经冠状动脉旁路移植术等手术治疗，以及经罗沙司他等综合治疗措施后，临床症状显著改善。

## 四、临床思辨

CKD 人群心力衰竭的患病率随着 CKD 严重程度而升高，ESRD 患者心力衰竭的发生受多种因素影响。

对于伴有心力衰竭的 ESRD 患者腹膜透析是临床治疗策略之一。腹膜透析治疗心肾综合征的优势在于血流动力学影响小、出现低血压概率低，可有效减轻静脉淤血，阻断Ⅱ型心肾综合征发病机制中因中心静脉压升高引起的肾静脉淤血、肾间质水肿的恶性循环，且不引起交感神经和肾素-血管紧张素-醛固酮系统（renin-angiotensin-aldosterone system，RAAS）系统的激活，可有效清除体内多种炎症因子和尿毒症毒素，且腹膜透析治疗可居家进行，能减轻患者经济负担，减少再住院率，改善患者生活质量，并具有良好的成本效益比。本案例患者合并Ⅱ型心肾综合征，综合考虑选择腹膜透析治疗。慢性肾脏病患者贫血的患病率高，发病早。ESRD 患者合并贫血会增加心血管事件发生率、住院率及死亡风险。有研究表明，与无贫血的患者相比较，CKD3 期或 4 期伴严重贫血（血红蛋白＜105 g/L）患者的死亡风险增加 5.27 倍，心血管住院风险增加 2.18 倍，ESRD 发生风险增加 5.46 倍。应用 ESA 纠正贫血慢，且受炎症等因素影响；输血治疗难度大、风险大。而罗沙司他不受 CKD 患者炎症状态的影响，有效地促进内源性 EPO 生成，同时降低铁调素水平，改善铁的吸收和利用，有效促进红细胞生成。本例患者未使用 ESA，单独应用罗沙司他后能快速纠正肾性贫血，提高冠状动脉手术的安全性，未增加不良反应，还可缩短术前准备时间及平均住院时间。

（鞍钢集团总医院 刘 丹 易 娜）

## 专家点评

围手术期血红蛋白的管理是十分值得探讨的问题，围手术期贫血可显著增加患者术前、术后多种并发症的发生，进而直接影响患者术后的住院病死率、住院时间及术后重症监护时间。而存在肾性贫血的尿毒症患者，临床医师更应重视围手术期血红蛋白的管理。在以往已经上市的ESA药物中，多种药品已经在说明书中明确了围手术期血红蛋白管理的用药方案，而罗沙司他作为一种新型可有效促进红细胞生成的药物，在围手术期血红蛋白管理中的应用经验尚不充分，而本病例可为大家提供一些临床应用经验。

（郑州大学第一附属医院　王　沛）

## 参考文献


[1] Malyszko J, Malyszko JS, Matuszkiewicz-Rowinska J. Hepcidin as a therapeutic target for anemia and inflammation associated with chronic kidney disease. Expert Opin Ther Targets, 2019, 23(5): 407-421.

[2] Ueda N, Takasawa K. Impact of inflammation on ferritin, hepcidin and the management of iron deficiency anemia in chronic kidney disease. Nutrients, 2018, 10(9): 1173.

[3] Chen HH, Cheng QF, Wang JX, et al. Long-term efficacy and safety of hypoxia-inducible factor prolyl hydroxylase inhibitors in anaemia of chronic kidney disease: A meta-analysis including 13,146 patients. J Clin Pharm Ther, 2021, 46(4): 999-1009.

[4] Li ZL, Tu Y, Liu BC. Treatment of renal anemia with roxadustat: advantages and achievement. Kidney Dis (Basel), 2020, 6(2): 65-73.

[5] Bailie GR, Larkina M, Goodkin DA, et al. Data from the dialysis outcomes and practice patterns study validate an association between high intravenous iron doses and mortality. Kidney Int, 2015, 87(1): 162-168.

[6] Qie S, Jiao N, Duan K, et al. The efficacy and safety of roxadustat treatment for anemia in patients with kidney disease: a meta-analysis and systematic review. Int Urol Nephrol, 2021, 53(5):985-997.

[7] House AA, Wanner C, Sarnak MJ, et al. Heart failure in chronic kidney disease: conclusions from a Kidney Disease: Improving Global Outcomes (KDIGO) Controversies Conference. Kidney Int, 2019, 95(6): 1304-1317.

[8] 薛艳梅，唐雯. 腹膜透析治疗心肾综合征的研究进展. 中国血液净化，2019，18(5)：322-324.

[9] Thorp ML, Johnson ES, Yang X, et al. Effect of anaemia on mortality, cardiovascular hospitalizations and end-stage renal disease among patients with chronic kidney disease. Nephrology (Carlton), 2009, 14(2): 240-246.

# 病例 11

# 腹膜透析患者微炎症合并肾性贫血治疗1例

## 一、病历摘要

**【现病史】**

患者，女性，22 岁。主诉“间断肉眼血尿 11 年，肾功能不全 4 年，腹膜透析 3 年，乏力 1 年”收入院。

患者 11 年前感冒后出现肉眼血尿，呈酱油样，于沈阳军区总医院行肾活检诊断为“IgA 肾病Ⅲ级”，拒绝使用激素和免疫抑制剂，口服中药汤剂，症状无好转。此后间断出现镜下及肉眼血尿，呈洗肉水样。4 年前于我科行重复肾活检，结果显示硬化性肾小球肾炎（IgA 肾病，Lee 氏分级Ⅳ～Ⅴ级），23 个肾小球，18 个球性硬化，1 个不全硬化，1 个细胞纤维性大新月体形成，伴肌酐升高、贫血及血压升高。3 年前因气短、恶心、呕吐入院，诊断“硬化性肾小球肾炎，慢性肾衰竭”开始腹膜透析治疗。每月腹膜透析门诊随访。近 1 年间断乏力、食欲减退，无明显呼吸困难。给予“重组人促红细胞生成素 3000 U，每周 3 次，皮下注射；多糖铁复合物胶囊 300 mg，1 次/天（口服）；叶酸 10 mg，3 次/天（口服）”以纠正贫血，血红蛋白长期维持于 92～96 g/L。患者无明显骨痛、关节痛，无严重皮肤瘙痒。查血钙 2.57 mmol/L，血磷 1.95 mmol/L，全段甲状旁腺激素 29.47 pmol/L，目前未服用磷结合剂和活性维生素 D，未应用降脂药物。近期精神、体力一般，食欲减退，睡眠可，偶有便秘，近期体重减轻 5 kg。

**【既往史】**

高血压病史 1 年，血压最高时 160/100 mmHg，服用硝苯地平控释片（30 mg，2 次/天）和阿罗洛尔（10 mg，2 次/天，口服）降压，服用呋塞米 40 mg 和螺内酯 40 mg，2 次/天辅助控制容量及降压，平素血压控制于（110～145）/（70～90）mmHg。2012 年患者因巧克力囊肿切除右侧卵巢。曾因贫血多次输血。否认冠心病和糖尿病病史。否认肝炎、结核等传染病史。否认药物、食物过敏史。

**【个人史】**

否认吸烟、饮酒等不良嗜好。

**【家族史】**

父亲体健，母亲有高血压病史。

**【体格检查】**

体温 36.7 ℃，脉搏 84 次/分，呼吸 17 次/分，血压 126/79 mmHg，身高 168 cm，体重

54 kg。患者眼睑无浮肿，一般状态可，结膜略苍白，口唇无发绀。颈静脉无怒张。双肺呼吸音清，未闻及干、湿啰音。心率 84 次/分，心律齐，各瓣膜听诊区未闻及病理性杂音。腹平软无压痛，可见右侧手术切口瘢痕，腹膜透析管隧道及外口无红肿及渗出。双肾区无叩痛，双输尿管走行区无压痛。双下肢指压痕(—)。

【辅助检查】

**1. 血常规**　血红蛋白 96 g/L，红细胞计数 $3.13 \times 10^{12}$/L，血细胞比容 0.274，平均红细胞体积 87.5 fl。平均红细胞血红蛋白含量 30.7 pg，平均红细胞血红蛋白浓度 350 g/L。

**2. 铁储备**　血清铁 11.3 μmol/L，转铁蛋白 166 mg/dl，转铁蛋白饱和度 27.09%，铁蛋白 601.5 μmol/L。

**3. 肾功能**　肌酐 1031 μmol/L，尿素 11.48 mmol/L。

**4. 血脂四项检查**　总胆固醇 6.25 mmol/L，甘油三酯 4.76 mmol/L，低密度脂蛋白胆固醇 4.08 mmol/L，高密度脂蛋白胆固醇 0.9 mmol/L。

**5. C 反应蛋白**　7.5 mg/L。

【主要临床诊断】

1. IgA 肾病(硬化性肾小球肾炎)
2. 慢性肾脏病 5 期(维持性腹膜透析)
   肾性贫血
   肾性高血压
   矿物质和骨代谢异常。
3. 高脂血症(高低密度脂蛋白胆固醇血症、高甘油三酯血症、高总胆固醇血症)、高尿酸血症

## 二、临床治疗经过

目前腹膜透析方案为连续循环腹膜透析(continuous cycling peritoneal dialysis，CCPD)，总治疗剂量为 11 000 ml/d，夜间自动化腹膜透析(automated peritoneal dialysis，APD)治疗，1.5%腹膜透析液 5000 ml，2.5%腹膜透析液 5000 ml，每周期 2200 ml，交换 3 次，末次保留 2000 ml；日间 2.5%腹膜透析液 2000 ml 手动交换 1 次。残余尿量：平均 400 ml/24 h。透析充分性：Kt/V 2.3(残肾 0.37)，肌酐清除率 52.68 L/(1.73 $m^2$·周)[残肾肌酐清除率为 8.42 L/(1.73 $m^2$·周)]。

2020 年 3 月 10 日，复查血红蛋白为 96 g/L。经抗贫血治疗后，血红蛋白未达标，存在乏力症状。罗沙司他口服更方便，避免了频繁皮下注射 EPO 的不便和痛苦，故更换药物为罗沙司他。

停用 EPO 7 天后，2020 年 3 月 19 日给予罗沙司他治疗，起始剂量为 100 mg，每周 3 次(口服)。应用罗沙司他后患者血红蛋白逐渐升高至达标。此后调整罗沙司他剂量，保持血红蛋白在达标范围内。无功能性或者绝对铁缺乏，继续口服多糖铁复合物 300 mg，每天 1 次。服药 3 周后(疫情期间需集中患者来院复诊，因此未能严格执行 2 周后复查)，于 2020 年 4 月 8 日检测血红蛋白 104 g/L，较之前升高 8 g/L，推算每月血红蛋白升高速度约为 12 g/L，因此维持罗沙司他的用药方案。2020 年 4 月 27 日复查患者血红蛋白 115 g/L，较之前升高 11 g/L，继续维持罗沙司他的用药方案。2020 年 5 月 12 日复查血红蛋白 119 g/L，已达目标值，降低罗沙司他的用药剂量至 70 mg，每周 3 次。2020 年 5 月 21 日患者自行复查血红蛋白 111 g/L，罗沙司他减量后血红蛋白下降了 8 g/L，故恢复罗沙司他的用药剂量为 100 mg，每周 3 次(图 2-11-1)。

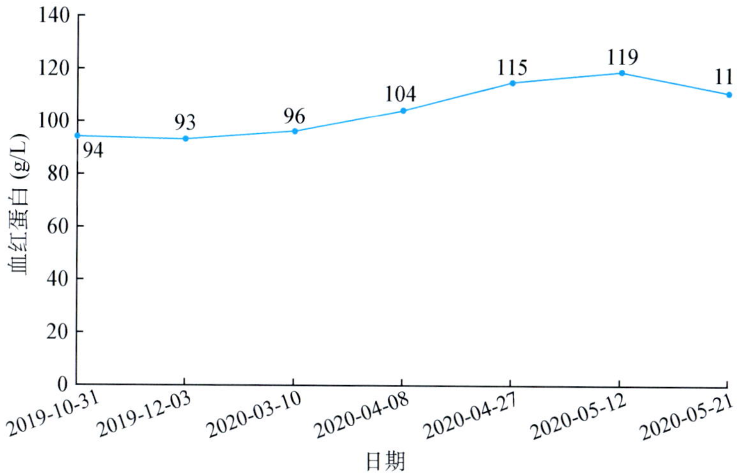


图 2-11-1 患者应用罗沙司他前后血红蛋白趋势

注：2019 年 10 月 31 日至 2020 年 3 月 11 日，患者应用 ESA 治疗；2019 年 3 月 12 日—18 日，患者停用 ESA；2020 年 3 月 19 日至 5 月 21 日，患者应用罗沙司他治疗

患者应用罗沙司他后，自觉乏力改善，血钾、血压无显著变化。复查铁储备指标提示，血清铁和转铁蛋白、转铁蛋白饱和度较应用罗沙司他前升高，铁蛋白下降。患者未应用他汀类降脂药。复查血脂可见总胆固醇、甘油三酯、低密度脂蛋白胆固醇、高密度脂蛋白胆固醇较用药前下降（表 2-11-2）。其他系统功能无明显变化，未出现腹膜透析相关性感染，无水肿、胸闷、气短、咳嗽、咳痰、恶心、呕吐、头痛、眩晕、乏力、肌肉疼痛、新发皮疹等表现。

表 2-11-2 患者应用罗沙司他前后相关指标检测结果对比

| 检测项目 | | 治疗前 | 治疗后 2 个月后 |
|---|---|---|---|
| 铁储备指标 | 血清铁（μmol/L） | 11.3 | 16.7 |
| | 转铁蛋白（mg/dl） | 166 | 184 |
| | 铁蛋白（μmol/L） | 601.5 | 417.0 |
| | 转铁蛋白饱和度（%） | 27.09 | 36.12 |
| 白蛋白 | 白蛋白（g/L） | 41.2 | 40.3 |
| 血压 | 血压（mmHg） | （110～145）/（70～90） | （110～130）/（79～90） |
| 血脂 | 总胆固醇（mmol/L） | 6.25 | 5.18 |
| | 甘油三酯（mmol/L） | 4.76 | 2.47 |
| | 高密度脂蛋白胆固醇（mmol/L） | 0.90 | 0.79 |
| | 低密度脂蛋白胆固醇（mmol/L） | 4.08 | 3.67 |
| 炎症指标 | C 反应蛋白（mg/L） | 7.5 | 8.7 |

## 三、病例特点分析

本例为22岁规律腹膜透析女性患者，体重54 kg，伴肾性贫血，既往应用皮下注射促红细胞生成素每周9000 U(166 U/kg)，以及口服铁剂、叶酸，血红蛋白维持在93～96 g/L，血红蛋白不达标。患者无呕血、黑便等症状，粪便隐血试验阴性，排除消化道出血。月经量大致正常，偶有皮下轻度瘀斑和牙龈出血，无其他失血的临床表现，以及无失血性贫血的因素。无高胆红素血症，无溶血性贫血的表现。无骨髓造血异常(白细胞计数和血小板计数均正常，未做骨髓穿刺)。患者血清白蛋白41.2 g/L，BMI 19.13 kg/m$^2$，无营养不良。C反应蛋白7.5 mg/L，铁蛋白601.5 μmol/L，考虑患者处于微炎症状态。

该患者抗贫血治疗血红蛋白未达标，存在乏力症状。罗沙司他为口服药，应用更方便，避免频繁皮下注射促红细胞生成素的不便和痛苦，故换用罗沙司他，剂量为100 mg，每周3次(口服)，并按照说明书调整用药剂量，患者血红蛋白稳步上升至达标，乏力症状缓解，高脂血症得到改善。患者应用罗沙司他前，铁蛋白升高，用药后，铁蛋白下降伴转铁蛋白饱和度升高，推测罗沙司他可改善铁利用。

## 四、临床思辨

贫血显著影响肾脏疾病患者的生活质量，增加肾脏疾病进展、终末期肾脏病、心血管事件及死亡的风险。对于肾性贫血治疗长期不达标的患者，当除外铁缺乏、合并炎性疾病、慢性失血、甲状旁腺功能亢进症、纤维性骨炎、铝中毒、血红蛋白病、恶性肿瘤、营养不良、溶血、透析不充分、应用血管紧张素转换酶抑制剂(ACEI)或血管紧张素受体阻滞药(ARB)、脾功能亢进、重组人促红细胞生成素(rHuEPO)抗体介导的纯红细胞再生障碍性贫血(pure red cell aplasia，PRCA)等情况导致的ESA低反应后，可考虑继续增加ESA的剂量。但大剂量ESA可能导致心、脑血管疾病发生率的增加。对于CRP及铁蛋白升高的患者，有条件应完善铁蛋白指数测定以排除炎症性贫血。

该例患者应用罗沙司他纠正腹膜透析伴肾性贫血的经验是，罗沙司他可通过下调铁调素水平改善铁吸收和铁利用，但我们观察到罗沙司他快速纠正贫血时对储备铁的消耗显著，铁蛋白下降显著。且众多病例在原口服铁剂方案下，铁蛋白逐渐降低至100 μmol/L以下。因此，该患者改用罗沙司他时未停用原口服多糖铁复合物。应用罗沙司他2周后，血红蛋白开始上升，部分患者血红蛋白上升速度较快，因此药物滴定期至少每2周复查1次血红蛋白，以便及时调整剂量。但该患者用药初期由于新型冠状病毒肺炎疫情的影响未能及时复查。对于有血栓风险的患者，酌情减量应用。炎症状态对罗沙司他抗贫血效果影响较小。罗沙司他可降低胆固醇及低密度脂蛋白胆固醇，机制亟需进一步探讨。同时我们也观察到罗沙司他对此例腹膜透析患者血钾、血压无显著影响。

(中国医科大学附属第一医院　朱新旺　姚　丽)

## 专家点评

本例介绍了尿毒症腹膜透析合并贫血的青年患者，同时存在微炎症和铁利用障碍，开始经ESA治疗后，贫血治疗效果不明显，改用罗沙司他后贫血得到改善，提示罗沙司他可有效改善腹膜透析患者合并铁利用障碍时的贫血状况。作者在治疗过程中对患者血红蛋白进行了严密监测，同时及时调整了罗沙司他用药剂量，使血红蛋白平稳有效地上升。另外，本例较详细地观察了各项生化指标，并发现在罗沙司他治疗过程中，血红蛋白的升高对铁剂有一定程度的依赖，储备铁消耗快，仍需持续补铁；对血钾、血压无明显影响，充分体现了罗沙司他纠正贫血的优势。另外，作者发现经过治疗，患者胆固醇和低密度脂蛋白胆固醇得到一定改善，这与罗沙司他一项多中心Ⅲ期临床研究结果相符，但其机制尚有待进一步探讨。

（郑州大学第一附属医院 王 沛

湘雅二医院 孙 林）

## 参考文献


[1] Wanner C, Tonelli M. KDIGO clinical practice guideline for lipid management in ckd: summary of recommendation statements and clinical approach to the patient. Kidney Int, 2014, 85(6): 1303-1309.

[2] Chen N, Hao C, Liu B-C, et al. Roxadustat treatment for anemia in patients undergoing long-term dialysis. N Engl J Med, 2019, 381(11): 1011-1022.

[3] Szczech LA, Barnhart HX, Inrig JK, et al. Secondary analysis of the CHOIR trial epoetin-alpha dose and achieved hemoglobin outcomes. Kidney Int, 2008, 74(6): 791-798.

# 病例 12

# 腹膜透析合并心力衰竭和肾性贫血治疗1例

## 一、病历摘要

**【现病史】**

患者，男性，77 岁。主诉“发现血肌酐升高 18 年，纳差、乏力 1 个月，加重伴喘憋 1 周”，于 2019 年 11 月收入院。

患者 18 年前体检发现血肌酐升高至 146 μmol/L，伴血压升高，最高 160/90 mmHg，服用“氨氯地平”5 mg，1 次/天，血压维持在（120～130）/（60～70）mmHg。16 年前肾穿刺活检提示“缺血性肾病”，加用“氯沙坦”100 mg，1 次/天，此后血肌酐逐年升高。患者 1 年前因“肺炎”住院，其间血肌酐升高至 600 μmol/L，未规律门诊随诊。1 个月前患者纳差、乏力明显，查血肌酐 541 μmol/L，血红蛋白 70 g/L，肾内科门诊考虑“慢性肾衰竭，肾性贫血，代谢性酸中毒”，予以“EPO”（3000 U，3 次/周）、“琥珀酸亚铁”（0.1 g，3 次/天）、“碳酸氢钠”（0.5 g，3 次/天）及“尿毒清颗粒”等对症治疗。1 周前患者恶心、纳差症状加重，伴有夜间喘憋，不能平卧，血压升高至 190/100 mmHg。门诊以“慢性肾衰竭，慢性心力衰竭”收入院。患者近 1 周尿量较前减少，每天 600～900 ml。患者自发病以来大便正常，体重较前增加 2.5 kg。

**【既往史】**

2 型糖尿病病史 20 年，胰岛素治疗，糖化血红蛋白 6%～7%。陈旧性脑梗死 11 年。左侧颈动脉狭窄，行支架置入术后 11 年，规律服用阿托伐他汀和氯吡格雷。否认肝炎、结核等传染病史。否认外伤、输血史。否认药物、食物过敏史。

**【个人史】**

生于北京，久居本地。无药物、毒物接触史。无吸毒史。吸烟史 20 余年，每天约 20 支，已戒烟 15 年。无饮酒嗜好。

**【家族史】**

母亲患糖尿病。无其他遗传性疾病史。

**【体格检查】**

体温 36.1℃，脉搏 98 次/分，呼吸 18 次/分，血压 196/96 mmHg。慢性病容，贫血貌。双肺呼吸音粗，未闻及干、湿啰音，心律齐，各瓣膜听诊区未闻及病理性杂音。腹部查体未见异常。双下肢重度凹陷性水肿。

【辅助检查】

**1. 血常规** 红细胞计数 $2.12\times10^{12}$/L，血红蛋白 86 g/L，平均红细胞体积 96 fl，平均红细胞血红蛋白含量 30.4 pg，平均红细胞血红蛋白浓度 304 g/L，白细胞计数 $3.31\times10^{9}$/L，血小板计数 $101\times10^{9}$/L，网织红细胞 2.46%。

**2. 血生化** 肌酐 641.0 μmol/L，尿素 30.1 mmol/L，估算肾小球滤过率 7.0 ml/(min·1.73m²)，总二氧化碳含量 11.7 mmol/L。

**3. 矿物质和骨代谢** 血钙 1.9 mmol/L，血磷 2.2 mmol/L，全段甲状旁腺激素 255.6 pg/ml。

**4. 营养指标** 白蛋白 29.6 g/L，前白蛋白 64.0 mg/L。

**5. 其他** 肝功能、心肌酶、血脂、血糖均正常。

【主要临床诊断】

1. 慢性肾脏病 5 期，缺血性肾病，肾性贫血，肾性高血压，高磷血症，继发性甲状旁腺功能亢进症
2. 心肾综合征Ⅳ型，慢性心力衰竭（心功能Ⅳ级）
3. 2 型糖尿病
4. 左侧颈动脉狭窄，支架置入术后

## 二、临床治疗经过

患者入院当天予以对症治疗，呋塞米 60 mg，静脉给药以利尿，硝苯地平控释片 60 mg（口服，1 次/天）以降压，次日行“腹膜透析置管术”。术后第二天开始腹膜透析治疗，透析方案逐渐过渡为持续不卧床腹膜透析，4 个月后改为乳酸盐-1.5%葡萄糖腹膜透析液 2000 ml（3 次/天），乳酸盐-2.5%葡萄糖腹膜透析液 2000 ml（1 次/晚），平均每天超滤 500 ml，尿量 700 ml 左右，每周总尿素清除指数 2.05（残肾尿素清除指数 0.84，透析尿素清除指数 1.21）。随访至今，患者食欲明显改善，营养良好（血清白蛋白 38 g/L），血压平稳达标（113/74 mmHg）。

在治疗肾性贫血方面，患者入院前使用 EPO（3000 U，3 次/周），1 个月后血红蛋白<10 g/L。入院后改为罗沙司他（100 mg，3 次/周）和琥珀酸亚铁（0.1g，3 次/天），贫血逐渐改善。使用罗沙司他 1 个月后，血红蛋白由 76 g/L 升高至 86 g/L。2 个月后血红蛋白升高至 97 g/L。第 4 个月因新型冠状病毒肺炎疫情复诊困难，未行检验。第 5 个月血红蛋白升至 135 g/L，遂暂停罗沙司他 1 个月。第 6 个月血红蛋白降至 119 g/L，遂恢复用药并调整剂量（改为 70 mg，3 次/周）。此后规律复查，血红蛋白波动在 115～130 g/L。罗沙司他治疗前后患者各项指标的变化见表 2-12-1，使用罗沙司他后患者血红蛋白水平的变化见图 2-12-1。

表 2-12-1 罗沙司他治疗前后患者各项指标的变化

| 指标 | 检测项目 | 罗沙司他治疗前 | 罗沙司他治疗 1 个月 | 罗沙司他治疗 3 个月 |
|---|---|---|---|---|
| 血常规 | 红细胞计数（$\times10^{12}$/L） | 2.06 | 2.32 | 3.36 |
| | 血红蛋白(g/L)) | 76.2 | 86.0 | 102.4 |
| | 平均红细胞体积(fl) | 87.0 | 96.0 | 99.7 |

（续　表）

| 指标 | 检测项目 | 罗沙司他治疗前 | 罗沙司他治疗1个月 | 罗沙司他治疗3个月 |
|---|---|---|---|---|
| | 平均红细胞血红蛋白浓度(g/L) | 310.0 | 304.0 | 303.0 |
| 铁指标 | 血清铁(μmol/L) | 15.2 | 9.2 | 19.9 |
| | 总铁结合力(μmol/L) | 62.2 | 70.2 | 67.9 |
| | 转铁蛋白饱和度(%) | 24.4 | 13.1 | 29.3 |
| | 铁蛋白(μg/L) | 186.1 | 86.8 | 121.5 |
| 血脂 | 总胆固醇(mmol/L) | 1.44 | 3.11 | 4.43 |
| | 甘油三酯(mmol/L) | 0.50 | 0.65 | 1.13 |
| | 高密度脂蛋白(mmol/L) | 0.51 | 1.12 | 1.31 |
| | 低密度脂蛋白(mmol/L) | 0.72 | 1.61 | 2.51 |
| 营养 | 白蛋白(g/L) | 29.6 | 33.6 | 36.4 |
| 微炎症状态 | C反应蛋白(mg/L) | 1.50 | 0.18 | 0.82 |

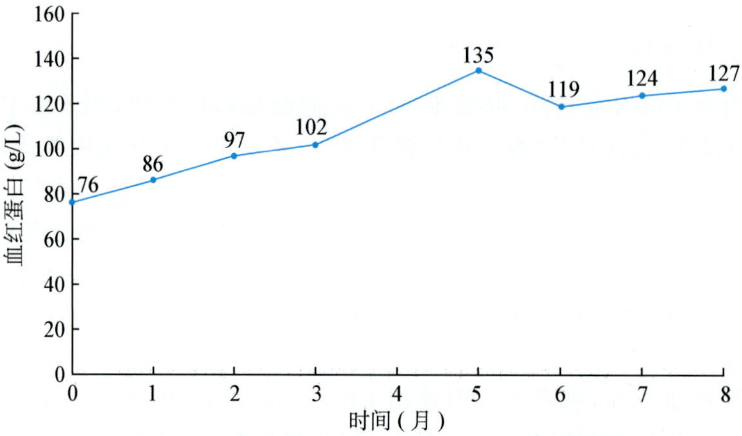


图 2-12-1　使用罗沙司他后患者的血红蛋白变化

注：0～4个月应用罗沙司他 100 mg，3次/周；第5个月暂停罗沙司他治疗；第6～8个月应用罗沙司他 70 mg，3次/周

## 三、病例特点分析

患者为老年男性，慢性病程。慢性肾衰竭原发病诊断明确，为缺血性肾病。近期有心力衰竭、消化道症状、贫血加重等慢性肾衰竭并发症，有长期肾替代指征，选择腹膜透析为长期肾替代方式。

贫血治疗方面，曾使用 EPO 治疗1个月效果不佳，换为罗沙司他后血红蛋白逐渐达标。

## 四、临床思辨

贫血是慢性肾脏病(CKD)的主要并发症,也是导致CKD进展以及心血管并发症发病率和死亡率升高的独立危险因素。EPO缺乏是肾性贫血的主要原因,低氧诱导因子(HIF)是调控*EPO*基因表达的转录因子,能改善铁利用和铁代谢。低氧诱导因子-脯氨酰羟化酶(HIF-PH)是调节HIF降解的限速酶。低氧诱导因子脯氨酰羟化酶抑制剂(HIF-PHI)能够稳定HIF、促进EPO表达。腹膜透析是终末期肾衰竭患者肾替代方式之一。腹膜透析的优点包括可以居家治疗、保护残余肾功能、出血风险低、对血流动力学影响小等,特别是在新型冠状病毒肺炎疫情期间,腹膜透析展现出明显的优势。本例患者入院时正处于防疫期间,排除禁忌证后为患者选择了腹膜透析治疗方案。与血液透析相比,腹膜透析具备居家治疗的优势,但也存在EPO注射、静脉补铁等方面的不便利,而口服补铁吸收率低,会出现食欲下降等问题,因此腹膜透析患者选择罗沙司他口服给药具有较大的优势。罗沙司他可抑制HIF-PH,促进内源性EPO产生,降低铁调素水平,促进铁利用,还能增加EPO受体敏感性,且不受炎症状态影响,不良反应也较少,相比外源性EPO的单一作用而言,更具有优势。本例患者在透析前存在明显的消化道症状,口服铁剂也加重了纳差、恶心,毒素造成的微炎症状态影响了铁的吸收和利用,因而EPO治疗效果不佳,加之疫情期间去医院注射EPO的困难性,故选择用罗沙司他治疗肾性贫血。

本例患者在透析前使用EPO(每周9000 U)联合口服铁剂治疗肾性贫血出现了红细胞生成刺激剂(ESA)低反应性。CHOIR研究显示,应用高剂量EPO不能使血红蛋白达标的患者,其心脑血管事件发生和死亡风险会明显增加。DOPPS研究也显示,ESA反应低下的患者心血管事件发生风险会明显升高。造成ESA低反应性的原因是多样的,最常见的原因是铁缺乏,其他原因包括合并炎性疾病、慢性失血、甲状旁腺功能亢进症、纤维性骨炎、营养不良、铝中毒、血红蛋白病、维生素缺乏、多发性骨髓瘤、恶性肿瘤溶血、透析不充分、应用肾素-血管紧张素-醛固酮系统抑制剂和免疫抑制剂、脾功能亢进、EPO抗体介导的纯红细胞再生障碍性贫血(PRCA)等。患者在充分透析、改善微炎症和营养状态并换用罗沙司他后,血红蛋白明显升高。由于疫情防控原因,患者使用罗沙司他第4个月暂停腹膜透析门诊随访,没有复查血常规,次月血红蛋白升至135 g/L。及时停用罗沙司他后监测血红蛋白变化,当血红蛋白降至119 g/L时,将罗沙司他减量至70 mg,3次/周,此后病情稳定。在日本开展的罗沙司他Ⅲ期临床研究中,一组患者未接受过EPO而直接使用罗沙司他以纠正肾性贫血,罗沙司他的初始剂量为50～70 mg,3次/周,而另一组患者由EPO换为罗沙司他,初始剂量为70～100 mg,3次/周。结果显示,2组患者的血红蛋白均达到110 g/L。罗沙司他初始及维持治疗剂量可能受透析方式、残余肾功能、体重等多种因素影响,今后还需开展更多的临床研究为罗沙司他合理应用提供证据支持。

本例腹膜透析患者使用罗沙司他有效改善了EPO治疗效果不佳的肾性贫血。罗沙司他的应用为肾性贫血患者提供了新的治疗策略和手段,临床医师在实际应用中需要严格按照患者的体重和疾病阶段计算起始剂量,治疗期间还需密切监测患者血常规的变化,及时调整药物剂量,使血红蛋白维持在目标范围内。

(北京大学第三医院 潘月娟 史均宝 王 悦)

## 专家点评

这是一例合并心力衰竭、中度贫血的刚进入腹膜透析治疗阶段的患者。一般来说，此类患者往往因体内毒素水平长期升高、处于微炎症状态、营养状况差、心力衰竭等，导致ESA低反应性，本例患者的临床表现也证实了这一点。对患者加用罗沙司他治疗后，显示出较好的疗效，这体现在随访过程中血红蛋白水平及铁代谢状态的改善。结合文献报道，对于罗沙司他初始及维持治疗剂量在腹膜透析患者中的合理应用，需要综合考虑残余肾功能、体重、合并症等多种因素，也需要更多的临床研究为此提供证据支持。值得注意的是，国内外对腹膜透析患者的临床研究均表明罗沙司他可降低患者的总胆固醇、低密度脂蛋白及甘油三酯，同时也轻微降低高密度脂蛋白的水平。然而，此例患者在使用罗沙司他过程中，随着营养状况的改善，其血脂水平较基线水平亦有所改善，但低密度脂蛋白水平升高尤为显著，考虑到患者的年龄，此指标不宜过高。因此，在今后临床观察中还需要继续监测其血脂代谢情况，更合理地应用罗沙司他，使其能有效提高患者的血红蛋白达标率而不增加心脑血管等不良事件的发生风险。

（东南大学附属中大医院 王凤梅 刘 宏）

## 参考文献


[1] Zalunardo N，Levin A. Anemia and the heart in chronic kidney disease. Semin Nephrol，2006，26(4)：290-295.

[2] Maxwell PH，Eckardt KU. HIF prolyl hydroxylase inhibitors for the treatment of renal anaemia and beyond. Nat Rev Nephrol，2016，12(3)：157-168.

[3] Provenzano R，Besarab A，Wright S，et al. Roxadustat（FG-4592）Versus Epoetin Alfa for Anemia in Patients Receiving Maintenance Hemodialysis：A Phase 2，Randomized，6-to 19-Week，Open-Label，Active-Comparator，Dose-Ranging，Safety and Exploratory Efficacy Study. Am J Kidney Dis，2016，67(6)：912-924.

[4] Besarab A，Chernyavskaya E，Motylev I，et al. Roxadustat（FG-4592）：Correction of Anemia in Incident Dialysis Patients. J Am Soc Nephrol，2016，27(4)：1225-1233.

[5] Szczech LA，Barnhart HX，Inrig JK，et al. Secondary analysis of the CHOIR trial epoetin-α dose and achieved hemoglobin outcomes. Kidney International，2008，74(6)：791-798.

[6] Stirnadel-Farrant HA，Karaboyas A，Cizman B，et al. Cardiovascular Event Rates Among Hemodialysis Patients Across Geographical Regions-A Snapshot From The Dialysis Outcomes and Practice Patterns Study（DOPPS）. Kidney Int Rep，2019，4(6)：864-872.

[7] Group KAW. KDIGO Clinical Practice Guideline for Anemia in Chronic Kidney Disease. Kidney International Supplement，2012，2(4)：279-335.

[8] 中华医学会肾脏病学分会肾性贫血诊断和治疗共识专家组. 肾性贫血诊断与治疗中国专家共识(2018修订版). 中华肾脏病杂志，2018，34(11)：860-866.

[9] Akizawa T，Otsuka T，Reusch M，et al. Intermittent Oral Dosing of Roxadustat in Peritoneal Dialysis

Chronic Kidney Disease Patients with Anemia：A Randomized，Phase 3，Multicenter，Open-Label Study. Ther Apher Dial，2020，24(2)：115-125.

[10] Akizawa T，Iwasaki M，Yamaguchi Y，et al. Phase 3，Randomized，Double-Blind，Active-Comparator (Darbepoetin Alfa) Study of Oral Roxadustat in CKD Patients with Anemia on Hemodialysis in Japan. J Am Soc Nephrol，2020，31(7)：1628-1639.

# 病例 13

# 腹膜透析患者尿毒症心肌病、地中海贫血伴黄疸1例

## 一、病历摘要

**【现病史】**

患者，女性，25 岁。主诉“发现血肌酐增高 6 年，腹膜透析 1 年余，乏力 2 周”收入院。2015 年因乏力就诊于当地医院，发现血肌酐增高（具体结果不详），给予口服药物治疗，但血肌酐逐年进行性上升。2019 年 12 月份复查时血尿素氮 40.3 mmol/L，血肌酐 900 μmol/L，在当地医院置管后开始腹膜透析治疗。腹透方案为 1.5%腹膜透析液 2 L×4 袋，并给予重组人促红细胞生成素纠正贫血、降压等对症治疗。后多次在当地复查，2020 年 5 月份因透析不充分，调整腹透方案为每天 5 袋，夜间留腹，每天超滤量 600～700 ml。近 2 周患者乏力明显，伴活动后气促收住院。

**【既往史】**

否认肝炎、结核等病史，否认冠心病、糖尿病、消化道出血等病史。

**【个人史】**

无烟、酒嗜好。

**【家族史】**

无遗传家族性疾病史。

**【体格检查】**

体温 36.0℃，脉搏 85 次/分，呼吸 20 次/分，血压 118/97 mmHg，身高 155 cm，体重 51 kg，神志清晰，慢性病容，贫血貌，全身浅表淋巴结未触及肿大，双肺呼吸音清，无干、湿啰音，心率 85 次/分，心律齐，心尖区可闻及 2/6 级收缩性杂音。腹平软，左腹部可见一腹膜透析管，管周无渗出，全腹无压痛，双下肢中度浮肿。

**【辅助检查】**

**1. 血常规（2021 年 5 月 24 日）** 血红蛋白 45 g/L，红细胞计数 $1.83\times10^{12}$/L，平均红细胞体积 82 fl，平均红细胞血红蛋白浓度 300 g/L，白细胞计数 $5.08\times10^{9}$/L，血小板计数 $177\times10^{9}$/L。

**2. 尿常规（2021 年 5 月 24 日）** 尿蛋白（++）；粪便常规正常，粪便隐血试验阴性。

**3. 血生化** 肾功能（2021 年 5 月 24 日）：尿素氮 34.6 mmol/L，肌酐 851 μmol/L，尿酸 340 μmol/L；电解质：血钾 3.8 mmol/L，血钙 2.19 mmol/L，血磷 1.69 mmol/L；肝功能（2021

年5月25日)：谷丙转氨酶10.3 U/L，谷草转氨酶16.2 U/L，白蛋白27.1 g/L，球蛋白40 g/L，直接胆红素9.5 μmol/L，总胆红素13.6 μmol/L，总胆汁酸2.9 μmol/L；血脂：甘油三酯2.21 mmol/L，总胆固醇2.5 mmol/L，低密度脂蛋白0.23 mmol/L；血糖4.76 mmol/L。

**4. 贫血相关检查(2021年5月25日)** 铁蛋白213.63 μg/L，叶酸3.9μg/L，维生素$B_{12}$ 533.0 pg/ml；血清铁7.8 μmol/L，转铁蛋白1.52 g/L，转铁蛋白饱和度12.5%。

**5. 炎症指标(2021年5月25日)** 红细胞沉降率87 mm/1h；C反应蛋白20 mg/L(升高)。

**6. 甲状旁腺激素(2021年5月25日)** 337.4 pg/ml，25-羟基维生素D 38 nmol/L(缺乏)。

**7. 腹膜透析充分性** Kt/V 2.39，肌酐清除率69.42L/(1.73$m^2$·周)(腹膜透析液10 L)。

**8. 心脏B型超声** 左心增大、左室壁增厚、运动幅度减弱、不协调，左心功能减退，考虑尿毒症心肌病(EF 40%)。

**9. 其他** 肿瘤标志物无明显异常。

**【主要临床诊断】**

1. 慢性肾脏病5期(维持性腹膜透析)
2. 肾性贫血
3. 肾性高血压
4. 尿毒症心肌病(心功能Ⅲ级)

**【临床治疗经过】**

**1. 基础病治疗**

(1)降血压：氨氯地平5 mg，1次/天，口服；沙库巴曲缬沙坦钠片50 mg，2次/天，口服。

(2)利尿：呋塞米40 mg，2次/天，口服；螺内酯20 mg，2次/天，口服。

(3)补充蛋白：复方α-酮酸，每次4片，3次/天，嚼服。

(4)降磷：碳酸镧500mg，3次/天，嚼服。

(5)补充维生素D：维生素D滴剂800 U，1次/天，口服。

**2. 贫血治疗**

(1)重组人促红细胞生成素：患者自2019年12月份开始应用重组人促红细胞生成素治疗，每次3000 U，2次/周，皮下注射。多次复查血红蛋白55～65 g/L，曾调整使用剂量，具体不详。

(2)罗沙司他：2021年5月24日入院检查血红蛋白45 g/L，提示重度贫血；同时伴C反应蛋白增高，提示炎症状态。根据患者体重，给予罗沙司他100 mg/次，3次/周，加用多糖铁复合物150 mg，1次/天。2021年6月21日复查血红蛋白49 g/L，改罗沙司他120 mg，3次/周。

(3)病情及肝功能变化：调整罗沙司他剂量1周后，患者出现皮肤黄染并进行性加重，再次入院。入院后发现患者肝功能损害，给予丁二磺酸腺苷蛋氨酸、异甘草酸镁静滴护肝治疗，完善ANA、双链DNA、血管炎、自身免疫肝病及肝炎相关检查，腹部B型超声、腹部CT均无明显异常，考虑患者最近增加药物罗沙司他，试停用该药物，改用重组人促红细胞生成素(怡宝)4000 U，3次/周，纠正贫血。停用药物前后血常规和肝功能指标变化如表2-13-1。考虑患者长期贫血且纠正不佳，网织红细胞绝对值增高($0.106\times10^{12}$/L)，网织红细胞比值增高(4.36%)，地中海贫血检查检出IVS-Ⅱ-654(C→T)型基因突变，杂合。

表 2-13-1 血红蛋白及肝功能指标

| 检验日期 | 血红蛋白（g/L） | 谷丙转氨酶（U/L） | 谷草转氨酶（U/L） | 总胆红素（μmol/L） | 直接胆红素（μmol/L） | 总胆汁酸（μmol/L） |
|---|---|---|---|---|---|---|
| 2021-05-25(使用罗沙司他前) | 45 | 10.3 | 16.2 | 13.6 | 9.5 | 2.9 |
| 2021-06-01(使用罗沙司他 1 周) | 48 | 76.8 | 80.2 | 8.1 | 4.7 | 24.7 |
| 2021-06-21 | 49 | — | — | — | — | — |
| 2021-07-06(使用罗沙司他 6 周) | 55 | 518.8 | 412.1 | 286.0 | 200.1 | 120.1 |
| 2021-07-08(罗沙司他停药后) | 51 | 304.5 | 113.0 | 202.6 | 160.9 | 102.4 |
| 2021-07-10 | 48 | 184.0 | 86.4 | 152.0 | 122.8 | 49.6 |
| 2021-07-13 | 50 | 124.6 | 87.0 | 91.6 | 77.8 | 15.4 |
| 2021-07-16 | 51 | 100.8 | 92.5 | 55.7 | 45.4 | 10.9 |

注：—. 无数据

**3. 随访情况** 出院停用口服铁剂，其余治疗无更改，2 周后复查肝功能恢复正常，血红蛋白 55 g/L，截至 2021 年 11 月多次复查血红蛋白 55～60 g/L。

## 三、病例特点分析

本例患者为年轻女性，维持性腹膜透析，在治疗过程中出现了病情变化，左心增大、左心功能减退，尿毒症心肌病(射血分数 40%)，贫血严重。给予 ESA、罗沙司他治疗贫血，效果不佳。对患者贫血原因进行分析排查发现①造血原料方面：患者铁蛋白 213.63 μg/L，血叶酸和维生素 $B_{12}$ 均正常，排除原料缺乏情况；②有无慢性失血：患者粪便常规正常，月经情况尚可，无失血情况；③继发性甲状旁腺功能亢进症：该患者甲状旁腺激素 337.4 pg/ml，偏高；④血清免疫学检查排除了系统性红斑狼疮、血管炎自身免疫性疾病等。

结合患者临床表现与实验室检查，笔者认为导致贫血难以纠正的原因可能与下列 4 个因素有关：①重组人促红细胞生成素的剂量不足和不规范；②炎症状态，患者 C 反应蛋白 20 mg/L；③骨髓造血异常，患者网织红细胞增高，提示造血功能正常；④地中海贫血，患者地中海贫血临床表现极不典型，但基因检结果提示 IVS-Ⅱ-654(C→T)型基因突变，故该患者可能存在珠蛋白基因缺陷导致的珠蛋白链合成缺如或不足，地中海贫血可能性大。由上述原因，造成患者贫血难以纠正。另外，该病例治疗过程中出现不明原因的黄疸和谷丙转氨酶增高，在排除各种类型肝炎、肝胆道疾病后，考虑药物影响，尤其是一些新型药物，但药物对肝功能的影响主要表现为谷丙转氨酶增高，黄疸少见。为此，笔者考虑可能与罗沙司他不良反应有关，患者停用罗沙司他后谷丙转氨酶逐渐下降，至今恢复正常。

## 四、临床思辨

2021 年版《中国肾性贫血诊治临床实践指南》指出，改善患者 ESA 低反应性措施包括换用 rHuEPO-β、酌情纠正左卡尼汀缺乏等。但本病例按上述指南调整治疗方案后贫血仍没有纠正。罗沙司他是治疗肾性贫血可选择的药物之一，其通过短暂抑制 HIF 脯氨酰羟化酶，激活多个靶基因，包括 *EPO* 基因、*EPO* 受体基因、铁调素、转铁蛋白、转铁蛋白受体、二价金属离子转运蛋白1(DMT1)等铁吸收基因等,在肾性贫血治疗方面可能优于ESA。有文献报道,罗沙司他可用于EPO低反应性贫血患者,在合并微炎症状态、继发性甲状旁腺亢进症、铁负荷过重的透析患者中也可发挥作用。但临床上仍有少部分患者对罗沙司他治疗低反应。对此需要进一步查明原因。本病例为腹膜透析患者,除了继发性甲状旁腺亢进症、尿毒症毒素外,患者基因检测提示地中海贫血可能,故常规抗贫血治疗难以纠正。另外,罗沙司他药物不良反应可能包括腹泻、恶心、周围水肿、呕吐、头痛等,也有资料显示对于轻度肝功能损害患者无须调整剂量。但本病例在治疗过程中出现黄疸和肝功能损伤,停用罗沙司他后黄疸迅速消失,谷丙转氨酶下降。因此,该患者在治疗过程中出现黄疸和肝功能损害可能与罗沙司他有关,值得临床重视。

(中南大学湘雅二医院 符 晓)

## 专家点评

本例患者病程简单,但病情复杂,临床诊疗思维严谨,对于患者贫血纠正效果不佳的原因进行了详细分析。患者腹膜透析多年,合并尿毒症心肌病、继发性甲状旁腺亢进症、重度贫血,常规ESA+铁剂治疗仅在早期有效,改为罗沙司他治疗后也无效,贫血症状逐步加重。对此作者仔细思辨,充分排查,深挖原因,最后通过基因测序,诊断为尿毒症肾性贫血合并地中海贫血。提示对于一些难以纠正的顽固性贫血,我们应该仔细查明原因,避免盲目使用ESA铁剂、罗沙司他等药物。另外,患者在治疗过程中出现黄疸与肝功能损伤,医师缜密思考,首先从药物方面进行排查,最后推测可能与罗沙司他有关。在使用罗沙司他患者中,肝功能损害尤其表现为黄疸者非常罕见,迄今尚未见文献报道,故应引起临床医师重视。

(中南大学湘雅二医院 孙 林

浙江大学医学院附属第一医院 韩 飞)

## 参考文献

[1] Chen H, Cheng QF, Wang JX, et al. Long-term efficacy and safety of hypoxia-inducible factor prolyl hydroxylase inhibitors in anaemia of chronic kidney disease: A meta-analysis including 13,146 patients. J Clin Pharm Ther, 2021, 46(4): 1999-1009.

[2] 中国医师协会肾脏内科医师分会肾性贫血指南工作组. 肾性贫血诊治临床实践指南. 中华医学杂志, 2021, 101(20): 1463-1502.

[3] Som D, Jodie L. Overview of iron metabolism in health and disease. Hemodial Int, 2017, 21 (Suppl 1): S6-S20.

# 病例 14

# 腹膜透析并肾性贫血患者应用罗沙司他后改善体重指数1例

## 一、病历摘要

**【现病史】**

患者，男性，33 岁。主诉"体检发现蛋白尿 3 年余，腹膜透析 1 年余"收入院。

2018 年 4 月 12 日患者因 2 型糖尿病在我院内分泌科住院时查 24 h 尿蛋白 12.93 g，HLA-B27(＋)，肌酐 143 μmol/L，eGFR 53.4 ml/(min・1.73m²)，尿酸 477 μmol/L，白蛋白 30.2 g/L。于 2018 年 4 月 24 日行肾活检，病理示 IgA 肾病，肾小动脉硬化症，给予"泼尼松＋环磷酰胺"治疗，蛋白尿未得到明显改善，病程中血糖、血压控制不佳，肌酐进行性上升。于 2020 年 5 月 26 日在局部麻醉下行腹膜透析置管术，术后维持腹膜透析至今，现腹膜透析方案为 CAPD：2.5%腹膜透析液×4 袋，每日超滤 1000 ml 左右，尿量 100～200 ml。维持腹膜透析期间同时应用罗沙司他纠正贫血，以及控制高血压、阿托伐他汀纠正脂代谢紊乱等治疗。2021 年 10 月 24 日入院行腹膜透析评估。

**【既往史】**

强直性脊柱炎病史 5 年余，长期口服柳氮磺吡啶 0.75 g，3 次/天；2 型糖尿病病史 3 年余，长期应用门冬胰岛素治疗，近 6 个月未行胰岛素治疗，血糖控制好；高血压病史 2 年余，血压最高可达 220/100 mmHg，现口服阿罗洛尔＋氨氯地平＋多沙唑嗪＋沙库巴曲缬沙坦控制血压；高尿酸血症多年(具体不详)，长期口服非布司他 40 mg/d；否认肝炎、结核、疟疾病史，否认心脏病史，否认脑血管疾病、精神疾病史，否认其他手术史，否认外伤、输血史，否认食物、药物过敏史，预防接种史随当地政策。

**【个人史】**

生于上海市辖区，久居本地，无疫源接触史，无粉尘及毒化学物品接触史，无烟、酒嗜好。

**【家族史】**

无家族性遗传性疾病。

**【体格检查】**

体温 36.0 ℃，脉搏 80 次/分，呼吸 18 次/分，血压 160/80 mmHg，体重指数 25 kg/m²。

**【辅助检查】**

2021 年 10 月 26 日：甲状旁腺激素 1340 pg/ml，铁蛋白 324 μg/L，维生素 $B_{12}$ 1329 pmol/L，叶酸 3.84 ng/ml。血常规：血红蛋白 92 g/L，红细胞计数 $3.05\times10^{12}$/L，白细胞计数 $11.19\times10^{9}$/L，

血小板计数 $288\times10^9/L$，中性粒细胞 $8.8\times10^9/L$。血生化：白蛋白 38 g/L，肌酐 1037 μmol/L，尿酸 607μmol/L，尿素 29.1 mmol/L，总胆固醇 6.23 mmol/L，甘油三酯 2.31 mmol/L，血钾 3.18mmol/L，血磷 2.97 mmol/L，总钙 2.22 mmol/L，氯 92.3 mmol/L；β2 微球蛋白 43.00 mg/L。腹膜平衡试验（peritoneal equilibrium test，PET）为高平均转运，KT/V 1.66。B 型超声显示双侧上肢血管未见明显异常。糖化血红蛋白、空腹血糖结果均正常。

**【主要临床诊断】**

1. IgA 肾病，慢性肾脏病 5 期，腹膜透析，肾性贫血，慢性肾脏病矿物质和骨代谢异常
2. 2 型糖尿病，糖尿病视网膜病变
3. 高尿酸血症
4. 高血压病 3 级（很高危）
5. 强直性脊柱炎

## 二、临床治疗经过

入院后予以控制血压、调脂稳斑、纠正贫血、纠正矿物质代谢紊乱、降尿酸、规律腹膜透析等治疗。患者于 2020 年 5 月 26 日腹膜透析置管后即开始应用罗沙司他治疗，应用罗沙司他同时阿托伐他汀由原来的 20 mg/d 改为 10 mg/d。应用罗沙司他期间患者未出现任何不良反应，只是患者依从性差，且药物价格较贵、门诊处方总量有限，患者服药不规律，自行减量和停药使得总疗效观察受影响，2020 年 6 月 13 日至 2021 年 7 月 30 日患者应用罗沙司他期间各项指标情况见图 2-14-1～图 2-14-3，表 2-14-1。

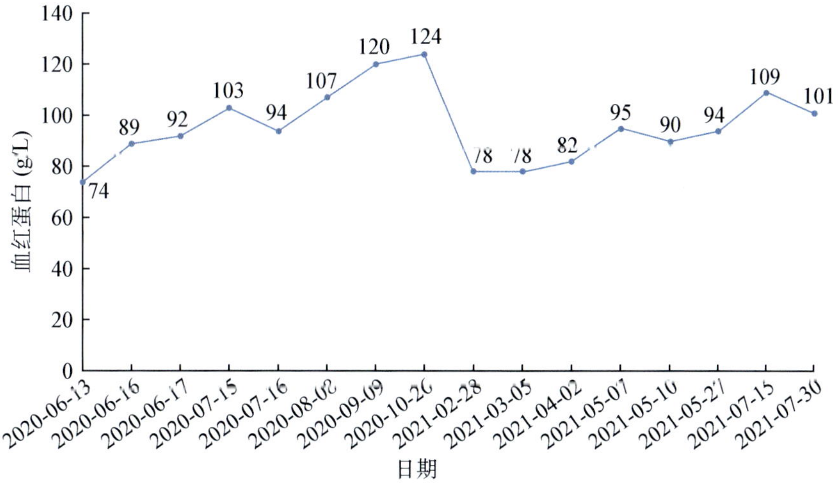


图 2-14-1 患者血红蛋白变化情况

注：2020 年 6 月 13 日至 10 月 25 日，患者应用罗沙司他 100 mg，3 次/周；2020 年 10 月 26 日至 2021 年 2 月 27 日，患者停用罗沙司他；2021 年 2 月 28 日至 4 月 1 日，患者应用罗沙司他 50 mg，3 次/周；2021 年 4 月 2 日至 7 月 30 日，患者应用罗沙司他 100 mg，3 次/周

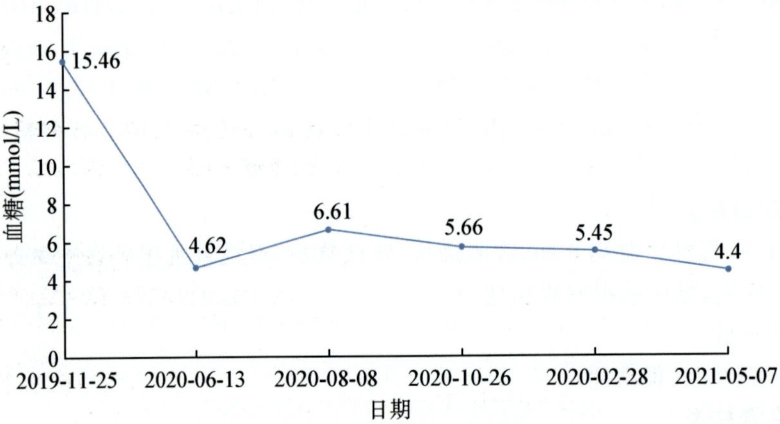


图 2-14-2　患者血糖变化情况

注：2019 年 11 月 25 至 2020 年 6 月 12 日，患者应用胰岛素，40 U/d；2020 年 6 月 13 日至 8 月 7 日，患者应用胰岛素，60 U/天；2020 年 8 月 8 日至 10 月 25 日，患者应用胰岛素，42 U/d；2020 年 10 月 26 日至 2021 年 3 月 28 日，患者应用胰岛素，20 U/d；2020 年 3 月 29 日至 5 月 7 日，患者停用胰岛素

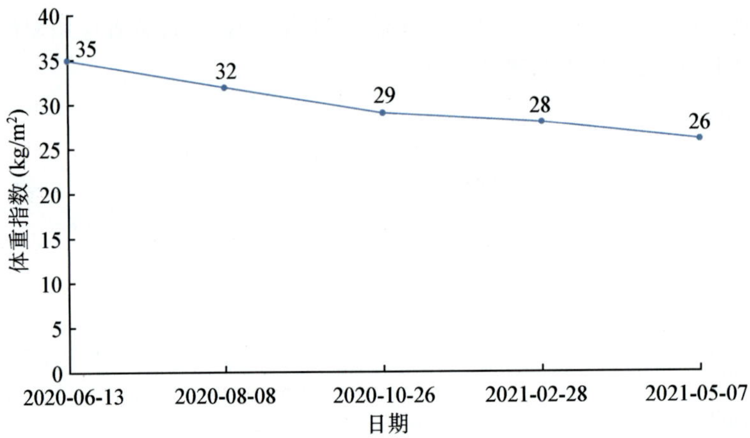


图 2-14-3　患者体重指数变化情况

表 2-14-1　治疗过程中患者总胆固醇、低密度脂蛋白、高密度脂蛋白及低密度脂蛋白/高密度脂蛋白的变化

| 日期 | 总胆固醇 (mmol/L) | 低密度脂蛋白 (mmol/L) | 高密度脂蛋白 (mmol/L) | 低密度脂蛋白/高密度脂蛋白 |
|---|---|---|---|---|
| 2020-05-22 | 8.08 | 5.41 | 1.13 | 4.79 |
| 2020-07-16 | 7.19 | 5.37 | 1.16 | 4.63 |
| 2020-08-08 | 6.95 | 4.70 | 1.13 | 4.16 |
| 2020-10-26 | 7.00 | 4.61 | 0.94 | 4.90 |
| 2021-02-28 | 6.15 | 4.98 | 1.10 | 4.53 |
| 2021-05-07 | 6.24 | 4.70 | 1.06 | 4.43 |
| 2021-05-27 | 2.80 | 1.86 | 0.94 | 1.98 |

## 三、病例特点分析

此病例为慢性肾脏病维持性腹膜透析患者，透析开始后即给予罗沙司他治疗，治疗后血红蛋白达 124 g/L，后因患者自行停药，血红蛋白又降至 78 g/L，重新应用罗沙司他后，血红蛋白又逐步上升，患者减少用药剂量后血红蛋白又有所下降，说明患者应用罗沙司他有效，但达标后减量需密切随访，不断调整其剂量。

另外，笔者发现在应用罗沙司他期间，患者血糖控制得到明显改善，后来因出现低血糖而停止应用胰岛素治疗，这在糖尿病腹膜透析患者中较少出现。以往很多循证发现，腹膜透析患者因长期应用葡萄糖导致新发糖尿病患者增多，糖尿病患者腹膜透析后可出现由于血糖控制不佳导致胰岛素需求剂量增加的情况，或者导致代谢综合征。此患者糖尿病得到缓解，是否与应用罗沙司他有关值得进一步研究。

患者行腹膜透析和罗沙司他治疗后，体重指数明显下降，血脂谱明显改善，即使阿托伐他汀减量后患者总胆固醇、低密度胆固醇、低密度胆固醇和高密度胆固醇比值仍下降，这与罗沙司他Ⅱ期和Ⅲ期临床试验的研究结果一致。

## 四、临床思辨

此患者应用罗沙司他后的 1 年多时间，血红蛋白水平逐渐改善，且脂代谢和糖代谢紊乱均较以往发生明显好转，而且不需应用胰岛素等降糖药物治疗。该伴随效应是否与罗沙司他的应用有关，值得进一步研究。

罗沙司他是一种口服低氧诱导因子脯氨酰羟化酶抑制剂，可促进红细胞生成并改善铁的利用，纠正肾性贫血。临床应用 HIF-PHI 治疗 CKD 贫血时，可观察到胆固醇水平明显下降，其机制尚未完全阐明。可能存在 3 条途径影响脂质代谢：①有研究认为可能是 HIF-1α 稳定，肝脏中胰岛素诱导基因 2（*Insig*-2）mRNA 水平升高，从而促进了 3-羟基-3-甲基戊二酰辅酶 A（3-hydroxy-3-methylglutaryl coenzyme A，HMG-CoA）还原酶的降解，抑制了胆固醇的合成。研究表明，胰岛素可增加 HMG-COA 还原酶的活性，当抑制脯氨酰羟化酶 2（prolyl hydroxylase 2，PHD2）降低血清胰岛素水平时，HMG-COA 还原酶的活性随之降低，使得肝脏胆固醇合成降低。②肝脏中 HIF-1α 和 HIF-2α 表达的增加，还可通过胆固醇调节元件结合蛋白-1c（sterol regulatory element binding protein-1c，SREBP-lc）依赖性的途径减少脂肪合成基因的表达，增加脂肪分解基因的表达，从而改善脂肪代谢。③脂肪细胞中 HIF-2α 的表达可增加其下游的靶向基因 *ACER*2 的表达，*ACER*2 可降低神经酰胺的水平，神经酰胺表达降低使得胆固醇消除的基因表达增加（*Cp7a*1，*Abcg*5/8），肝脏及血浆胆固醇水平降低，脂肪组织产热增加，达到降脂的目的。

一些研究中发现 HIF-PHI 可改善糖代谢紊乱。目前认为可能的机制如下：①HIF 可通过 IRS2 改善胰岛素分泌和抵抗；②HIF-1 还可促进葡萄糖转运子 1，3 的表达，使细胞外葡萄糖进入细胞内进行无氧代谢，以补充 ATP 的不足，减少细胞外高血糖对机体的损伤；③改变细胞内代谢方式，增加糖进入无氧酵解途径，减少葡萄糖进入线粒体代谢引起的线粒体损伤。缺氧状态下，细胞内 HIF 稳定，促进细胞代谢方式发生变化。如 HIF-1 可促进丙酮酸脱氢酶激酶（pyruvate dehydrogenase kinase，PDK）表达，使 PDK 磷酸化失活，阻断丙酮酸变成乙酰辅酶 A 进入三羧酸（tricarboxylic acid，TCA）循环，减少线粒体内氧化磷酸化作用，从源头上减少超氧化物的形成。HIF-1 启动转录，产生大量乳糖脱氢酶，增加乳酸合成（糖酵解）。

结合对此患者的临床观察，应用 HIF-PHI 代表药物——罗沙司他治疗后，患者贫血得到明显改善，同时血胆固醇、低密度脂蛋白胆固醇、体重指数等代谢紊乱指标较前明显改善，糖尿病也得到改善，提示这类药物在糖脂代谢紊乱中的作用。然而，个案的临床观察能揭示的真相较有限，仍需要大样本的真实研究去证实其伴随疗效，需要严谨的科学试验去探究其药物机制。

（同济大学附属同济医院　崔春黎　余　晨）

## 专家点评

众所周知，罗沙司他是一种口服低氧诱导因子脯氨酰羟化酶抑制剂，通过促进内源性的 ESA 生成并改善铁的利用，纠正肾性贫血。此外，罗沙司他还可能通过影响血糖和血脂代谢，改善患者代谢紊乱。本例慢性肾脏病 5 期合并肾性贫血患者，在接受腹膜透析和罗沙司他治疗后，不仅血红蛋白得到改善，同时血糖控制、体重指数、血脂异常均逐步得到明显改善，给临床工作者提供了新鲜的案例和启迪。作者还通过文献复习，充分地讨论了罗沙司他改善代谢紊乱的可能机制。该案例也提醒临床医师在给患者应用全新机制的药物治疗时，需注意全面观察用药对患者可能产生的影响，以获得对药物特性更全面的了解。

（中山大学附属第一医院　陈　崴）

## 参考文献

［1］ 付玉琪，涂岩，刘必成. 低氧诱导因子-脯氨酸羟化酶抑制剂治疗肾性贫血的研究进展. 中华肾脏病杂志，2020，36（9）：726-730.

［2］ Chen N，Qian J，Chen J，et al. Phase 2 studies of oral hypoxia-inducible factor prolyl hydroxylase inhibitor FG-4592 for treatment of anemia in China. Nephrol Dial Transplant，2017，32（8）：1373-1386.

［3］ Chen N，Hao C，Liu BC，et al. Roxadustat treatment for anemia in patients undergoing long-term dialysis. N Engl J Med，2019，381（11）：1011-1022.

［4］ Pallottini V，Guantario B，Martini C，et al. Regulation of HMG-COA reductase expression by hypoxia. J Cell Bio，2008，104（3）：701-709.

［5］ Hwang S，Nguyen AD，Jo Y，et al. Hypoxia-inducible factor 1α activates insulin-induced gene 2 （insig-2） transcription for de egradation of 3-hydroxy-3-methylglutaryl （HMG）-COA reductase in the liver. J Bio Chen，2017，292（22）：9382-9393.

［6］ Liu Y，Ma Z，Zhao CQ，et al. HIF-1α and HIF-2α are critically involved in hypoxia-induced lipid accumulation in hepatocytes through reducing Pgc-1α-mediated fatty acid B-oxidation. Toxicol Lett，2014，226（2）：117-123.

［7］ Nishiyama Y，Goda N，Kanai M，et al. HIF-1α induction suppresses excessive lipid accumulation in alcoholic fatty liver in mice. J Hepatol,2012,56(2):441-447.

[8] Korpela LR,Karsikas S,Hörkkö S,et al. HIF prolyl 4-hydroxylase-2 inhibition improves glucose and lipid metabolism and protects against obesity and metabolic dysfunction. Diabetes,2014,63(10):3324-3333.

[9] Goda N, Kanai M. Hyppoxia-inducIble factors and their roles in energy metabolism. Inter J Hematol2012,95(5):457-463.

[10] Semba H,Takeda N,Isagawa T,et al. HIF-10-PDK1 axis-induced active glycolysis plays an essential role in macrophage migratory capacity. Nat Commun,2016,7:1635.

[11] Hasegawa S,Tanaka T,Saito T,et al. The oral hypoxia-inducible factor prolyl hydroxylase inhibitor enarodustat counteracts alterations in renal energy metabolism in the early stages of diabetic kidney disease. Kidney Int,2020,97(5):934-950.

[12] 杨雨婷,占小江,陈岩冰,等. 糖尿病腹膜透析患者的死亡危险因素分析. 中华肾脏病杂志,2018,34(7):517-522.

# 病例 15 腹膜透析合并顽固性贫血患者治疗失败原因分析

## 一、病历摘要

**【现病史】**

患者，男性，33 岁。主诉“血肌酐升高 5 年，腹膜透析 8 个月，贫血逐渐加重，乏力、不适 1 个月”。

患者于 2016 年 5 月入职体检时发现血肌酐 200 μmol/L，遂就诊于当地医院并行“肾穿刺活检”，结果提示“IgA 肾病”，给予“泼尼松”(6 片，1 次/天)，辅以补钙、保护胃黏膜等治疗。治疗后血肌酐降至 110 μmol/L，“泼尼松”用药 1 年后患者自行停用，并自行服用中药治疗。2021 年 2 月复查血肌酐 1486.3 μmol/L，于 2021 年 2 月 20 日转至我科行“腹膜透析置管术”，术后规律腹膜透析治疗，辅以利尿、降压、降尿酸、纠正贫血、调节钙磷代谢等治疗。出院后患者继续规律腹膜透析，因透析不充分于 2021 年 4 月和 7 月分别入住我科调整透析方案，具体为“1.5%腹膜透析液 2 L(4 袋，4 h)＋2.5%腹膜透析液 2 L 留腹”，超滤量为每天 200 ml。2021 年 10 月，患者出现轻度乏力、不适，复查示红细胞 $2.60\times10^{12}$/L、血红蛋白 84 g/L，为进一步调整贫血治疗方案及评估腹膜透析效果入住我科。

**【既往史】**

既往有肝内胆管结石、左肾结石等病史。乙型病毒性肝炎“小三阳”27 年余，目前未服用抗乙型肝炎病毒药物。否认冠心病、糖尿病、消化道出血等病史。否认结核病、疟疾等传染病史。否认外伤史、精神疾病史。否认药物、食物过敏史。

**【个人史】**

无特殊。

**【家族史】**

否认家族性遗传性疾病史。

**【体格检查】**

体温 36.6℃，脉搏 99 次/分，呼吸 20 次/分，血压 160/109 mmHg，体重 56 kg，身高 173 cm，体重指数 18.7 kg/m$^2$。慢性贫血面容，眼睑及甲床苍白。心率 99 次/分，心律齐，各瓣膜听诊区未闻及明显病理性杂音。双肺听诊清音，无干、湿啰音及胸膜摩擦音。腹部留置腹膜透析管，管道口无脓液流出。腹软，全腹无压痛、反跳痛，肠鸣音 3 次/分。四肢肌力 5 级，肌张力正常。双下肢无水肿。

【辅助检查】

**1. 血常规及生化检查** 白细胞 $3.98\times10^9$/L,红细胞 $2.60\times10^{12}$/L,血红蛋白 84 g/L,平均红细胞体积 88.5 fl,平均红细胞血红蛋白含量 32.3 pg;白蛋白 43.2 g/L,尿素 16.40 mmol/L,肌酐 1250.0 μmol/L,尿酸 364 mmol/L;血钾 3.47 mmol/L,血钙 2.20 mmol/L,血磷 1.26 mmol/L,矫正血钙 2.12 mmol/L。

**2. 贫血、铁代谢及肿瘤标志物** 维生素 $B_{12}$ 225 pg/ml,叶酸 1.90 ng/ml。血清铁 22.4 μmol/L,铁蛋白 16.9 μg/L,总铁结合力 42.6 μmol/L,转铁蛋白 1.58 g/L,转铁蛋白饱和度 52.6%。肿瘤标志物无异常。

**3. 其他化验检查** 25-羟维生素 D 52 nmol/L,甲状旁腺激素 511.60 pg/ml,C 反应蛋白 2.15 mg/L,红细胞沉降率 65 mm/h。粪便隐血试验阴性。

**4. 腹膜充分性平衡试验** 结果为 0.66,高平均转运。总尿素清除指数 1.49,总肌酐清除率 54.14 L/1.73 $m^2$。

**5. 全腹 CT 检查** 肝 S8 钙化灶或肝内胆管结石;左肾结石;腹腔、盆腔积液;大肠较多高密度影内容物。

**6. 泌尿系统彩色多普勒超声** 双肾实质弥漫性病变,腹腔积液。

【主要临床诊断】

1. IgA 肾病
2. 慢性肾脏病 5 期(持续性腹膜透析)
   肾性贫血
   肾性高血压
   继发性甲状旁腺功能亢进症
3. 慢性乙型病毒性肝炎(小三阳)
4. 肝内胆管结石
5. 左肾结石

## 二、临床治疗经过

### (一)治疗肾性贫血

患者于 2016 年确诊为“IgA 肾病”,2021 年 2 月发现血红蛋白下降至 76 g/L,住院期间使用重组人促红细胞生成素(rHuEPO)注射液(3000 U,皮下注射,3 次/周)。出院后单纯口服铁剂治疗 2 个月,但贫血未矫正,复查血红蛋白 89 g/L。2021 年 4 月至 9 月服用罗沙司他(100 mg,口服,3 次/周),同时间断口服铁剂,但血红蛋白未见明显提升。2021 年 9 月开始再次改为 rHuEPO 注射液治疗,辅以补充维生素 D 等治疗。2021 年 2 月至 2021 年 10 月贫血治疗期间,患者血红蛋白及其他各项指标变化见表 2-15-1。

### (二)治疗肾性高血压

予以苯磺酸氨氯地平,患者血压控制在(140～150)/(85～95)mmHg。

### (三)治疗继发性甲状旁腺功能亢进症

予以西那卡塞,25 mg,1 次/天,口服。

表 2-15-1 贫血治疗期间患者各项指标变化情况

| 检测指标 | 检查日期 | | | |
|---|---|---|---|---|
| | 2021 年 2 月 18 日 | 2021 年 4 月 13 日 | 2021 年 7 月 23 日 | 2021 年 10 月 25 日 |
| 血红蛋白(g/L) | 76 | 89 | 83 | 84 |
| 红细胞计数($\times10^{12}$/L) | 2.36 | 2.74 | 2.51 | 2.60 |
| 血清铁(μmol/L) | — | 18.5 | 15.0 | 22.4 |
| 铁蛋白(μg/L) | — | 290.84 | 118.75 | 223.49 |
| 总铁结合力(μmol/L) | — | 44.4 | 53.6 | 42.6 |
| 转铁蛋白饱和度(%) | — | 41.7 | 28.0 | 52.6 |
| 转铁蛋白(μg/L) | — | 1.99 | 2.44 | 1.58 |
| 白蛋白(g/L) | 31.9 | 28.0 | 36.5 | 43.2 |
| C 反应蛋白(mg/L) | 1.51 | 1.61 | 1.01 | 2.15 |
| 红细胞沉降率(mm/1h) | 36 | 59 | 37 | 65 |
| 25-羟维生素 D(nmol/L) | — | 61 | 60 | 52 |
| 维生素 $B_{12}$(pg/ml) | — | 269 | 285 | 225 |
| 叶酸(ng/ml) | — | 5.0 | 3.3 | 1.9 |
| 粪便隐血试验 | 阴性 | 阴性 | 阴性 | 阴性 |

注:—. 未检测

## 三、病例特点分析

患者为青年男性,患有 IgA 肾病、慢性肾脏病 5 期、维持性腹膜透析、肾性贫血、继发性甲状旁腺功能亢进症。本病例特点是医师在对患者肾性贫血的治疗上,先后使用了 ESA、口服铁剂、罗沙司他等,但效果均不明显。仔细分析发现患者发病早期贫血治疗方案不当,仅短期使用 ESA(3000 U,皮下注射,3 次/周,10 天)且患者自行停用,后改为持续口服铁剂。另外,2021 年 4 月患者开始使用罗沙司他(100 mg,口服,3 次/周)治疗肾性贫血,但经过 5 个月规范治疗后血红蛋白并未有明显改善,而且还有轻度下降;血清铁、铁蛋白等铁代谢指标显示患者并不存在缺铁及铁过载现象,维生素 $B_{12}$、叶酸、粪便隐血试验等均正常,说明患者不存在造血原料不足或消化道隐性失血。本案例提示使用罗沙司他并未取得预期效果,患者属于顽固性肾性贫血,对罗沙司他处于低反应。

最近,《新英格兰医学杂志》发布了一项有关罗沙司他的Ⅲ期临床研究结果,提示罗沙司他可以改善中国 CKD 透析患者的肾性贫血,但本病例经过 5 个月的罗沙司他治疗仍然无效。基于此,可进一步分析原因我们排除了引起患者贫血的继发性因素,如:①患者无溶血性贫血,无脾功能亢进等红细胞破坏过多的表现;②患者血小板正常,粪便常规及粪便隐血试验阴性,无消化道出血或其他脏器隐性出血等红细胞丢失过多的疾病;③患者的 C 反应蛋白均处于正常低值,可排除急性及慢性感染性疾病;④患者的白蛋白、叶酸、维生素 $B_{12}$ 等均在正常范围内,可排除营养不良及红细胞生成原料不足等情况。其次,有研究报道肾性贫血与 25-羟维生素 D 不足相关,患者该项指标不达标,但给予口服维生素 D 后贫血未见改善,因此,患者的顽固性贫血与维生素D不足相关性不大。最后，结合患者的实验室检查结果，考虑贫血治疗失败的原因可能包括下列因素：①多次检测红细胞沉降率均增高，提示体内可能存在炎症，这可以影响骨髓造血功能；②对患者的透析不充分（总尿素清除指数1.49）；③继发性甲状旁腺功能亢进症（全段甲状旁腺激素511.60 pg/ml）可能会抑制骨髓造血功能或缩短红细胞寿命。

## 四、临床思辨

肾性贫血是CKD患者最常见的合并症，特别是患者进入终末期肾病（ESRD）阶段后，EPO生成不足或尿毒症相关毒素物质在体内蓄积，会干扰红细胞的生成和代谢，从而导致严重贫血。ESA联合铁剂是治疗肾性贫血的主要方案。该患者为持续性腹膜透析ESRD、中度贫血，早期贫血治疗效果不佳可能与EPO使用时间及剂量不足有关，这是值得思考的问题。有趣的是，改用罗沙司他规范治疗5个月后，贫血仍无改善，如上文所述，原因主要考虑为透析不充分、免疫炎症及继发性甲状旁腺功能亢进症（多次检查全段甲状旁腺激素，最高时可超过500 pg/ml）。有文献报道，甲状旁腺激素可在调节血钙的同时导致红细胞内钙超载、红细胞渗透脆性增加，从而引起红细胞寿命减少。提示在治疗尿毒症透析患者贫血的过程中，应特别重视继发性甲状旁腺功能亢进症、免疫炎症、透析是否充分等问题。另外，罗沙司他难以纠正的贫血可能与机体异质性有关，建议今后可开展这方面的研究工作，以证明罗沙司他疗效与基因表型的关系。

（中南大学湘雅二医院 刘崇斌）

## 专家点评

本病例介绍了透析患者肾性贫血的治疗过程。病例报告清晰、分析透彻，虽然纠正贫血效果不明显，但仍有参考价值，而且病例结合了病史、实验室检查及文献资料，对贫血治疗失败的原因进行了充分讨论。虽然有文献提示，罗沙司他纠正贫血不受甲状旁腺激素的影响，但对该患者而言，罗沙司他足量规范治疗5个月后仍无效，排除其他因素后仍考虑患者为尿毒症难以纠正的贫血，这可能与继发性甲状旁腺功能亢进症、免疫炎症及透析不充分相关。对罗沙司他的反应性存在个体差异，可能与基因表型相关，应引起临床重视。对难以纠正的顽固性贫血，可参考《中国肾性贫血诊治临床实践指南》，定期检测网织红细胞、评估骨髓造血功能，必要时行骨髓穿刺术检查，以排除血液系统疾病，而本病例在此方面的排查稍有不足。另外必须强调，对于透析患者的贫血治疗，充分透析和改善营养状况是基础性关键措施，对该患者的治疗在这一方面应该加强，必要时建议将腹膜透析联合血液透析改为血液透析治疗。通过充分透析，在排除骨髓造血功能障碍的情况下，相信患者的贫血状况能够得到纠治。本病例在罗沙司他治疗失败后，重启ESA＋铁剂治疗方案，希望作者能追踪其疗效，并进行后续评价。

（中南大学湘雅二医院 符 晓 孙 林）

## 参考文献

[1] 林善锬. 慢性肾脏病贫血. 北京:中国协和医科大学出版社,2019.

[2] 中国医师协会肾脏内科医师分会肾性贫血指南工作组. 中国肾性贫血诊治临床实践指南. 中华医学杂志,2021,101(20):1463-1502.

[3] Chen N,Hao CM,Liu BC,et al. Roxadustat treatment for anemia in patients undergoing long-term dialysis. N Engl J Med,2019,381(11):1011-1022.

[4] Chen N,Hao CM,Peng XM,et al. Roxadustat for anemia in patients with kidney disease not receiving dialysis. N Engl J Med,2019,381(11):1001-1010.

[5] Levin A. Therapy for anemia in chronic kidney disease-new interventions and new questions. N Engl J Med,2021,384(17):1657-1658.

[6] 侯凡凡. 对尿毒症毒素的新认识. 中华肾脏病杂志,2003,19(2):69-70.

[7] 穆霖,傅淑霞. 慢性肾脏病患者甲状旁腺激素水平对肾性贫血的影响. 中华肾脏病杂志,2011,27(4):266-270.

# 病例 16

## 慢性肾衰竭合并肾癌患者贫血治疗1例

### 一、病历摘要

**【现病史】**

患者，男性，46 岁。主诉“解泡沫尿 17 年，乏力纳差 1 月余”。

患者 17 年前自觉尿中泡沫增多，无伴肉眼血尿，无伴颜面及双下肢水肿，无伴高血压，在当地检测尿蛋白阳性，但未予重视。10 年前因为“鼻窦炎”在外院测血压 160/100 mmHg，肌酐 298 μmol/L，尿酸 545 μmol/L；肾活检病理示局灶增生硬化型 IgA 肾病，诊断“IgA 肾病，慢性肾脏病 4 期，肾性高血压”。曾先后给予“泼尼松、环磷酰胺、硫唑嘌呤”等药物治疗后，尿蛋白可转为阴性，血肌酐曾降至 183 μmol/L。之后监测尿蛋白(±)～(++)，血肌酐 183～255 μmol/L，长期服用“氯沙坦钾、氨氯地平”，以及中药治疗，血压控制尚可(具体数值不详)，未规律随访。1 个月前无明显诱因出现乏力、纳差，伴头晕、恶心、呕吐胃内容物，自觉鼻腔有氨味，复查尿素氮 29.09 mmol/L，血肌酐 774.1 μmol/L，遂来我院进一步诊治。起病以来，患者无面部红斑、光过敏、口腔溃疡，无皮肤紫癜、关节疼痛、黑便，近期精神、睡眠一般，食欲不佳，二便正常，近期体重无明显变化。

**【既往史】**

平素身体健康状况一般，否认糖尿病、冠心病。否认肝炎、结核等传染病史。2010 年 2 月因鼻窦炎行左侧鼻窦开放术(鼻内镜)。2006 年受伤后出现左侧腓骨骨折，非手术治疗后痊愈。无输血史。无食物、药物过敏史。预防接种史不详。

**【个人史】**

出生并长大于原籍。否认 14 天内有新型冠状病毒感染病例报告社区的旅居史，否认 14 天内有新型冠状病毒感染者接触史。否认其他疫区、疫水接触史，否认特殊化学品及放射性物质接触史。无吸烟饮酒等不良嗜好。性病冶游史不详。

**【家族史】**

否认家族性遗传性疾病。

**【体格检查】**

体温 36.4℃，脉搏 92 次/分，呼吸 20 次/分，血压 109/77 mmHg，身高 164 cm，体重 54 kg，BMI 20.1 kg/m$^2$。慢性病容，中度贫血貌，自主体位，体格检查合作。全身皮肤及黏膜无发绀、黄染，全身浅表淋巴结未触及肿大。头颅五官无畸形，巩膜无黄染，睑结膜苍白，双侧瞳孔等大等圆，对光反射存在。咽无充血，双侧扁桃体无肿大。颈软，气管居中，甲状腺无肿大。胸廓无畸形，双肺呼吸音清，未闻及干、湿啰音。心前区无隆起，未见异常心尖搏动，叩诊心界不大，心率 82 次/分，心律齐，各瓣膜区未闻及病理性杂音，未闻及心包摩擦音。腹平坦，腹软，无压痛及反跳痛，肝脾肋下未触及，墨菲征阴性，双肾无明显叩击痛，移动性浊音阴性，肠鸣音 4 次/分，未闻及血管杂音。四肢无畸形，无杵状指、趾，双下肢无水肿。生理反射正常，病理反射未引出。

**【辅助检查】**

**1. 血常规(2020 年 8 月 13 日)** 白细胞计数 $6.21\times10^6$/L，红细胞计数 $2.78\times10^{12}$/L，血红蛋白 80 g/L，血细胞比容 0.246，血小板计数 $168\times10^6$/L。

**2. 尿常规(2020 年 8 月 13 日)** pH 6.5，尿比重 1.012，蛋白质(＋＋)，红细胞 3～5 个/HPF，尿糖(＋)。

**3. 血生化(2020 年 8 月 13 日)** 肌酐 782 μmol/L，估算肾小球滤过率 6.44 ml/(min·1.73 $m^2$)，尿素 27.5 mmol/L，血钾 4.48 mmol/L，血钠 141 mmol/L，二氧化碳 25 mmol/L，血糖 5.8 mmol/L，白蛋白 40 g/L，尿酸 682 μmol/L，血钙 1.7 mmol/L，血磷 2.18 mmol/L，总胆固醇 3.2 mmol/L，甘油三酯 1.5 mmol/L。2020 年 8 月 14 日甲状旁腺素全段 594.5 pg/ml，铁蛋白 164.86 μg/L，转铁蛋白饱和度 26.6%。

**4. 胸部 CT(2020 年 8 月 11 日)** 右侧下叶内基底段及左肺下叶前内基底段少许慢性炎症；双肺下叶外基底段微小结节，考虑炎性肉芽肿可能大；胃腔内斑块状高密度影，性质待定。

**5. 心脏彩色多普勒超声(2020 年 8 月 18 日)** 未见明显异常，左心室收缩及舒张功能正常，右心室收缩功能正常。

**6. 腹部彩色多普勒超声(2020 年 8 月 19 日)** 左肾上部病变：错构瘤与肾癌鉴别，建议增强影像学检查；右肾囊肿；双肾萎缩，双肾符合慢性肾病声像图；膀胱、双输尿管、前列腺超声检查未见异常；胆囊息肉；肝脏、胆管、胰腺、脾脏超声检查未见异常。

**7. 胃镜(2020 年 8 月 19 日)** 慢性胃炎伴糜烂。

**8. 肠镜(2020 年 8 月 20 日)** 乙状结肠息肉，钳除送病理提示管状腺瘤。

**9. 双肾 CT 平扫＋增强(2020 年 8 月 20 日)** 左肾上腺结节，拟诊肾细胞癌可能性大；双肾萎缩；双肾多发小囊肿。

**【主要临床诊断】**

1. IgA 肾病，慢性肾脏病 5 期，肾性贫血，肾性高血压，继发性甲状旁腺功能亢进症
2. 左肾占位病变，肾癌?
3. 慢性胃炎
4. 乙状结肠息肉(管状腺瘤)
5. 胆囊息肉
6. 双肾多发囊肿，高尿酸血症，左侧鼻窦炎术后

## 二、临床治疗经过

入院后给予完善相关检查，寻找慢性肾衰竭可逆因素及评估并发症情况，给予氨氯地平 10 mg，1 次/天降压；碳酸钙 $D_3$ 片 0.6 g，1 次/天，补钙降磷；非布司他 40 mg，1 次/天，降尿酸；碳酸氢钠片 1 g，3 次/天，补碱；复方 α 酮酸片 2.52 g，3 次/天；尿毒清 5 g，3 次/天；还原型

谷胱甘肽片 0.4 g,3 次/天,护肾治疗。同时给予多糖铁复合物胶囊 0.15 g,1 次/天;罗沙司他 70 mg,3 次/周,治疗贫血。完善增强肾 CT,考虑左肾占位为肾癌的可能性大,遂于 2020 年 8 月 21 日行右颈内静脉置管开始血液透析治疗,为外科手术做好准备,并于 2020 年 8 月 31 日在全身麻醉下行根治性左肾癌切除术,术后病理提示左肾透明细胞肾细胞癌,核级 2 级,肾周脂肪、输尿管断端均未见癌细胞。术后复查血红蛋白 57 g/L,给予输注同型洗涤红细胞 2 U 改善贫血,继续规律血液透析、纠正贫血及防治继发性甲状旁腺功能亢进症等治疗。患者有腹膜透析意愿,于 2020 年 9 月 27 日在局部麻醉下行腹膜透析置管术,术后给予间歇性腹膜透析(intermittent peritoneal dialysis,IPD)治疗,逐步过渡到 CAPD,病情稳定后出院。出院后在腹膜透析中心规律随访。

患者平日给予 1.5%低钙腹膜透析液 2 L×4 袋,行 CAPD 治疗,超滤量为 100～200 ml,每日尿量约 800 ml,继续口服罗沙司他 100 mg,3 次/周,以及多糖铁复合物胶囊 0.15 g,1 次/天治疗贫血,监测血红蛋白、铁蛋白水平及转铁蛋白饱和度的变化来调整用药(图 2-16-1,图 2-16-2),患者贫血逐步改善,血红蛋白 110～120 g/L。在用药治疗过程中,患者未出现不适症状。针对钙磷代谢紊乱的防治,患者限制磷的摄入,并给予碳酸司维拉姆 0.8 g,3 次/天降磷;碳酸钙 $D_3$ 片 0.6 g,1 次/天补钙;骨化三醇 1 μg,2 次/周治疗甲状旁腺功能亢进症,并根据监测值来调整用药。另外,给予硝苯地平缓释片 30 mg。

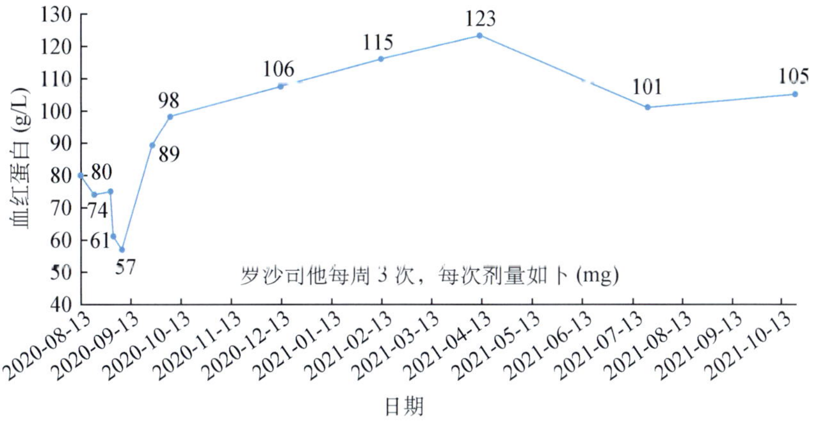


图 2-16-1　患者血红蛋白变化情况

注:2020 年 8 月 13 日　30 日,患者应用罗沙司他 70 mg,3 次/周;2020 年 8 月 31 日至 2021 年 9 月 12 日,患者应用罗沙司他 100 mg,3 次/周;2021 年 9 月 13 日至 10 月 13 日,患者应用罗沙司他 120 mg,3 次/周

## 三、病例特点分析

本例患者为中年男性,慢性病程,表现为蛋白尿、血尿、高血压及肾功能异常,肾活检为局灶增生硬化型 IgA 肾病,曾明确诊断 IgA 肾病及给予激素及免疫抑制剂、降压等延缓慢性肾衰竭进展的治疗。但患者未规律随访,近期出现乏力、纳差、恶心、呕吐等症状,复查发现已进入终末期肾病,伴有高血压、中度贫血及钙磷代谢紊乱,同时,合并左肾肾癌。经过透析、降压、防治肾性贫血及继发性甲状旁腺功能亢进症,并在全身麻醉下行根治性左肾癌切除术。经过

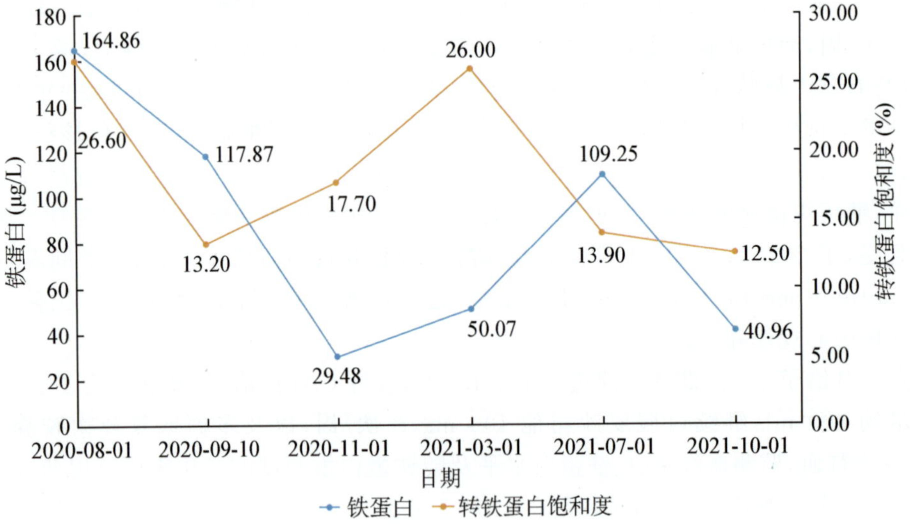


图 2-16-2　患者铁蛋白及转铁蛋白饱和度变化情况

注：2020 年 8 月 1 日至 10 月 31 日，患者应用多糖复合物胶囊，0.15 g，1 次/天；2020 年 11 月 1 日至 2021 年 12 月 31 日，患者应用多糖复合物胶囊，0.15 g，2 次/天；2021 年 1 月 1 日至 10 月 1 日，患者应用琥珀酸亚铁 0.2 g，2 次/天

有效治疗，患者病情好转，回归正常工作岗位。

本例患者之前未规律随访，未及时发现贫血并进行干预，此次就诊时已出现明显乏力、头晕等贫血相关症状，检测血红蛋白为 80 g/L。在反复采血检测及手术后血红蛋白降至 57 g/L，需经输血以迅速改善贫血。在我国，非透析的 CKD 患者贫血非常普遍，但重视程度远远不够，治疗达标率非常低。肾病科医师需要加强对此类患者的宣教，提高其依从性。针对无贫血的非透析 CKD 1～3 期患者，每年至少监测 1 次血红蛋白水平，CKD 4～5 期则每 6 个月至少监测 1 次；有贫血的非透析 CKD 患者，每 3 个月至少监测 1 次，从而提高贫血的诊断率，进而提高贫血治疗的达标率，最终改善患者生活质量，降低心血管风险及延缓肾衰竭进程。

在使用罗沙司他等药物治疗贫血的过程中，血红蛋白可逐步上升达靶目标，患者贫血症状得到改善，耐受性良好且无不良反应发生。但随着贫血改善，该患者血清铁蛋白及转铁蛋白饱和度在上升后又下降（血清铁蛋白＜100 μg/L，转铁蛋白饱和度＜20％）。此时，一方面考虑造血过程中铁等原料的消耗增加；另一方面，也应积极寻找铁缺乏和影响吸收的因素，加强口服补铁，必要时可考虑静脉补铁。

## 四、临床思辨

肾性贫血是 CKD 最常见的并发症，其严重程度与预后密切相关。促红细胞生成素绝对或相对缺乏、红细胞寿命缩短及体内铁代谢紊乱等是肾性贫血的主要原因。应用 ESA 可有效降低患者输血的风险。然而，其可能会增加患者心脑血管事件和肿瘤的风险，部分患者会因促红细胞生成素抵抗而治疗无效。因此，寻求一种安全高效、耐受性好的治疗肾性贫血新药具有重要的临床意义。

HIF-PHI 可激活促红细胞生成素的基因转录，增加其合成，还可改善铁代谢和降低血胆固醇水平。罗沙司他是首个已获得中国国家食品药品管理局批准用于治疗肾性贫血的 HIF-PHI 类药物。陈楠教授等的研究证实，不管是非透析的 CKD 患者还是长期透析患者，使用罗沙司他后均能有效改善贫血及降低铁调素和胆固醇水平，透析患者的转铁蛋白饱和度可显著上升。临床医师对使用罗沙司他治疗的患者是否需要补铁治疗尚存疑问。在本例患者的治疗过程中可以观察到，随着贫血的改善，反映造血原料储备的铁蛋白水平和转铁蛋白饱和度仍在下降。在铁储备不足的情况下，即使增加罗沙司他剂量亦未能高效改善贫血。一项针对 60 例透析患者的Ⅱ期临床试验显示，观察 12 周后，无论是否口服或静脉补充铁剂，罗沙司他均可有效改善贫血并具有良好的耐受性。这提示临床医师在使用罗沙司他治疗贫血的同时要重视补充铁元素供造血利用，同时积极寻找导致铁丢失和影响铁吸收的因素，必要时给予静脉补铁治疗。另外，该患者术后病理诊断为左肾透明细胞癌，是否适合长期应用罗沙司他治疗也值得进一步探讨。

（中山大学附属第一医院　刘庆华　邱亚桂）

## 专家点评

肿瘤患者应慎用罗沙司他。缺氧是实体肿瘤微环境的重要特征之一。在许多实体肿瘤中，HIF 活性增加能激活靶基因转录，从而引起细胞代谢重编程、细胞增殖、侵袭和转移、细胞凋亡等，进而促进肿瘤恶性转化。在多种肿瘤（乳腺癌、结直肠癌及前列腺癌等）中均显示，HIF-1α 和 HIF-2α 能促进肿瘤的发生发展，且它们的高表达与肿瘤的不良预后密切相关。

HIF 在肾细胞癌的发生发展中也发挥了重要作用。有多项研究探讨了 HIF-1α 和 HIF-2α 的功能。在人肾透明细胞癌小鼠异种移植模型中，HIF-2α 过表达可增加肿瘤的大小，下调 HIF-2α 的表达可明显抑制肿瘤的增长；与 HIF-2α 相反，过表达 HIF-1α 可抑制人肾癌移植瘤的增长，而下调 HIF-1α 可增加肾癌细胞系的增殖。在肾癌的发生发展中，HIF-1α 发挥抗肿瘤作用，而 HIF-2α 发挥促肿瘤作用。最近一项利用人肾透明细胞癌的研究发现，HIF-1α 与更具侵袭性或高度恶性的肿瘤、肿瘤转移及患者生存率下降有关。而 HIF-2α 与侵袭性较低或低恶性的肿瘤，以及无肿瘤转移、患者寿命较长有关。来自动物模型和人类标本的研究结论不一致，这也提醒我们在肿瘤患者中使用罗沙司他进行长期治疗应非常谨慎。综上所述，该病例分享为 HIF-PHI 的适用人群，以及对肿瘤患者的影响进一步提出了思考。

（中山大学附属第一医院　陈　崴）

## 参考文献

[1] Li Y，Shi H，Wang WM，et al. Prevalence，awareness，and treatment of anemia in chinese patients with nondialysis chronic kidney disease：first multicenter，cross-sectional study. Medicine (Baltimore)，2016，95

(24):e3872.

[2] 中华医学会肾脏病学分会肾性贫血诊断和治疗共识专家组.肾性贫血诊断与治疗中国专家共识(2018修订版),2018,34(11):860-866.

[3] 刘必成,付玉琪,涂岩.低氧诱导因子-脯氨酸羟化酶抑制剂治疗肾性贫血的研究进展,2020,36(9):726-730.

[4] Cernaro V,Lacquaniti A,Buemi A,et al. Does erythropoietin always win? Curr Med Chem,2014,21(7):849-854.

[5] Schödel J,Ratcliffe PJ. Mechanisms of hypoxia signalling: new implications for nephrology. Nat Rev Nephrol,2019,15(10):641-659.

[6] Hwang S,Nguyen AD,Jo Y,et al. Hypoxia-inducible factor 1α activates insulin-induced Gene 2 (Insig-2) transcription for degradation of 3-hydroxy-3-methylglutaryl (hmg)-coa reductase in the liver. J Biol Chem,2017,292(22):9382-9393.

[7] Chen N,Hao CM,Peng XM,et al. Roxadustat for anemia in patients with kidney disease not receiving dialysis. N Engl J Med,2019,381(11):1001-1010.

[8] Chen N,Hao CM,Liu BC,et al. Roxadustat treatment for anemia in patients undergoing long-term dialysis. N Engl J Med,2019,381(11):1011-1022.

[9] Besarab A,Chernyavskaya E,Motylev I,et al. Roxadustat (Fg-4592):correction of anemia in incident dialysis patients. J Am Soc Nephrol,2016,27(4):1225-1233.

[10] Kondo K,Kim WY,Lechpammer M,et al. Inhibition of HIF2α is sufficient to suppress pVHL-defective tumor growth. PLoS Biol,2003,1(3):e83.

[11] Schödel J,Grampp S,Maher ER,et al. Hypoxia,hypoxia-inducible transcription factors,and renal cancer. Eur Urol,2016,69(4):646-657.

[12] Keith B,Johnson RS,Simon MC,et al. HIF1α and HIF2α:Sibling rivalry in hypoxic tumour growth and progression. Nat Rev Cancer,2011,12(1):9-22.

[13] Cowman SJ,Fuja DG,Liu XD,et al. Macrophage HIF-1α Is an Independent Prognostic Indicator in Kidney Cancer. Clin Cancer Res,2020,26(18):4970-4982.

# 第三篇

# 血液透析患者合并疑难肾性贫血的治疗

血液透析是终末期肾衰竭患者最常用的肾脏替代治疗手段。贫血是血液透析患者常见并发症之一，严重影响患者生存质量，导致心血管事件发生率、住院率及死亡率升高。感染、甲状旁腺功能亢进症、铁代谢紊乱、营养不良、透析不充分、纯红细胞再生障碍性贫血等可导致透析患者对 ESA 和铁剂治疗贫血的疗效不佳。我国肾性贫血治疗达标率较低，其原因很复杂，既受技术和经济条件的限制，也受管理理念和规范措施落实不到位等的影响。本篇向大家展示血液透析合并疑难肾性贫血治疗的病例，这些病例各不相同，有的来自基层医院，有的来自国内三甲医院。对于传统治疗方法疗效不佳的肾性贫血患者，罗沙司他的问世展示出令人鼓舞的效果。但是，罗沙司他作为新药在临床上应用时间不长，因此如何实现治疗剂量的个体化，使患者达到最佳治疗效果，仍待进一步探索。

# 病例 1

# 维持性血液透析合并难治性肾性贫血治疗1例

## 一、病历摘要

**【现病史】**

患者，男性，42 岁。主诉“肾功能异常 3 年，维持性血液透析 1 年余”，于 2020 年 3 月 13 日收入院。

患者 3 年前无明显诱因出现胸闷、憋喘，活动后加重，休息后可缓解，伴咳嗽、咳痰及双下肢水肿，就诊于临沂市人民医院，肾功能检查结果显示，尿素氮 37.45 mmol/L，肌酐 598 μmol/L。诊断为“慢性肾脏病 5 期，慢性肾小球肾炎，高血压病 3 级（很高危）”，给予抗感染、纠酸、稳定内环境对症治疗，患者病情好转后出院。其间复查血肌酐维持在 300 μmol/L，口服中药治疗（具体不详）。2020 年患者因喘憋加重就诊于临沂市人民医院查血肌酐 2352 μmol/L，尿素氮 88.1 mmol/L，血钾 8.0 mmol/L，血红蛋白 56 g/L，门诊以“慢性肾脏病 5 期”收入院，入院后给予抗感染、纠正贫血、稳定内环境对症治疗，同时行颈内静脉临时置管血液净化治疗，病情稳定后行左侧上肢动静脉内瘘成形术，好转后出院。现为进一步规律血液透析就诊。患者自发病以来，精神、食欲及睡眠均可，无尿状态，大便未见明显异常。患者体重在透析间隔期间约增长 3 kg。

**【既往史】**

高血压病史 3 年，血压最高达 190/120 mmHg，口服应用缬沙坦和苯磺酸氨氯地平降压治疗，血压控制尚可。否认糖尿病及其他传染病。无手术外伤史，否认输血史。无药物、食物过敏史。

**【个人史】**

生于本地，偶有饮酒，否认药物嗜好，无疫区接触史，无工业毒物粉尘放射性物质接触史。无冶游史。

**【家族史】**

适龄结婚，育有一子，配偶子女均健康。父亲肝硬化去世，母亲患糖尿病，妹健康。否认家族遗传性疾病。

【体格检查】

脉搏 86 次/分，呼吸 17 次/分，血压 137/85 mmHg，身高 175 cm，体重 75 kg，体温 36.7 ℃，患者意识清楚，呈慢性病容，贫血貌，皮肤黏膜色泽苍白，颜面部无水肿，双肺呼吸音清，未闻及明显干、湿啰音，心率 86 次/分，心律齐，无杂音，腹壁柔软，无压痛、反跳痛及肌紧张，肾区无叩击痛，肠鸣音正常，双下肢轻度对称凹陷性水肿，左侧上肢动静脉内瘘处可闻及血管杂音，生理反射存在，病理反射未引出。

【辅助检查】

**1. 血常规检查**　血红蛋白 67 g/L，白细胞计数 $5.75\times10^9$/L，血小板计数 $156\times10^9$/L。

**2. 肾功能检查**　肌酐 973 μmol/L，尿素氮 36.66 mmol/L。

**3. 电解质检查**　二氧化碳结合力 13.1 mmol/L，血钾 7.66 mmol/L，血钙 1.64 mmol/L，血磷 1.64 mmol/L。

**4. 其他检查**　甲状旁腺激素 384.7 pg/ml，铁蛋白 135 μg/L。

【主要临床诊断】

1. 慢性肾小球肾炎
2. 慢性肾脏病 5 期(维持性血液透析治疗)
3. 高血压病 3 级(很高危)
4. 肾性贫血
5. 高钾血症，低钙血症，代谢性酸中毒
6. 继发性甲状旁腺功能亢进症

## 二、临床治疗经过

患者为重度肾性贫血，在外院曾输血 400 ml，随后给予外源性 ESA 规律治疗。入我院后在门诊规律血液透析阶段，间断给予静脉注射蔗糖铁，辅以补充叶酸片、维生素 $B_{12}$。按照相关指南要求[50～150 U/(kg·周)]，ESA 剂量逐渐增加至 12 000 U/周，静脉推注。口服钙片、西那卡塞、骨化三醇纠正肾脏病矿物质代谢紊乱。

2020 年 3 月—8 月，门诊复查血红蛋白平均为 70.83 g/L。为使患者血红蛋白达标，改善乏力症状，2020 年 3 月 13 日调整蔗糖铁剂量为 100 mg，1 次/周(静脉推注)；2020 年 6 月 15 日复查患者血红蛋白为 65 g/L，ESA 剂量调整为 18 000 U/周(静脉推注)；2020 年 10 月 13 日复查血红蛋白为 69 g/L。

2020 年 10 月 16 日，将 ESA 调整为罗沙司他 100 mg(3 次/周)的起始剂量，口服。2020 年 11 月 5 日复查血红蛋白浓度为 90 g/L，患者自觉乏力症状好转，在罗沙司他治疗初期未补充铁剂。2020 年 12 月 5 日复查铁蛋白 45 μg/L，转铁蛋白饱和度 20%，给予多糖铁复合物 150 mg，1 次/天。2021 年 4 月 5 日复查铁蛋白 75 μg/L，转铁蛋白饱和度 23%，2021 年 4 月 16 日至 6 月 11 日间断用蔗糖铁总剂量 900 mg，治疗期间血红蛋白和铁蛋白变化见图 3-1-1。

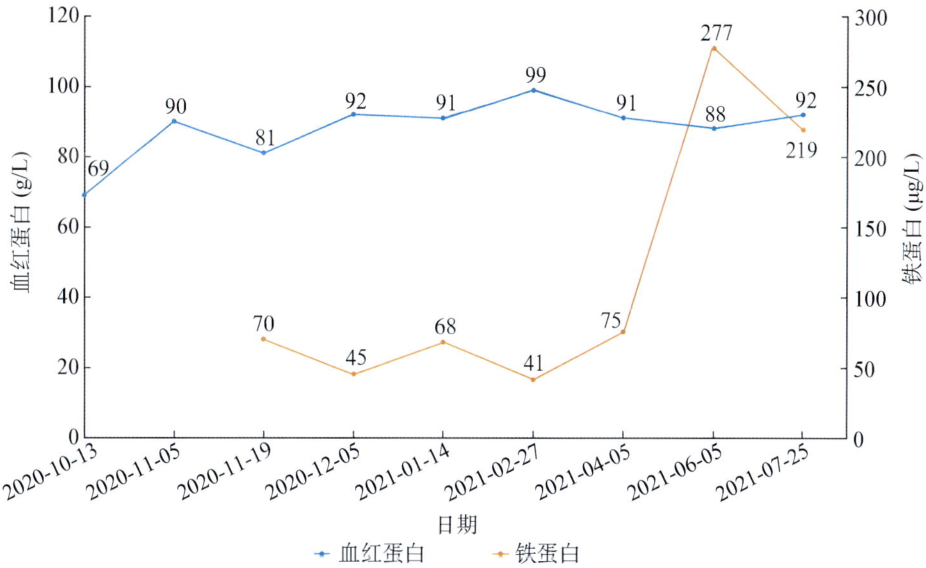


图 3-1-1　患者治疗期间血红蛋白和铁蛋白变化趋势图

注：2020 年 10 月 16 日至 2021 年 7 月 2 日应用罗沙司他治疗

## 三、病例特点分析

该患者应用外源性 ESA 治疗肾性贫血长达 7 个月，血红蛋白一直未达标。鉴于患者应用 ESA 的低反应性，后改用罗沙司他 100 mg，3 次/周，1 个月后（2020 年 11 月 19 日）复查血红蛋白升至 81 g/L，较前明显升高；但患者铁蛋白下降明显，应用第 2 个月时（2020 年 12 月 5 日）患者铁蛋白由原来的 220 μg/L 降至 45 μg/L，血红蛋白略有下降趋势，给予多糖铁复合物 150 mg，1 次/日，口服。2020 年 1 月 14 日调整罗沙司他剂量为 120 mg，3 次/周；2021 年 4 月—6 月给予蔗糖铁静脉滴注剂量共 900 mg，2021 年 7 月复查血红蛋白为 92 g/L，铁蛋白为 219 μg/L。应用罗沙司他治疗期间，血红蛋白较应用 ESA 时期明显升高，且患者乏力症状改善，但仍未达肾性贫血治疗的血红蛋白靶目标。患者因个人经济原因暂时维持上述剂量继续治疗，用药期间未见不良反应。

## 四、临床思辨

肾性贫血是维持性血液透析患者最常见的并发症之一，血红蛋白的缺乏导致患者生活质量降低，心血管事件和死亡风险增加。

既往治疗中需要应用大量促红细胞生成素和铁剂等，病情严重者需要输注血液制品，不仅不良反应大，而且面临感染经血液传播的风险。由于肾性贫血病因复杂，发生机制不限于 EPO 缺乏，还受很多其他因素影响，例如，透析充分性的问题、炎症状态的影响、作为造血原料的铁是否被充分利用、尿毒症毒素的干扰及合并用药的影响等。罗沙司他是一种新型低氧诱导因子脯氨酰羟化酶抑制剂（HIF-PHI），可刺激红细胞生成并调节铁代谢。该患者应用外源性 ESA 持续治疗 7 个月，ESA 最大使用剂量为 18 000 U /周，仍不能使血红蛋白≥110 g /L，考虑可能存在 EPO 低反应性。随着 EPO 反应性降低，外源性 EPO 剂量增加，不论血红蛋白是否达标，维持性血液透析患者的死亡风险均显著增加。开始应用罗沙司他治疗后，患者血红蛋白较前明显升高。文献提示，治疗过程中，应用罗沙司他联合口服补铁改善透析患者贫血的效果与联合静脉补铁疗效相当。应用罗沙司他时虽未进行常规静脉补铁治疗，但血红蛋白仍有明显升高，表明对于 ESA 治疗低反应者，罗沙司他可能具有较好的疗效。

（临沂市兰山区人民医院　刘　玉　杨洪垒）

## 专家点评

这是一例临床上较为常见的维持性血液透析患者合并难以纠正的贫血病例。患者诊断为慢性肾功能不全 3 年，维持性血液透析 1 年，透析起始时合并重度贫血，规范使用 ESA 7 个月，血红蛋白无法达标。改为单用罗沙司他后，患者血红蛋白明显上升但仍未达标，合并使用铁剂后，血红蛋白进一步上升，提示罗沙司他虽可同时促进内源性 EPO 释放及改善铁代谢，但补充铁剂可以增强铁缺乏患者使用罗沙司他的效果。在使用罗沙司他的患者中，铁剂补充的时机、使用方式及剂量值得探讨。需要指出的是，该患者虽然在改用罗沙司他后，血红蛋白水平显著提高，但在随访过程中，血红蛋白水平一直未达标，维持在 90 g/L 左右，仍然是一个不太理想的状态。希望临床上要加强对该患者血红蛋白未达标原因的分析，比如，患者的营养状态、是否存在感染、慢性潜在的失血、肿瘤合并症及骨髓造血能力等。同时还应注意患者合并用药的情况，特别要注意避免将罗沙司他与非含钙磷结合剂同时使用。应继续加强对患者血红蛋白水平和铁代谢的监测，动态评估罗沙司他治疗效果，找出血红蛋白不达标的原因，以期取得更好临床疗效。

（华中科技大学同济医学院附属同济医院　徐　钢）

## 参考文献

[1] 中国医师协会肾脏内科医师分会肾性贫血指南工作组. 中国肾性贫血诊治临床实践指南. 中华医学杂志，2021，101(20)：1463-1502.

[2] Zuo L，Wang M，Hou F，et al. Anemia management in the china dialysis outcomes and practice patterns study. Blood Purif，2016，42 (1)：33-43.

[3] Besarab A，Chernyavskaya E，Motylev I，et al. Roxadustat（FG4592）：correction of anemia in incident dialysis patients. J Am SocNephrol，2016，27(4)：1225-1233.

# 病例 2

# 血液透析合并反复心力衰竭和肾性贫血治疗1例

## 一、病历摘要

**【现病史】**

患者，男性，72 岁，主诉“血压升高 10 年，血肌酐升高 4 年余，反复胸闷、气促 3 年”。

患者 10 年前经检查发现血压升高，最高达 190/100 mmHg，诊断为“高血压”，服用“硝苯地平控释片，阿罗洛尔”等药物，未规律监测血压。2012 年出现间断双下肢浮肿、乏力等不适症状，未予以重视。2017 年 7 月 25 日经检查发现血肌酐 538 μmol/L，诊断为“高血压，高血压肾病，慢性肾功能不全，慢性肾脏病 5 期，肾性贫血”，于 2017 年 8 月 8 日行“左前臂动静脉内瘘术”。2017 年 9 月 28 日开始行规律血液透析治疗（3 次/周），同时服用“左氨氯地平，阿罗洛尔”以降压治疗。2017 年 12 月因内瘘血管条件欠佳，改为右侧颈静脉长期置管，继续行血液透析治疗。3 年前患者无明显诱因出现活动后胸闷、气促（行走 100 m 即可出现），不能爬楼梯，休息数分钟后可缓解，偶有心前区疼痛，血液透析后明显，夜间不能平卧，伴全身瘙痒、乏力，多次因胸闷、气促入住我院肾内科及心内科，治疗后稍好转，但仍间断发作。2021 年 6 月 4 日患者再次感觉胸闷、气促，夜间不能平卧，偶有胸痛感，咳嗽，咳少量白色黏液痰，无发热、腹痛、双下肢浮肿、恶心、呕吐等症状。为求进一步诊治，患者于 2021 年 6 月 7 日入住我院急诊科，经床旁血液净化、抗感染等治疗后稍好转，并于 2021 年 6 月 10 日入住我院肾内科。患者自发病以来，精神欠佳，食欲、睡眠差，无尿，大便正常，体重较前无明显变化。

**【既往史】**

患者 20 年前曾因阑尾炎行阑尾切除术。睡眠呼吸暂停综合征病史 10 余年，2 型糖尿病病史 4 年，痛风病史 2 年，冠心病（混合型）病史 4 年，2021 年 1 月 18 日被诊断为“急性 ST 段抬高型右心室心肌梗死”，在我院心内科行“冠状动脉造影＋经皮冠状动脉介入治疗（PCI）”，置入 2 个支架，术后服用“氯吡格雷，阿司匹林，阿托伐他汀，沙库巴曲缬沙坦”等药物治疗。

**【个人史】**

无特殊个人史。

**【家族史】**

否认家族性遗传性疾病。

**【体格检查】**

体温 36.2 ℃，脉搏 63 次/分，呼吸 20 次/分，血压 171/53 mmHg，体重 66 kg；轮椅位入病

房，神志清晰，端坐体位；慢性病容，贫血貌；眼睑无浮肿，结膜苍白，口唇无发绀；右侧颈静脉留置长期导管，左侧颈静脉充盈；双肺呼吸音粗，左下肺可闻及散在细湿啰音；叩诊心界向左下扩大，心率 63 次/分，心律齐，心尖区可闻及 3/6 级收缩期杂音；腹平软，无压痛及反跳痛，肝脾肋下未触及；双下肢无明显浮肿。

**【辅助检查】**

**1. 血常规**　白细胞计数 $10.1\times10^{9}$/L，血红蛋白 56 g/L，红细胞计数 $1.89\times10^{12}$/L，血细胞比容 16.3%，血小板计数 $172\times10^{9}$/L，中性粒细胞计数 $9.0\times10^{9}$/L，中性粒细胞百分比 89.1%。

**2. 尿常规**　PH 6.0，尿比重 1.005，尿蛋白(+)。

**3. 大便常规＋粪便隐血试验**　结果正常。

**4. 血生化**　白蛋白 32.8 g/L，尿素 23.11 mmol/L，肌酐 802.5 μmol/L，血糖 8.49 mmol/L，低密度脂蛋白 1.39 mmol/L，血钾 4.83 mmol/L，血钙 1.84 mmol/L，血磷 1.17mmol/L。

**5. 贫血相关检查**　铁蛋白 775 μg/L，转铁蛋白饱和度 22.19%，血清促红细胞生成素 206.5 mU/L，叶酸>24.7 ng/ml，维生素 $B_{12}$ 767.0 pg/ml。

**6. 骨髓相关检查**　骨髓细胞学检查示骨髓增生活跃，流式细胞学检查无异常。

**7. 感染相关指标**　降钙素原 1.26 ng/ml，红细胞沉降率 74 mm/1h，C 反应蛋白 68 mg/L，结核感染 T 细胞阴性。

**8. 其他检查指标**　甲状旁腺激素 754.6 pmol/L，心肌酶及肌钙蛋白Ⅰ均正常，N 末端脑钠肽前体>35 000 pg/ml，凝血常规、血清肿瘤标志物(C12)、糖化血红蛋白、甲状腺功能、免疫全套、血管炎三项、乙型肝炎、丙型肝炎、人类免疫缺陷病毒、梅毒等指标均无异常，地中海贫血相关检查无异常。

**9. 肺部 CT 检查(2021 年 6 月 7 日)**　双肺感染性病变，可疑肺水肿，双侧胸腔少量积液；双肺多发微小结节，肺影像报告与数据系统(lung-reporting and data system，LU-RADS)2 类；心脏增大，肺动脉干增宽；主动脉钙化；右肝后叶见可疑低密度灶，性质待定；左肾小结石，双肾萎缩。

**10. 心电图检查(2021 年 6 月 7 日)**　窦性心律，Ptf V1 负值增大，左心室面高电压，ST-T 改变，其中 T 波高尖。

**11. 超声检查**

(1)心脏彩色多普勒超声检查(2021 年 6 月 8 日)：PCI 后，节段性左心室壁运动异常，左心功能减退(射血分数 40%)，左心房(53 mm)、左心室(57 mm)、右心房(22 mm)大，左心室壁稍厚，主动脉窦部增宽，二尖瓣钙化伴中度反流，主动脉瓣钙化，肺动脉增宽，肺动脉高压(估算肺动脉收缩压 72 mmHg)，微量心包积液。

冠状动脉造影＋PCI(2021 年 1 月 18 日)前，患者冠状动脉分布为右冠状动脉优势型。术前冠状动脉造影示左冠状动脉：①左主干尾部狭窄 25%。②左前降支近段弥漫性狭窄 75%～85%，中段狭窄 80%，远段狭窄 75%，前向 T1M1 血流 3 级，对角支粗大。③左回旋支近段狭窄 50%～75%，伴钙化，远段狭窄 75%，前向 T1M1 血流 3 级，钝缘支较粗大，近段弥漫性狭窄 75%～90%。术前右冠状动脉：近段至中段弥漫性狭窄 75%～90%，远段狭窄 100%，完全闭塞，左前降支通过右冠状动脉远端侧支循环建立 2 级。提示冠状动脉见多支、多处严重狭窄病变，左前降支、回旋支见严重病变。PCI 后，患者支架内无狭窄，远端血流正常。

(2)腹部彩色多普勒超声检查(2021 年 6 月 9 日):左肾 71 mm×34 mm,右肾 77 mm×35 mm,双肾实质病变(C 级),双肾萎缩,双侧胸腔少量积液。

(3)双下肢深静脉彩色多普勒超声检查(2021 年 6 月 7 日):未见明显异常。

**12. 心肌单光子发射计算机体层成像检查(SPECT;2021 年 1 月 22 日)** 静息门控心肌灌注显像示左心室腔扩大,左心室心尖区、室间隔近心尖段、前壁近心尖段、侧壁近心尖段、下壁近心尖段(LAD+LCX+RCA 供血区)心肌血流灌注受损(轻中度),左心室收缩功能降低。

**【主要临床诊断】**

1. 高血压,高血压肾病,慢性肾脏病 5 期(维持性血液透析)
   肾性贫血
   矿物质和骨代谢异常
2. 高血压肾病
3. 2 型糖尿病,冠心病(混合型),陈旧性心肌梗死,心脏扩大,心功能Ⅳ级、肺动脉高压,冠状动脉支架置入术后
4. 肺部感染
5. 痛风
6. 睡眠呼吸暂停综合征

## 二、临床治疗经过

### (一)血液透析及输血治疗

右侧颈静脉长期导管行血液透析治疗,3 次/周,每次 4h。每 2 周行血液透析滤过及血液灌流各 1 次。尿素清除指数达标,血液透析后可达到干体重。输浓缩红细胞 2U。

### (二)药物治疗

**1. 降血压** 氨氯地平片 5 mg,2 次/天,口服。

**2. 抗生素** 莫西沙星注射液 400 mg,1 次/天,静脉滴注。

**3. 心血管药物**

(1)抗血小板:阿司匹林肠溶片 0.1g,1 次/天,口服;氯吡格雷片 75 mg,1 片/天,口服。

(2)扩张冠状动脉:尼可地尔片 5mg,3 次/天,口服。

(3)控制心室率:美托洛尔片 6.25 mg,2 次/天,口服。

(4)改善心肌重构:沙库巴曲缬沙坦钠片 50 mg,2 次/天,口服。

(5)调脂:阿托伐他汀钙片 10 mg,每晚 1 次,口服。

(6)降肺动脉高压:西地那非片 25 mg,1 次/天,口服。

**4. 其他药物**

(1)降磷:司维拉姆 0.8 g,3 次/天,口服。

(2)降甲状旁腺激素:西那卡塞片 25 mg,1 次/天,口服;左卡尼汀针 2 g,3 次/周,血液透析后静脉注射。

### (三)贫血治疗

**1. 重组人促红细胞生成素(rHuEPO)及铁剂治疗** 患者自 2017 年 9 月开始使用 rhuEPO 及铁剂治疗。

(1)既往初始治疗方案为 rHuEPO 3000 U,3 次/周,静脉注射;多糖铁复合物 0.15 g,

1 次/天,口服。

(2)因血红蛋白难以达标,曾使用增加 rHuEPO 剂量、改静脉注射为皮下注射、根据铁代谢状态使用静脉铁剂等调整方案。

(3)血红蛋白波动于 55～86 g/L,难以达标。

**2. 改用罗沙司他治疗**

(1)因患者贫血难以纠正,加之血压波动大,难以控制,心脏基础情况差,且本次合并肺部感染,故停用 rHuEPO,2021 年 6 月 7 日开始改用罗沙司他 100 mg,3 次/周,血液透析后口服。

(2)因不同患者对罗沙司他的敏感性有差异,故在罗沙司他使用初期密切监测血红蛋白变化,并根据血红蛋白变化情况适当调整罗沙司他的剂量(图 3-2-1)。将患者的血红蛋白靶目标设定为 110～120 g/L,2021 年 10 月 9 日复查血红蛋白 135 g/L,遂将罗沙司他减量至 70mg,3 次/周,口服。

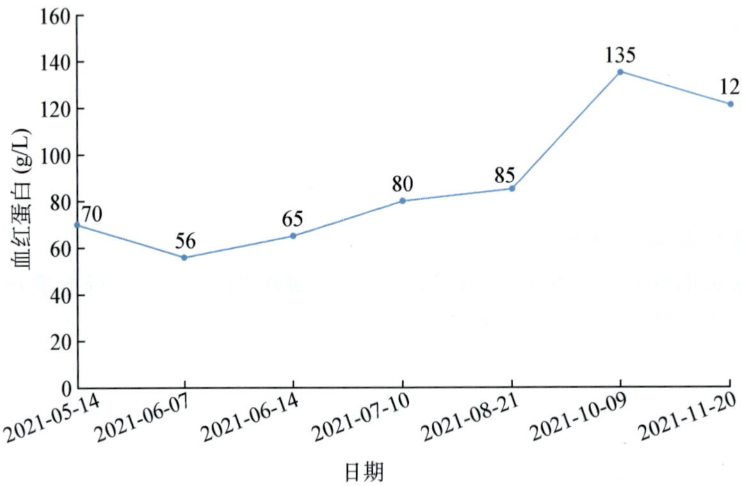


图 3-2-1 罗沙司他治疗前后患者血红蛋白水平的变化

注:2021 年 6 月 7 日开始口服罗沙司他 100 mg,3 次/周;2021 年 10 月 9 日,将罗沙司他减量至 70 mg,3 次/周

### (四)患者目前状况

**1. 血红蛋白稳定** 最近一次检测,血红蛋白 121 g/L。

**2. 心血管疾病好转** 患者入院时依靠轮椅,无法步行活动,血液透析中及间期多次出现胸闷、气促及胸痛,频繁住院治疗。近期,经过积极治疗,患者可步行,生活自理,偶有活动后胸闷,无明显气促。

## 三、病例特点分析

本例患者为维持性血液透析高龄患者,合并糖尿病、心肌梗死、心力衰竭、感染等,同时还存在矿物质和骨代谢异常,基础疾病较多,病情复杂,病情危重,治疗棘手。对其贫血,临床医师首先排除了肿瘤、血液病等。进一步分析发现,患者长期使用 rHuEPO 治疗贫血,血红蛋白却无法达标，提示患者存在 rHuEPO 低反应性。另外，患者长期血压控制不良，是否与 rHuEPO 相关也值得注意。一般的观点认为，对于此类患者，必须采取综合管理与系统治疗，在规律血液透析、纠正贫血的同时，还应积极治疗冠心病、高血压、感染等基础疾病。基于以上认识，临床医师在对本例患者进行积极抗感染等综合治疗的基础上，为合理有效地纠正贫血，将 rHuEPO 改为罗沙司他。令人振奋的是，本例患者在使用罗沙司他期间并未额外补充铁剂，但血红蛋白仍稳定上升，血压控制良好，心血管情况好转，未观察到明显的不良反应，提示罗沙司他多靶点的药理作用对维持性血液透析患者的肾性贫血及 rHuEPO 低反应性是有效的。

## 四、临床思辨

随着透析技术的日益发展，维持性血液透析患者的长期存活时间有所改善，但长期预后仍不理想，而心血管事件是影响患者远期预后的首要因素。肾性贫血又是慢性肾脏病(CKD)患者出现心血管并发症的独立危险因素，可导致心血管不良事件增加。因此，加强贫血治疗对减少血液透析患者心血管并发症非常重要。临床上，血液透析患者多合并持续微炎症状态、感染、高血压控制不理想、矿物质和骨代谢异常等，这些问题均限制了 rHuEPO 的应用及其有效性，患者甚至可以出现 rHuEPO 低反应性或抵抗。另外，rHuEPO 在改善贫血的同时，可能会增加血压升高、血栓形成等风险，也可能增加心血管事件的发生风险。本例患者有高血压等心血管基础疾病，同时存在慢性微炎症，rHuEPO 治疗效果欠佳，故改用罗沙司他。罗沙司他作为一种 HIF-PHI，在 CKD 患者处于慢性炎症或感染状态下依然可以改善其贫血，且可有效避免 rHuEPO 导致的不良反应，为临床治疗肾性贫血提供了新策略。本病例中，罗沙司他为合并心血管并发症和 rHuEPO 低反应性透析患者肾性贫血治疗的有效性提供了有力的佐证。

(中南大学湘雅医院　唐　荣)

## 专家点评

本病例说明了罗沙司他治疗血液透析患者(合并心血管疾病及肾性贫血)的有效性。本病例提示，罗沙司他可有效改善 rHuEPO 疗效欠佳的血液透析患者的贫血，减少心血管事件，且不受慢性炎症或感染的影响，具有较好的安全性和耐受性。与传统 ESA 治疗肾性贫血相比，罗沙司他治疗血液透析患者的贫血疗效更稳定，患者的依从性及药物的安全性可能更好，且药物不会在短时间内对 rHuEPO 的浓度产生较大影响，符合血液透析高龄患者治疗中的“细水长流、平稳温和”的治疗原则。另外，医师在本例患者使用罗沙司他治疗的过程中，根据其反应敏感性及血红蛋白上升速度，及时调整了罗沙司他的剂量，也是可取之处。在一项针对罗沙司他心血管安全性的Ⅲ期临床研究中，罗沙司他的心血管安全性在稳定透析患者中得到了证实。需要说明的是，虽然本病例显示罗沙司他对透析患者的心血管功能有改善作用，但今后仍需要大量的长期临床观察来提供更多的临床循证医学依据。

(中南大学湘雅医院　许　辉)

## 参考文献


[1] Wanner C, Amann K, Shoji T. The heart and vascular system in dialysis. Lancet, 2016, 388(10041): 276-284.

[2] Kahn MR, Robbins MJ, Kim MC, et al. Management of cardiovascular disease in patients with kidney disease. Nat Rev Cardiol, 2013, 10(5):261-73.

[3] Schmid H, Schiffl H, Lederer SR. Erythropoiesis-stimulating agents, hypertension and left ventricular hypertrophy in the chronic kidney disease patient. Curr Opin Nephrol Hypertens, 2011, 20(5):465-70.

[4] Ahmadmehrabi S, Tang WHW. Hemodialysis-induced cardiovascular disease. Semin Dial,2018, 31(3): 258-267.

[5] Sakaguchi Y, Hamano T, Wada A, et al. Types of erythropoietin-stimulating agents and mortality among patients undergoing hemodialysis. J Am Soc Nephrol, 2019, 30(6):1037-1048.

[6] Agarwal R. Mechanisms and mediators of hypertension induced by erythropoietin and related molecules. Nephrol Dial Transplant, 2018, 33(10):1690-1698.

[7] Chen N, Hao CM, Peng XM, et al. Roxadustat for anemia in patients with kidney disease not receiving dialysis. N Engl J Med, 2019, 381(11):1001-1010.

[8] Chen N, Hao CM, Liu BC, et al. Roxadustat treatment for anemia in patients undergoing long-term dialysis. N Engl J Med, 2019, 381(11):1011-1022.

[9] Zielniok K, Burdzinska A, Paczek L. Roxadustat for anemia in patients with chronic kidney disease. N Engl J Med, 2020,383(1):e3.

[10] Winkelmayer WC, Walther CP. Cardiovascular safety of roxadustat in CKD Anemia: a fig leaf named noninferiority. Clin J Am Soc Nephrol, 2021, 16(8):1155-1157.

# 病例 3

# 血液透析合并微炎症肾性贫血治疗1例

## 一、病历摘要

**【现病史】**

患者，女性，57 岁。主诉“发现血肌酐升高 7 年，规律血液透析 2 年余，间断乏力 1 年，加重 1 周”，于 2019 年 11 月 17 日收入院。

患者 7 年前因双下肢水肿就诊于当地医院，查尿蛋白(＋＋＋)，肌酐 120 μmol/L，诊断为“慢性肾脏病 3 期”，给予药物治疗，定期复查。2 年前患者无明显诱因出现胸闷、恶心等症状，复查血肌酐 800 μmo/L，血红蛋白 105 g/L，诊断为“慢性肾脏病 5 期，肾性贫血”，行动静脉内瘘成形术，并开始规律血液透析治疗，3 次/周。1 年前患者出现乏力症状，查血红蛋白 91 g/L，铁蛋白 125 μg/L，增加重组人促红细胞生成素(rHuEPO)的剂量，同时静脉输入蔗糖铁(共计 1 g)，治疗效果欠佳。1 周前患者乏力症状加重，遂至我院，以“慢性肾脏病 5 期，肾性贫血”收入我科。患者本次发病以来意识清晰，精神尚可，食欲、睡眠尚可，无尿状态，体重无明显变化。

**【既往史】**

既往高血压病史 10 余年，血压最高时为 180/110 mmHg，服用硝苯地平控释片 30 mg，2 次/天；酒石酸美托洛尔 25 mg，2 次/天，血压控制在 140/90 mmHg 左右。无糖尿病、冠心病等疾病史。2 年前行临时颈内静脉置管术、动静脉内瘘成形术。8 年前患脑出血。否认肝炎、结核病史等传染病史。有尿毒清、头孢类药物过敏史，表现为皮疹。2 年前于我院输血 200 ml；无献血史，预防接种随当地进行。

**【个人史】**

生于原籍，无长期外地居留史，无放射线、疫水接触史，无烟、酒等不良嗜好。

**【家族史】**

父母体健，1 弟既往有“脑出血”病史，1 子 1 女体健。家族中无类似病史及其他家族性遗传病史。

**【体格检查】**

体温 36.9 ℃，脉搏 82 次/分，血压 145/91 mmHg，身高 160 cm，体重 60 kg。患者呈慢性病容，贫血貌，睑结膜苍白，颜面部无水肿，双肺呼吸音清，未闻及干、湿啰音。心律齐，各瓣膜听诊区未闻及病理性杂音。腹软，无压痛、反跳痛，移动性浊音阴性。双下肢无水肿。

【辅助检查】

**1. 血常规**　白细胞计数 12.2×$10^9$/L，中性粒细胞百分比 88%，血红蛋白 89 g/L。

**2. 贫血相关检查**　血清铁 12.8 μmol/L，总铁结合力 62.9 μmol/L，铁蛋白 452.7μg/L，叶酸 6.37 pmol/L，维生素 $B_{12}$ 496 pmol/L。

**3. 肾功能检查**　尿素氮 20.5 mmol/L，血肌酐 576 μmol/L，尿酸 437 μmol/L；

**4. 电解质检查**　血钾 4.3 mmol/L，血钙 2.15 mmol/L，血磷 1.97 mmol/L；

**5. 其他实验室检查**　甲状旁腺激素 298 pg/ml；C 反应蛋白 16.8 mg/L；脑钠肽 2041 pg/ml。

**6. 肺部 CT**　双肺慢性炎症。

【主要临床诊断】

1. 慢性肾功能不全(慢性肾脏病 5 期)，维持性血液透析状态
2. 肾性贫血
3. 矿物质和骨代谢异常
4. 高血压 3 级(很高危)
5. 陈旧性脑出血

## 二、临床治疗经过

### (一)患者入院前临床治疗过程

2018 年 2 月，患者开始规律血液透析治疗，透析频率为 3 次/周；当时给予口服骨化三醇 2 粒，1 次/天，纠正继发性甲状旁腺功能亢进症；口服硝苯地平控释片 1 片，2 次/天，控制血压。根据患者血红蛋白为 105 g/L，铁蛋白为 137.0 μg/L，给予静脉输入蔗糖铁 100 mg，1 次/天，总剂量为 1 g；rHuEPO 4000 U/次，2 次/周，皮下注射。

2018 年 5 月(治疗 3 个月后)，复查血红蛋白升至 112 g/L，铁蛋白 468.0 μg/L，维持 rHuEPO 上述剂量继续治疗。

2018 年 10 月(治疗 7 个月后)，复查血红蛋白 103 g/L，铁蛋白 303.0 μg/L，结合患者近 1 个月出现食欲减退症状，给予加强血液透析，增加血液透析滤过(HDF)和血液灌流(HP)次数，同时加强饮食健康宣教，维持 rHuEPO 上述剂量继续治疗。

2018 年 12 月(治疗 10 个月后)，复查血红蛋白降至 91 g/L，铁蛋白 335 μg/L，询问病史，排除消化道出血等原因，考虑可能与 rHuEPO 剂量不足有关，增加 rHuEPO 剂量为 10 000 U/周，皮下注射。

2019 年 3 月(治疗 1 年后)，复查血红蛋白降至 87 g/L，铁蛋白 387.0 μg/L，尝试增加铁剂纠正贫血，再次给予静脉输入蔗糖铁，100 mg/次，总剂量为 1 g。

2019 年 5 月，患者食欲减退症状较前加重，复查血红蛋白 94 g/L，铁蛋白 521.0 μg/L，结合患者近 1 年血红蛋白水平持续偏低，复查 C 反应蛋白为 13.2 mg/L(高于正常水平)，考虑可能是微炎症状态导致了患者外源性 ESA 抵抗，遂增加 rHuEPO 剂量为 12 000 U/周，皮下注射。

2019 年 9 月，复查血红蛋白 85 g/L，铁蛋白 515.0 μg/L，C 反应蛋白为 14.9 mg/L，调整 rHuEPO 剂量 18 000 U/周，皮下注射。

2019 年 11 月，复查血红蛋白 89 g/L，铁蛋白 452.7 μg/L，考虑该患者持续微炎症状态导

致 rHuEPO 抵抗。患者入院前血红蛋白和铁蛋白水平变化见图 3-3-1。

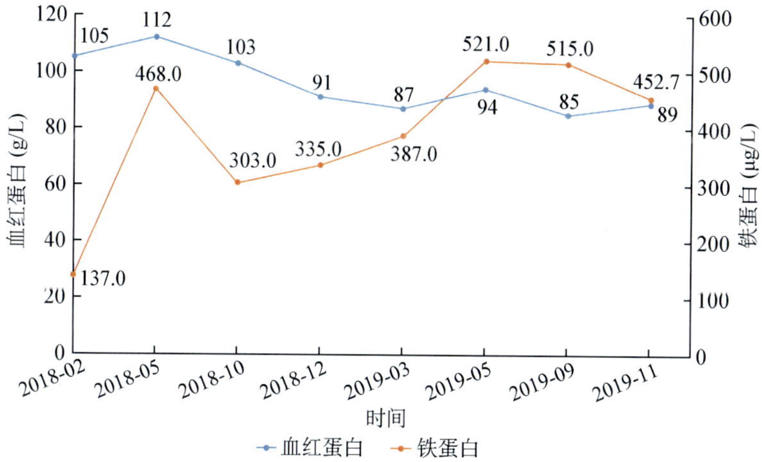


图 3-3-1 患者入院前血红蛋白和铁蛋白水平变化

### (二)患者入院后临床治疗过程

入院后给予患者口服罗沙司他 120 mg,3 次/周。用药 2 周后,复查 C 反应蛋白为 13.2 mg/L,血红蛋白升至 98 g/L,维持罗沙司他原剂量。用药 1 个月后,血红蛋白升至 106 g/L,为避免血红蛋白升高过快导致不良事件发生,调整罗沙司他剂量为 100 mg,3 次/周。用药 2 个月后,复查血红蛋白升至 116 g/L,维持罗沙司他上述剂量。罗沙司他使用后共计随访 24 个月,维持剂量为 100 mg,3 次/周;虽然 C 反应蛋白水平持续偏高,但血红蛋白水平稳定,维持在 116～120 g/L(图 3-3-2),治疗期间铁蛋白水平变化趋势见图 3-3-3。另外,该患者口服罗沙司他 3 天后出现恶心症状,联合口服碳酸氢钠片后症状缓解。余未见明显不良反应,患者用药后耐受性良好。

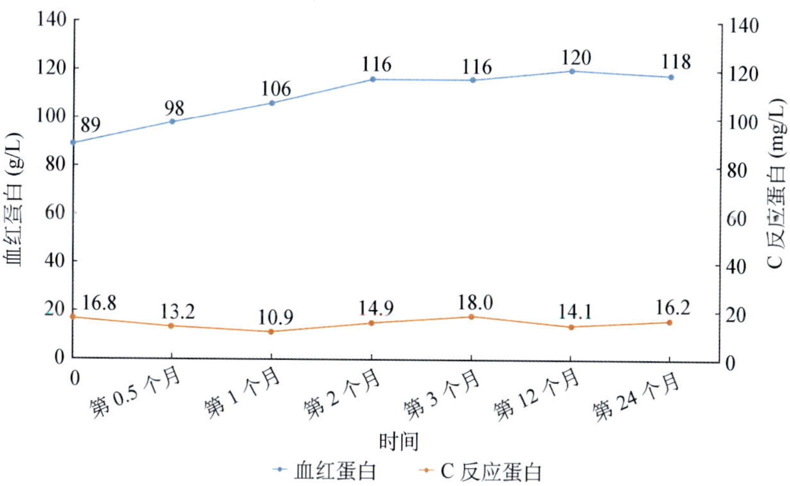


图 3-3-2 患者口服罗沙司他后肾性贫血纠正情况汇总

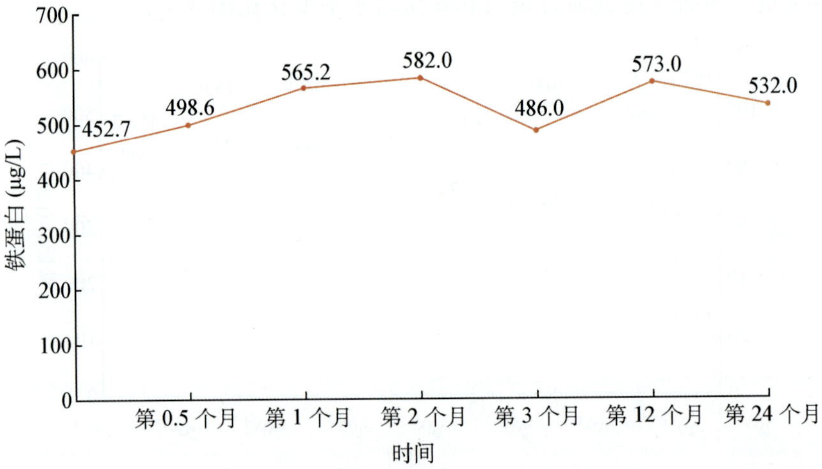


图 3-3-3 患者口服罗沙司他后铁蛋白水平变化趋势图

## 三、病例特点分析

该患者属于典型的应用 rHuEPO 后出现 ESA 抵抗，即在铁储备充足的前提下，每周静脉给予 450 U/kg 或皮下注射 300 U/kg 的 rHuEPO，4～6 个月后血红蛋白仍不能达到或不能维持靶目标。ESA 抵抗可增加患者全因死亡风险。全身性炎症和功能性铁缺乏是 ESA 抵抗最常见的 2 个原因。该患者经静脉输入蔗糖铁后铁蛋白水平维持在 300.0～600.0 μg/L，当 rHuEPO 剂量达 18 000 U/周，血红蛋白水平仍持续偏低，其原因可能与患者持续的微炎症状态、功能性铁缺乏有关。功能性铁缺乏是由于铁在网状内皮系统(RES)滞留所致，患者出现功能性铁缺乏时，即使静脉补铁亦难以改善肾性贫血，还可进一步升高铁调素水平，导致恶性循环。因为铁调素是铁稳态的主要调节剂，作用于膜铁转运蛋白(FPN)，使其内化降解，使铁不能转出细胞，铁调素水平升高进一步加剧患者功能性铁缺乏。同时微炎症状态亦可增加铁调素合成，减少铁的利用。研究发现，罗沙司他受微炎症状态影响较小，其疗效优于 ESA，且可降低铁调素水平，改善铁吸收和利用，克服炎症对红细胞生成的抑制作用。另外，应用罗沙司他后可减少铁负荷过载引起的肝、心血管、中枢神经系统损伤、感染风险甚至死亡风险。对该患者停用 rHuEPO，改为口服罗沙司他。虽然患者 CPR 水平仍较高，但血红蛋白持续升高，维持在 116～120 g/L。

## 四、临床思辨

血液透析患者即使 rHuEPO 治疗量已达最大剂量，铁储备充足，但血红蛋白水平仍持续偏低，需要警惕是否出现了 ESA 抵抗。常见引起 ESA 抵抗的原因：感染或炎症、铁缺乏、营养不良、继发性甲状旁腺功能亢进症、透析不充分、慢性失血、EPO 抗体介导的 PRCA、ACEI/ARB 和免疫制剂等药物的使用、叶酸或维生素 $B_{12}$ 缺乏、脾功能亢进、纤维性骨炎、多发性骨髓瘤、溶血等。其中炎症可通过影响 EPO 功能，促进肝脏分泌铁调素等造成 ESA 抵抗。研究发现，持续性微炎症是 CKD 的一个标志性特征，常把炎症因子 IL-6、CRP、TNF-α 作为评估患者炎症状态的指标。血液透析患者处于微炎症状态不会出现典型的临床症状，如发热、低血压等，而仅表现为急性时相反应蛋白浓度升高，而常被临床医师忽视。因此，在临床中如果遇到ESA抵抗患者，需要及时检查患者是否存在微炎症状态并给予纠正。

引起血液透析患者微炎症状态常见的原因：细菌与病毒的持续感染、铁负荷过载、容量负荷过多与充血性心力衰竭、脂质代谢异常、氧化应激等，临床上应查明具体原因，有针对性地处理这些问题。罗沙司他通过稳定低氧诱导因子(HIF)，调控下游基因，包括上调EPO、EPO受体和铁调节相关基因和蛋白的表达，并可以通过多种途径调节红细胞生成，克服炎症所致的ESA低反应，改善肾性贫血。

（郑州市第七人民医院　张靖华）

## 专家点评

这是一例很有意义的病例，作者发现患者血红蛋白持续偏低，即使通过调整EPO和铁剂的剂量，贫血仍无法得到很好纠正，考虑患者存在ESA抵抗，并分析ESA抵抗与患者持续的微炎症状态、功能性铁缺乏有关。抓住这一线索，作者进行了深入而细致地分析，指出功能性铁缺乏患者通过静脉补铁难以纠正贫血，且会造成铁调素水平升高，而铁调素水平升高与微炎症状态有关，且可影响铁的吸收利用，从而形成了恶性循环。本例针对血液透析患者微炎症状态，分析了造成微炎症状态的原因及其评估指标。罗沙司他是不受炎症状态影响的促进内源性EPO生成和铁利用的药物，可以通过多种途径应对炎症所致的外源性ESA抵抗。本例不仅提示我们在临床工作中要重视微炎症状态对贫血治疗的影响，还提示罗沙司他在合并微炎症状态的肾性贫血治疗中的优势，对临床肾性贫血治疗具有重要启示。

（吉林大学第一医院　许钟镐）

## 参考文献


[1] Pan S，Zhao DL，Li P，et al. Relationships among the dosage of erythropoiesis-stimulating agents，erythropoietin resistance index，and mortality in maintenance hemodialysis patients.. Blood Purif，2021，1-11.

[2] Del Vecchio L，Ekart R，Ferro CJ，et al. Intravenous iron therapy and the cardiovascular system：risks and benefits. Clin Kidney J，2020，14(4)：1067-1076.

[3] Ueda N，Takasawa K. Impact of inflammation on ferritin，hepcidin and the management of iron deficiency anemia in chronic kidney disease. Nutrients，2018，10(9)：1173.

[4] Akizawa T，Yamaguchi Y，Majikawa Y，et al. Factors affecting the doses of roxadustat vs darbepoetin alfa for anemia treatment in hemodialysis patients. Ther Apher Dial，2021，25(5)：575-585.

[5] Locatelli F，Fishbane S，Block GA，et al. Targeting hypoxia-inducible factors for the treatment of anemia in chronic kidney disease patients. Am J Nephrol，2017，45(3)：187-199.

[6] Besarab A，Chernyavskaya E，Motylev I，et al. Roxadustat (FG-4592)：correction of anemia in incident dialysis patients. J Am Soc Nephrol，2016，27(4)：1225-1233.

[7] Santos EJF, Dias RSC, Lima JFB, et al. Erythropoietin resistance in patients with chronic kidney disease: current perspectives. Int J Nephrol Renovasc Dis, 2020, 13:231-237.

[8] Kimachi M, Fukuma S, Yamazaki S, et al. Minor elevation in c-reactive protein levels predicts incidence of erythropoiesis-stimulating agent hyporesponsiveness among hemodialysis patients. Nephron, 2015, 131(2):123-130.

[9] Liu C, Li H. Correlation of the severity of chronic kidney disease with serum inflammation, osteoporosis and vitamin D deficiency. Exp Ther Med, 2019, 17(1):368-372.

# 病例 4

# 血液透析难治性高血压合并肾性贫血治疗1例

## 一、病历摘要

**【现病史】**

患者,男性,37 岁。主诉"肾功能不全 3 年余,血液透析 1 年半"。

患者 3 年前因发热到医院就诊发现血肌酐升高(具体数值不详),门诊口服护肾药物后肾功能未好转,未再系统治疗。2 年前患者因泌尿系统感染入住我科,检验结果提示血肌酐 358 μmol/L,血红蛋白 70 g/L,尿蛋白(++),考虑"慢性肾衰竭",给予抗感染、护肾等治疗出院,未系统治疗贫血。20 个月前患者因纳差再次入住我科,检验结果提示血肌酐 903 μmol/L,血红蛋白 104 g/L,尿蛋白(++),诊断"尿毒症,肾性贫血",给予对症治疗,并行"动静脉人工内瘘成形术",术后患者拒绝透析,要求出院。1 年半前患者为行透析来我科,查血肌酐 750 μmol/L,血红蛋白 95 g/L,尿蛋白(++),给予血液透析、降压、纠正贫血等治疗。出院后门诊行血液透析,2 次/周。15 个月前患者因透析后头痛、纳差于 2020 年 5 月 20 日再次住院,查血肌酐 1894 μmol/L,血红蛋白 74 g/L,考虑透析不充分,给予 3 次/周血液透析后头痛缓解,继续在门诊治疗。病程中患者一般状态尚可,饮食及睡眠好,粪便正常,尿量每天约 500 ml。

**【既往史】**

高血压病史 7 年余,血压最高 220/120 mmHg,曾口服硝苯地平控释片、阿罗洛尔、特拉唑嗪、卡维地洛、盐酸可乐定、硝苯地平缓释片Ⅱ等多种降压药物,血压控制不佳;3 年前因高血压、鼻出血于洛阳市中心医院查高血压病因后,诊断为"左肾动脉狭窄",遂转至上海某医院,查眼底提示高血压眼底病变,行左肾动脉支架置入术,术后口服阿司匹林、氯吡格雷,1 年前因消化道出血停用阿司匹林。

**【个人史】**

生长于洛阳,无长期外地居住史,无疫区、疫水接触史,无烟酒嗜好,无冶游史。

**【家族史】**

父母健在,1 个妹妹身体健康,家族中无同类患者,无遗传倾向疾病。

**【体格检查】**

体温 36.0 ℃,脉搏 80 次/分,呼吸 20 次/分,血压 173/96 mmHg,体重 97.7 kg,身高 171 cm。神志清晰,全身皮肤、黏膜无黄染、蜘蛛痣、紫癜。睑结膜略苍白,巩膜无黄染,双肺呼吸音清,两肺未闻及干、湿啰音。心率 80 次/分,节律齐,各瓣膜听诊区未闻及病理性杂音。

腹软，无压痛、反跳痛及肌紧张，肝、脾肋下未触及，双肾区叩击痛阴性，移动性浊音阴性，肠鸣音正常。四肢肌力、肌张力正常，双下肢轻度水肿，皮温正常，足动脉搏动可触及，生理反射存在，病理反射未引出。

【辅助检查】

**1. 血常规(2020 年 5 月 20 日)**　白细胞计数 $5.93\times10^9$/L，红细胞计数 $2.51\times10^{12}$/L，血红蛋白 74 g/L，红细胞体积 88.2 fL，血小板 $190\times10^9$/L。

**2. 血生化**　血白蛋白 40 g/L，尿素氮 24.9 mmol/L，肌酐 1894 μmol/L，尿酸 541 μmol/L，钙 2.3 mmol/L，磷 2.2 mmol/L，胆固醇 4.05 mmol/L，甘油三酯 1.23 mmol/L，葡萄糖 7.0 mmol/L。甲状旁腺激素 348 pg/ml。贫血三项检查：铁蛋白 99.3 μg/L，叶酸>24 ng/ml，维生素 $B_{12}$ 834 pg/ml。

**3. 彩色多普勒超声检查**　双肾弥漫性病变；左心增大，左心室壁增厚，左心室压力负荷重，左心室舒张功能减低。

**4. 胸部 X 线片**　心影增大。

【主要临床诊断】

1. 慢性肾脏病 5 期(维持性血液透析)
2. 肾性贫血
3. 继发性高血压，左侧肾动脉狭窄支架置入术后，高血压眼底病变，高血压肾损害
4. 继发性甲状旁腺功能亢进症

## 二、临床治疗经过

### (一)肾脏替代治疗

血液透析，3 次/周，尿素清除指数 1.0。

### (二)降压治疗

早上：硝苯地平控释片 30 mg，特拉唑嗪 4 mg，卡维地洛 10 mg，盐酸可乐定 75 μg。

中午：阿罗洛尔 10 mg，硝苯地平缓释片Ⅱ 20 mg，卡维地洛 10 mg。

晚上：硝苯地平缓释片Ⅱ 20 mg，卡维地洛 10 mg，盐酸可乐定 75 μg。

患者透前血压维持在(182～210)/(84～104)mmHg，透析中血压最高 190/130 mmHg，透析后血压约 180/110 mmHg，透析中及透析后均需含服硝苯地平片降压。

### (三)继发性甲状旁腺功能亢进症的治疗

阿法骨化醇软胶囊 0.25 μg，1 次/天，口服；司维拉姆 800 mg，1 次/天，口服。

### (四)肾性贫血的治疗

2020 年 2 月 22 日，患者开始规律血液透析，血红蛋白 95 g/L，予以促红细胞生成素 4000 U，2 次/周，皮下注射；琥珀酸亚铁 0.1 g，3 次/天，口服，纠正贫血。2020 年 3 月 31 日复查血红蛋白 85 g/L，血红蛋白较前明显降低，且血压难以控制。因此，自 2020 年 4 月 23 日开始调整肾性贫血治疗方案为罗沙司他 100 mg，3 次/周，口服。2020 年 5 月 20 日复查血红蛋白为 74 g/L，口服罗沙司他 100 mg，3 次/周，同时口服琥珀酸亚铁 0.1 g，3 次/天。之后定期随访，并根据血红蛋白水平调整罗沙司他剂量。治疗期间患者血红蛋白变化情况见图 3-4-1。

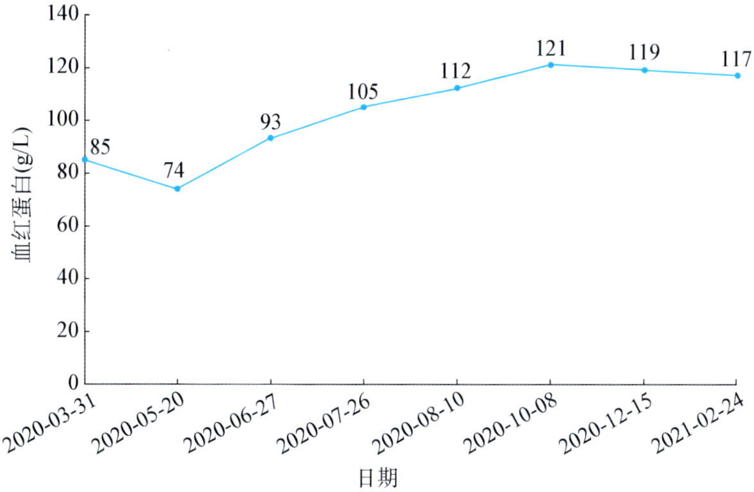


图 3-4-1　患者口服罗沙司他期间血红蛋白变化情况

注：2020 年 4 月 23 日至 8 月 9 日，患者应用罗沙司他 100 mg，3 次/周；2020 年 8 月 10 日至 10 月 7 日，患者应用罗沙司他 70 mg，3 次/周；2020 年 10 月 8 日至 2021 年 2 月 24 日应用罗沙司他 50 mg，3 次/周；2020 年 5 月 20 日开始患者应用铁剂 0.1 g，3 次/天

## 三、病例特点分析

该病例为青年男性，透析 1 年半，身高 171 cm，干体重 97.7 kg，体型肥胖。血液透析 3 次/周，每次 4 h，脱水量 2.3～3.0 kg，Kt/V 1.0，透析不够充分，残余尿约 500 ml。既往有高血压及左侧肾动脉狭窄病史，因放置支架长期口服氯吡格雷。患者应用促红细胞生成素及铁剂纠正贫血效果不佳，且治疗期间血压难以控制，故改为罗沙司他联合铁剂治疗。按罗沙司他说明书，初始剂量应为 120 mg，3 次/周，但因患者长期口服氯吡格雷，考虑合并用药可能存在相互影响，故初始剂量给予 100 mg，3 次/周。治疗 3 个半月后，患者血红蛋白由 74 g/L 升至 112 g/L，且最终通过剂量调整，患者以罗沙司他 50 mg，3 次/周，联合铁剂 0.1 g，3 次/天，口服的较低剂量维持血红蛋白 110～120 g/L。有趣的是，患者在促红细胞生成素联合铁剂应用期间，透析前血压(182～210)/(84～104)mmHg，透析后血压(166～186)/(89～100)mmHg。改用罗沙司他后，血压逐渐下降，得到平稳控制，透析前血压(133～148)/(73～80)mmHg，透析后血压(121～140)/(75～81)mmHg。

其间复查铁蛋白逐渐下降(由 139 μg/L 降至 68 μg/L)。患者虽口服铁剂，且血红蛋白持续上升至达标，但铁蛋白指标持续下降，说明红细胞的合成过程铁的利用增加。患者超敏 C 反应蛋白 5.0 mg/L，2020 年 8 月 13 日为 3.0 mg/L，微炎症指标有所降低。

## 四、临床思辨

肾性贫血是慢性肾脏病常见并发症之一，我国肾性贫血患病率高、知晓率低、治疗率低、达标率低。尽管促红细胞生成素已广泛应用，但有部分患者治疗反应低。该患者起始采用促红细胞生成素 8000 U/周纠正贫血，血红蛋白明显降低，且血压难以控制，后改为罗沙司他治疗。由于患者长期口服氯吡格雷，考虑合并药物的使用，故罗沙司他起始剂量降低 1 个阶梯，结果显示疗效显著，且在不改变原有降压药物种类和剂量的前提下，罗沙司他使用期间患者的血压相比之前有下降趋势，整体安全性良好。另外参考罗沙司他的说明书，罗沙司他与碳酸司维拉姆合并用药，可致罗沙司他 AUC 下降 67%，药峰浓度（maximum concentration，$C_{max}$）下降 66%；与硫酸亚铁及含镁/铝抗酸剂或其他多价阳离子药物和矿物质合用，会降低罗沙司他 AUC、$C_{max}$，而该患者处方药物中有司维拉姆和琥珀酸亚铁，故该患者在服用司维拉姆和琥珀酸亚铁时与罗沙司他至少间隔 1 h 服用，最终通过剂量调整，患者以较低剂量罗沙司他 50 mg，3 次/周，联合铁剂 0.1 g，3 次/天，口服，即可维持血红蛋白为 110～120 g/L。

罗沙司他作为全球首个 HIF-PHI 类药物，可以通过稳定 HIF，激活内源性 EPO 及 EPO 受体表达，同时调节铁代谢，促进红细胞生成。该药口服方便，且主要刺激内源性生理浓度范围内 EPO 产生，为难治性肾性贫血的治疗带来新的选择。

（河南科技大学第一附属医院 周金金 徐家云）

### 专家点评

该病例为透析难治性高血压合并肾性贫血病例，患者体型肥胖，起初标准透析方案透析不够充分，Kt/V 仅为 1 左右，中重度贫血，应用促红素联合口服铁剂疗效不明显。更换为罗沙司他联合铁剂后，血红蛋白水平稳步改善；同时通过对铁蛋白的监测，反映出造血过程中铁代谢的变化，观察较为细致。十分有趣的是，之前该患者服用多种降压药，血压难以控制达标，而应用罗沙司他后高血压控制情况有明显好转，其详细机制仍不清楚。最后，该患者同时服用氯吡格雷、司维拉姆等药物，作者在应用罗沙司他过程中，注意将其分开使用，避免药物吸收相互影响。本病例患者的体重指数为 33.4 $kg/m^2$，罗沙司他对肥胖患者是否有额外获益仍值得探讨。

（吉林大学第一医院 许钟镐）

## 参考文献


[1] 中国医师协会肾脏内科医师分会肾性贫血指南工作组. 中国肾性贫血诊治临床实践指南. 中华医学杂志，2021，101(20)：1463-1502.

[2] 涂岩，张晓良. 低氧诱导因子脯氨酰羟化酶抑制剂罗沙司他临床应用若干问题. 临床肾脏病杂志，2020，20(7)：594-597.

[3] Del Balzo U，Signore PE，Walkinshaw G，et al. Nonclinical Characterization of the Hypoxia-Inducible Factor Prolyl Hydroxylase Inhibitor Roxadustat，a Novel Treatment of Anemia of Chronic Kidney Disease. J Pharmacol Exp Ther，2020，374(2)：342-353.

[4] Zhang L，Hou J，Li J，et al. Roxadustat for the treatment of anemia in patients with chronic kidney diseases：a meta-analysis. Aging (Albany NY)，2021，13(13)：17914-17929.

# 病例 5

## 维持性血液透析患者难治性肾性贫血治疗1例

### 一、病历摘要

**【现病史】**

患者，男性，62 岁。主诉“反复纳差、乏力 11 年，加重 2 年”，于 2020 年 5 月 12 日收入院。

患者 11 年前无明显诱因开始出现纳差、乏力，当时查血肌酐＞900 μmol/l，诊断为“慢性肾脏病 5 期”，行左上肢动静脉内瘘成形术，给予维持性血液透析（3 次/周），内瘘流量良好，透析过程顺利。

患者近 2 年纳差、乏力症状明显加重，并反复出现头晕、活动耐力下降，无明显胸闷，无呕血，无黑便，无骨痛；门诊查血常规提示血红蛋白持续偏低，长期在 60～100 g/L，EPO 剂量由 6000 U/周逐渐增至 16 000 U /周，贫血仍未得到有效纠正，纳差、乏力及头晕症状也无明显改善，为进一步明确诊治收入院。住院前贫血治疗方案为注射重组人促红细胞生成素注射液，16 000 U /周，因患者铁蛋白持续偏高，未给予补铁治疗。

**【既往史】**

健康状况较差，高血压病史 40 余年；双侧肩周炎病史 2 年，偶有双侧肩关节酸痛，未就医治疗；过敏性湿疹病史 2 年，应用哈西奈德溶液、多磺酸黏多糖乳膏等药物可控制症状；甲状腺功能减退症病史 9 个月，未给予药物治疗。

**【个人史】**

预防接种随当地，无特殊。

**【家族史】**

否认家族遗传性疾病史。

**【体格检查】**

体温 36.5℃，脉搏 76 次/分，呼吸 20 次/分，血压 148/86 mmHg。患者神志清晰，慢性病容，贫血貌，皮肤黏膜无黄染、瘀点、瘀斑，浅表淋巴结未触及，颜面无水肿，睑结膜稍苍白，双肺呼吸音清，未闻及明显干、湿啰音，心界无明显扩大，心率为 76 次/分，心律齐，各瓣膜听诊区未闻及杂音。腹平软，无压痛，无反跳痛，肝脾肋下未及。双下肢无水肿。左前臂动静脉内瘘触诊存在震颤，听诊杂音响亮。

**【辅助检查】**

**1. 血常规** 白细胞计数 $3.28\times10^9$/L，血红蛋白 70 g/L，血小板计数 $83\times10^9$/L。

**2. 血生化** 血钾 4.71 mmol/L，血磷 2.32 mmol/L，白蛋白 36.3 g/L，肌酐 1012 μmol/L，尿酸 556 μmol/L。

**3. 铁代谢检查** 血清铁 52.7μg/dl，血清铁蛋白 686.0 μg/L，未结合铁 263.7 μg/dl，总铁结合力 316.4 μg/dl。

**4. 其他实验室检查** 促红细胞生成素 8.40 mU/ml；甲状旁腺激素 457.2 g/ml；红细胞沉降率 108 mm/h；直接库姆斯试验弱阳性。血免疫球蛋白、血补体、抗核抗体系列、ANCA、M 蛋白分析未见明显异常。男性肿瘤标志物筛查组套、病毒八项、结核效应 T 检查未见明显异常。

**5. 影像学检查** 胸、腹、盆部 CT 示，①两肺多发小结节，两肺少许条索灶；②双侧局限性胸膜增厚，动脉粥样硬化；③双侧肾周间隙混杂含脂病灶，考虑脂肪肉瘤可能；④肝脏多发囊肿；⑤双肾萎缩，双肾多发囊肿，部分复杂囊肿，右肾结石；⑥前列腺钙化灶。

**6. 骨髓穿刺** 骨髓增生活跃，粒系细胞占 55.2%，红系细胞占 32.8%，粒系细胞增生尚可，红系细胞稍增生，巨核细胞可见成熟障碍(血小板散在)。2019 年 2 月 22 日，患者因贫血病因不明，且伴白细胞及血小板减低，为排查有无血液系统疾病，至血液科治疗，查骨髓象示，骨髓增生活跃，粒系细胞占 68.00%，红系细胞占 23.60%，粒系稍增高，晚幼粒以上阶段比例尚可，成熟阶段稍增高；Fish 结果未检出 5q-/-5、7q-/-7、20q-、+8、inv(3)/t(3q)、i(17q)/17p-、-Y 等异常；MDS 二代测序结果未见异常；排除骨髓增生异常综合征。

**【主要临床诊断】**

1. 药物性间质性肾炎
2. 慢性肾脏病 5 期(维持性血液透析治疗)
3. 肾性贫血
4. 继发性甲状旁腺功能亢进症
5. 高血压病 3 级(很高危)
6. 肝囊肿
7. 双肾囊肿

## 二、临床治疗原则和治疗过程

### (一)入院后治疗原则

入院后继续给予维持性血液透析治疗，3 次/周，每次 4 h。每 2 周进行 1 次血液滤过透析。同时针对高血压、继发性甲状旁腺功能亢进症给予对症治疗。继发性甲状旁腺功能亢进症治疗方案为，西那卡塞 25 mg，2 次/天；碳酸镧 500 mg，3 次/天。

患者入院前 EPO 最大剂量为每周 230 U/kg，血红蛋白水平(70g/L)仍明显低于 110 g/L，提示 EPO 反应性降低，分析原因可能与患者铁利用障碍及慢性炎症状态相关，继续增加 EPO 剂量可能无助于改善肾性贫血，且增加相关不良反应，因此调整肾性贫血治疗方案。

### (二)治疗经过

**1. 肾性贫血治疗方案** 2020 年 5 月 12 日停用 EPO，调整为罗沙司他 120 mg，3 次/周，一直应用至 2021 年 9 月 9 日(图 3-5-1)。

**2. 继发性甲状旁腺功能亢进症的治疗** 西那卡塞 25 mg，2 次/天，碳酸镧 500 mg，3 次/天。

**3. 透析方案**　血液透析，3 次/周，每次 4 小时，每 2 周进行 1 次血液滤过透析。治疗期间血清铁，铁蛋白及 CRP 水平变化趋势见图 3-5-2～图 3-5-4。

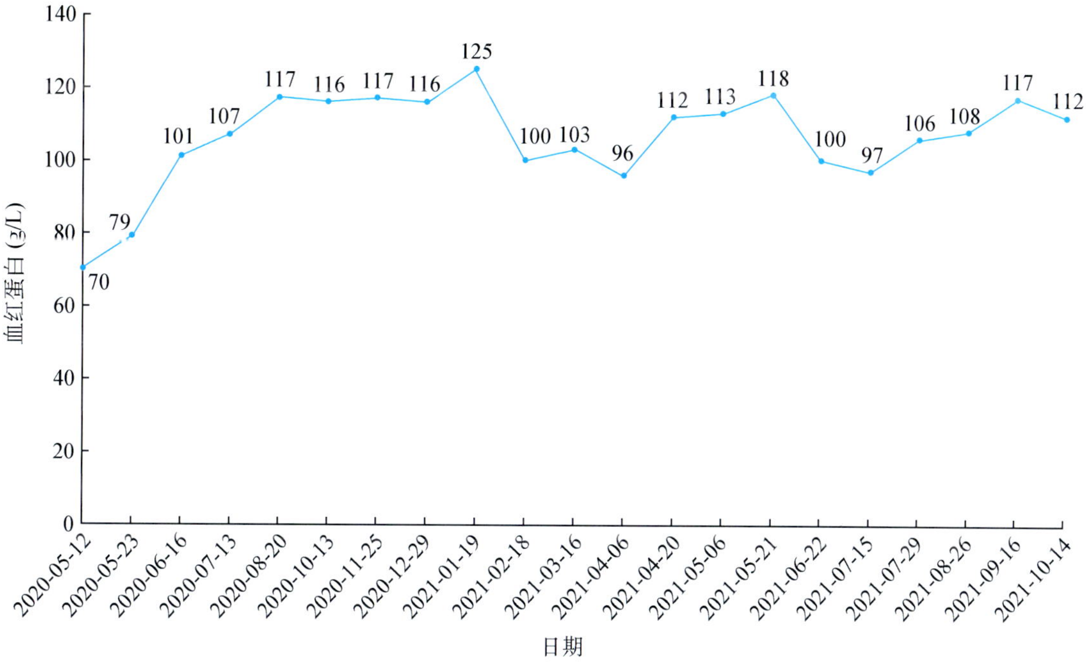


图 3-5-1　患者应用罗沙司他治疗后血红蛋白变化情况

注：罗沙司他剂量 120 mg，3 次/周

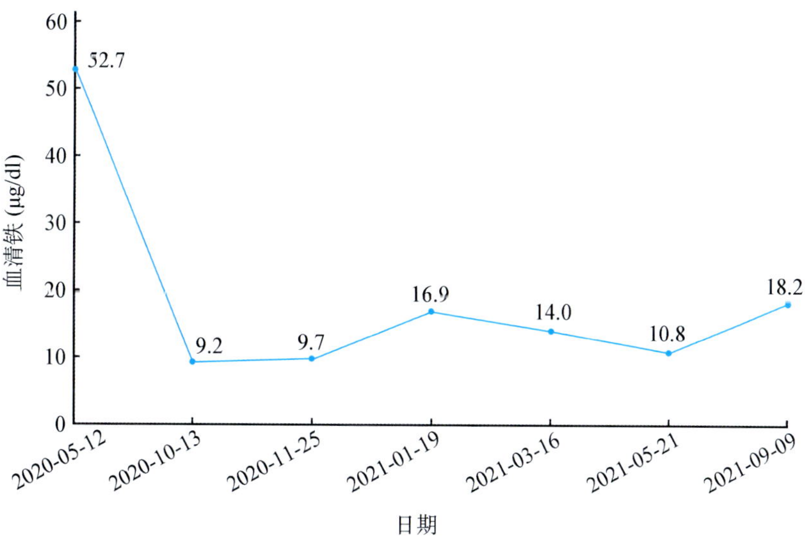


图 3-5-2　患者治疗期间血清铁变化情况

注：罗沙司他剂量 120 mg，3 次/周

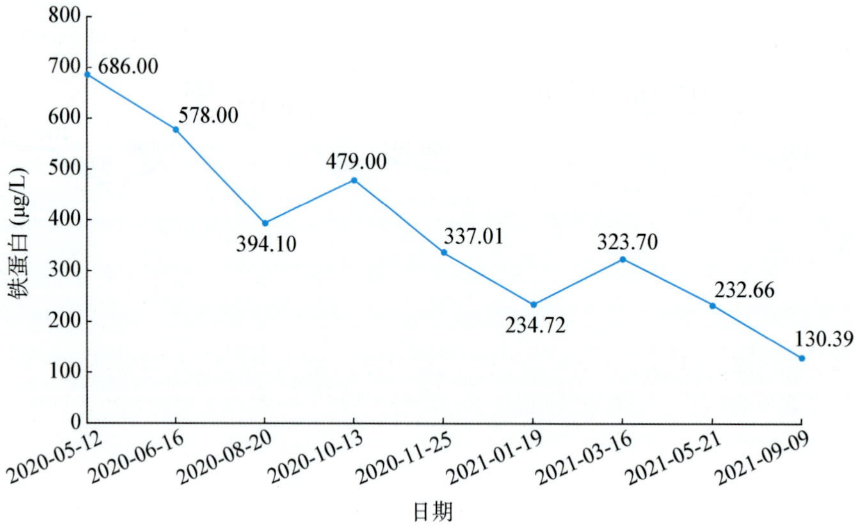


图 3-5-3　患者治疗期间铁蛋白变化情况

注：罗沙司他剂量 120 mg，3 次/周

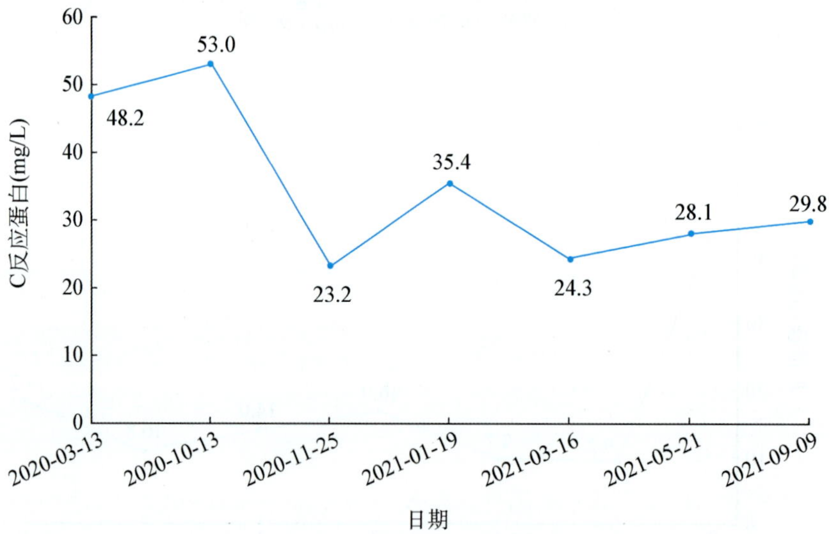


图 3-5-4　患者治疗期间 C 反应蛋白变化情况

注：2020 年 3 月 13 日患者应用促红细胞生成素；2020 年 5 月 12 日患者应用罗沙司他剂量 120 mg，3 次/周

## 三、病例特点分析

该患者为老年男性，维持性血液透析多年，因肾性贫血难以纠正反复多次入院。既往应用EPO治疗贫血，血红蛋白水平长期在60～100 g/L，因同时存在白细胞及血小板减低，行骨髓穿刺术并完善相关基因、染色体及自身抗体检查均未见明显异常，故排除血液系统和风湿系统疾病可能。实验室检查提示患者血清铁浓度偏低(52.7 μg/dl)但储存铁(铁蛋白686 μg/L)明显升高，且转铁蛋白饱和度＜20%，判定存在功能性铁缺乏，即机体对铁存在利用障碍；同时患者C反应蛋白水平持续偏高，红细胞沉降率明显升高(108 mm/1h)完善胸、腹 盆部CT检查，未查见感染灶及占位，且肿瘤指标、自身免疫相关指标、结核相关指标亦未见明显异常，暂考虑可能存在与维持性血液透析相关慢性炎症状态有关，而铁利用障碍和持续存在的慢性炎症状态可能是该患者肾性贫血治疗反应不好的关键原因。

调整该患者罗沙司他口服治疗剂量(120 mg，3次/周)后，血红蛋白水平稳步提升；用药2个月后，血红蛋白由70 g/L升至107 g/L；在随后15个月的随访过程中，血红蛋白稳定在110 g/L，肾性贫血得到有效改善，同时患者的血清铁和铁蛋白水平逐渐降低，提示患者既往长期存在的铁利用障碍得到有效改善。患者的慢性炎症状态仍持续存在(C反应蛋白水平与用药前相仿)，提示罗沙司他不同于传统EPO，在炎症状态下仍可有效地发挥作用。

## 四、临床思辨

EPO治疗低反应性是维持性血液透析患者肾性贫血治疗中最常见的问题。EPO治疗低反应性常见的原因包括铁缺乏和铁利用障碍、炎症状态、继发性甲状旁腺功能亢进症及透析不充分。在这些情况下，传统的ESA治疗无法发挥良好疗效，从而导致肾性贫血难以纠正。在CKD 5期非透析和透析人群的临床研究中发现，以罗沙司他为代表的HIF-PHI可显著降低患者血清铁调素水平，升高转铁蛋白饱和度及总铁结合力，提示HIF-PHI可提高铁利用效率，从而改善铁利用障碍。最近发表的Ⅲ期临床研究显示，不同于传统的ESA治疗，罗沙司他在患者C反应蛋白升高的情况下仍可有效升高血红蛋白，提示HIF-PHI在炎症状态下仍可有效改善贫血。

该例患者传统ESA治疗无效及肾性贫血难以纠正的原因包括铁利用障碍和持续存在的慢性炎症状态。罗沙司他作为HIF-PHI的代表药物不仅能促进内源性EPO在生理浓度范围内升高，还促进EPO受体表达，降低铁调素，改善铁稳态及有效改善铁利用障碍，提示其升高血红蛋白的作用是通过多种途径、协调一致地促进机体造血功能，因而不易受患者慢性炎症状态影响。该例患者在应用罗沙司他2个月内，肾性贫血迅速得到纠正。长期随访表明，患者单用罗沙司他，血红蛋白水平仍可以长期维持在110 g/L，且铁利用障碍明显得到改善。

(东南大学附属中大医院　韩雨晨　潘明明　王　彬　高　民)

## 专家点评

该例患者维持性血液透析11年，中度肾性贫血，既往应用EPO多年，贫血改善不明显。此外，患者一直存在红细胞沉降率快、C反应蛋白水平高及血清铁蛋白水平增高。尽管该患者应用罗沙司他后，炎症状态并未显著改善，但其血红蛋白水平在2个月内显著升高，并且在之后1.5年的随访中，血红蛋白水平基本稳定。与此同时，患者体内铁代谢状态发生显著改善，血清铁和铁蛋白水平均显著下降，显示了罗沙司他作为新一代肾性贫血治疗药物的独特作用特点。罗沙司他不仅刺激内源性EPO释放，还可改善铁利用。由于在炎症状态下铁调素释放增加，显著抑制机体对铁的利用，而罗沙司他具有抑制铁调素的作用，故该例患者治疗成功的实践表明，对于EPO治疗低反应性肾性贫血患者，应高度关注机体低反应的原因，特别是有无炎症状态和铁的利用障碍。罗沙司他的问世为此类患者的治疗带来了福音。该例患者临床上应继续注意持续存在炎症状态的原因，特别是当红细胞沉降率>100 mm/1h时，要注意动态排查感染、肿瘤及免疫性疾病等因素，不应忽略相关原因的寻找。如有条件应积极开展铁调素的检测。

（东南大学附属中大医院　刘必成）

## 参考文献


[1] Panichi V, Rosati A, Bigazzi R, et al. Anaemia and resistance to erythropoiesis-stimulating agents as prognostic factors in haemodialysis patients: results from the RISCAVID study. Nephrol Dial Transplant, 2011, 26: 2641-2648.

[2] Besarab A, Provenzano R, Hertel J, et al. Randomized placebocontrolled dose-ranging and pharmacodynamics study of roxadustat (FG-4592) to treat anemia in nondialysis-dependent chronic kidney disease (NDD-CKD) patients. Nephrol Dial Transplant, 2015, 30(10): 1665-1673.

[3] Chen N, Hao C, Liu BC, et al. Roxadustat treatment for anemia in patients undergoing long-term dialysis. N Engl J Med, 2019, 381(11): 1011-1022.

[4] Chen N, Hao C, Peng X, et al. Roxadustat for anemia in patients with kidney disease not receiving dialysis. N Engl J Med, 2019, 381(11): 1001-1010.

[5] Provenzano R, Besarab A, Sun CH, et al. Oral hypoxia-inducible factor prolyl hydroxylase inhibitor roxadustat (FG-4592) for the treatment of anemia in patients with CKD. Clin J Am Soc Nephrol, 2016, 11(6): 982-991.

[6] Fishbane S, El-Shahawy MA, Pecoit-Filho R, et al. OLYMPUS: a phase 3, randomized, double-blind, placebo-controlled, international study of roxadustat efficacy in patients with non-dialysis-dependent (NDD) CKD and anemia. J Am Soc Nephrol, 2019, 30: 6.

[7] Fishbane S, Pollock CA, El-Shahawy MA, et al. ROCKIES: an international, phase 3, randomized, open-label, active-controlled study of Roxadustat for anemia in dialysis-dependent CKD patients. J Am

Soc Nephrol, 2019,30:6.

[8] Ritesh R, Bruce SS. Treatment of anemia in difficult-to-manage patients with chronic kidney disease. Kidney Int Suppl, 2021, 11(1):26-34.

# 病例 6

# 终末期肾病并膀胱肿瘤术后难治性贫血治疗1例

## 一、病历摘要

**【现病史】**

患者,男性,72 岁。主诉"肌酐升高 2 年余,血液透析 6 个月余,乏力 1 周"。

患者 2 年前无明显诱因出现肉眼血尿,无尿频、尿急、尿痛、排尿困难,无腰痛,无低热、乏力、食欲减退,至郑州大学第三附属医院就诊,查尿隐血(+++),尿素氮 13.9 mmol/L,血肌酐 210 μmol/L,尿酸 469 μmol/L,行彩色多普勒超声示:膀胱多发占位,遂至我院就诊,行"经尿道膀胱肿瘤电切术"。6 个月前因纳差、胸闷至我院泌尿外科复查,血红蛋白 98 g/L,血钾 5.53 mmol/L,血钙 2.08 mmol/L,血磷 1.6 mmol/L,尿素氮 38.4 mmol/L,血肌酐 851 μmol/L,B 型钠尿肽前体 20 087 pg/ml。诊断为"①CKD 5 期,肾性贫血,高钾血症;②心功能不全,纽约心脏协会(NYHA) 3 级;③高血压 3 级(很高危);④2 型糖尿病;⑤膀胱肿瘤术后",给予规律血液透析治疗,同时给予 ESA 8000 U/周治疗,并给予控制血压、控制血糖等治疗。1 周前患者出现乏力、纳差,未诊治。为求进一步诊治,门诊以"①CKD 5 期,维持性血液透析;②冠心病;③高血压 3 级(很高危);④2 型糖尿病;⑤膀胱肿瘤术后"收入院。自发病以来,食欲、睡眠欠佳,粪便正常,无尿,精神欠佳,体重无减轻。

**【既往史】**

糖尿病史 20 年余,给予精蛋白锌重组人胰岛素注射液早 16 U、晚 14 U,皮下注射,血糖控制尚可。高血压病史 20 年余,血压最高 190/90 mmHg,现口服沙库巴曲缬沙坦钠片、硝苯地平控释片、特拉唑嗪片治疗,血压控制在(150～160)/(80～90)mmHg。分别于 2017 年 12 月、2018 年 3 月、2018 年 7 月于我院行经尿道膀胱肿瘤电切术,目前未发现转移灶。冠心病病史 3 个月,予口服阿司匹林肠溶片、硫酸氯吡格雷片治疗。

**【个人史】**

否认肝炎、结核、疟疾等传染性疾病史,预防接种史随社会计划免疫接种,无外伤、输血史,无食物、药物过敏史。

**【家族史】**

父母已故,死因不详;有 2 弟 3 妹,健康状态良好;有 1 子 1 女,健康状况良好;无与患者类似疾病,无家族性遗传病史。

**【体格检查】**

血压 162/83 mmHg，心率 84 次/min，体重 65 kg，身高 175 cm，双下肢轻度凹陷性水肿，心肺听诊无明显异常。贫血面容，皮肤、黏膜苍白。

**【辅助检查】**

**1. 血常规**　血红蛋白 86 g/L，血细胞比容 0.30；铁蛋白 1579.1 μg/L，转铁蛋白饱和度 92%，铁调素 104.15 ng/ml；叶酸 23 nmol/L，维生素 $B_{12}$ 288 pmol/L。

**2. 血生化**　血钾 6.38 mmol/L，血钙 2.25 mmol/L，血磷 1.17 mmol/L，白蛋白 38.7 g/L，碱性磷酸酶 68 U/L，尿素氮 21.4 mmol/L，血肌酐 719 μmol/L，总胆固醇 3.83 mmol/L，甘油三酯 1.17 mmol/L，高密度脂蛋白 1.46 mmol/L，低密度脂蛋白 1.63 mmol/L；全段甲状旁腺激素 128 pg/ml，脑钠肽前体 2218 pg/ml；C 反应蛋白 71.58 mg/L。

**3. 粪便常规**　粪便隐血试验(－)。

**4. 库姆斯试验**　库姆斯试验(－)。

**5. 肝、胆、胰、脾超声**　未见明显异常。

**【主要临床诊断】**

1. CKD 5 期，维持性血液透析，肾性贫血，继发性甲状旁腺功能亢进症，矿物质和骨代谢异常

2. 冠心病

3. 高血压 3 级(很高危)

4. 2 型糖尿病

5. 高钾血症

6. 膀胱肿瘤术后

## 二、临床治疗经过

1. 作为透析患者，通过提高血流量、更改透析器等调整透析方案，提高透析充分性，使患者尿素清除指数为 1.5～1.7。

2. 针对患者高钾情况，医护加强饮食宣教，调整患者饮食结构，避免高钾食物摄入，同时对患者推荐磷/蛋白较低的食物。

3. 对于患者贫血的治疗。首先对贫血的常见原因进行排查，对于该患者而言，不存在消化道出血等红细胞丢失过多的情况，也无溶血性贫血、脾功能亢进等；其次，维生素 $B_{12}$ 及叶酸均在正常值范围，但患者目前处于炎症状态，铁蛋白、铁调素水平较高，血压不稳定，且为肿瘤术后患者，考虑到罗沙司他可有效升高血红蛋白水平，不受微炎症影响，同时可下调铁调素水平，改善各种铁代谢指标，增加铁利用，口服便利，依从性好，因此给予患者口服罗沙司他纠正贫血。结合患者体重，给予初始罗沙司他 120 mg，3 次/周的剂量。2019 年 12 月 25 日，复查血常规，血红蛋白由原 86 g/L 下降到 78 g/L，考虑到患者年龄较大，既往心血管病史，给予维持剂量。2020 年 1 月 10 日复查，血红蛋白从 78 g/L 上升至 94 g/L，继续维持原剂量。至 2020 年 2 月 17 日时，血红蛋白升高至 108 g/L，铁蛋白 1323.4 μg/L，转铁蛋白饱和度 87%，铁调素 87.42 ng/ml，给予减少剂量为 100 mg，3 次/周。自 2020 年 2 月至 2020 年 7 月，患者血红蛋白基本维持在 110～120 g/L。伴随着患者饮食的改善，透析质量的提高，2020 年 10 月 2 日复查血红蛋白 131 g/L，此时患者自行停药。2020 年 12 月 7 日血红蛋白 124 g/L，2021 年

2月9日血红蛋白下降至107 g/L，在重新给予罗沙司他70 mg，3次/周的剂量后，2021年5月12日复查血红蛋白111 g/L，铁蛋白623.3 μg/L，铁调素10.76 ng/ml。罗沙司他治疗期间未使用铁剂，血红蛋白变化见图3-6-1。同时，在整个用药过程中患者未出现恶心、呕吐、腹泻等不良反应，整体安全性、耐受性好。

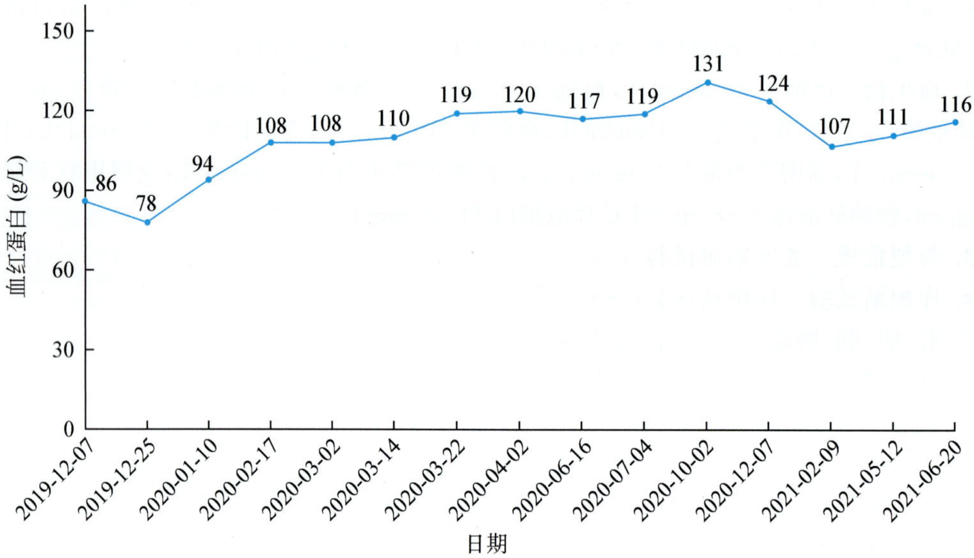


图3-6-1　罗沙司他治疗期间患者血红蛋白变化情况

4. 鉴于患者存在较多合并症，积极给予相应治疗，诸如CKD矿物质与骨异常、继发性甲状旁腺功能亢进症、冠心病的治疗，以及血压、血糖的控制等。

## 三、病例特点分析

该患者为男性、高龄，原发病为糖尿病肾病，目前在维持性血液透析治疗过程中合并高血压、冠心病、慢性炎症等。已知大剂量ESA治疗有可能增加心脑血管事件、血栓形成、血压升高、脑卒中等风险，结合本例患者曾有膀胱癌术后病史，因此换为罗沙司他治疗贫血。结果使用罗沙司他治疗后，血红蛋白水平增加，铁代谢明显改善，同时患者依从性较好。另外，我们还体会到罗沙司他治疗过程中，应兼顾药物的相互作用，及时调整与其他药物的用药时间和剂量，如考虑到司维拉姆与罗沙司他同服会降低罗沙司他血药浓度，故在使用过程中将服药时间错开；其次，通过此病例我们尚体会到，对于贫血及其他合并症较多的患者，应该注意综合管理，包括规律透析、及时控制其他合并症等，特别是老年患者治疗期间应关注患者肿瘤相关指标的监测。

## 四、临床思辨

过去30年间，治疗肾性贫血的主要药物是ESA和铁剂。已知大剂量ESA治疗可能增加心脑血管事件、血栓形成、血压升高、脑卒中及促进肿瘤生长等风险，而大剂量静脉铁剂应用可能诱发严重过敏反应、铁过载、氧化应激、心血管疾病、感染等不良事件。本例患者前期肾性贫血 ESA 治疗效果欠佳，不排除 EPO 剂量不足、慢性炎症、营养不良、透析不充分等多因素影响。另外，美国临床肿瘤学会和美国血液学会的联合指南推荐，对于可治愈的恶性肿瘤患者以及预期化疗后可获得中到长期生存的恶性肿瘤患者，使用 ESA 带来不可接受的风险可能超过其潜在获益，因此建议在某些情况下的恶性肿瘤患者中应谨慎使用 ESA 治疗。2012 年 KDIGO 贫血临床实践指南同样指出，伴有活动性恶性肿瘤或恶性肿瘤病史者，应谨慎使用 ESA。基于以上认识，结合患者情况，作者及时改用罗沙司他治疗，并取得了较为理想的效果。

（郑州大学第一附属医院　朱　楠　王　沛）

## 专家点评

该病例为糖尿病肾病 ESRD 规律透析半年的老年男性患者，基础疾病多，并且较为严重，常规 ESA 治疗效果不佳，患者铁蛋白、铁调素水平明显升高，同时合并高血压、罹患膀胱肿瘤行多次电切术。根据以上情况，作者改用罗沙司他，患者贫血得以改善。另外，该病例提示大家对于老年、基础疾病较多、有肿瘤病史，同时 ESA 低反应患者，首先要积极查找贫血原因，如是否并发慢性炎性疾病、慢性失血、严重的甲状旁腺功能亢进症、恶性肿瘤、营养不良、透析不充分、ESA 抗体介导的 PRCA 等，然后根据具体情况及时调整治疗方案。目前没有提示罗沙司他后治疗后存在肿瘤复发风险，因此作者选用罗沙司他纠正贫血，效果满意，但仍需长期观察对肿瘤是否存在潜在复发的作用。本病例罗沙司他与司维拉姆错开服药也是一个可取之处，可避免药物的相互作用，值得临床工作中借鉴。

（中国人民解放军空军特色医学中心　伦立德）

## 参考文献

[1] 中国医师协会肾脏内科医师分会肾性贫血指南工作组. 中国肾性贫血诊治临床实践指南. 中华医学杂志，2021，101(20)：1463-1502.

[2] Beck J，Henschel C，Chou J，et al. Evaluation of the carcinogenic potential of roxadustat (fg-4592)，a small molecule inhibitor of hypoxia-inducible factor prolyl hydroxylase in cd-1 mice and sprague dawley ratsint j toxicol. Int J Toxicol，2017，36(6)：427-439.

[3] Seeley TW，SternlichtMD，KlausSJ，et al. Induction of erythropoiesis by hypoxia-inducible factor prolyl hydroxylase inhibitors without promotion of tumor initiation，progression，or metastasis in a VEGF-sensitive model of spontaneous breast cancer. Hypoxia (Auckl)，2017，5：1-9.

[4] Babitt JL，Eisenga MF，HaaseVH，et al. Controversies in optimal anemia management：conclusions from a Kidney Disease：Improving Global Outcomes (KDIGO) Conference. Kidney Int，2021，99(6)：1280-1295.

[5] Knutson MD. Iron transport proteins：Gateways of cellular and systemic iron homeostasis. J Biol Chem，

2017,292(31):12735-12743.

[6] D'Ignazio L,Batie M,Rocha S,et al. Hypoxia and Inflammation in cancer,focus on HIF and NF-κB. Biomedicines,2017,5(2):21.

# 病例 7

# 老年维持性血液透析促红细胞生成素低反应性重度贫血治疗1例

## 一、病历摘要

【现病史】

患者，男性，72 岁。主诉“血糖升高 20 年，血肌酐升高 7 年，维持性血透 18 个月”，于 2020 年 1 月 13 日收入院。

患者 20 年前出现血糖增高，但未使用降糖药物，血糖控制情况不详。7 年前发现血肌酐升高为 161 μmol/L，伴血小板减少，偶有牙龈出血，间断口服“咖啡酸片”治疗。18 个月前患者血肌酐升至 569 μmol/L，血红蛋白 63 g/L，血小板计数 $50\times10^9$/L，开始规律血液透析治疗，每周 3 次，每次 4 h；同时使用“重组人促红细胞生成素(rHuEPO)”4000 U，静脉注射，每周 3 次。2 个月前患者出现乏力，查血红蛋白 45 g/L，给予去白悬浮红细胞 4 U 输注，血红蛋白升至 69 g/L，后 rHuEPO 改为 8000 U，静脉注射，每周 3 次，联合“蔗糖铁”0.1 g 静脉滴注，每周 2 次治疗。2 周前患者血液透析时出现血压下降，伴眼花，无头晕，故提前下机处理。之后患者血压逐渐回升，遂就诊于解放军联勤保障部队第 960 医院，查血红蛋白 48 g/L，血小板计数 $102\times10^9$/L，多次粪便隐血试验(+)，骨髓穿刺未见明显异常，遂给予“去白悬浮红细胞”8 U 输注，血红蛋白升至 63 g/L，乏力症状减轻。4 天后复查，血红蛋白再次降至 45 g/L，乏力症状加重。为进一步纠正贫血，于 2020 年 1 月 13 日收治入院。

【既往史】

患者患高血压 9 年余，血压最高 270/100 mmHg，曾用“硝苯地平控释片”“厄贝沙坦”治疗，现未应用降压药物。患冠心病 8 年余，冠状动脉植入支架 2 枚，现未应用抗凝及抗血小板药物。患血小板减少症 7 年余，平时偶有牙龈出血，间断服用“咖啡酸片”治疗。否认病毒性肝炎、结核等传染病史，有输血史。否认其他手术、外伤史，否认其他食物、药物过敏史。预防接种史不详。

【个人史】

生于原籍，无外地及疫区久居史；无毒物及放射线密切接触史；吸烟史 20 余年，现偶吸烟；饮酒史 20 余年，已戒 1 年。

【家族史】

否认家族重大遗传性疾病史。

**【体格检查】**

体温 36.7℃，脉搏 68 次/分，呼吸 16 次/分，血压 132/62 mmHg，体重 62 kg。贫血貌，全身皮肤、黏膜无黄染，无皮疹及出血点；双眼睑无水肿，睑结膜苍白。心、肺、腹检查未见异常。双下肢无水肿。

**【辅助检查】**

**1. 血常规＋肌酐(2019 年 12 月 19 日)**　血红蛋白 48 g/L，血小板计数 $102\times10^9$/L，血肌酐 564 μmol/L。

**2. 血常规＋血生化＋粪便常规＋骨髓象(2019 年 12 月 23 日)**　血红蛋白 43 g/L，血肌酐 807 μmol/L，血清铁 34.3 μmol/L，粪便隐血试验(＋)，骨髓穿刺未见明显异常。

**【主要临床诊断】**

1. 慢性肾脏病 5 期，肾性贫血
2. 2 型糖尿病，糖尿病肾病
3. 血小板减少症
4. 冠心病(经皮冠状动脉介入术术后)
5. 高血压 3 级(很高危)
6. 前列腺增生，腰骶椎退行性骨关节炎，胆囊结石

## 二、临床治疗经过

患者入院后血红蛋白 48 g/L，血小板计数 $53\times10^9$/L，网织红细胞百分比 7.7%，平均红细胞血红蛋白含量 101 fl，平均红细胞血红蛋白浓度 323 g/L，血细胞形态未见异常；库姆斯试验、哈姆试验、蔗糖溶血试验均呈阴性；血清铁蛋白 1170 μg/L，转铁蛋白饱和度 57%，促红细胞生成素 84 mU/ml，叶酸及维生素 $B_{12}$ 高于正常范围；粪便隐血试验(－/＋)；白蛋白 29.8 g/L，肌酐 890 μmol/L，甲状旁腺激素 34.27 pg/ml；肿瘤标志物未见明显异常；腹部超声提示脾厚 4.5 cm，双肾萎缩；心脏超声未见明显异常；胸部 CT 未见明显异常。

患者入院后继续规律血液透析，每周 3 次；2020 年 1 月 14 日给予红细胞悬液 4 U 输注，rHuEPO 10 000 U，每周 3 次，治疗贫血。2020 年 1 月 17 日复查，血红蛋白升至 72 g/L，但之后血红蛋白再次下降，2020 年 1 月 22 日降至 43 g/L。2020 年 1 月 23 日给予红细胞 3.5 U 输注，同时考虑患者对 rHuEPO 反应差，故换用罗沙司他 120 mg，每周 3 次治疗。患者应用罗沙司他后，虽然输血间隔较前有所延长，但 2020 年 2 月 5 日复查血红蛋白再次下降到 47 g/L，再次给予红细胞悬液输注，并将罗沙司他的剂量调整至 150 mg，每周 3 次，2 周后复查血红蛋白升至 73 g/L。之后患者的血红蛋白波动于 50～75 g/L，其间给予 2 次红细胞输注，至 2020 年 5 月，患者的血红蛋白开始呈持续升高趋势，2020 年 5 月 15 日查血红蛋白 81 g/L，2020 年 6 月 13 日血红蛋白升至 93 g/L(患者治疗期间血红蛋白的变化见图 3-7-1)。

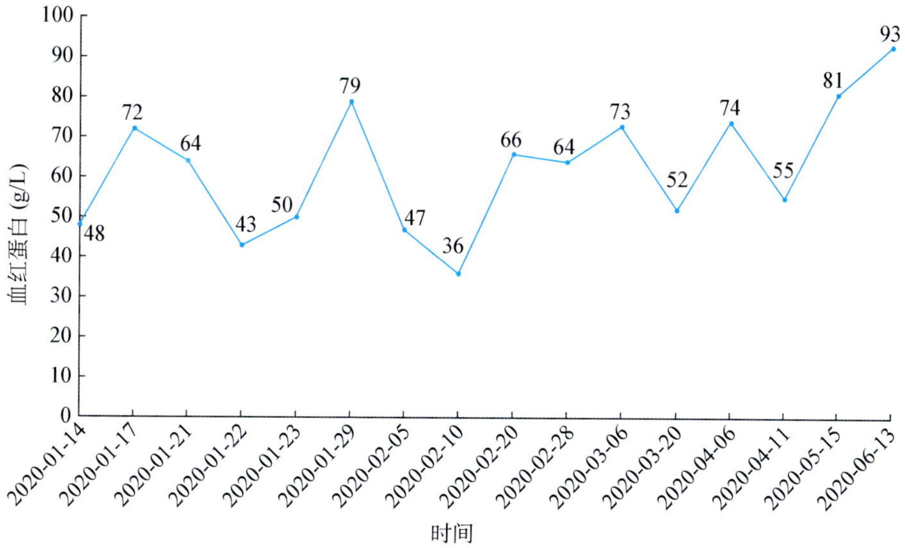


**图 3-7-1　患者治疗期间血红蛋白的变化**

注：2020 年 1 月 14 日，红细胞悬液 4 U，rHuEPO 10 000 U，3 次/周；2020 年 1 月 23 日，红细胞 3.5 U，罗沙司他 120 mg，3 次/周；2020 年 2 月 5 日，再次给予红细胞悬液，罗沙司他 150 mg，3 次/周；之后至 2020 年 5 月期间，给予 2 次红细胞悬液

## 三、病例特点分析

本例患者为维持性血液透析红细胞生成刺激剂（ESA）低反应性贫血患者，每周应用 24 000 U rHuEPO，但仍需要反复输血（患者体重 62 kg），且伴有血红蛋白短期内快速下降的特点。本例患者贫血伴血小板减少，曾行 2 次骨髓穿刺，结果均未见明显异常，网织红细胞比例增高，未找到血液系统疾病导致贫血的证据。根据铁蛋白和转铁蛋白饱和度的检测结果，排除铁缺乏和铁利用障碍。本例患者 CRP 正常，无明显感染征象，可排除感染造成的 EPO 低反应性情况。亦无继发性甲状旁腺功能亢进症、无溶血性贫血的证据。虽然其多次粪便隐血阳性，但无明显黑便、便血、大便次数增多的表现。患者在血液透析的过程中亦无透析器凝血的情况，无消化道外失血的表现。本例患者经 rHuEPO 治疗后仍需要频繁输血的情况临床少见，换用罗沙司他治疗后，输血次数和铁剂用量均减少，血红蛋白得到了较为显著的提升。

## 四、临床思辨

rHuEPO 联合铁剂是肾性贫血患者的主要治疗手段。2021 年《中国肾性贫血诊治临床实践指南》指出，基于体重计算的合适剂量 ESA 治疗 1 个月后，个体的血红蛋白较基线值未增加为“ESA 初始治疗低反应性”，为维持血红蛋白稳定，需要 2 次增加 ESA 剂量且增加的剂量超过稳定剂量的 50%为“获得性 ESA 低反应性”。本例患者给予大剂量 rHuEPO 治疗后，血红蛋白水平仍难以维持，需要频繁输血，考虑其存在 ESA 低反应性。

ESA 低反应性常见于氧化应激、炎症状态、铁缺乏、血液系统疾病、药物[血管紧张素转化酶抑制剂（ACEI）、血管紧张素受体阻滞药（ARB）]应用、铝中毒、继发性甲状旁腺功能亢进症等。本例患者无明显的炎症状态，无绝对和相对铁缺乏，无继发性甲状旁腺功能亢进症等常见的导致 ESA 低反应性的原因。其多次粪便隐血试验阳性，虽然无明显黑便、便血情况，但存在血红蛋白短期内快速下降的情况，仍无法排除消化道出血，可惜的是，因高龄且一般状况较差，患者本人及其家属均拒绝行胃肠镜检查。在这种情况下，换用罗沙司他后输血间隔逐渐延长，并达到较为稳定的血红蛋白水平。罗沙司他在本例患者中的疗效也提示医师重新思考其 ESA 低反应性的原因，以及罗沙司他除促进红细胞生成及改善铁代谢之外是否还存在其他纠正贫血的机制。

罗沙司他在起始治疗阶段，建议每 2 周监测 1 次血红蛋白，直至稳定，随后每 4 周监测 1 次。应按血红蛋白水平及时调整罗沙司他的用量，使血红蛋白维持在 100～120 g/L，并最大限度地降低输血需求。在起始治疗时，医师应注意监测患者的血压、铁代谢指标及血红蛋白的变化情况。本例患者在大剂量 rHuEPO 治疗无效后换用罗沙司他治疗，初始按照标准剂量 120 mg，每周 3 次给药，但血红蛋白水平并未见升高趋势，为最大限度降低输血需求，将罗沙司他的剂量调整至 150 mg，每周 3 次，之后其血红蛋白逐渐水平升高。

肾性贫血患者对 ESA 低反应时，血红蛋白不易达标且预后差，大剂量应用 ESA 会增加心血管不良事件的发生风险。罗沙司他是治疗肾性贫血的有效药物，不仅可以直接靶向调控 *EPO* 基因，显著提高 CKD 贫血患者的血红蛋白水平，更重要的是，其在纠正肾性贫血的同时不受机体铁代谢和炎症状态的影响。

（山东第一医科大学附属省立医院 朱会子　杨晓玮　王　荣）

## 专家点评

该病例为老年糖尿病肾病患者，且合并慢性肾功能不全（尿毒症期）、肾性贫血、血小板减少症、冠心病等，维持性血液透析 1 年半，年龄大，基础病多，病情复杂。在大剂量 rHuEPO 治疗无效后换用罗沙司他治疗，在初始使用罗沙司他时，按照标准剂量 120 mg，每周 3 次给药，血红蛋白达 73 g/L 后再次出现下降，并波动于 50～75 g/L，然后采用间断输血，提高罗沙司他的剂量至 150 mg，每周 3 次，之后血红蛋白逐渐升高。本病例具有一定的临床指导意义，提示合理调整罗沙司他剂量对及时纠正维持性血液透析 EPO 低反应性或罗沙司他剂量不足导致的严重贫血疗效良好。但本病例在肾性贫血的查因方面稍显不足，患者贫血、血小板减少，多次复查粪便隐血试验呈阳性，但反复出现短期内血红蛋白显著下降，如血红蛋白在 4 天内从 63 g/L 下降至 45 g/L，以后再次出现血红蛋白从 79 g/L 下降至 36 g/L 的情况，看似不符合肾性贫血血红蛋白下降的规律，但应注意本例患者是否存在消化道肿瘤或纯红细胞再生障碍性贫血等情况的可能。有条件者应尽量通过胃肠镜、骨髓穿刺等检查明确病因。如果存在肿瘤，罗沙司他的应用应该谨慎。

（中南大学湘雅二医院 袁　度　贺理雨　孙　林）

## 参考文献


[1] 中国医师协会肾脏内科医师分会肾性贫血指南工作组.中国肾性贫血诊治临床实践指南.中华医学杂志，2021,101(20):1463-1502.

[2] Bamgbola OF. Pattern of resistance to erythropoietin-stimulating agents in chronic kidney disease. Kidney Int，2011,80(5):464-474.

[3] Solomon SD，Uno H，Lewis EF，et al. Erythropoietic response and outcomes in kidney disease and type 2 diabetes. N Engl J Med，2010,363(12):1146-1155.

[4] Szczech LA，Barnhart HX，Inrig JK，et al. Secondary analysis of the CHOIR trial epoetin-alpha dose and achieved hemoglobin outcomes. Kidney Int，2008,74(6):791-798.

# 病例8

# 维持性血液透析合并难治性贫血1例

## 一、病历摘要

**【现病史】**

患者,男性,70 岁。主诉"血糖升高 18 年,血液透析伴胸闷、气喘 3 年"。

患者 18 年前因"多饮、多食、多尿"来我院就诊,诊断为"2 型糖尿病",目前予"胰岛素"控制血糖,自诉血糖控制尚可。5 年前患者因胸闷、气喘入院治疗,住院期间相关检查结果提示血肌酐升高、中度贫血,诊断为"慢性肾功能不全(CKD4 期),糖尿病肾病,肾性贫血;2 型糖尿病,糖尿病视网膜病变;原发性高血压",给予护肾排毒、控制血糖、控制血压、纠正贫血、利尿消肿等对症治疗,病情稳定后出院。出院后患者定期复查血常规和肾功能等指标,结果提示贫血改善不明显,血肌酐缓慢逐渐上升,3 年前在我院诊断为"糖尿病肾病,慢性肾功能不全(尿毒症期),肾性贫血",并于 2016 年 7 月开始规律行血液透析,每周 3 次,透析过程中存在反复胸闷、气喘,为进一步治疗,门诊以"糖尿病肾病,慢性肾功能不全(尿毒症期),肾性贫血"收治入院。此次发病以来,患者精神、进食一般,大便正常,小便量较前减少,近期体重未见明显变化。

**【既往史】**

高血压 10 年,长期口服琥珀酸美托洛尔缓释片,血压控制在 120 /70 mmHg 左右;冠心病 2 年余,于 2017 年 2 月行冠状动脉支架植入术;十二指肠球部溃疡 4 年,2017 年 4 月出现消化道出血,输注同型红细胞。否认其他慢性病和传染病史,否认其他手术、外伤史,否认药物及食物过敏史,预防接种史不详。

**【个人史】**

出生于南京,并在当地长期生活,无疫区生活史及疫水等接触史。无饮酒嗜好,吸烟 20 年,每天 3 根,已戒烟 5 年。无放射性物质、毒物接触史。无冶游史。

**【家族史】**

无高血压、糖尿病、肾脏病等慢性病家族史。

**【体格检查】**

体温 37.0 ℃,脉搏 102 次/分,呼吸 18 次/分,血压 147/72 mmHg,身高 170cm,体重 67 kg。神志清晰,慢性病面容,贫血貌,发育正常,营养中等。两肺呼吸音粗,未闻及干、湿啰音。心率 102 次/分,心律齐,各瓣膜区未闻及病理性杂音。腹部平软,无压痛及反跳痛,肝脾肋下未触及。双下肢无水肿。

【辅助检查】

**1. 贫血相关检查(2019 年 7 月 12 日)** 白细胞计数 $9.8\times10^9$/L,红细胞计数 $1.94\times10^{12}$/L,血小板计数 $154\times10^9$/L,血红蛋白 56 g/L,平均红细胞体积 101.1 fl,网织红细胞计数 $129\times10^9$/L,网织红细胞百分比 6.63%;C 反应蛋白 14 mg/L;叶酸 13.7 ng/ml,维生素 $B_{12}$ 676 pg/ml,转铁蛋白饱和度 25%,铁蛋白 282 pg/ml,促红细胞生成素抗体(—),促红细胞生成素 24 ng/ml;免疫指标(—),肿瘤指标(—)。

**2. 透析相关检查** 甲状旁腺激素 235 pg/ml,尿素清除指数(Kt/V) 1.21。透析前血生化:血尿素氮 23.1mmol/L,肌酐 765 μmol/L,血钾 4.12 mmol/L,血钙 2.12 mmol/L,血磷 1.54 mmol/L,二氧化碳结合力 23.5 mmol/L,白蛋白 40 g/L。

**3. 心功能检查** 脑钠肽 585 pg/ml;胸片示主动脉硬化;心电图示窦性心律,Ⅲ导联 Q 波大于 1/4R 波;超声心动图示主动脉退行性变并关闭不全(轻度),二尖瓣、三尖瓣关闭不全,左室舒张功能减退,收缩功能正常,射血分数 50%。

**4. 其他** 粪便常规检查和隐血试验(—),糖化血红蛋白 5.5%。

【主要临床诊断】

1. 慢性肾脏病 5 期(维持性血液透析)
2. 2 型糖尿病,糖尿病肾病,糖尿病视网膜病变
3. 肾性贫血
4. 原发性高血压 3 级(很高危)
5. 冠心病,经皮冠状动脉介入术术后,心功能Ⅲ级

## 二、临床治疗经过

### (一)第一阶段治疗

**1. 治疗经过**

(1)血液透析:3 次/周,12 h/周。

(2)控制血压:硝苯地平控释片 30 mg,1 次/天;琥珀酸美托洛尔缓释片 47.5 mg,1 次/天;缬沙坦 80 mg,1 次/天。

(3)纠正贫血:ESA 3000 U,透析后静脉注射,3 次/周。多糖铁复合物 0.15 g,2 次/天。2016 年 7 月起每周输血 2 U,共计输血 6 U,后间断输血约每月 2 U。2017 年 2 月输血 4 U,2017 年 5 月输血 4 U,之后间断每月输血 2 U。

(4)保护心脏:单硝酸异山梨酯 30 mg,每晚 1 次。

(5)钙磷代谢:骨化三醇 0.25 μg,1 次/天。

(6)控制血糖:精蛋白生物合成人胰岛素注射液(预混 30R))早 8 U、晚 6 U,皮下注射。

(7)其他治疗:奥美拉唑肠溶片 40 mg,1 次/天。

经过长期治疗,患者贫血不能纠正,血红蛋白等指标变化情况见表 3-8-1。

表 3-8-1　血红蛋白、促红细胞生成素、铁蛋白变化

| 时间 | 血红蛋白(g/L) | 促红细胞生成素(ng/ml) | 铁蛋白(pg/ml) |
|---|---|---|---|
| 2016-07 | 50 | 24 | 250 |
| 2016-08 | 68 | 22 | 56 |
| 2017-01 | 66 | — | 322 |
| 2017-02 | 42 | — | — |
| 2017-03 | 100 | — | — |
| 2017-05 | 36 | 23 | 243 |
| 2017-06 | — | 28 | 267 |
| 2017-11 | 80 | 41 | 241 |
| 2018-01 | 78 | 26 | — |
| 2018-05 | 62 | 48 | 206 |

注：—. 无数据

**2. 贫血原因分析**

(1)患者骨髓象正常，排除血液病；无实体瘤及血液系统肿瘤；免疫指标正常；无脾功能亢进；无严重的继发性甲状旁腺功能亢进症。

(2)目前可能存在影响肾性贫血的因素是慢性炎症状态还是铁利用障碍？

**(二)第二阶段治疗**

**1. 治疗经过**　2017 年 2 月，患者因胸闷、气喘行“冠状动脉旁路移植术”，术后胸闷、气喘好转。贫血治疗：透析后静脉注射 ESA10 000 U，1 次/周，口服多糖铁复合物 0.15 g，2 次/天。术后 1 个月复查血红蛋白 100 g/L，较前明显上升，考虑由于心功能改善使得肾性贫血好转。经过半年治疗，患者的血红蛋白水平又开始逐渐下降，维持在 70～90 g/L。

**2. 贫血原因分析**

(1)铁的来源减少：①消化道出血，治疗时须禁食，导致铁剂摄入减少；②十二指肠溃疡导致铁的吸收减少。

(2)铁的丢失增多：消化道出血导致铁的丢失。

(3)铁的动员下降：①随着透析时间延长，在 CKD 基础上发生急性肾损伤(根据目前患者血白蛋白水平正常且双下肢无水肿，推测其处于少尿甚至无尿状态)，导致残留肾功能下降，引起铁调素水平上升；②微炎症状态引起铁调素升高；③补铁治疗引起铁调素水平上升。

(4)促红细胞生成素相对不足：①患者体重 69 kg，根据 ESA 150 U/kg 皮下注射的剂量标准，若其透析后静脉注射 ESA，剂量需要在皮下注射剂量基础上增加 30%～50%，故估测 EPO 剂量相对不足；②缬沙坦(血管紧张素受体阻滞药)可能导致 ESA 低反应性。

(5)毒素引起红细胞半衰期缩短：根据 2015 年肾脏病预后质量倡议(kidney disease outcomes quality initiative，KDOQI)血液透析充分性临床实践指南，对于无残留肾功能、每周透析 3 次的患者，透析充分性的目标是男性单室尿素清除指数(spKt/V)至少达到 1.2，目标值为 1.4，患者 Kt/V 为 1.21，即患者存在一定程度的透析不充分。

(6)红细胞丢失：患者患有十二指肠球部溃疡 4 年，2017 年 4 月因消化道出血导致血红蛋

白下降，给予输血治疗。

**（三）第三阶段治疗**

2018 年 10 月，患者血红蛋白 76 g/L，给予罗沙司他 100 mg，口服，3 次/周，1 个月后血红蛋白升高至 110 g/L，上升幅度＞20 g/L。根据罗沙司他的说明书调整患者的用药方案，减量至 70 mg，3 次/周，2 个月时血红蛋白下降至 90 g/L，未再调整罗沙司他剂量，3 个月时血红蛋白上升至 112 g/L，整个过程患者无胸闷、气喘等不适，血压控制平稳，精神较前明显好转，罗沙司他治疗期间患者血红蛋白的变化情况见图 3-8-1。

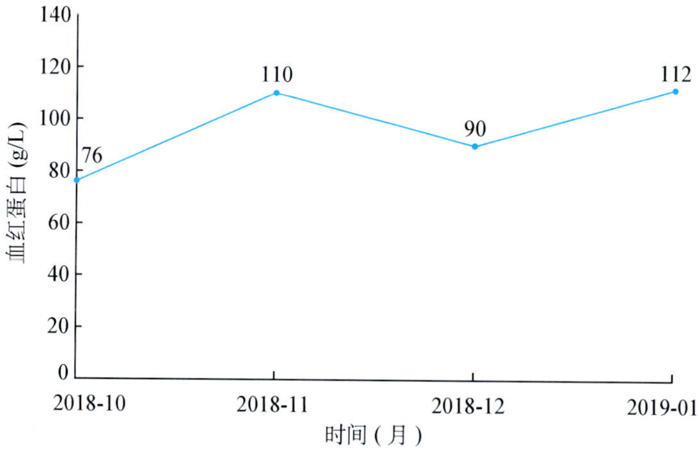


图 3-8-1 使用罗沙司他后患者血红蛋白的变化情况

注：2018 年 10 月，给予罗沙司他 100 mg，3 次/周；2018 年 11 月，给予罗沙司他 70 mg，3 次/周

## 三、病例特点分析

本例患者为老年男性，慢性病程，糖尿病肾病，合并高血压、冠心病、心功能不全。临床表现为反复胸闷、气喘，考虑与心力衰竭、贫血相关。本例患者在开始血液透析治疗前即存在难以纠正的贫血，排除肿瘤、血液病、自身免疫性疾病、药物等因素外，考虑为肾性贫血。经过临床评估贫血原因，给予规范的 ESA 联合铁剂治疗，但其贫血仍不能纠正。2017 年，本例患者行冠状动脉旁路移植术后，血红蛋白曾一过性好转，让人想到“心肾综合征”，心肾综合征是指由于心力衰竭引起肾功能不全的临床综合征，可导致肾脏灌注不足，EPO 产生减少，抗利尿激素（ADH）释放增多及肾素-血管紧张素-醛固酮系统（RAAS）激活导致水钠潴留，使心脏前负荷增加，导致左心室扩大、心肌肥厚，加重心力衰竭。之后再次出现血红蛋白下降，考虑可能因存在血红蛋白丢失、铁代谢障碍（摄入、吸收、利用和再循环减少）、EPO 相对不足、透析充分性欠佳、慢性微炎症状态等综合因素影响肾性贫血的治疗效果所致。针对这一特点，医师积极治疗十二指肠溃疡和消化道出血，并选用 HIF-PHI 类药物罗沙司他，起始用量 100 mg，口服，3 次/周，根据血红蛋白水平的变化调整药物用量，患者血红蛋白上升明显，维持在 90～120 g/L，且无血压升高、心悸、胸闷、头晕、头痛等不良反应，罗沙司他在肾性贫血治疗过程中获得了较好的治疗效果。

## 四、临床思辨

大部分肾性贫血患者对ESA及铁剂反应良好，但仍有一部分患者治疗反应低下，究其原因，主要有：①合并导致贫血的其他疾病，如消化道出血、恶性肿瘤、血液系统疾病、自身免疫性疾病等；②慢性炎症状态；③严重的继发性甲状旁腺功能亢进症；④铁缺乏或铁利用障碍；⑤EPO抵抗；⑥透析不充分；⑦营养不良等。本病例为70岁老年男性患者，基础病为糖尿病肾病、高血压、维持性血液透析5年，合并心功能不全、贫血等，使用ESA治疗出现低反应。我们在详细寻找病因后，认为患者主要存在慢性微炎症状态，影响了ESA疗效。在相关指南"对于微炎症状态、铁利用障碍的患者可考虑选择HIF-PHI类药物"的启发下，我们选用HIF-PHI类药物罗沙司他，结果满意。

（江苏省中医院　李　青　高　坤）

### 专家点评

本例介绍了糖尿病肾病血液透析患者合并贫血，采用ESA与铁剂治疗效果不佳，改用罗沙司他后贫血得到纠正的病例。对于ESA治疗不达标，作者系统检测了转铁蛋白饱和度、铁蛋白及EPO抗体、免疫指标、肿瘤指标及血清全段甲状旁腺激素(iPTH)等，发现患者可能存在微炎症状态、铁代谢异常等。考虑到HIF-PHI类药物可促进铁代谢、降低铁调素，纠正贫血时不受微炎症状态影响，因此改用罗沙司他，患者贫血稳步改善。此病例提示，在治疗EPO低反应的难治性贫血时，需全面评估和系统检测，查找贫血原因，尤其要明确是"铁缺乏"还是"铁过载"。避免铁剂使用剂量过大，发生铁过载，增加心血管疾病与死亡风险。

（中南大学湘雅二医院　宋盼爱　符　晓　孙　林）

### 参考文献

[1] 许群锋，陈静. 心衰患者铁缺乏的研究进展. 世界最新医学信息文摘，2016，16(57)：42-43.

[2] Jankowska EA，Rozentryt P，Witkowska A，et al. Iron deficiency：an ominous sign in patients with systolic chronic heart failure. Eur Heart，2010，31：1872-1880.

[3] 付玉琪，涂岩，刘必成. 低氧诱导因子-脯氨酸羟化酶抑制剂治疗肾性贫血的研究进展. 中华肾脏病杂志，2020，36(9)：726-730.

# 病例 9

# 血液透析合并红细胞生成刺激剂低反应性贫血患者治疗1例

## 一、病历摘要

**【现病史】**

患者,男性,68 岁。主诉"血糖升高 18 年,血肌酐升高 3 年,规律血液透析 8 个月"收入院。

患者 18 年前发现血糖升高,诊断为"2 型糖尿病",应用胰岛素治疗。3 年前发现血肌酐升高,诊断为"糖尿病肾病",间断服用中药治疗。8 个月前因水肿就诊于吉林大学中日联谊医院,化验血肌酐 600 μmol/L,诊断为"CKD 5 期,糖尿病,糖尿病肾病",行临时性颈内静脉置管开始血液透析治疗,并建立左上肢动静脉内瘘,病情好转后入我院血液透析中心维持性血液透析治疗,3 次/周,每次 4h。患者目前无眼睑及双下肢水肿,无发热,无咳嗽、咳痰,无胸痛,无明显胸闷、气短,可平卧,无恶心、呕吐。精神、体力可,饮食、睡眠正常,大便正常,无尿。

**【既往史】**

高血压病 10 年余,最高血压 180/100 mmHg。口服苯磺酸氨氯地平 5 mg,1 次/天;厄贝沙坦 150 mg,1 次/天;琥珀酸美托洛尔 23.75 mg,1 次/天;血压控制在 140/90 mmHg 左右。冠心病病史 5 年,3 年前行"冠状动脉支架植入术"。否认肝炎、结核等传染病病史。无外伤、输血史,无食物、药物过敏史。

**【个人史】**

已退休,无地方病地区居住史。无吸烟史,偶尔饮酒,无酗酒史。

**【家族史】**

无糖尿病、肾病家族史,无遗传病和传染性疾病家族史。

**【体格检查】**

体温 36.6℃,脉搏 75 次/分,呼吸 18 次/分,血压 142/76 mmHg,体重 71.7 kg,身高 175 cm。神志清晰,发育正常,全身皮肤黏膜无出血点及瘀斑,睑结膜无苍白,巩膜无黄染,全身浅表淋巴结无肿大;双肺呼吸音清,未闻及干湿啰音;心脏听诊未闻及异常;腹软,无压痛、反跳痛及肌紧张,肝脾肋下未触及,移动性浊音阴性;双下肢无明显水肿。

**【辅助检查】**

血常规(2021 年 2 月 4 日):红细胞计数 $2.23\times10^{12}$/L,血红蛋白 64 g/L,血细胞比容 0.202,平均红细胞体积 90.6 fL,平均红细胞血红蛋白量 28.7 pg,平均红细胞血红蛋白浓度 317 g/L。

铁代谢:铁 7.5 μmol/L,总铁结合力 53 μmol/L,转铁蛋白饱和度 14.1%,铁蛋白 13.8 μg/L,甲状旁腺激素 166.8 pmol/L。

血生化:血钙 2.11 mmol/L,血磷 1.59 mmol/L,血清白蛋白 36.8 g/L。

乙型肝炎表面抗原、丙型肝炎病毒抗体、人类免疫缺陷病毒抗体、梅毒螺旋抗体均为阴性。

**【主要临床诊断】**

1. 慢性肾脏病 5 期,肾性贫血,继发性甲状旁腺功能亢进
2. 2 型糖尿病,糖尿病肾病
3. 高血压 3 级(很高危)

## 二、临床治疗经过

患者 8 个月前(2021 年 2 月)入我院血液透析中心开始治疗时血红蛋白仅 64 g/L,伴有明显的乏力症状,同时 TSAT 14.1%且血清铁蛋白(SF)13.8 μg/L,提示存在绝对铁缺乏。每次透析后给予静脉注射 rHuEPO 6000 U,2 次/周;静脉滴注蔗糖铁 100 mg,每次透析后静滴,3 次/周;同时每日补充叶酸、维生素 $B_{12}$。2021 年 3 月复查血红蛋白升至 78 g/L,继续上述治疗方案。2021 年 4 月复查血红蛋白升至 89 g/L,TSAT 33.3%,SF 205.4 μg/L,rHuEPO 继续维持原剂量,蔗糖铁改为 100 mg,1 次/周,透析后静脉滴注。2021 年 5 月复查血红蛋白略有下降至 85 g/L,TSAT 24.4%,SF 295.9 μg/L。详细询问患者病史,排除近期消化道等活动性出血原因,透析结束回血后透析器和血路管亦无残留血液和血凝块,因此考虑可能与 rHuEPO 剂量不足有关。增加 rHuEPO 剂量至 6000 U,每 2 周 5 次,铁剂治疗剂量不变。2021 年 6 月复查血红蛋白 87 g/L,升高不明显,TSAT 23.2%,SF 330.2 μg/L,继续增加 rHuEPO 剂量至 6000 U,每周 3 次,铁剂治疗剂量仍不变。2021 年 7 月复查血红蛋白 90 g/L,仍无显著升高,TSAT 21.1%,SF 360.8 μg/L,考虑患者存在 ESA 低反应性,继续增加 rHuEPO 剂量可能促使患者血压升高、脑卒中等不良反应的发生,遂停用 rHuEPO;改为口服罗沙司他 120 mg,每周 3 次;同时停用静脉铁剂,改为口服多糖铁复合物胶囊 1 粒(元素铁 0.15 g),1 次/日。

2021 年 8 月复查血红蛋白升至 99 g/L,TSAT 30.5%,SF 194.8 μg/L,治疗效果较理想,继续当前治疗方案。2021 年 9 月复查血红蛋白升至 110 g/L,已达到目标值,TSAT 35%,SF 152.1 μg/L,治疗方案不变。2021 年 10 月复查血红蛋白升至 122 g/L,TSAT 34.6%,SF 130.5 μg/L,乏力症状已明显改善,罗沙司他减量至 100 mg,每周 3 次,口服。患者血红蛋白水平变化情况见图 3-9-1。

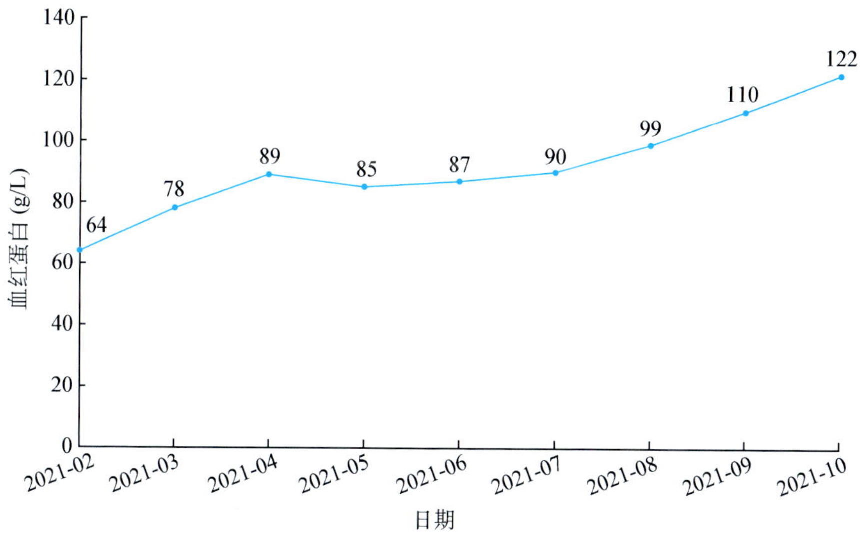


图 3-9-1　患者血红蛋白水平变化情况

注:2021 年 2 月—3 月,患者静脉注射重组人促红细胞生成素,6000 U,2 次/周,静脉滴注蔗糖铁,100 mg,3 次/周;2021 年 4 月,患者静脉注射重组人促红细胞生成素,6000 U,2 次/周,静脉滴注蔗糖铁,100 mg,1 次/周;2021 年 5 月,患者静脉注射重组人促红细胞生成素,6000 U,每 2 周 5 次,静脉滴注蔗糖铁,100 mg,1 次/周;2021 年 6 月,患者静脉注射重组人促红细胞生成素,6000 U,每周 3 次,静脉滴注蔗糖铁,100 mg,1 次/周;2021 年 7 月—9 月,口服罗沙司他 120 mg,每周 3 次,口服多糖铁复合物胶囊 1 粒(元素铁 0.15 g),1 次/日;2021 年 10 月,口服罗沙司他 100 mg,每周 3 次

## 三、病例特点分析

本例患者刚入我院透析中心时贫血严重,伴有明显的乏力症状,同时 TSAT 和 SF 均明显降低,提示存在绝对铁缺乏。给予 rHuEPO 和静脉铁剂治疗后,最初 2 个月的治疗效果理想,铁储备和利用正常,血红蛋白稳步上升。在治疗 3 个月后血红蛋白略有下降,在排除出血和透析器丢血的原因后,考虑血红蛋白下降的原因可能为 rHuEPO 剂量不足,遂逐渐增加 rHuEPO 剂量至 6000 U,每周 3 次。但是治疗后血红蛋白升高仍不明显,同时 TSAT 逐渐下降、SF 逐渐升高,提示铁利用功能相对障碍,因此考虑患者可能存在 ESA 低反应性。ESA 低反应性最常见的原因是铁缺乏,其他原因包括慢性炎症状态、恶性肿瘤、透析不充分、继发性甲状旁腺功能亢进、营养不良、脾功能亢进、应用血管紧张素转化酶抑制剂(ACEI)或血管紧张素受体阻滞药(ARB)类药物等。该患者长期口服厄贝沙坦降压治疗,可能是导致 ESA 低反应性的原因。但患者有冠心病病史,曾行冠状动脉脉支架植入术,厄贝沙坦除降压作用外还可抑制心肌重构、保护心功能,不建议停用。在罗沙司他未出现之前,此类患者下一步可能需要接受高剂量 rHuEPO 治疗,且治疗后仍有可能无法使血红蛋白达标。研究显示,大剂量 rHuEPO 与不良预后相关,增加心血管事件和死亡风险。因此,我们停用 rHuEPO,根据患者体重给予罗沙司他 120 mg,每周 3 次,口服;并且由于罗沙司他可以增加小肠对铁的吸收,将静脉补铁改为

口服补铁。罗沙司他治疗后患者贫血得到明显改善，3个月后血红蛋白升至122 g/L，达到目标值范围，乏力症状缓解。

## 四、临床思辨

ESA和铁剂是治疗肾性贫血的常用药物，对大部分贫血患者有效，但部分患者可出现ESA抵抗。以往对ESA低反应性的患者只能使用更高剂量的rHuEPO和铁剂治疗，但本例患者效果不理想。本例患者出现ESA低反应性的确切原因并不清楚，我们推测可能与其长期口服厄贝沙坦有关，因为有文献报道血管紧张素Ⅱ可能通过作为红系祖细胞的直接生长因子、刺激促红细胞生成素分泌，以及催生低氧诱导因子(HIF)的作用促使红细胞增加，而ACEI或ARB类药物可能通过抑制上述作用造成ESA低反应性。罗沙司他不仅可增加内源性EPO，还可以促进EPO受体表达，以及与铁代谢相关的蛋白表达，同时降低铁调素水平，从多个方面综合调控红细胞的生成。本病例中的患者在改用罗沙司他治疗后血红蛋白再次稳步上升，治疗效果理想，可供大家参考。

（吉林大学第一医院　王　禹　许钟镐）

### 专家点评

本病例贫血症状严重，通过检测铁代谢指标，提示患者存在绝对铁缺乏和铁利用功能障碍。作者通过给予罗沙司他治疗后，贫血得到改善，3个月后血红蛋白升至122 g/L，乏力症状缓解。作者认为患者贫血，ESA低反应可能与其长期口服厄贝沙坦有关。依据是文献报道：血管紧张素Ⅱ可能通过作为红系祖细胞的直接生长因子、刺激EPO分泌，以及催生HIF的作用促使红细胞增加，而RAS抑制剂可能通过上述机制参与贫血发生。如果ESA治疗低反应与厄贝沙坦应用有关，可否换用其他类型的降压药？总之，本例为ESA低反应的贫血原因分析提供了新的视角，特别是罗沙司他对该患者取得较好疗效，值得临床关注。

（东南大学附属中大医院　王　彬）

## 参考文献

[1] 中国医师协会肾脏内科医师分会肾性贫血指南工作组. 中国肾性贫血诊治临床实践指南. 中华医学杂志，2021，101(20)：1463-1502.

[2] Fukuma S，Yamaguchi T，Hashimoto S，et al. Erythropoiesis-stimulating agent responsiveness and mortality in hemodialysis patients：results from a cohort study from the dialysis registry in Japan. Am J Kidney Dis，2012，59(1)：108-116.

[3] Vincenzo P，Alberto R，Roberto B，et al. Anaemia and resistance to erythropoiesis-stimulating agents as prognostic factors in haemodialysis patients：results from the RISCAVID study. Nephrol Dial Transplant，2011，26(8)：2641-2648.

[4] Zuo L, Wang M, Hou F, et al. Anemia management in the china dialysis outcomes and practice patterns study. Blood Purif, 2016, 42(1): 33-43.

[5] Ogawa T, Nitta K. Erythropoiesis-stimulating agent hyporesponsiveness in end-stage renal disease patients. Contrib Nephrol, 2015, 185: 76-86.

[6] Vlahakos DV, Marathias KP, Madias NE. The role of the renin-angiotensin system in the regulation of erythropoiesis. Am J Kidney Dis, 2010, 56(3): 558-565.

[7] Mrug M, Stopka T, Julian BA, et al. Angiotensin Ⅱ stimulates proliferation of normal early erythroid progenitors. J Clin Invest, 1997, 100(9): 2310-2314.

[8] Richard DE, Berra E, Pouysségur J. Nonhypoxic pathway mediates the induction of hypoxia-inducible factor 1α in vascular smooth muscle cells. J BiolChem, 2000, 275(35): 26765-26771.

[9] Maxwell PH, Eckardt KU. HIF prolyl hydroxylase inhibitors for the treatment of renal anaemia and beyond. Nat Rev Nephrol, 2016, 12(3): 157-168.

# 病例 10

# 肾性贫血伴继发性甲状旁腺功能亢进症治疗1例

## 一、病历摘要

**【现病史】**

患者,女性,65 岁。主诉"发现血肌酐升高 14 年,规律血液透析 7 年"。

患者 14 年前因尿蛋白阳性发现血肌酐升高,长期口服中药治疗(具体不详),后血肌酐控制在 200μmol/L 左右。7 年前因乏力、活动后气短就诊于我科,诊断为"慢性肾衰竭(尿毒症期)",其后规律血液透析至今,2 次/周,每次 4 h。24 h 尿量 300～500 ml,大便正常,体重无明显变化。

**【既往史】**

高血压病史 14 年,最高血压 180/90 mmHg,口服"硝苯地平控释片 30 mg,1 次/天"降血压,血压维持在(140～150)/(80～90) mmHg;否认糖尿病史、否认冠心病史。无输血史,无药物、食物过敏史,预防接种史不详。5 年前因胃癌行"腹腔镜胃癌根治术";精神可;无外伤史,否认肝炎、结核史。

**【个人史】**

出生及长期居住于长春市,否认疫区旅居史及接触史,无粉尘、毒物、放射性物质、传染病患者接触史,无烟酒等不良嗜好。

**【家族史】**

父母已病故,死因不详;兄弟姐妹身体健康,无与患者类似疾病,无家族遗传性疾病。

**【体格检查】**

体温 36.3℃,脉搏 88 次/分,呼吸 18 次/分,血压 148/90 mmHg,体重 43.5 kg,身高 160 cm;慢性病容,神志清晰,睑结膜略苍白,巩膜无黄染;双肺呼吸音清,两肺未闻及干、湿啰音;心率 88 次/分,心律齐,各瓣膜听诊区未闻病理性杂音;腹软,无压痛、反跳痛及肌紧张,肝脾肋下未触及,双肾区叩击痛阴性,移动性浊音阴性,肠鸣音正常;双下肢无水肿;左上肢可见动静脉内瘘,可闻及血管杂音,触摸震颤良好。

**【辅助检查】**

血常规(2020 年 9 月):血红蛋白 90 g/L;肾功能:尿素 18.01 mmol/L,肌酐 606.7 μmol/L;离子:血钾 5.3 mmol/L,血钙 2.3 mmol/L,血磷 1.4 mmol/L;肝功能:白蛋白 37 g/L;维生素 $B_{12}$ 718 pmol/L,叶酸＞20 ng/ml;甲状旁腺激素 305 pg/ml;血清铁 10.8 μmol/L、铁蛋白 923 μg/L,

总铁结合力 39μmol/L;C 反应蛋白 13.08 mg/L;粪便常规:潜血试验(—);凝血常规未见异常;肿瘤标志物:癌胚抗原 8.20 ng/ml,糖类抗原 19-9 41.33 U/ml;腹部彩色多普勒超声:双肾符合肾功能不全声像。

【主要临床诊断】

1. 慢性肾脏病 5 期(维持性血液透析)
2. 肾性贫血
3. 继发性甲状旁腺功能亢进症
4. 高血压 3 级(很高危)
5. 胃癌根治术后

## 二、临床治疗经过

患者行规律血液透析,3 次/周,每次 4 h,脱水量 1~2 kg。使用 rHuEPO 每周 6000 U,静脉注射,血红蛋白维持在 110~120 g/L。2019 年 6 月监测血红蛋白下降至 90 g/L,调整 rHuEPO 为每周 10 000 U,静脉注射,其后 1 年内血红蛋白缓慢升至正常范围。2020 年 5 月以后血红蛋白逐渐下降,最低为 87 g/L,rHuEPO 增量为每周 13 000 U,静脉注射,至 2020 年 9 月监测血红蛋白无明显升高,此后调整用药为罗沙司他,初始剂量 100 mg,每周 3 次,口服,1 个月(2020 年 10 月)和 2 个月(2020 年 11 月)后血红蛋白分别上升至 98 g/L 和 111 g/L。根据血红蛋白升高程度,调整罗沙司他剂量为 70 mg,每周 3 次,口服。其后 1 个月(2020 年 12 月)血红蛋白 133 g/L,为避免血红蛋白升高过快导致不良事件发生,停用此药 2 周,复查血红蛋白 120 g/L,调整罗沙司他剂量为 50 mg,每周 3 次,口服。其后规律复查,血红蛋白处于达标范围,维持在 110 g/L 左右。患者服用罗沙司他后铁蛋白依旧偏高(1138 g/L),故整个过程中未补充铁剂。用药过程中偶发点状红色皮疹,无其他明显消化道反应、血压升高等不良反应。

患者透析频率 2021 年 5 月改为 3 次/周;口服骨化三醇 4 粒,每周 2 次,纠正继发性甲状旁腺功能亢进;口服硝苯地平控释片 30 mg,每日 1 次,控制血压;碳酸镧 500 mg,随餐口服控制血磷。

## 三、病例特点分析

患者为中老年女性,透析时间长,肾性贫血用 rHuEPO 治疗有局限性,属于 ESA 低反应。该患者曾有胃部肿瘤病史,每周透析 2 次导致透析不充分,均可造成患者体内微炎症状态。结合患者既往病史及实验室检查结果,考虑 ESA 低反应原因可能与持续的微炎症状态、功能性铁缺乏有关。因此,对该患者停用 rHuEPO,更换罗沙司他治疗贫血。

患者体重 43.5 kg,根据罗沙司他的适应证及用法、用量,制订方案为 100 mg,3 次/周。患者于 2020 年 9 月 15 日首次服用罗沙司他,2 个月后血红蛋白从 90 g/L 逐渐提升至 111 g/L,根据血红蛋白升高速度,不断调整罗沙司他剂量,治疗期间血红蛋白水平稳步升高至目标水平。截至 2021 年 10 月,患者的罗沙司他剂量维持在 50 mg,3 次/周,口服,血红蛋白水平稳定维持在 110 g/L 左右,患者的罗沙司他剂量维持在 50 mg,3 次/周,口服,血红蛋白水平仍然稳定维持在 110~120 g/L。

在该患者的贫血治疗方案中,罗沙司他疗效显著,可有效平稳升高血红蛋白水平。在罗沙司他治疗过程中，患者出现消化道不适症状，考虑胃部手术问题，建议患者餐后服用。在用药最初阶段偶发红色点状皮疹，提醒我们需要监测用药安全性，以及药物间的相互作用，比如与他汀类药物使用可能会引起转氨酶升高，需要间隔使用；另外，需要注意定期监测患者血红蛋白水平，及时调整罗沙司他用药剂量。

## 四、临床思辨

临床对肾性贫血主要采用补充 ESA 及铁剂，部分患者可能无效，需输血治疗。而提高 EPO 和铁剂剂量会增加患者患心血管疾病和血栓的风险。目前认为 ESA 抵抗或低反应原因包括：胃切除术后内因子缺乏、感染或炎症、铁缺乏、营养不良、继发性甲状旁腺功能亢进、透析不充分、慢性失血，以及 EPO 抗体介导的纯红细胞再生障碍性贫血等。针对本例患者肾性贫血，我们增加了 rHuEPO 治疗量（超过稳定剂量的 50%），但仍存在 ESA 抵抗。结合患者病史和实验室检查结果，我们认为 ESA 低反应的原因，除与持续微炎症状态、功能性铁缺乏有关外，可能与透析不充分、继发性甲状旁腺功能亢进也有关，不排除肿瘤导致的微炎症和铁利用障碍所致，改用罗沙司他使患者贫血得到纠正。

（吉林大学第一医院 侯 洁 许钟镐）

### 专家点评

该患者为中老年女性，透析时间长，贫血治疗过程中出现 ESA 低反应。患者曾有胃部肿瘤病史，每周透析 2 次。从目前临床与实验结果提示，患者存在透析不充分，慢性微炎症状态、功能性铁缺乏，特别是患者甲状旁腺激素 305 pg/ml，提示继发性甲状旁腺功能亢进症，此外，胃切除导致内因子缺乏也可能是该患者贫血的原因。作者更换罗沙司他治疗，且调整罗沙司他剂量，患者血红蛋白水平稳步升高。说明罗沙司他对肾性贫血合并继发性甲状旁腺功能亢进症的患者也有一定效果。但患者有胃癌病史，在使用 ESA、罗沙司他等药物后，还需严密随访。

（东南大学附属中大医院 王 彬）

## 参考文献

[1] 何琴，蔡宏，张伟明. 维持性血液透析患者贫血状况与预后的关系. 中华肾脏病杂志，2016，32(2)：110-117.

[2] 杨荆，肖桦，樊文星. 老年血透患者促红细胞生成素抵抗的影响因素. 中国老年学杂志，2018，38(24)：6006-6008.

[3] 中国医师协会肾脏内科医师分会肾性贫血指南工作组. 中国肾性贫血诊治临床实践指南. 中华医学杂志，2021，101(20)：1463-1502.

[4] Santos EJF，Dias RSC，Lima JFB，et al. Erythropoietin resistance in patients with chronic kidney disease：current perspectives. Int J Nephrol Renovasc Dis，2020，8(13)：231-237.

[5] Ueda N, Takasawa K. impact of inflammation on ferritin, hepcidin and the management of iron deficiency anemia in chronic kidney disease. Nutrients, 2018, 10(9): 1173.

[6] Dhillon S. Roxadustat: first global approval. Drugs, 2019, 79(5): 563-572.

[7] Li ZL, Tu Y, Liu BC. Treatment of renal anemia with roxadustat: advantages and achievement. Kidney Diseases, 2020, 6(2): 65-73.

# 病例 11

# 高血压肾病初始透析伴心力衰竭和重度肾性贫血治疗1例

## 一、病历摘要

**【现病史】**

患者，男性，55 岁。主诉“血压升高 20 余年，乏力气喘 20 余天”。

患者 20 余年前体格检查发现血压升高，最高血压达 180/110 mmHg，无头痛、头晕、恶心、呕吐，无浮肿、泡沫尿、夜尿增多，无胸闷、胸痛、心悸、气喘等不适。患者平素不规则服用“氯沙坦钾、氨氯地平”降压，自诉血压控制不佳。患者入院前 20 天无明显诱因出现恶心、乏力，伴气喘（爬楼梯 2 层即可出现气喘，休息后可缓解），夜间尚可平卧休息，偶有咳嗽，有少量白痰，无粉红色泡沫样痰，无恶心、呕吐、腹胀，无浮肿、尿少等不适，遂于 2021 年 3 月 12 日来我院门诊就诊。检查发现，血红蛋白 72 g/L，脑钠肽前体 24 368 pg/ml，血肌酐 1186 μmol/L，肾小球滤过率 3.65 ml/(min·1.73m$^2$)，诊断为“慢性肾脏病 5 期，高血压肾病，心功能不全”，给予补充必需氨基酸、加强肠道透析、降压、利尿、降脂等治疗后，活动后气喘症状改善，尿量在 1500 ml 上下，为进一步诊治，2021 年 3 月 15 日收住入院。

**【既往史】**

平素体健，否认病毒性肝炎、肺结核病史，否认糖尿病史，否认脑血管疾病史，否认精神障碍史、地方病史、职业病史，否认外伤、输血、中毒、手术史，未发现药物、食物过敏，预防接种史不详。

**【个人史】**

生活起居尚规律，否认化学物质、放射性物质、有毒物质接触史，否认冶游史、吸毒史（吸烟 30 余年，1 包/天，未戒烟），有机会性饮酒史。

**【家族史】**

无家族及遗传病史。

**【体格检查】**

患者体温 36.5℃，脉搏 94 次/分，呼吸 20 次/分，血压 145/83 mmHg，体重 59 kg；神志清晰；全身皮肤黏膜色泽苍白，未见皮疹、黄染、出血点，皮肤弹性正常，未见水肿、肝掌、蜘蛛痣，口唇苍白；颈静脉无怒张，颈动脉无异常搏动；双肺呼吸音稍粗，双下肺可闻及散在湿啰音，未闻及明显干啰音；心界左下扩大，心率 94 次/分，心律齐，各瓣膜听诊区未闻及病理性杂音；无水肿脉、奇脉，周围毛细血管搏动征阴性；腹平坦，全腹无压痛、反跳痛，肝脾肋下未触及，墨菲征阴性，移动性浊音阴性，肠鸣音未见异常，肝肾区未及叩痛，双肾肋下未触及；双下肢无浮肿；脊柱四肢无畸形，四肢肌力、肌张力正常，各关节无红肿、压痛，生理反射存在，病理反射未引出。

**【辅助检查】**

2021 年 3 月 15 日和 2021 年 3 月 16 日检查如下。

血常规：白细胞计数 $4.06\times10^9$/L，中性粒细胞比率 79.1%，红细胞计数 $1.99\times10^{12}$/L，血红蛋白 58 g/L，血小板计数 $154\times10^9$/L，肌钙蛋白Ⅰ 0.022 ng/ml，脑钠肽前体 326 ng/L。

生化：尿素 61.26 mmol/L，血肌酐 1339.4 μmol/L，尿酸 486.2 μmol/L，白蛋白 36.4 g/L，甘油三酯 1.89 mmol/L，总胆固醇 4.42 mmol/L，低密度脂蛋白胆固醇 3.02 mmol/L，血钙 2.11 mmol/L，血磷 3.61 mmol/L，血钾 4.1 mmol/L，碳酸氢根 14.2 mmol/L，肾小球滤过率 3.15 ml/(min·1.73$m^2$)，血清铁 22.2 μmol/L，铁蛋白 971.8 μg/L，转铁蛋白 2.11 g/L。

粪便隐血试验阴性。

甲状旁腺激素：105 pmol/L。

凝血全套：纤维蛋白原 4.92 g/L，D 二聚体定量 0.47 mg/L，C 反应蛋白 15.35 mg/L，降钙素原 0.33 ng/ml。

肺部 CT：左肺见条索状、斑片状密度增高影，考虑左肺炎症；右肺中下叶见少许条索状影，边缘模糊，考虑右肺中下叶少许慢性炎症。

常规心电图：ST 段改变。

心脏彩色多普勒超声：左心增大，左心室壁增厚，左心室舒张功能减退，左心室射血分数正常。

泌尿系统彩色多普勒超声：双肾实质回声增强，血流减少。

冠状动脉 CT(平扫)＋增强＋计算机体层成像血管造影＋冠状动脉评分：左主干管壁见非钙化斑块，管腔轻微狭窄；左前降支近段管壁见钙化、非钙化斑块，管腔轻度狭窄；左回旋支近段管壁见混合斑块，管腔轻度狭窄；右冠状动脉近段、中段管壁见混合斑块、钙化斑块，管腔轻微狭窄。

**【主要临床诊断】**

1. 慢性肾脏病 5 期
2. 高血压 3 级(很高危)，高血压肾病
3. 肾性贫血(重度)
4. 继发性甲状旁腺功能亢进症
5. 冠心病，心功能Ⅲ级
6. 肺部感染

## 二、临床治疗经过

入院后给予患者“沙库巴曲缬沙坦钠片 25 mg/次，2 次/天”以改善心肌重构、抗感染、降压、控制心室率、降脂、补充 α 酮酸、加强肠道透析、降甲状旁腺激素、降磷等综合治疗。患者入院时血红蛋白 58 g/L，无排血便、黑便，无咯血、呕血，无皮肤黏膜瘀点、瘀斑等症状，考虑为“肾性贫血”，其血清铁、铁蛋白达标，尚不需要补充铁剂，结合罗沙司他的说明书和患者体重(59 kg)，暂予“罗沙司他 70 mg/次，3 次/天”以纠正贫血。由于患者已出现肾性贫血、高磷血

症、继发性甲状旁腺功能亢进症、代谢性酸中毒、心功能不全、消化道症状等多种尿毒症并发症，有行血液透析替代治疗的指征，故于 2021 年 3 月 16 日给予患者右颈内静脉半永久血液透析双腔导管置入术，术后安排每周 3 次的血液透析治疗。2021 年 3 月 18 日，患者复查血红蛋白，低至 52 g/L，且患者乏力明显、活动耐量差，故输注悬浮红细胞 2 U 改善症状，因其已进入透析治疗，遂调整罗沙司他的剂量为 100 mg/次，3 次/周，沙库巴曲缬沙坦钠片逐渐加量至 100 mg/次，2 次/天。上述治疗方案维持至 2021 年 3 月 30 日患者出院，其间复查血红蛋白呈逐渐上升趋势，血压波动于（150～180）/（80～100）mmHg，患者出院后一直继续规律口服罗沙司他 100 mg/次，3 次/周。2021 年 6 月 18 日，患者于门诊复查血红蛋白，发现较 5 月份上升迅速，故将罗沙司他降低一个治疗阶梯剂量，调整为 70 mg/次，3 次/周，患者一直规律口服至今。患者血红蛋白、铁蛋白、pro-BNP、总胆固醇、低密度脂蛋白随时间变化，见图 3-11-1 至图 3-11-4。

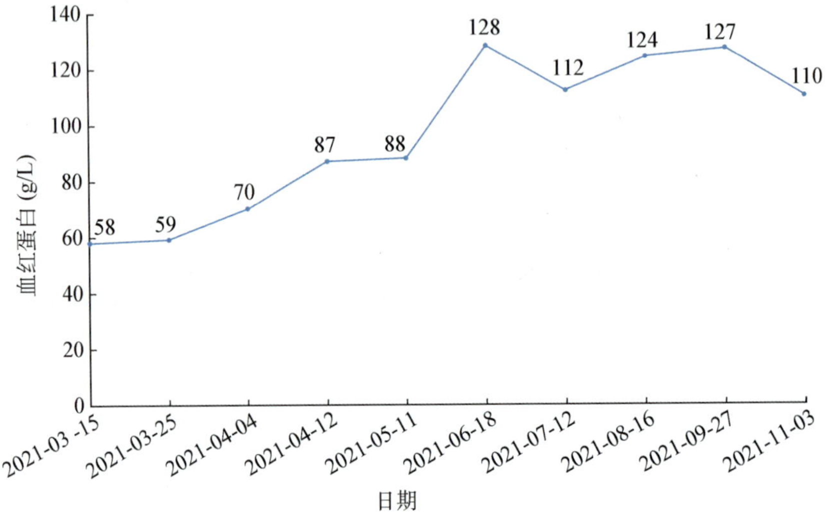


图 3-11-1　罗沙司他治疗后患者血红蛋白的变化

注：2021 年 3 月 16 日，予患者罗沙司他 70 mg/次，3 次/天；2021 年 3 月 18 日，予患者输注悬浮红细胞 2U，罗沙司他 100 mg/次，3 次/周；2021 年 6 月 18 日，予患者罗沙司他 70 mg/次，3 次/周

## 三、病例特点分析

本例患者为中年男性，慢性起病，CKD 5 期，此次住院临床突出表现为重度贫血、消化道症状。其在住院期间还发生了胸闷、气喘等心力衰竭症状，pro-BNP 也高达 24 368 pg/ml，出现“心-肾-贫血”综合征，陷入了 CKD、心血管疾病（cardiovascular disease，CVD）、贫血的恶性循环。因此，其入院后医师立即给予罗沙司他 70 mg/次、3 次/周治疗，由于患者重度贫血，有输血指征，故输注 2 U 红细胞悬浮液。之后根据患者的血红蛋白水平，以及其已开始行血液透析治疗，将罗沙司他更改为 100 mg/次、3 次/周治疗。之后患者一直规律服药，在治疗约 3 周后，血红蛋白约有 20 g/L 的提升。其出院后一直定期随访，血红蛋白显著改善，一直稳步上升（图 3-11-1），达到相关指南要求的血液透析患者的血红蛋白＞110 g/L 的标准。其本次入院

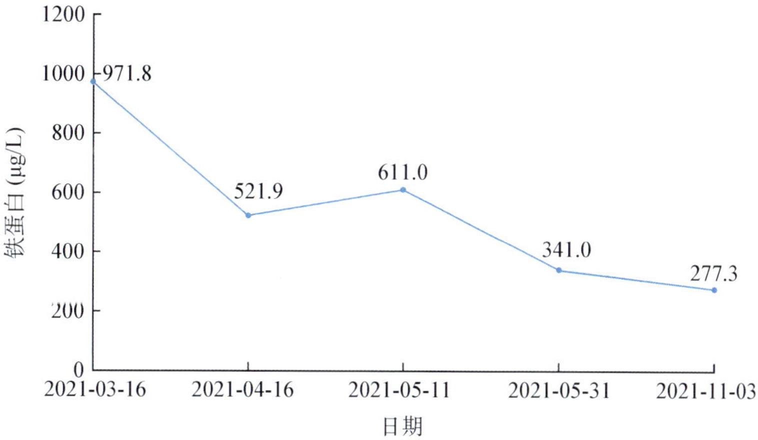


图 3-11-2 罗沙司他治疗后患者铁蛋白的变化

注:2021 年 3 月 16 日,予患者罗沙司他 70 mg/次,3 次/天;2021 年 3 月 18 日,予患者输注悬浮红细胞 2U,罗沙司他 100 mg/次,3 次/周;2021 年 6 月 18 日,予患者罗沙司他 70 mg/次,3 次/周

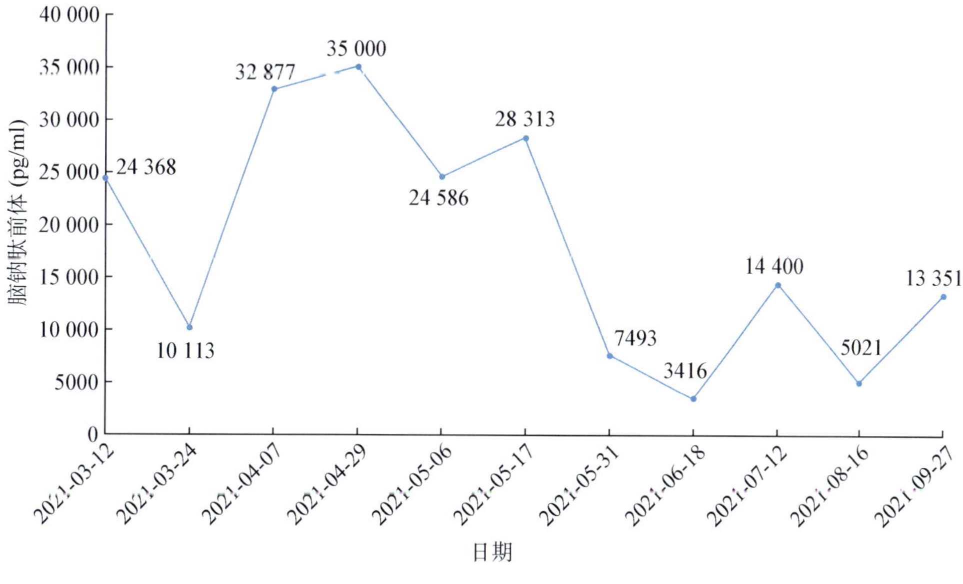


图 3-11-3 罗沙司他治疗后患者脑钠肽前体的变化

注:2021 年 3 月 16 日,予患者罗沙司他 70 mg/次,3 次/天;2021 年 3 月 18 日,予患者输注悬浮红细胞 2U,罗沙司他 100 mg/次,3 次/周;2021 年 6 月 18 日,予患者罗沙司他 70 mg/次,3 次/周

处于初始透析期,围透析期贫血的治疗方案要关注心血管的安全性。从非透析转换至透析人群,透析前血红蛋白的变化与透析后 12 个月的死亡率增高相关。围透析期需要积极纠正引起心血管事件/死亡的危险因素。围透析期综合管理要求识别、预防和管理 CKD 特异性并发

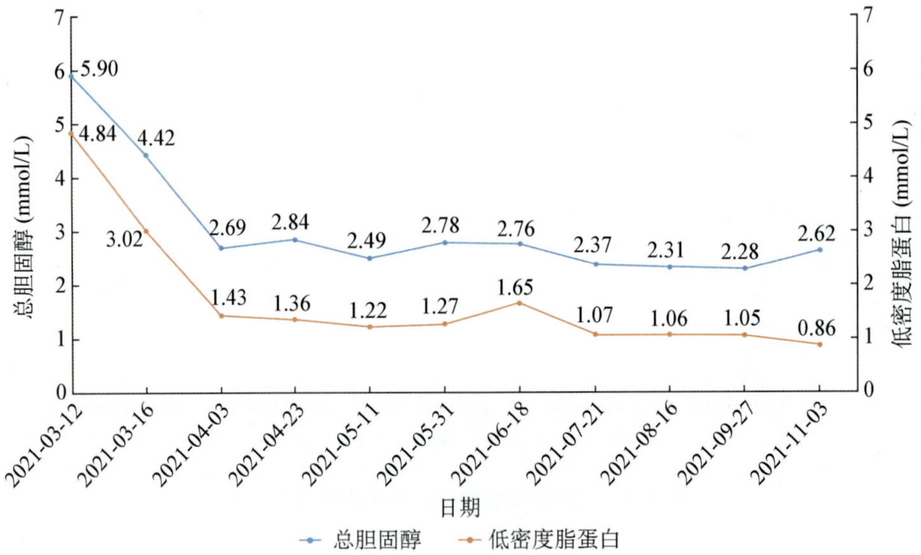


图 3-11-4 罗沙司他治疗后患者总胆固醇及低密度脂蛋白水平变化

注：2021 年 3 月 16 日，予患者罗沙司他 70 mg/次，3 次/天；2021 年 3 月 18 日，予患者输注悬浮红细胞 2U，罗沙司他 100 mg/次，3 次/周；2021 年 6 月 18 日，予患者罗沙司他 70 mg/次，3 次/周

症，如贫血、营养不良等。外源性注射重组人促红细胞生成素剂量越高，CKD 贫血患者的心血管事件风险和死亡风险越大。因此，本例患者的贫血纠正未曾使用 ESA。一项 3 期、随机、开放标签的临床研究（HIMALAYAS 研究）旨在评估罗沙司他在初始透析贫血患者治疗中的有效性和安全性，结果显示，罗沙司他组的血红蛋白变化水平高于阿法依伯汀组。HIF-PHI 可激活低氧诱导因子并诱导靶基因表达，促进内源性 EPO 生成，同时降低铁调素水平，改善铁的吸收和利用，有效促进红细胞生成。本例患者在经过血液透析、抗贫血、抗心力衰竭、降压等治疗后顺利出院，在后续的随访中，其活动耐力改善，身体状况较前好转。

## 四、临床思辨

CVD 是 CKD 的常见并发症，CKD 透析合并心力衰竭患者的死亡风险明显增高。CKD 不仅可增加氧化应激和炎症，激活肾素-血管紧张素系统而促进 CVD 发生发展，还可通过重度肾性贫血进一步影响心脏功能，导致心力衰竭。本例患者原发病为高血压肾损伤和 ESRD，目前维持透析、但存在重度贫血及心功能不全。已知贫血是促进透析患者心力衰竭发生的主要原因之一，血红蛋白每下降 1 g/dl，透析患者新发/复发心力衰竭的风险增加 18%。另外，有关资料表明，罗沙司他对心力衰竭患者的贫血有一定的帮助，可降低因贫血导致心力衰竭的住院风险。由于该患者初始进入血液透析，存在心力衰竭及重度贫血，其原因除 EPO 生成不足外，炎症状态、CVD 等均参与贫血的发生，因此，临床使用罗沙司他治疗其贫血、采用沙库巴曲缬沙坦钠片抗心力衰竭，并及时控制肺部感染，使患者贫血、心力衰竭均得到了有效控制。

（福建医科大学附属第一医院　陈　怡　万建新）

## 专家点评

本例为高血压肾病、ESRD、初始透析伴心力衰竭、严重贫血的患者，且是采用罗沙司他等快速有效地控制重度贫血及心力衰竭的成功案例。患者原发病为高血压肾损害，同时存在心力衰竭及重度贫血，即“心-肾-贫血”综合征。综合考虑CKD-CVD-贫血对心力衰竭的影响，故贫血的治疗方案直接使用罗沙司他，使患者的血红蛋白快速达标、活动耐力增加、生活质量改善。提示HIF-PHI罗沙司他不完全是外源ESA治疗失败的补救措施，在某些情况下，可能更快速有效地纠正重度贫血、防治心血管等相关并发症。值得注意的是，本病例采用罗沙司他治疗后，贫血迅速得到改善，同时铁蛋白水平逐渐下降，心功能也逐渐得到恢复。但是，对于初始透析患者直接使用罗沙司他，其心血管的远期临床疗效及安全性尚需更多的循证学依据。

（东南大学附属中大医院　王凤梅　刘必成）

## 参考文献


[1] Kleine CE，Soohoo M，Ranasinghe ON，et al. Association of Pre-End-Stage Renal Disease Hemoglobin with Early Dialysis Outcomes. Am J Nephrol，2018，47(5)：333-342.

[2] Wanner C，Amann K，Shoji T. The heart and vascular system in dialysis. Lancet，2016，388(10041)：276-284.

[3] McCullough PA，Barnhart HX，Inrig JK，et al. Cardiovascular toxicity of epoetin-alfa in patients with chronic kidney disease. Am J Nephrol，2013，37(6)：549-558.

[3] Eckardt KU，Bansal N，Coresh J，et al. Improving the prognosis of patients with severely decreased glomerular filtration rate（CKD G4＋）：conclusions from a Kidney Disease：Improving Global Outcomes（KDIGO）Controversies Conference. Kidney Int，2018，93(6)：1281-1292.

[4] 林善锬. 慢性肾脏疾病贫血. 北京：中国协和医科大学出版社，2019

[5] Mccullough PA，Barnhart HX，Inrig JK，et al. Cardiovascular toxicity of epoetin-alfa in patients with chronic kidney disease. American Journal of Nephrology，2013，37(6)：549-558.

[6] Provenzano R，Evgeny S，Liubov E，et al. HIMALAYAS：A Phase 3，Randomized，Open-Label，Active-Controlled Study of the Efficacy and Safety of Roxadustat in the Treatment of Anemia in Incident-Dialysis Patients. 2019.

[7] Haase VH. HIF-prolyl hydroxylases as therapeutic targets in erythropoiesis and iron metabolism. Hemodial Int，2017，21(Suppl 1)：S110-S124.

[8] Silverberg DS，Wexler D，Blum M，et al. The use of subcutaneous erythropoietin and intravenous iron for the treatment of the anemia of severe，resistant congestive heart failure improves cardiac and renal function and functional cardiac class，and markedly reduces hospitalizations. J Am Coll Cardiol，2000，35(7)：1737-1744.

# 病例 12

# IgA肾病血液透析患者合并肾性贫血和绝对铁缺乏1例

## 一、病历摘要

**【现病史】**

患者，女性，38岁。主诉“血肌酐升高11年，血液透析5年”。

患者于2010年在外院诊断为“IgA肾病，增生硬化型”，血肌酐500～600 μmol/L，接受排毒、降压、纠正贫血等综合治疗。2011年1月，患者于我院门诊查血尿素氮54.4 mmol/L，血肌酐1003 μmol/L，血红蛋白70 g/L，考虑进入慢性化病程，有长期透析指征，遂转入我院肾内科接受腹膜透析治疗。2016年10月，患者因腹膜透析相关腹膜炎而拔除腹膜透析导管，改行血液透析治疗，每周血液透析3次，每次透析4 h，尿素清除指数(Kt/V)1.48。

**【既往史】**

患者患高血压11年，规律服用降压药物，血压维持在(120～140)/(60～80)mmHg。否认冠心病、糖尿病史，否认消化道出血、肝炎史。

**【个人史】**

无特殊。

**【家族史】**

父母均健在，无兄弟姐妹，否认家族中有类似患者，否认其他家族遗传史。

**【体格检查】**

脉搏80次/分，呼吸16次/分，血压135/85 mmHg，身高161 cm，体重49 kg；面色正常，眼睑及甲床无苍白；心率80次/分，心律齐，各瓣膜区未闻及杂音；双肺听诊呈清音，无干、湿啰音；腹软，腹部可见一长约3 cm的陈旧性瘢痕，全腹无压痛、反跳痛，肠鸣音3次/分；四肢肌力5级，肌张力正常；左上肢人工动静脉内瘘震颤良好，可闻及血管杂音；双下肢无水肿。

**【辅助检查】**

2020年6月5日肾功能检查：血钾4.12 mmol/L，血尿素氮10.21 mmol/L，血肌酐887.2 μmol/L，尿酸384.1 μmol/L，β2微球蛋白31.36 μg/L。

2020年6月5日钙磷代谢检查：血钙2.31 mmol/L，矫正血钙43 mmol/L，血磷2.53 mmol/L，甲状旁腺激素272.5 pg/ml。

2020年6月5日血脂检查：甘油三酯4.52 mmol/L，低密度脂蛋白2.88 mmol/L。

2020年6月5日其他检查：血糖5.0 mmol/L，白蛋白34.14 g/L，C反应蛋白27.52 mg/L，肿瘤标志物无异常。

2020 年 6 月 7 日相关检查：红细胞计数 $4.15\times10^{12}$/L，血红蛋白 70 g/L，平均红细胞体积 84.7 fl，平均红细胞血红蛋白含量 26.2 pg，平均红细胞血红蛋白浓度 309 g/L，白细胞计数 $3.89\times10^{9}$/L，血小板计数 $198\times10^{9}$/L。

2020 年 6 月 9 日，检查结果为：血清铁 4.72 μmol/L，转铁蛋白 1.9 g/L，转铁蛋白饱和度 9.84%，铁蛋白 16.9 μg/L。

**【主要临床诊断】**

1. IgA 肾病
2. 慢性肾脏病 5 期、血液透析
3. 肾性高血压
4. 肾性贫血
5. 继发性甲状旁腺功能亢进症
6. 铁缺乏

## 二、临床治疗经过

### (一)肾性贫血

2010 年患者确诊“IgA 肾病(IgAN)”，开始规律使用 ESA 10 000 U/次，1 次/周，皮下注射。2018 年 12 月开始，患者因血红蛋白无显著提升改为 ESA 10 000 U/次，每 5 天 1 次，并静脉使用蔗糖铁，因静脉补充铁剂出现血压升高、烦躁等，考虑其静脉铁剂过敏，改用口服铁剂多糖铁复合物胶囊 0.15 g/次，2 次/天，但补铁效果差。2019 年 5 月，患者改用蛋白琥珀酸铁口服溶液 15 ml/次，2 次/天，但 ESA＋铁剂仍疗效不佳，ESA 改为 10 000 U/次，3 次/周。患者于 2020 年 6 月复查，血红蛋白为 70 g/L。2020 年 7 月，患者开始使用罗沙司他治疗，100 mg/次，3 次/周，同时停用口服铁剂，虽然仍处于绝对性铁缺乏状态，但铁利用有所改善，血红蛋白显著上升且逐步达标，保持在 100～120 g/L(图 3-12-1)。

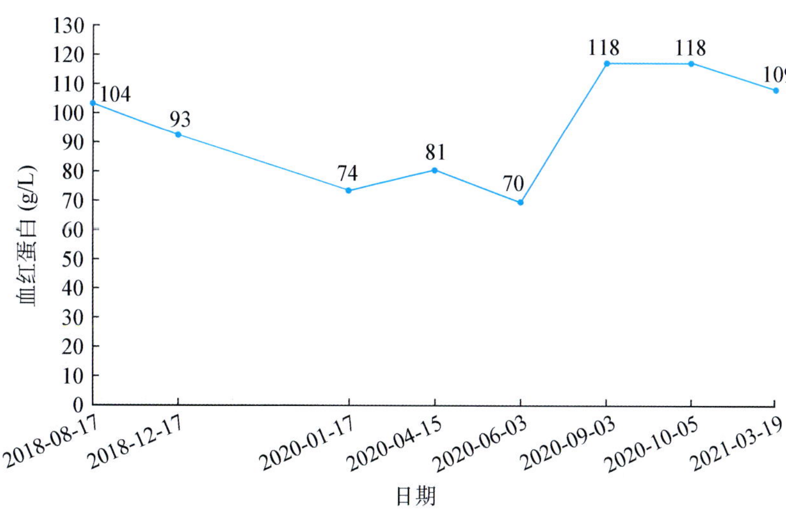


图 3-12-1 肾性贫血治疗经过总览

**（二）肾性高血压**

给予特拉唑嗪 2 mg/次，2 次/天；美托洛尔缓释片 47.5 mg/次，1 次/天；硝苯地平控释片 30 mg/次，2 次/天；厄贝沙坦 150 mg/次，2 次/天；地尔硫卓 30 mg/次，3 次/天。血压控制在（126～140）/（60～81）mmHg。

**（三）高磷血症**

给予司维拉姆，600 mg/次，3 次/天，口服。

**（四）继发性甲状旁腺功能亢进症**

给予骨化三醇胶丸 0.25 μg/次，于透析当晚口服。

患者从 2020 年 7 月开始使用罗沙司他，停用 ESA 及口服铁剂，虽然仍处于绝对性铁缺乏状态，但铁利用情况有改善趋势（表 3-12-1）；血红蛋白稳步上升，逐步达标至 110 mg/L 以上；虽然患者的 CRP 长期较高，基线为 27.52 mg/L，处于微炎症状态，但罗沙司他治疗贫血的疗效不受微炎症影响，治疗 2 个月时 CRP 为 15.67 mg/L。罗沙司他显著改善了贫血相关的临床症状，患者因贫血引起的疲劳明显好转，运动耐性增强，心功能改善，食欲缺乏改善。本例患者整体安全性、耐受性情况好，无不良反应。

表 3-12-1　罗沙司他治疗后转铁蛋白、转铁蛋白饱和度及铁蛋白的变化

| 时间 | 转铁蛋白（g/L） | 转铁蛋白饱和度（%） | 铁蛋白（μg/L） |
|---|---|---|---|
| 2020-06 | 1.90 | 9.84 | 16.90 |
| 2020-10 | 2.50 | 10.70 | 15.50 |

## 三、病例特点分析

本例患者为维持性血液透析的年轻女性患者，出现难以纠正的贫血，首先进行贫血的病因分析：经过病史及辅助检查排查，患者无消化道出血、月经出血过多等引起红细胞丢失过多的疾病；无溶血性贫血、无脾功能亢进等红细胞破坏过多的表现；无甲状旁腺功能亢进症，PTH 272.5 pg/ml 达标；近期无慢性感染性疾病，CRP 27.52 mg/L，处于微炎症状态，可能会影响铁的利用，从而影响红细胞的生成。

此外，从药物治疗方面分析，患者在 ESA 皮下注射最大剂量的情况下，贫血仍无法纠正，需要考虑可能存在 ESA 抵抗。另外，患者检查铁储备及铁利用均严重不足，这会加重 EPO 的低反应性，但患者因静脉铁过敏史无法静脉补铁，且口服铁剂吸收差，如果不能提高铁的转运和利用，将显著影响肾性贫血的疗效。此外，患者一直处于微炎症状态，加重了 ESA 低反应性。

有研究显示，罗沙司他可改善铁代谢，同时促进内源性 EPO 产生，综合纠正 CKD 贫血；罗沙司他可纠正未使用静脉铁的新透析 CKD 患者的贫血；罗沙司他使用便利，患者依从性好。本病例证实了罗沙司他对绝对性铁缺乏导致的 CKD 贫血的治疗效果，在铁储备不足时，可一定程度提高铁利用，改善患者的贫血状态。目前，尚无研究显示罗沙司他会引起较大的血压波动，故本例患者使用罗沙司他治疗贫血期间，高血压的治疗方案无须变动，血压可维持平稳。

总之，本例患者整体安全性、耐受性好，未发生不良反应。

## 四、临床思辨

该病例为 IgAN 血液透析患者合并肾性贫血，自 2018 年初次使用 ESA 治疗后出现低反应。ESA 低反应性最常见的病因为铁缺乏。本病例铁蛋白为 16.9 μg/L，为此我们给予静脉补铁，以期提高 ESA 反应性。但患者因静脉补充铁剂出现过敏反应，故改为口服铁，但口服铁吸收较差，患者铁储存仍严重缺乏，血红蛋白低至 70 g/L。为此我们改用口服罗沙司他治疗，并停用口服铁，虽然仍处于绝对性铁缺乏状态，但铁转运改善，血红蛋白显著上升，逐步达标。由于 7 个月未补铁，处于绝对性铁缺乏状态，2021 年 3 月复查血红蛋白略有下降，但仍在 100 mg/L 以上(图 3-12-1)。随后患者铁转运能力和循环铁水平得到加强(表 3-12-1)。血清铁、转铁蛋白、TSAT 都呈现上升趋势，铁蛋白下降。我们认为虽然有文献显示罗沙司他可改善铁吸收、利用，无需常规静脉补铁，但通过本病例的治疗，我们体会对于长期处于绝对性铁缺乏状态的患者，使用罗沙司他治疗，仍需检测铁蛋白、TSAT 等指标，必要时应规范补铁。

（广东省人民医院　林　婷　刘双信）

### 专家点评

本例患者为 IgAN 血液透析合并肾性贫血、绝对性铁缺乏。病程记录较完整，其中肾性贫血、ESA 低反应性、铁缺乏为其特点。另外一个特点是，患者因静脉补充铁剂出现过敏反应，故改为口服铁，但铁吸收较差，患者仍处于铁储存缺乏，严重贫血状态。鉴于以上情况，遂改用罗沙司他，并观察了在使用罗沙司他后患者铁转运和循环铁(血清铁、转铁蛋白、TSAT)指标及微炎症状态。结果表明罗沙司他在纠正贫血的同时，可加强铁转运和铁利用，使患者血清铁、转铁蛋白、TSAT 均呈上升趋势，铁蛋白下降。本病例提示我们对于绝对铁缺乏的患者即使使用罗沙司他治疗，仍需检测铁蛋白、TSAT 等指标，必要时应酌情口服补铁。

（山东大学齐鲁医院　杨向东）

## 参考文献


[1] 林善锬. 慢性肾脏疾病贫血. 北京：中国协和医科大学出版社. 2019.

[2] Besarab A, Chernyavskaya E, Motylev I, et al. Roxadustat (FG-4592): correction of Anemia in Incident Dialysis Patients. J Am Soc Nephrol, 2016, 27(4): 1225-1233.

[3] 中国医师协会肾脏内科医师分会肾性贫血指南工作组. 中国肾性贫血诊治临床实践指南. 中华医学杂志, 2021, 101(20): 1463-1502.

[4] Chen N, Hao C, Liu BC, et al. Roxadustat Treatment for Anemia in Patients Undergoing Long-Term Dialysis. N Engl J Med, 2019, 381(11): 1011-1022.

# 病例 13

# 血液透析合并肾性贫血患者红细胞生成刺激剂治疗顺从性差处理体会

## 一、病历摘要

**【现病史】**

患者，女性，74 岁，主诉“维持性血液透析 1 年余，乏力 2 个月”。

患者 1 年前因水肿、气促于我院就诊，查血肌酐 845.5 μmol/L，肾小球滤过率 5.6 ml/(min·1.73m$^2$)，血红蛋白 85 g/L，泌尿系彩色多普勒超声提示双肾变小，皮质变薄，皮、髓质分界不清，诊断为“慢性肾脏病 5 期，肾性贫血”，行“右颈内长期透析导管植入术＋左上肢自体动静脉内瘘成形术”，手术顺利，术后维持血液透析治疗，3 次/周，并给予“rHuEPO”注射液 10 000 U，1 次/周，皮下注射治疗，此后规律复查，血红蛋白为 90～120 g/L。2 个月前因惧怕频繁皮下注射 rHuEPO 注射液，自行停用，停药后逐渐出现全身乏力、困倦。为进一步诊疗就诊于我院，门诊查血肌酐 865.7 μmol/L，血红蛋白 90 g/L，拟以“慢性肾脏病 5 期、肾性贫血”收入我科。自发病以来，精神、食欲、睡眠欠佳，小便无，大便正常，体重未见明显改变。

**【既往史】**

高血压病史 20 余年，最高血压 180/95 mmHg，目前降压方案为“缬沙坦氨氯地平片(含缬沙坦 80 mg，氨氯地平 5 mg)，1 片/次，1 次/日＋盐酸阿罗洛尔 10 mg/次，1 次/日”，血压控制在(120～140)/(80～90)mmHg。冠心病病史 10 余年，目前口服“硫酸氢氯吡格雷 75 mg/次，1 次/日＋阿托伐他汀 10 mg/次，1 次/晚”。

**【个人史】**

已婚，育 1 儿 1 女，已绝经，绝经后无阴道流血或流液。

**【家族史】**

否认家族遗传性疾病及肿瘤病史。

**【体格检查】**

体温 36.5℃，脉搏 75 次/分，呼吸 20 次/分，血压 165/86 mmHg，身高 157 cm，体重 64.2 kg。神志清晰，慢性病面容，贫血外观，双侧睑结膜苍白，眼睑无水肿，双手指甲苍白，双下肢无水肿。

【辅助检查】

血常规(2020 年 3 月 12 日):红细胞计数 $3.86\times10^{12}$/L,血红蛋白 90.2 g/L,白细胞计数 $5.34\times10^{9}$/L,血小板计数 $227\times10^{9}$/L,网织红细胞 0.8%。

铁代谢指标(2020 年 3 月 12 日):血清铁 13.2 μmol/L,总铁结合力 66.5 μmol/L,转铁蛋白 54.2 mg/L,转铁蛋白饱和度 31%,铁蛋白 326.6 μg/L,叶酸 30.2 nmol/L,维生素 $B_{12}$ 856.6 pmol/L。

肾功能(2020 年 3 月 12 日):肌酐 1123 μmol/L,尿素氮 23.5 mmol/L,尿酸 506.7 μmol/L,钾 4.2 mmol/L,残余尿 400 ml/24 h。

钙磷代谢(2020 年 3 月 12 日):钙 2.09 mmol/L,磷 1.5 mmol/L,甲状旁腺素 310.8 pg/ml。

血脂(2020 年 3 月 12 日):总胆固醇 4.8 mmol/L,甘油三酯 1.08 mmol/L,低密度脂蛋白 2.9 mmol/L。

其他(2020 年 3 月 12 日):血糖 4.5 mmol/L,白蛋白 41 g/L,C 反应蛋白 0.6 mg/L。

【主要临床诊断】

1. 慢性肾脏病 5 期(维持性血液透析)
2. 肾性贫血
3. 高血压 3 级(很高危)
4. 冠心病:慢性心力衰竭,心功能Ⅱ级

## 二、临床治疗经过

### (一)EPO 治疗与血红蛋白变化

2019 年 1 月至 2020 年 1 月,患者使用 ESA 治疗肾性贫血,剂量为 10 000 U/周,2020 年 1 月—3 月,患者停用 ESA 治疗。血红蛋白水平变化见图 3-13-1。

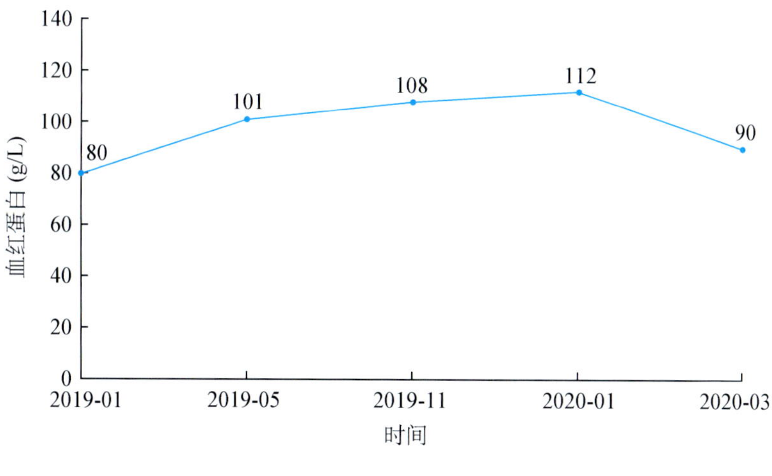


图 3-13-1 肾性贫血 ESA 治疗期间患者的血红蛋白情况

**(二)罗沙司他治疗与血红蛋白变化**

自2020年3月以来，患者开始使用罗沙司他治疗肾性贫血。起始剂量选择120 mg，3次/周，治疗4周复查血红蛋白113 g/L，罗沙司他调整剂量为100 mg，3次/周，6周时血红蛋白132 g/L，停用罗沙司他，10周时复查血红蛋白120 g/L，罗沙司他减量至70 mg，3次/周，并维持治疗。血红蛋白水平的变化见图3-13-2。

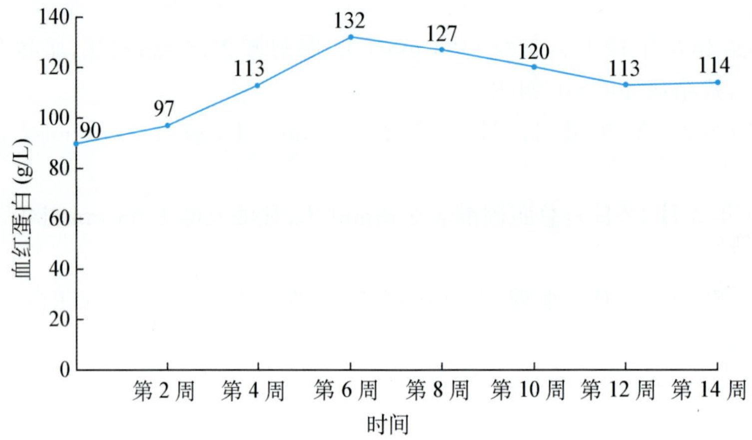


图3-13-2　使用罗沙司他治疗后患者血红蛋白情况

**(三)肾性贫血治疗过程中铁剂的使用情况**

患者开始应用ESA治疗肾性贫血时，铁蛋白为105 μg/L，予静脉补充铁剂总量1000 mg(分10次给药)，之后铁蛋白为300～500 μg/L，以口服补铁治疗。补铁治疗过程中出现恶心、呕吐等胃肠道不良反应，遂更换为口服罗沙司他治疗肾性贫血，铁蛋白为200～300 μg/L，未予补铁治疗。

**(四)罗沙司他治疗过程中各项指标的变化**

铁代谢、血脂、炎症、血压情况及患者的感受见表3-13-1。

表3-13-1　罗沙司他治疗过程中患者各项指标的变化

| 检测项目 | 基线(2020-03) | 治疗第4周(2020-04) | 治疗第8周(2020-05) |
|---|---|---|---|
| 血清铁(μmol/L) | 13.2 | 10.7 | 10.3 |
| 总铁结合力(μmol/L) | 40.7 | 45.5 | 48.7 |
| 转铁蛋白(g/L) | 1.71 | 1.92 | 2.03 |
| 转铁蛋白饱和度(%) | 31 | 22 | 16 |
| 铁蛋白(μg/L) | 356.6 | 305.2 | 286.4 |
| 铁调素(ng/ml) | 190 | 178 | 161 |
| TC(mmol/L) | 2.58 | 2.13 | 1.75 |
| TG(mmol/L) | 1.08 | 1.32 | 1.50 |
| HDL(mmol/L) | 0.80 | 1.27 | 1.73 |
| LDL(mmol/L) | 1.28 | 1.21 | 1.07 |

（续　表）

| 检测项目 | 基线<br>(2020-03) | 治疗第4周<br>(2020-04) | 治疗第8周<br>(2020-05) |
|---|---|---|---|
| CRP(mg/L) | 0.6 | 1.0 | 0.7 |
| 血压(mmHg) | 156/85 | 145/93 | 154/75 |
| 贫血症状 | 乏力较前改善 | | |
| 便利性 | 口服药物比静脉、皮下注射 ESA 方便，也没有疼痛 | | |

注：TC. 总胆固醇；TG. 甘油三酯；HDL. 高密度脂蛋白；LDL. 低密度脂蛋白

## 三、病例特点分析

### （一）明确肾性贫血诊断

贫血原因一般考虑三方面：红细胞丢失过多、红细胞破坏过多和红细胞生成减少。该患者无黑便，粪便隐血阴性，排除消化道失血导致的红细胞丢失过多；患者无肝病，血清胆红素水平正常，无脾大等，排除红细胞破坏过多导致的贫血；患者为慢性肾脏病维持性血液透析者，长期缺乏 EPO，故考虑患者贫血是由于慢性肾脏病引起的肾性贫血。

### （二）ESA 治疗肾性贫血有效，但依从性差

2019 年 1 月至 2020 年 1 月，患者自确诊 CKD 5 期并开始血液透析以来，规律皮下注射 ESA 10 000 U，1 次/周，血红蛋白尚能维持在 90～120 g/L。但因其储存不便，且需长期皮下注射，有疼痛感，2 个月前患者自行停止皮下注射，随后复查血红蛋白下降至 90 g/L，出现乏力、困倦等症状。

### （三）罗沙司他有效改善肾性贫血，依从性高

2020 年 3 月以来，患者开始使用罗沙司他治疗肾性贫血。开始使用罗沙司他时，患者血红蛋白水平为 90 g/L，根据其体重＞60 kg，且为维持性血液透析患者，给予初始剂量 120 mg/次，3 次/周，每 2 周复查 1 次血红蛋白。服用罗沙司他后，患者血红蛋白明显提高，第 4 周复查血红蛋白为 113 g/L，较 2 周前血红蛋白上升幅度＞10 g/L，予减少罗沙司他剂量为 100 mg/次，3 次/周，继续观察。2 周后血红蛋白继续明显升高，超过 130 g/L，予停用罗沙司他，继续监测血红蛋白。第 10 周时，患者血红蛋白降至 120 g/L，予重新口服罗沙司他，剂量调整为上一阶段剂量的降一阶梯使用，即 70 mg/次，3 次/周，继续每 2 周复查 1 次血红蛋白，患者血红蛋白维持在 110 g/L 左右。罗沙司他为口服给药，可避免皮下注射带来的疼痛，患者依从性高，无漏服药物。

### （四）肾性贫血治疗与铁剂的应用

根据肾性贫血治疗指南，ESA 应用过程中铁蛋白＜200 μg/L 时需静脉使用铁剂，铁蛋白为 200～500 μg/L 时根据贫血情况选择静脉或口服铁剂治疗，铁蛋白＞800 μg/L 时停止使用铁剂。该患者使用铁剂过程中出现恶心、呕吐等胃肠道不良反应，改用罗沙司他后未再补充铁剂，铁蛋白为 200～300 μg/L，血红蛋白仍能够有效达标。

### （五）未发现罗沙司他不良反应

患者服用罗沙司他无恶心、呕吐、腹泻等消化道不良反应；肝功能正常；无皮疹等过敏反应；无发热、咳嗽、胸闷等呼吸系统不良反应；无乏力、头痛等神经系统不良反应；内瘘通畅，无

发生内瘘功能不良等并发症。

**(六)微炎症状态、铁代谢等方面的影响**

多项临床试验及荟萃分析均发现 HIF-PHI 可使转铁蛋白增加、铁调素降低。这与该患者的指标相一致。转铁蛋白增加有助于铁的转运和利用,铁调素降低有助于铁从细胞内释放到细胞外,从而改善功能性缺铁。炎症是 ESA 低反应性的另一主要原因。在中国进行的透析患者的Ⅲ期临床试验显示,在应用罗沙司他的患者中,罗沙司他的用量和血红蛋白水平在高 CRP 组与正常 CRP 组间均无显著差异;而在应用 ESA 的患者中,高 CRP 患者即使应用高剂量 ESA,其血红蛋白水平仍低于正常 CRP 患者。该患者 CRP 正常,无明显炎症状态,其对 ESA 的反应尚可,且治疗有效,但患者依从性不高,导致贫血不达标。大量数据仍表明,有相当数量的一部分患者因为微炎症状态或其他各种原因导致 ESA 低反应,改用罗沙司他治疗后肾性贫血能够得到有效改善。

## 四、临床思辨

贫血是 CKD 常见的并发症。20 世纪 80 年代,*EPO* 基因被克隆。随后,各种 ESA 被研发,ESA 和铁剂成为治疗 CKD 患者贫血的主要手段,但口服铁剂吸收差,胃肠道反应大,静脉补铁可导致铁过载、感染及心血管风险。

近年来,以 HIF-PH 为靶点的新药——HIF-PHI 成为治疗肾性贫血的全新途径。罗沙司他不仅能对细胞内缺氧环境进行模拟,进而生成 EPO,同时还能促进铁动员、吸收,降低铁调素水平,促进有效的红细胞生成,同时炎症不会对其产生影响。另外,罗沙司他不良事件发生率较低,服用便利,能安全有效地纠正贫血,增加机体对铁的吸收及利用,降低外源性补铁需求,是肾性贫血患者的新选择。本例患者在治疗期间联合用药并未增加不良反应,其安全性高。

(福州市第一医院 李艺虾 杨 枫)

### 专家点评

本病例为高血压、冠心病、ESRD 透析患者,肾性贫血,但 ESA 治疗顺从性差,患者因出现恶心、呕吐等胃肠道不良反应而自行停用 ESA,由于停用 ESA 治疗,血红蛋白下降至 90 g/L,并出现乏力、困倦等症状。针对此情况,作者改用口服罗沙司他进行贫血的纠正。用药后患者血红蛋白较快达标,提示罗沙司他对于 ESA 治疗顺从性较差的患者,是一个较好的选项。另外,该病例不仅提示罗沙司他可替代 ESA 改善维持性血液透析患者的贫血,在纠正贫血的同时,尚可较好改善铁代谢,维持铁蛋白水平和转铁蛋白饱和度;降低铁调素等。至于使用罗沙司他纠正肾性贫血是否需要常规补充铁剂,是今后临床工作中需要探讨的问题。

(天津医科大学总医院 闫铁昆)

## 参考文献


[1] Li J,Xie QH,You L,et al. Effects of hypoxia-inducible factor prolyl hydroxylase inhibitors on iron regulation in non-dialysis-dependent chronic kidney disease patients with anemia:A systematic review and meta-analysis. PHARMACOL RES,2021,163:105256.

[2] Koury MJ,Haase VH. Anaemia in kidney disease:harnessing hypoxia responses for therapy. NAT REV NEPHROL,2015,11(7):394-410.

[3] 董建华,范文静,吴边,等.罗沙司他治疗血液透析患者红细胞生成素低反应性贫血的疗效观察.肾脏病与透析肾移植杂志,2021,30(03):211-216.

[4] 孙凌霜,薛瑾虹,魏萌,等.罗沙司他替代大剂量重组人红细胞生成素治疗维持性血液透析患者贫血的疗效.肾脏病与透析肾移植杂志,2021,30(03):217-221.

[5] Chen N,Hao C,Liu BC,et al. Roxadustat treatment for anemia in patients undergoing long-term dialysis. N Engl J Med,2019,381(11):1011-1022.

[6] Caruso JA,Akli S,Pageon L,et al. The serine protease inhibitor elafin maintains normal growth control by opposing the mitogenic effects of neutrophil elastase. ONCOGENE,2015,34(27):3556-3567.

[7] Masood A,Yi M,Belcastro R,et al. Neutrophil elastase-induced elastin degradation mediates macrophage influx and lung injury in 60% $O_2$-exposed neonatal rats. Am J Physiol Lung Cell Mol Physiol,2015,309(1):L53-L62.

[8] Maxwell PH,Eckardt KU. HIF prolyl hydroxylase inhibitors for the treatment of renal anaemia and beyond. NAT REV NEPHROL,2016,12(3):157-168.

# 病例 14

# 红细胞生成刺激剂低反应肾性贫血治疗1例

## 一、病历摘要

**【现病史】**

患者，男性，42 岁。主诉“发现多囊肾 10 年，血肌酐升高 8 年，乏力 5 个月”。

患者 10 年前体检时，B 型超声检查发现多囊肾，未予重视；8 年前体检发现血肌酐升高，约为 100 μmol/L，无明显不适，未予治疗，后血肌酐逐渐缓慢升高。5 个月前，患者劳累后明显腰酸、乏力，于我院就诊。复查血肌酐 561 μmol/L，尿素氮 20.5 mmol/L，血红蛋白 84 g/L；3 个月前为行“左前臂动静脉内瘘术”于我院住院，查血肌酐 759 μmol/L，尿素氮 25.4 mmol/L，血红蛋白 79 g/L。为求血液透析治疗，拟“多囊肾，慢性肾脏病 5 期，肾性贫血”于 2019 年 10 月 22 日收入院。

**【既往史】**

患者平素健康状况一般，有高血压病史 5 年，目前口服硝苯地平控释片 30 mg，2 次/天；琥珀酸美托洛尔缓释片 47.5 mg，1 次/天；甲磺酸多沙唑嗪缓释片 4 mg，1 次/晚；盐酸可乐定片 75 μg，每 8 小时 1 次，目前血压控制尚可。否认糖尿病、结核病、病毒性肝炎及其他传染病病史，否认输血史、药物过敏史、药源性疾病史，否认食物过敏史，无中毒史，无手术史及外伤史，有预防接种史。

**【个人史】**

否认疫区居留史及疫源、疫水接触史，否认牧区、矿山、高氟区、低碘区居住史，否认化学性物质、粉尘、放射性物质、有毒物质接触史，否认吸毒史，否认冶游史，无吸烟、酗酒嗜好。

**【家族史】**

父亲身体健康，母亲已故，母亲生前患“多囊肾”，1 兄患“多囊肾”，否认有高血压、血液病、支气管哮喘、痛风、糖尿病、癫痫、先天发育异常、精神病等遗传倾向的疾病，两系Ⅲ级否认其他遗传性疾病。

**【体格检查】**

体温 36.8 ℃，脉搏 68 次/分，呼吸 18 次/分，血压 138/76 mmHg，体重 74.1 kg，身高 178 cm。神志清晰，自动体位，尿毒症面容，合作良好，对答切题，语言清晰，步入病房，发育正常，营养良好。皮肤、黏膜无黄染，双下肢无水肿，无皮疹、皮下出血、皮下结节、瘢痕。颈部无抵抗，气管位置居中，颈静脉无怒张，甲状腺未触及肿大。心前区无隆起，心尖搏动正常，心浊音界正常，心率 68 次/分，心律齐，心音中等，未闻及病理性杂音，未闻及心包摩擦音。呼吸运动双侧对称，双肺叩诊音清，双肺呼吸音清，未闻及两肺底明显干、湿啰音。腹部外形平坦，蠕动波未见，全腹软，无压痛、反跳痛，未扪及包块，肝脏肋下未触及，胆囊肋下未触及，肾区叩痛双侧阴性，肠鸣音 4 次/分，移动性浊音阴性，其他无特殊。脊柱活动自如无畸形，四肢关节活动无障碍，双下肢轻度凹陷性水肿。四肢肌张力正常，四肢肌力Ⅴ级，膝腱反射双侧(＋＋)，巴宾斯基征双侧(—)，其他无特殊。

**【辅助检查】**

**1. CKD 相关检查**　见表 3-14-1。

表 3-14-1　患者 CKD 相关检查结果

| 项目 | 2019 年 8 月 31 日 | 2019 年 10 月 22 日 | 2019 年 12 月 11 日 | 2020 年 2 月 3 日 |
|---|---|---|---|---|
| 总蛋白(g/L) | 65.2 | 66.8 | 65.7 | 70.5 |
| 白蛋白(g/L) | 37.2↓ | 37.9↓ | 36.7↓ | 42.2 |
| 谷丙转氨酶(U/L) | 10 | 9↓ | 16 | 30 |
| 谷草转氨酶(U/L) | 9↓ | 7↓ | 11↓ | 24 |
| 总胆红素(μmol/L) | 6.9 | 7.1 | 7.3 | 7.5 |
| 直接胆红素(μmol/L) | 2.2 | 2.4 | 3.4 | 3.0 |
| 间接胆红素(μmol/L) | 4.2 | 4.7 | 3.9 | 4.5 |
| 血肌酐(μmol/L) | 898↑ | 1172↑ | 1306↑ | 1099↑ |
| 尿素氮(mmol/L) | 23.6↑ | 27.43↑ | 29.30↑ | 20.51↑ |
| 尿酸(μmol/L) | 430↑ | 469↑ | 507↑ | 421↑ |
| 血清钾(mmol/L) | 3.78 | 4.12 | 3.99 | 3.97 |
| 血清钙(mmol/L) | 2.15 | 2.20 | 2.13 | 2.26 |
| 无机磷(mmol/L) | 1.56↑ | 1.60↑ | 1.81↑ | 1.77↑ |
| C 反应蛋白(mmol/L) | 11.10↑ | 16.10↑ | 15.20↑ | 1.05 |
| 甲状旁腺激素(ng/L) | 111.6↑ | 96.9↑ | 112.8↑ | 110.5↑ |

**2. 贫血相关检查**　见表 3-14-2。

表 3-14-2　患者贫血相关检查结果

| 项目 | 2019 年 8 月 31 日 | 2019 年 10 月 22 日 | 2019 年 12 月 11 日 | 2020 年 2 月 3 日 |
|---|---|---|---|---|
| 红细胞计数($\times 10^{12}$/L) | 2.90↓ | 2.70↓ | 2.99↓ | 3.26↓ |
| 血红蛋白(g/L) | 74↓ | 63↓ | 78↓ | 106↓ |
| 血细胞比容(%) | 22.4↓ | 20.6↓ | 22.7↓ | 30.7↓ |
| 血清铁(μmol/L) | 7.0↓ | 7.2↓ | 7.7↓ | 36.9↑ |
| 总铁结合力(μmol/L) | 45↓ | 42↓ | 44↓ | 42↓ |

（续 表）

| 项目 | 2019年8月31日 | 2019年10月22日 | 2019年12月11日 | 2020年2月3日 |
|---|---|---|---|---|
| 铁蛋白(μg/L) | 105.5 | 108.4 | 112.9 | 977.7↑ |
| 转铁蛋白(g/L) | 1.89↓ | 1.98↓ | 2.05 | 1.96↓ |
| 转铁蛋白饱和度(%) | 14.97↓ | 15.50↓ | 17.65↓ | 88.45↑ |

**3. 特殊检查**

(1)胸部正侧位X线片(2019年10月22日):心胸比约为0.51,主动脉轻度扩张。

(2)胸部CT检查(2019年10月22日):右肺中叶及左肺上叶舌段少许炎性纤维灶。

(3)全腹CT检查(2019年10月22日):肝多发囊肿,双肾多囊肾,前列腺增生。

(4)心脏B型超声检查(2019年10月22日):室间隔偏厚,主动脉瓣轻度反流。

(5)双上肢血管B型超声检查(2019年10月23日):左上肢动静脉瘘口处稍狭窄,左上肢动脉内膜可见多枚强光斑附着,后半声影。

(6)甲状腺B型超声检查(2019年10月23日):双侧甲状旁腺增生,右侧甲状腺结节伴钙化。

**【主要临床诊断】**

1. 多囊肾
2. 慢性肾脏病5期
3. 肾性贫血
4. 肾性高血压
5. 继发性甲状旁腺功能亢进症
6. 维持性血液透析

## 二、临床治疗经过

### (一)血液透析方案

起始透析:2019年11月。透析龄小于1年。透析频率:3次/周,每次4 h,超滤量2500 ml,流速500 ml/min。透析方式:血液透析+血液灌流(HD+HP)。透析液配方:钠140.00 mmol/L,钙1.50 mmol/L,钾3.00 mmol/L,碳酸氢根34.00 mmol/L。透析充分性:Kt/V 1.2。抗凝方式:低分子量肝素3500 U。

### (二)贫血治疗方案

2019年8月31日至2019年10月21日,重组人红细胞生成素注射液10 000 U/周;2019年10月22日至2019年11月6日,重组人红细胞生成素注射液20 000 U/周,治疗与疗效见图3-14-1。2019年12月11日至2020年2月2日,罗沙司他,120 mg,3次/周;2020年2月3日至今,罗沙司他,100 mg,3次/周,治疗与疗效见图3-14-2。其间口服铁剂(多糖铁复合物胶囊,150 mg,1次/天)及叶酸(叶酸片,5 mg,1次/天)。

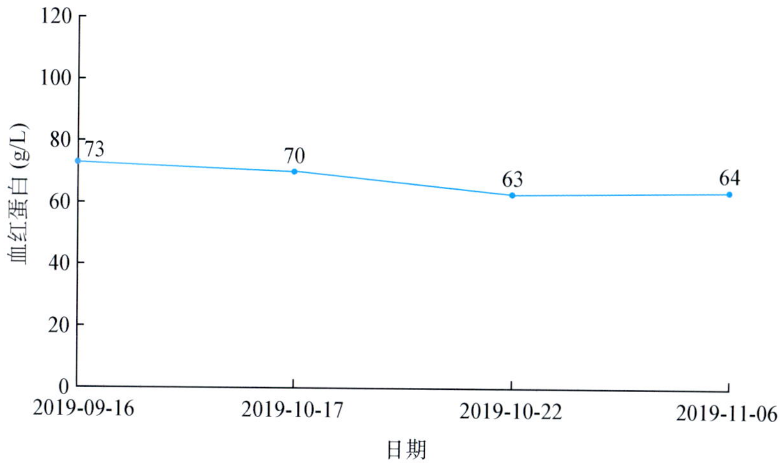


图 3-14-1 ESA 治疗时患者血红蛋白变化

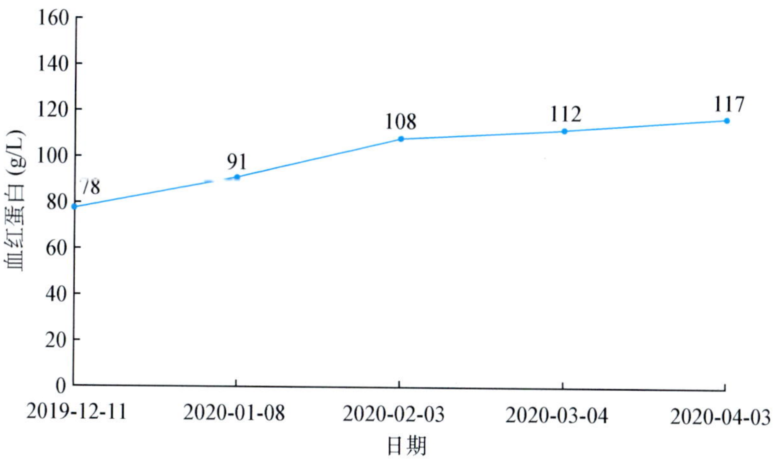


图 3-14-2 罗沙司他治疗时患者血红蛋白变化

注:2019 年 12 月 11 日至 2020 年 2 月 2 日,应用罗沙司他、多糖铁复合物胶囊和叶酸片,罗沙司他剂量为 120 mg,3 次/周,口服,多糖铁复合物胶囊剂量为 150 mg,1 次/天,口服,叶酸片剂量为 5 mg,1 次/天,口服;2020 年 2 月 3 日至 4 月 3 日,患者应用罗沙司他、多糖铁复合物胶囊和叶酸片,罗沙司他剂量为 100 mg,3 次/周,口服,多糖铁复合物胶囊剂量为 150 mg,1 次/天,口服,叶酸片剂量为 5 mg,1 次/天,口服

**(三)其他治疗**

硝苯地平控释片,30 mg,1 次/天;复方 α-酮酸片,2.52 g,3 次/天;琥珀酸美托洛尔缓释片,47.5 mg,1 次/天;百令片,4 片,3 次/天;硫酸氢氯吡格雷片 75 mg,1 次/天。

## 三、病例特点分析

### （一）贫血原因分析

1. 红细胞丢失过多？患者无黑便、肝病、肿瘤，无活动性出血的表现，可排除。

2. 细胞破坏过多？患者血胆红素水平无明显异常，无脾大，可排除。

3. 红细胞生成减少？

（1）患者血清铁 7.7 μmol/L，转铁蛋白饱和度 17.65%，患者储存铁不足。

（2）患者无甲状旁腺功能亢进症。

（3）患者 CRP 6.38 mmol/L，处于微炎症状态。

（4）患者未行骨髓穿刺，但白细胞、血小板正常，红细胞形态正常，暂不考虑骨髓造血异常。

### （二）患者特点分析

1. 患者处于初始透析期，合并高血压，心血管事件风险高发，大剂量 ESA 会增加患者心血管事件风险。

2. ESA 低反应考虑缺铁及微炎症状态为主要原因。

3. 罗沙司他可有效纠正 CKD 贫血。

4. 患者铁代谢提示体内储存铁不足，但无须静脉补铁，仅口服补铁即可。

5. 患者处于微炎症状态，罗沙司他不受炎症状态影响。

## 四、临床思辨

### （一）对于该患者采用罗沙司他治疗的体会

1. 罗沙司他对于 CKD 伴肾性贫血的维持性透析患者治疗有效，1～2 个月后，患者血红蛋白可升高 10 g/L 以上，证明罗沙司他对于透析患者的疗效非常明显。

2. 罗沙司他对血压影响较小。

3. 使用罗沙司他治疗期间，应按时监测患者血红蛋白水平及变化趋势，及时调整剂量，避免出现血红蛋白升高过快（每个月＞20 g/L）。血红蛋白升高过快会造成相应不良反应，因此，应用 20 mg 与 50 mg 两种规格搭配，每 4 周调整一次剂量，使血红蛋白缓慢且持续升高。

4. 罗沙司他可提高机体对铁的利用，改善铁代谢，减少静脉铁剂的使用，必要时口服补铁即可。

5. 罗沙司他升高血红蛋白水平不受患者炎症状态的影响，无论是 CRP≥5 mmol/L，还是 CRP＜5 mmol/L 的患者，罗沙司他均能有效纠正其血红蛋白水平。

### （二）该患者采用罗沙司他治疗的临床注意事项

1. 该患者为血液透析，体重 74.1 kg，应严格按照罗沙司他说明书使用，起始剂量为 120 mg，3 次/周。

2. 需要根据罗沙司他说明书建议，起始治疗阶段每 2 周调整一次剂量，维持期每 4 周调整一次剂量。

3. 将血红蛋白维持在 110～120 g/L。若血红蛋白＞130 g/L，需要暂停给药并监测血红蛋白水平。

（温州市中医院　陈　宇）

## 专家点评

该病例为中年男性多囊肾患者，血液透析仅1年，初始应用重组人红细胞生成素注射液纠正贫血，最大剂量已达到20 000 U/周，效果仍不佳，后改为口服罗沙司他，血红蛋白逐渐上升至达标水平。通过调整促红细胞生成素的应用剂量，患者贫血仍不能得到良好的纠正，作者分析其中原因，考虑存在ESA低反应、储存铁不足，以及患者处于微炎症状态等情况。无论患者存在铁缺乏的情况，还是处于微炎症状态，应用罗沙司他后均可受益，证明了罗沙司他的疗效。该病例对临床有一定的意义，提示临床医师在临床工作中应注意微炎症对贫血的影响；对于ESA低反应的患者，尝试使用罗沙司他可能为此患者的治疗提供新的思路，值得进一步观察。

（中国医科大学附属第一医院　姚　丽）

## 参考文献


［1］ Chen N，Hao C，Liu BC，et al. Roxadustat treatment for anemia in patients undergoing long-term dialysis. N Engl J Med，2019，381（11）：1011-1022.

［2］ Li SJ，Chen XQ，Hu PH，et al. Roxadustat improves erythropoietin antibody-mediated pure red cell aplasia in a patient with hemodialysis. Blood purification，2021.

［3］ Zheng Q，Yang HS，Fu XW，et al. The efficacy and safety of roxadustat for anemia in patients with chronic kidney disease：a meta-analysis. Nephrology Dialysis Transplantation，，2021，36(9)：1603-1615.

［4］ Barratt J，Andric B，Tataradze A，et al. Roxadustat for the treatment of anaemia in chronic kidney disease patients not on dialysis：a Phase 3，randomized，open-label，active-controlled study（DOLOMITES）. Nephrology Dialysis Transplantation，2021，36(9)：1616-1628.

［5］ Shutov E，Sułowicz W，Esposito C，et al. Roxadustat for the treatment of anemia in chronic kidney disease patients not on dialysis：a Phase 3，randomized，double-blind，placebo-controlled study（ALPS）. Nephrology Dialysis Transplantation，2021，36(9)：1629-1639.

［6］ Provenzano R，Shutov E，Eremeeva L，et al. Roxadustat for anemia in patients with end-stage renal disease incident to dialysis. Nephrology Dialysis Transplantation，2021，36(9)：1717-1730.

［7］ 李金花，魏林，朱璐，等. 基于微炎症因子及血清铁参数、促红细胞生成素水平变化探究罗沙司他胶囊在肾性贫血患者中的应用价值. 中国医学创新，2021，18(25)：28-32.

［8］ 付玉琪，涂岩，刘必成. 低氧诱导因子-脯氨酸羟化酶抑制剂治疗肾性贫血的研究进展. 中华肾脏病杂志，2020，36(9)：726-730.

# 病例 15

# 围透析期肾性贫血治疗1例

## 一、病历摘要

**【现病史】**

患者,女性,80 岁。主诉“发现蛋白尿 30 年,间断乏力 2 个月,加重 1 周”于 2020 年 3 月 10 日收入院。

患者 30 年前体检时发现蛋白尿,未系统治疗,仅定期复查。3 年前血肌酐开始升高,肌酐约为 200 μmol/L,诊断为“慢性肾衰竭”,开始应用“肾衰宁、海昆肾喜”等保肾排毒对症治疗,定期门诊随诊。2 个月前出现乏力,于我院门诊复查,提示血肌酐 536 μmol/L,血红蛋白 98 g/L,诊断为“慢性肾脏病 5 期、肾性贫血”,给予“ESA(3000 U,2 次/周,皮下注射)和铁剂(100 mg,1 次/月,静脉注射)”纠正贫血。1 周前患者乏力加重,为进一步系统诊治收入院。病程中偶有胸闷、气短、恶心,无咳嗽、咳痰及咯血,无低热、盗汗,无呕吐,无腹泻、黑便,无尿频、尿急、尿痛及肉眼血尿,无脱发、光过敏、关节痛,睡眠尚可,大便正常,24 h 尿量约为 1500 ml,近期体重无明显减轻。

**【既往史】**

高血压病史 30 年,慢性胃炎病史 9 年,冠心病病史 8 年。否认糖尿病病史,否认手术、外伤史,否认食物、药物过敏史。

**【体格检查】**

体温 36.3℃,脉搏 75 次/分,呼吸 18 次/分,血压 158/80 mmHg,体重 45 kg。神志清晰,贫血貌,发育正常,营养中等,慢性病容,自动体位,体格检查合作。颜面无水肿,睑结膜略苍白,巩膜无黄染。双肺呼吸音清,未闻及明显干、湿啰音。心率 75 次/分,心律齐,各瓣膜听诊区未闻及病理性杂音。腹部平软,无压痛、反跳痛及肌紧张,肝、脾肋下未触及,双肾叩击痛(—)。双下肢中度水肿。

**【辅助检查】**

血常规:白细胞计数 $8.93\times10^{9}$/L,红细胞计数 $3.23\times10^{12}$/L,血红蛋白 85 g/L,平均红细胞体积 97 fl,平均血红蛋白含量 28.7 pg,血小板计数 $233\times10^{9}$/L。血生化:白蛋白 39.9 g/L,肌酐 512 μmol/L,尿素氮 20.44 mmol/L,葡萄糖 4.82 mmol/L,β2 微球蛋白 12.74 mg/L,甘油三酯 2.85 mmol/L,总胆固醇 7.21 mmol/L,LDL-C 3.16 mmol/L,HDL-C 1.52 mmol/L,血钾 5.15 mmol/L,血钙 2.22 mmol/L,血磷 1.83 mmol/L。铁代谢指标:血清铁 4.8 μmol/L,总

铁结合力 69.63 μmol/L，转铁蛋白 2.09 g/L，转铁蛋白饱和度 6.89%，铁蛋白 8.3 μg/L。甲状旁腺激素 85.5 ng/L，CRP 8.9 mg/L。粪便隐血试验阴性。骨髓穿刺检查显示骨髓象正常；肺 CT 检查显示双肺多发小结节及磨玻璃结节，余未见明显异常；肿瘤标志物、传染病综合抗体、血凝分析未见异常。估算肾小球滤过率(eGFR)8.47 ml/(min·1.73 $m^2$)。

**【主要临床诊断】**

1. 慢性肾脏病 5 期
2. 肾性贫血
3. 高磷血症
4. 高血压 3 级(很高危)
5. 冠心病，心功能Ⅱ级

## 二、临床治疗过程

给予保肾排毒、降磷、降压、纠正贫血(罗沙司他＋铁剂)、对症及支持治疗，并行动静脉内瘘成形术做好透析前准备。

2020 年 1 月 7 日，查血红蛋白 98 g/L，诊断为肾性贫血，应用 ESA(3000 U，2 次/周，皮下注射)和蔗糖铁注射液(100 mg，1 次/月，静脉注射)纠正贫血。2020 年 3 月 10 日，因乏力明显入院，实验室检查结果显示血红蛋白 85 g/L，铁蛋白 8.3 μg/L，转铁蛋白饱和度 6.89 %。由于患者应用 ESA 效果较差，与家属沟通后停用 ESA 并给予罗沙司他(70 mg，3 次/周，口服)和蔗糖铁注射液(100 mg，2 次/月，静脉注射)治疗。2020 年 4 月 7 日复查血红蛋白 93 g/L，铁蛋白 50.9 μg/L，转铁蛋白饱和度 8.77%，继续原治疗方案。此后，2020 年 5 月 16 日、6 月 21 日、8 月 9 日复查血红蛋白分别为 120、119、118 g/L。2020 年 10 月 16 日复查血红蛋白 119 g/L，铁蛋白 34.8 μg/L，转铁蛋白饱和度 24.25%。2020 年 10 月 23 日，患者开始进行血液透析治疗(3 次/周)，继续给予罗沙司他(70 mg，3 次/周，口服)和蔗糖铁注射液(100 mg，2 次/月，静脉注射)。2020 年 12 月 20 日，患者自行将罗沙司他剂量减至 20 mg(3 次/周)，铁剂剂量不变。2020 年 3 月 5 日门诊复查提示血红蛋白 98 g/L，铁蛋白 36.2 μg/L，转铁蛋白饱和度 37.14%，将罗沙司他剂量调至 70 mg(3 次/周)，铁剂剂量不变。2021 年 4 月 28 日复查血红蛋白 118 g/L，继续原治疗方案。此后，患者因个人原因未继续随诊。治疗期间患者血红蛋白变化情况见图 3-15-1。

## 三、病例特点分析

本例患者 CKD 病史多年，2020 年 1 月 7 日诊断为 CKD 5 期，肾性贫血，给予促红细胞生成素和铁剂纠正贫血。2020 年 3 月 10 日患者因乏力明显入院行相关检查，血红蛋白较前未改善甚至降低，粪便隐血试验阴性，骨髓象正常，血小板计数及甲状旁腺激素水平正常，铁蛋白和转铁蛋白饱和度明显减少，未检验促红细胞生成素和铁调素水平，结合患者病史及辅助检查，诊断为肾性贫血并伴随造血原料铁缺乏引起的缺铁性贫血。患者血红蛋白水平降低且存在绝对性铁缺乏，故考虑其肾性贫血不单纯为肾功能受损所致，也与体内存在绝对性铁缺乏有关，由于已应用 ESA 和铁剂治疗 2 个月，患者贫血状态仍无改善，遂改用罗沙司他(70 mg，3 次/周，口服)纠正贫血。在应用罗沙司他治疗贫血的 2～7 个月中，患者血红蛋白为 115～120 g/L，维持在相对稳定状态，贫血状态得到改善。

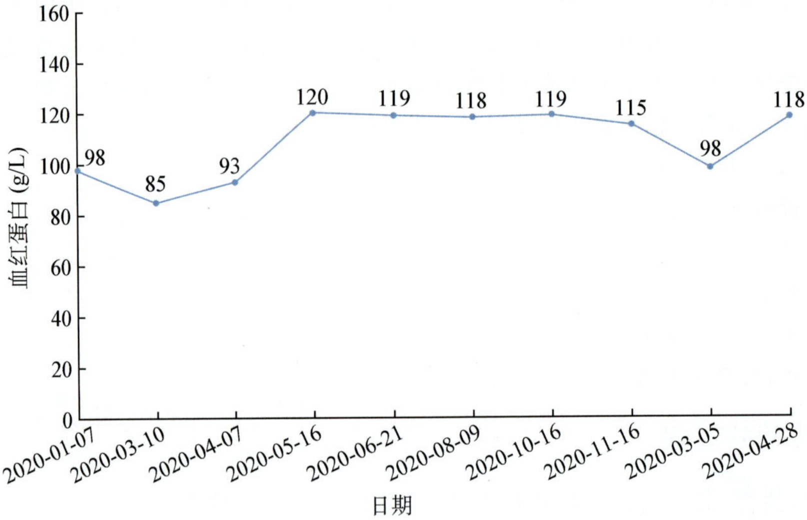


图 3-15-1 治疗期间患者血红蛋白变化情况

注:2020 年 1 月 7 日至 2020 年 3 月 9 日,应用 EPO 3000 U, 2 次/周,皮下注射,联合蔗糖铁注射液 100 mg,1 次/月,静脉注射;2020 年 3 月 10 日至 2020 年 12 月 19 日,应用罗沙司他 70 mg,3 次/周,口服,联合蔗糖铁注射液 100 mg,2 次/月,静脉注射;2020 年 12 月 20 日至 2021 年 3 月 4 日,应用罗沙司他 20 mg,3 次/周,联合蔗糖铁注射液 100 mg,2 次/月,静脉注射;2021 年 3 月 5 日至 2021 年 4 月 28 日,应用罗沙司他 70 mg,3 次/周,联合蔗糖铁注射液 100 mg,2 次/月,静脉注射

2020 年 10 月 23 日,患者开始进行血液透析治疗(3 次/周),考虑患者血红蛋白水平平稳,贫血状态纠正,继续给予罗沙司他(70 mg,3 次/周,口服)纠正贫血,未调整罗沙司他剂量,铁剂用量同前。但 2020 年 12 月 20 日,患者自行将罗沙司他剂量减至 20 mg(3 次/周),铁剂剂量不变;2020 年 3 月 3 日复查血红蛋白降至 98 g/L,遂将罗沙司他剂量调至(70 mg,3 次/周)。2021 年 4 月 28 日复查血红蛋白 118 g/L,继续原治疗方案。该患者为由非透析转为透析的肾性贫血患者,开始血液透析后并未调整罗沙司他剂量,随后患者自行减少药物剂量,再次复查时血红蛋白明显降低,调整罗沙司他剂量后其血红蛋白升高。由此可以看出,不适当地减少罗沙司他剂量会影响其纠正贫血的疗效,并造成血红蛋白水平不达标。

## 四、临床思辨

肾性贫血是 CKD 常见的并发症,其患病率高,但治疗达标率较低,严重影响患者的远期预后。肾性贫血的发病机制主要包括 EPO 水平及活性降低、铁缺乏及代谢障碍、营养不良、甲状旁腺功能亢进症、炎症状态及尿毒症毒素等,铁剂和 ESA 是目前治疗 CKD 患者贫血的主要药物,虽可在一定程度上改善患者贫血状态,但在铁缺乏或慢性炎症等状态下,其纠正贫血的能力有限。罗沙司他通过抑制 HIF-PH 活性,从而抑制 HIF-α 的降解,启动 HIF 通路并诱导靶基因表达,主要通过促进肾、肝等组织产生内源性生理浓度 EPO、降低铁调素水平、促进铁的吸收和再利用,以及增加骨髓前红细胞表面 EPO 受体,提高血红蛋白水平,改善贫血状态。本例患者存在绝对性铁缺乏,在应用罗沙司他后血红蛋白升高,贫血得以纠正。相关研究也表明，无论患者初始铁状态如何，罗沙司他都可有效提高血红蛋白水平，纠正贫血。后期患者自行将药物减量，2个月后复查发现血红蛋白水平下降，提高罗沙司他用药剂量后，其血红蛋白水平再次升至正常，说明选择合适剂量的罗沙司他是纠正贫血的关键。另外，关于由非透析转为透析时是否应增加药物剂量的问题，由于本例患者自行减量及后期随访不及时，作者认为需要结合患者的血红蛋白水平来决定是否需要提高罗沙司他剂量，同时也需要更多的临床观察进一步探索。

本例患者的治疗结果显示，罗沙司他可有效提高绝对性铁缺乏患者的血红蛋白水平，而且选择合适剂量的罗沙司他长期维持治疗是纠正贫血的关键。

（吉林省人民医院　张艾佳　张　睿*）

## 专家点评

这是一例非透析患者转为透析患者的肾性贫血病例。该CKD患者为老年女性，在未透析阶段，发现肾性贫血后，开始应用ESA联合铁剂治疗，因纠正贫血效果不佳，改为罗沙司他口服治疗，后患者血红蛋白水平逐渐达标。半年后，患者进入透析阶段，继续给予罗沙司他口服治疗，并未调整药物剂量。因患者依从性差，自行减量后贫血加重，恢复药物剂量后，血红蛋白水平重新达标。本文章提示医师，无论是非透析患者还是透析患者，罗沙司他都是纠正贫血的良好选择之一，并且在非透析至透析的过渡阶段无须调整剂量。值得注意的是，未遵医嘱的药物减量是造成药效不佳的原因之一，临床工作中需要与患者充分沟通并交代清楚。

（中国医科大学附属第一医院　姚　丽）

## 参考文献


［1］ 中国医师协会肾脏内科医师分会肾性贫血指南工作组. 中国肾性贫血诊治临床实践指南. 中华医学杂志，2021，101(20)：1463-1502.

［2］ 刘珊，丁国华，王惠明. 缺氧诱导因子与肾性贫血. 中国医药导报，2016，13(34)：50-54.

［3］ 郝传明，任玥衡. 低氧诱导因子与慢性肾脏病贫血. 肾脏病与透析肾移植杂志，2018，27(2)：151-152.

［4］ Li ZL，Tu Y，Liu BC，et al. Treatment of renal anemia with roxadustat：advantages and achievement. Kidney Dis(Basel)，2020，6(2)：65-73.

［5］ Provenzano R，Besarab A，Sun CH，et al. Oral hypoxia-inducible factor prolyl hydroxylase inhibitor roxadustat (fg-4592) for the treatment of anemia in patients with CKD. Clin J Am Soc Nephrol，2016，11(6)：982-991.


* 该作者现工作单位为珠海市人民医院

# 病例16

# 狼疮性肾炎透析患者贫血治疗1例

## 一、病历摘要

**【现病史】**

患者，男性，47岁。主诉“狼疮性肾炎10余年，血液透析6年，乏力5年且加重1个月”，于2020年8月7日入院治疗。

患者10余年前因“周身关节疼痛伴血肌酐升高”就诊，诊断为“系统性红斑狼疮，狼疮性肾炎”，开始应用“醋酸泼尼松”“环磷酰胺”“白芍总苷”治疗；5年前停用免疫抑制剂，长期口服“醋酸泼尼松”(5 mg/d)。患者8年前血肌酐升至924 μmol/L，开始腹膜透析治疗；7余年前查血红蛋白＜100 g/L，开始应用“ESA”；6年前因腹膜透析不充分，改行血液透析治疗。患者近5年反复出现乏力等不适症状，初期应用ESA 5000 U，2次/周，监测血红蛋白波动在70～90 g/L，之后间断给予静脉补铁治疗，但血红蛋白仍未达目标值。患者近1个月乏力症状较前加重，体力活动后出现胸闷等不适症状，休息后略缓解，无明显胸痛，无咳嗽，无夜间阵发性呼吸困难，为进一步诊治住院治疗。

**【既往史】**

患者有高血压病史7年，肝硬化病史1年；确诊心脏瓣膜病10月余，经皮冠状动脉介入治疗(PCI)后6个月，术后规律应用冠心病二级预防药物；否认肝炎、结核、疟疾等传染病史，否认食物、药物过敏史，否认外伤史。

**【个人史】**

患者生于辽宁省，无烟、酒嗜好，否认疫区、疫情接触史。

**【家族史】**

患者母亲患有高血压，狼疮病史不详，否认家族遗传性糖尿病史，否认家族遗传性肿瘤病史及传染病史。

**【体格检查】**

体温36.3℃，脉搏72次/分，呼吸19次/分，血压150/80 mmHg，身高170 cm，体重76.2 kg。一般状态可，神志清晰。眼睑无浮肿，结膜苍白，巩膜无黄染，口唇略苍白。双肺呼吸音粗，未闻及干、湿啰音，心律齐，主动脉瓣听诊区可闻及3/6级收缩期杂音，二尖瓣听诊区可闻及收缩期吹风样杂音。腹部饱满、柔软，左腹可见一长约3.5 cm的纵向手术瘢痕，全腹无压痛、反跳痛及肌紧张，肝、脾肋下未触及，墨菲征阴性，肠鸣音4次/分，无移动性浊音，双肾区无叩击痛，双侧输尿管走行无压痛。右前臂动静脉内瘘处可触及震颤，可闻及清晰血管杂音。双下肢无水肿。

**【辅助检查】**

**1. 实验室检查**

(1)血常规：白细胞计数 4.35×$10^9$/L，中性粒细胞百分比 77.9%，红细胞计数 3.10×$10^{12}$/L，血红蛋白 98 g/L，血小板计数 125.0×$10^9$/L。

(2)铁代谢指标：血清铁 24.2 μmol/L，总铁结合力 43.8 μmol/L，不饱和铁结合力 19.6 μmol/L，铁饱和度 55%，铁蛋白 545.0 μg/L。

(3)血生化：尿素 38.77 mmol/L，血肌酐 1662 μmol/L，尿酸 619 μmol/L，半胱氨酸蛋白酶抑制剂 C 5.83 mg/L，葡萄糖 4.16 mmol/L，总胆固醇 2.8 mmol/L，甘油三酯 1.41 mmol/L，高密度脂蛋白 0.43 mmol/L，低密度脂蛋白 1.57 mmol/L，血钙 2.2 mmol/L，血磷 3.86 mmol/L，甲状旁腺激素 664.2 pg/ml，超敏 C 反应蛋白 45.2 mg/L。

(4)免疫指标：抗核抗体(1∶1000)阳性，抗双链 DNA 抗体阴性，SM 抗体阴性，系统性红斑狼疮活动指数(SLEDA)评分＜4 分。免疫球蛋白和补体 C3、C4 结果均未见异常。

**2. 影像学检查**

(1)泌尿系统彩色多普勒超声：双肾回声符合慢性肾脏病(CKD)声像图，双肾多发囊肿；双输尿管未见明显扩张；膀胱充盈良好，内壁光滑，内未见明显占位性病变。

(2)肺部 CT：未见感染及胸腔积液表现。

(3)心电图：窦性心律，心电轴不偏，ST-T 改变。

(4)二维超声：心脏牛眼图符合高血压性肥厚型心肌病，左心室壁节段运动异常(考虑为缺血性)，主动脉瓣钙化、重度狭窄、中度关闭不全，心包积液(少量)，二、三尖瓣中重度反流，牛眼图见左心室各阶段收缩期纵向应变峰值不同程度降低，射血分数 33%，心脏收缩功能、舒张功能差。

**【主要临床诊断】**

1. 系统性红斑狼疮，狼疮性肾炎
2. 慢性肾脏病 5D 期，肾性贫血，慢性肾脏病矿物质和骨代谢异常，肾性高血压
3. 冠心病，不稳定型心绞痛，心脏瓣膜病，经皮冠状动脉介入治疗后

## 二、临床治疗经过

患者规律行血液透析治疗，每周 2 次高通量血液透析(HFHD)，每周 1 次高容量血液透析滤过(HDF)，右前臂动静脉内瘘为血管通路，血流量 230～250 ml/min，透析液流量 500 ml/min，低分子量肝素 3800～4000 U 抗凝，机显 Kt/V 1.05～1.16(既往为 0.95～1.10)。血液透析后静脉推注左卡尼汀 1.0 g(3 次/天)以营养心肌，餐中嚼服碳酸镧 500 mg(3 次/天)以降低血磷，口服富马酸比索洛尔 2.5 mg(1 次/天)以降低血压，口服阿司匹林、氯吡格雷以抗凝，口服阿托伐他汀钙以调脂。

患者合并肾性贫血 7 年，初期应用 ESA 5000 U，2 次/周，监测血红蛋白波动在 70～90 g/L，之后间断静脉补充铁剂(蔗糖铁每月 200 mg)，血红蛋白波动在 90～100 g/L，调整 ESA 剂量(增加至每周 200 U/kg)，但更换剂型后血红蛋白仍未达标。患者入院后(2020 年 8 月 7 日)改用罗沙司他治疗，因体重＞60 kg，初始用药方案为 120 mg，3 次/周，口服，治疗 2 周后(2020

年 8 月 21 日)复查血红蛋白为 114 g/L,调整罗沙司他的用药方案为 70 mg,3 次/周,口服。患者应用罗沙司他治疗 4 周后(2020 年 9 月 7 日)复查血红蛋白为 104 g/L,再次调整用药方案为 100 mg,3 次/周,口服。此后,患者每个月复查血常规,监测血红蛋白波动在 115～120 g/L,监测超敏 C 反应蛋白波动在 2.45～22.70 mg/L。在应用罗沙司他的过程中,患者无血压升高、无高钾血症发生,用药前后患者血红蛋白和 C 反应蛋白的变化情况见图 3-16-1。

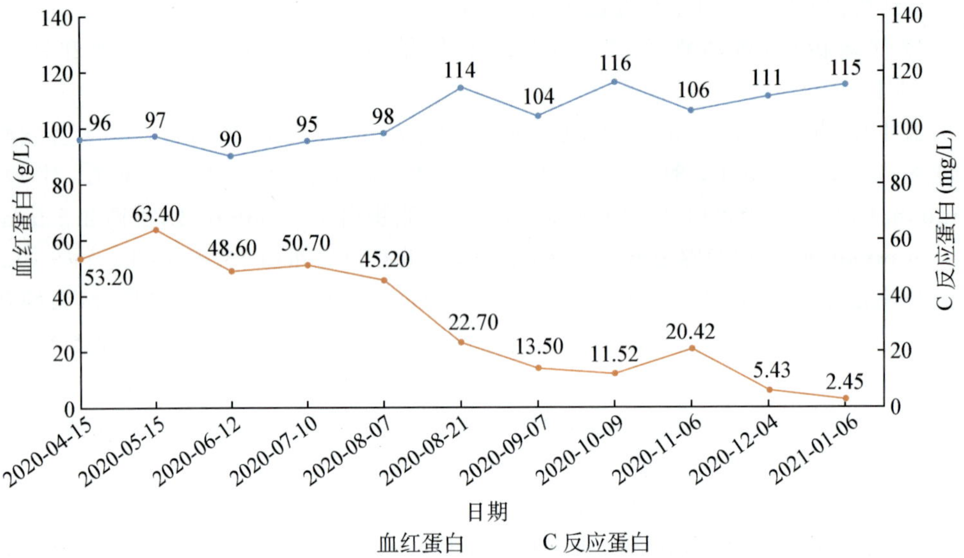


图 3-16-1 应用罗沙司他治疗前、后患者血红蛋白和 C 反应蛋白的变化

注:2020 年 8 月 7 日开始服用罗沙司他,120 mg,3 次/周;2020 年 8 月 21 日调整罗沙司他剂量为 70 mg,3 次/周;2020 年 9 月 7 日再次调整罗沙司他剂量为 100 mg,3 次/周

## 三、病例特点分析

本例患者腹膜透析 2 年,已合并肾性贫血,应用 ESA,但由于腹膜透析不充分,血红蛋白始终不达标,患者改行血液透析后初期尿素清除指数为 0.95～1.10,后更改为每周 2 次 HD、每周 1 次 HDF,每次尿素清除指数提示血液透析能达到充分。但患者仍反复出现贫血征象,无出血、骨髓抑制等其他表现,亦无铁缺乏的依据,增加 ESA 剂量及更换 ESA 剂型后血红蛋白仍未达标。结合其原发病为系统性红斑狼疮,虽然狼疮没有活动,但血清 C 反应蛋白升高提示存在微炎症状态,不能除外贫血与此相关。应用罗沙司他治疗 2 周后,患者的血红蛋白水平较基线明显升高,为防止血红蛋白升高过快,罗沙司他由 120 mg(3 次/周)减量至 70 mg(3 次/周),但应用罗沙司他 4 周后复查血红蛋白有所回落,再次调整罗沙司他为 100 mg (3 次/周),之后随访血红蛋白稳定达标,同期监测血清 C 反应蛋白也有下降的趋势。

## 四、临床思辨

本例患者是狼疮性肾炎终末期肾病(ESRD)患者,维持性血液透析治疗过程中出现肾性贫血。ESA 联合铁剂是目前治疗肾性贫血的主要方案,但仍有部分患者即使接受大剂量的 ESA 治疗,血红蛋白仍不能达标,其中炎症是导致 ESA 低反应性的主要原因。已知慢性微炎症状态是CKD的显著特征，随着肾小球滤过率(GFR)的下降，微炎症状态的发生率逐渐升高，CKD 3～5期的发生率可高达49.0%。另外，血液透析尤其是初始血液透析患者的血液炎症因子水平不断升高是导致高死亡风险的原因之一。炎症因子可通过抑制骨髓红系增生、缩短红细胞寿命、抑制肾脏EPO生成、增加铁调素水平等途径加剧肾性贫血，而血液透析患者的C反应蛋白水平升高，发生ESA低反应性的可能性更高。C反应蛋白水平越高，铁调素水平也越高，铁调素表达增加可导致循环铁降低、肠道铁吸收减少，影响铁的代谢，从而导致机体对EPO的反应性下降。罗沙司他是一种新型低氧诱导因子脯氨酰羟化酶抑制剂(HIF-PHI)，可促进内源性EPO产生，且不受铁代谢和炎症状态的影响，可以克服目前ESA联合铁剂使用过程中的局限性，故在本病例中取得了明显效果。

（大连瑞凯尔肾病医院　张圣坤　谢　华）

## 专家点评

本例患者确诊为狼疮性肾炎、ESRD透析合并肾性贫血，常规ESA加铁剂治疗出现ESA抵抗，改用罗沙司他治疗2周后血红蛋白水平较基线明显升高，随后稳定达标。本例患者的基础疾病为系统性红斑狼疮、狼疮性肾炎，属于自身免疫相关性疾病，从血清高C反应蛋白水平来看，存在慢性炎症，加之系统性红斑狼疮本身可以导致溶血性贫血，且环磷酰胺可抑制骨髓造血功能，故其长期存在贫血。本例患者使用ESA无效，改用罗沙司他后，随着C反应蛋白水平的降低，贫血也得到了改善，体现了罗沙司他在纠正系统性红斑狼疮炎症状态下的肾性贫血上可能比ESA更有效。本病例还进一步表明罗沙司他不仅能促进内源性EPO产生，且不受炎症状态的影响，还能克服目前ESA联合铁剂使用过程中的局限性。需要注意的是，虽然本例患者血清抗双链DNA抗体阴性，补体C3、C4无异常，但仍需要注意狼疮的活动性，建议医师在随后的治疗中，不仅要观察患者贫血指标的变化，还应继续监测狼疮的活动性指标并分析其与贫血的关系，做到及时处理。

（山东第一医科大学附属省立医院　孙　晶
中南大学湘雅二医院　叶慕尧）

## 参考文献

[1] Kimachi M, Fukuma S, Yamazaki S, et al. Minor elevation in C-reactive protein levels predicts incidence of erythropoiesis-stimulating agent hyporesponsiveness among hemodialysis patients. Nephron, 2015, 131(2): 123-130.

[2] Hom J, Dulmovits BM, Mohandas N, et al. The erythroblastic island as an emerging paradigm in the anemia of inflammation. Immunol Res, 2015, 63(1-3): 75-89.

[3] Eustace JA, Astor B, Muntner PM, et al. Prevalence of acidosis and inflammation and their association with low serum albumin in chronic kidney disease. Kidney Int, 2004, 65(3): 1031-1040.

[4] 孙艳玲,谢华,康喆,等. 罗沙司他治疗初始血液透析患者肾性贫血 20 例疗效研究. 中国实用内科杂志,2020,40(11):942-946.

[5] Akchurin OM,Kaskel F. Update on inflammation in chronic kidney disease. Blood Purif,2015,39:84-92.

[6] Chen N,Hao C,Liu BC,et al. Roxadustat treatment for anemia in patients undergoing long-term dialysis. Engl J Med,2019,381(11):1011-1022.

# 病例 17

# 高龄围透析期促红细胞生成素低反应性贫血1例

## 一、病历摘要

**【现病史】**

患者，男性，81 岁。主诉"发现蛋白尿 10 年，血肌酐升高 7 年，间断双下肢水肿 11 个月，加重伴乏力 3 个月"，于 2020 年 11 月收入院。

患者于 10 年前因"冠心病"住院时发现尿蛋白(+)，未予重视。7 年前因"头痛"住院时查血肌酐 122.1 μmol/L，出院后予以对症治疗并定期复查。3 年前血肌酐升至 164.5 μmol/L，开始口服"金水宝、尿毒清"治疗。2 年前肌酐升至 264.1 μmol/L，血红蛋白降至 92 g/L，开始应用促红细胞生成素纠正贫血。11 个月前，患者肌酐升至 342.0 μmol/L，并间断出现双下肢水肿，给予口服利尿剂治疗。近 3 个月，患者因"重症肺炎"住院治疗，查血肌酐升至 486.6 μmol/L，双下肢水肿加重，伴明显乏力，持续不缓解，为求进一步诊治转入我科。

**【既往史】**

高血压病史 30 年，血压最高达 210/110 mmHg，规律服用降压药物硝苯地平控释片(30mg，1 次/天)、苯磺酸左旋氨氯地平(2.5 mg，1 次/天)，血压控制在(140～160)/(60～70) mmHg。脑梗死病史 20 年，右下肢活动欠灵活。冠心病、急性心肌梗死病史 15 年，在外院行急诊手术，植入冠状动脉支架 1 枚，患者偶有心前区不适和轻度心律失常，长期在我院心内科及老年病科调整用药。腹腔镜胆囊切除术后 13 年。眩晕症病史 5 年。左小腿肌间静脉血栓病史 1 年。双肺肺炎 3 个月。无外伤史，否认药物和食物过敏史，预防接种史不详。

**【个人史】**

长期居住本地，无疫区居住史，无烟、酒嗜好，无冶游史。

**【家族史】**

无遗传性家族性疾病。

**【体格检查】**

体温 36.5 ℃，脉搏 90 次/分，呼吸 18 次/分，血压 124/66 mmHg，身高 173 cm，体重 70 kg。贫血貌，睑结膜苍白。双肺呼吸音略增粗，可闻及散在干、湿啰音。右侧腹部可见 3 个 1 cm 左右的术后瘢痕。双下肢轻度凹陷性水肿。右侧下肢肌力轻度减退。

【辅助检查】

**1. 血常规** 红细胞计数 1.93×$10^{12}$/L，血红蛋白 54 g/L，血细胞比容 0.176 L/L，红细胞体积分布宽度 14.4%。网织红细胞百分比 2.43%，网织红细胞绝对值 0.0486×$10^{12}$/L，未成熟网织红细胞百分比 19.10%，弱荧光网织红细胞百分比 80.90%，中荧光网织红细胞百分比 15.10%，强荧光网织红细胞百分比 4.00%。

**2. 血生化** 尿素 23.3 mmol/L，肌酐 486.6 μmol/L，血钾 5.39 mmol/L，无机磷 1.56 mmol/L，胱抑素 C 4.26 mg/L，估算肾小球滤过率 8.94 ml/(min・1.73 $m^2$)，二氧化碳结合力 19.9 mmol/L，总蛋白 47.0 g/L，白蛋白 28.6 g/L，血钙 2.07 mmol/L，血清铁 3.3 μmol/L，铁蛋白 16.4 μg/L，总铁结合力 65 μmol/L。甲状旁腺激素 390.4 pg/ml。抗核抗体系列，均质型：1∶320 阳性；胞质颗粒型：1∶100 阳性。叶酸，维生素 $B_{12}$，降钙素原，血、尿免疫固定电泳，风湿 3 项（类风湿因子、C 反应蛋白及抗链球菌溶血素 O 试验），抗中性粒细胞胞质抗体筛查及确证试验均未见异常。

**3. 心电图** 窦性心律，正常心电图。

**4. 心脏彩色多普勒超声** 经皮冠状动脉介入治疗术术后，双房增大，左心室壁增厚，室壁节段性运动异常，左心室舒张功能减低。二尖瓣、三尖瓣轻度反流，心包腔微量积液。

**5. 肺部 CT** 支气管炎伴双肺炎症，右肺上叶少许稳定性结核，右肺、左肺上叶局限性肺气肿，右肺多发结节影，右肺下叶钙化灶；左侧胸腔少许积液；纵隔淋巴结略肿大，纵隔及双肺门淋巴结钙化。心影增大，冠状动脉及胸主动脉硬化。

**6. 双上肢、双下肢动静脉和淋巴组织彩色多普勒超声检查** 双上肢动脉未见异常。左侧头静脉前臂中段短段血栓（亚急性期），双上肢淋巴水肿。双下肢动脉粥样硬化伴斑块形成，左侧胫前动脉节段性重度狭窄（70%），双小腿淋巴水肿。

**7. 颅脑 CT** 双侧多发腔隙性脑梗死，双侧额颞部蛛网膜下腔增宽，脑萎缩。鼻窦炎症。

**8. 双肾 CT** 双肾多发囊肿，部分为复杂囊肿。双肾形态改变。

**9. 眼底检查** 高血压视网膜病变（双侧，2 期）。

【主要临床诊断】

1. 慢性肾脏病 5 期（肾性贫血，继发性甲状旁腺功能亢进症）
2. 高血压病 3 级（很高危）
   高血压肾病
3. 动脉粥样硬化性病变（陈旧性心肌梗死，不稳定型心绞痛，冠状动脉支架植入术后，心功能Ⅲ级，双侧多发腔隙性脑梗死，左侧胫前动脉重度狭窄，左侧头静脉血栓）
4. 慢性支气管炎伴肺部感染，左侧胸腔积液

## 二、临床治疗经过

患者慢性肾脏病 5 期诊断明确。入院后给予对症治疗。该患者入肾病科治疗前已开始应用 ESA 和口服铁剂纠正贫血，来我科住院前曾因重症肺炎在我院老年病科住院治疗，应用促红细胞生成素，给予输血、口服补铁，但效果欠佳，遂转入我科。患者于 2019 年 11 月 28 日开始用 ESA，当时查血红蛋白为 92 g/L，铁代谢正常，C 反应蛋白正常，给予 ESA 6000 U 皮下注射，1 次/周。2019 年 12 月 20 日复查血红蛋白为 108 g/L。2020 年 4 月 25 日复查血红蛋白 95 g/L，因血红蛋白未达标，老年病科将 ESA 调整为 3000 U，3 次/周。2020 年 6 月 9 日复查血红蛋白 78 g/L，将 ESA 剂量调整为 10 000 U，1 次/周。2020 年 6 月 22 日患者患重症肺炎，

查血红蛋白为 70 g/L。考虑患者贫血与肺部炎症有关，未调整 ESA 剂量，并于 2020 年 7 月 7 日加用口服铁剂。2020 年 9 月 25 日查血红蛋白为 80 g/L，老年病科将 ESA 剂量调整为 10 000 U，2 次/周，未给予静脉铁剂。2020 年 10 月 23 日复查血红蛋白降至 47 g/L（图 3-17-1），肌酐升至 486.6 μmol/L，患者双下肢水肿及乏力症状加重，于 2020 年 10 月 28 日转入我科进一步治疗。

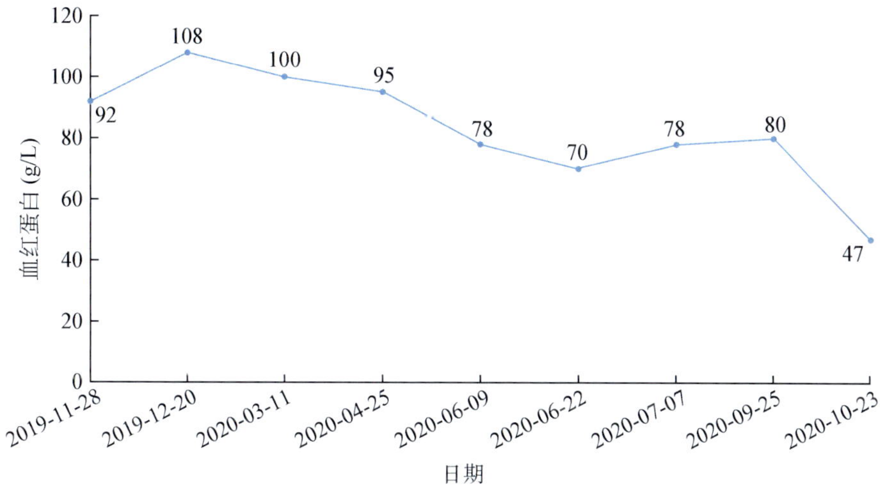


图 3-17-1 ESA 治疗期间患者血红蛋白变化情况

注：2019 年 11 月 28 日开始皮下注射 ESA，6000 U，1 次/周；2020 年 4 月 25 日将 ESA 调整为 3000 U，3 次/周；2020 年 6 月 9 日 ESA 剂量调整为 10 000 U，1 次/周；2020 年 7 月 7 日加用口服铁剂；2020 年 9 月 25 日至 10 月 23 日 ESA 剂量为 10 000 U，2 次/周，未给予静脉铁剂

转入我科后，查粪常规、溶血检查及促红细胞生成素抗体，结果均为阴性，诊断为“肾性贫血，获得性 ESA 低反应”，给予输血治疗后复查血红蛋白升至 90 g/L。2021 年 11 月 3 日，将药物更换为罗沙司他 70 mg，3 次/周，口服；硫酸亚铁叶酸片 4 片，3 次/天。2 周后（2020 年 11 月 15 日）患者血红蛋白升至 95 g/L，应用罗沙司他期间患者无不良反应，遂将罗沙司他剂量调整为 100 mg，3 次/周。此后患者血红蛋白维持在 110 g/L 左右。2021 年 4 月 23 日，因患者血红蛋白降至 98 g/L，故将罗沙司他增至 120 mg，3 次/周。2021 年 6 月 11 日，患者出现呼吸困难，查血肌酐升至 723.1 μmol/L，甲状旁腺激素升至 530.2 pg/ml，C 反应蛋白升至 13.44 mg/L，血红蛋白降至 89 g/L，给予规律血液透析治疗，继续给予罗沙司他，剂量为 120 mg，3 次/周。2021 年 8 月 17 日，复查血红蛋白升至 110 g/L（表 3-17-1，图 3-17-2）。

表 3-17-1 罗沙司他治疗肾性贫血期间铁代谢指标变化

| 检测项目 | | 2020-11 | 2020-12 | 2021-01 | 2021-04 | 2021-06 |
|---|---|---|---|---|---|---|
| 铁代谢指标 | 血清铁（μmol/L） | 3.3 | 18.3 | 16.7 | 24.8 | 21.5 |
| | 转铁蛋白饱和度（%） | 5.1 | 31.0 | 22.9 | 47.7 | 31.6 |
| | 铁蛋白（μg/L） | 16.4 | 53.4 | 37.6 | 40.2 | 56.1 |

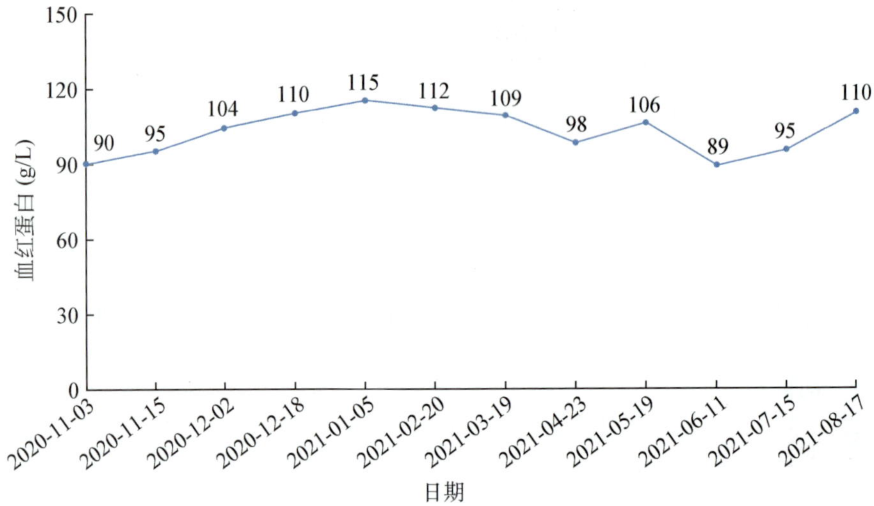


图 3-17-2　罗沙司他治疗期间患者血红蛋白变化情况

注：2021 年 11 月 3 日给予罗沙司他 70 mg，3 次/周，口服；硫酸亚铁叶酸片 4 片，3 次/天；2020 年 11 月 15 日将罗沙司他剂量调整为 100 mg，3 次/周；2021 年 4 月 23 日，罗沙司他 120 mg，3 次/周；2021 年 6 月 11 日，给予规律血液透析治疗，继续给予罗沙司他，剂量为 120 mg，3 次/周

## 三、病例特点分析

患者为老年男性，原发病为高血压肾病，进展至 CKD 3 期后逐渐出现肾性贫血，应用稳定剂量的 ESA 治疗在初期有效，为维持血红蛋白稳定，3 次增加 ESA 的剂量并加用口服铁剂，且增加的 ESA 剂量超过稳定剂量的 50%，出现获得性 ESA 低反应。

该患者转入我科时为重度贫血，曾考虑是否给予静脉补充铁剂来迅速纠正铁缺乏。但基于患者为高龄，近期曾患重症肺炎，既往口服铁剂不规律，遂给予口服铁剂联合罗沙司他治疗。治疗 1 个月后，患者血红蛋白、血清铁、铁蛋白及转铁蛋白饱和度均得到明显改善，其有效的机制可能为罗沙司他不仅能够促进内源性 EPO 的生成，而且能降低铁调素，促进铁的吸收和利用，从而有效纠正患者贫血状态。

## 四、临床思辨

CKD 患者确诊肾性贫血前需要与失血、溶血、骨髓造血异常等贫血的病因进行鉴别。肾性贫血在促红细胞生成素或罗沙司他治疗过程中，出现贫血加重，需要进一步分析加重原因，如造血原料缺乏、感染、促红细胞生成素低反应、继发性甲状旁腺功能亢进症等，及时纠正后贫血可以得到改善。本例患者根据病史及临床特点，诊断为肾性贫血，且为 ESA 低反应。ESA 低反应分为起始低反应和获得性低反应。ESA 低反应最常见的原因是铁缺乏，其他病因包括合并炎性疾病、慢性失血、甲状旁腺功能亢进症、纤维性骨炎、铝中毒、血红蛋白病、恶性肿瘤、营养不良、溶血、透析不充分、应用血管紧张素转化酶抑制剂或血管紧张素受体阻滞药、脾功能亢进、抗重组人促红细胞生成素抗体介导的纯红细胞再生障碍性贫血等情况。根据《中国肾性贫血诊治临床实践指南》对于 ESA 低反应的处理中第七条建议，可以考虑应用低氧诱导因子脯氨酰羟化酶抑制剂治疗。为此，作者对该患者改用罗沙司他治疗，血红蛋白稳定达标，用药期间血压稳定，患者生活质量得到显著提升。另外，国外文献报道，一项纳入了5145例3～5期的非透析CKD成年患者的研究结果显示，SF＞300 μg/L，TSAT＜20％，TSAT＞46％时，全因死亡率增高。说明铁过载能增加CKD 3～5期非透析患者全因死亡率。本例患者在使用罗沙司他纠正贫血的过程中，为防止铁过载，我们仅采用口服补铁，从而减少CKD患者铁过载风险。

（吉林大学第一医院　孙伟霞　许钟镐）

## 专家点评

本例为老年高血压肾损害，逐渐进入CKD 3期后逐渐出现肾性贫血，应用促红细胞生成素治疗后出现获得性促红细胞生成素低反应，虽然通过上调促红细胞生成素剂量，但仍不能进一步改善贫血，甚至出现贫血的加重。另外，由于患者出现肺部感染，不得不通过输血来提升血红蛋白水平，后来作者更换为HIF-PHI（罗沙司他）口服，同时口服补铁，使患者贫血迅速得到改善、同时铁代谢指标稳定，治疗期间血压控制良好，生活质量得到显著提升。提示对于促红细胞生成素低反应性患者，要仔细分析其原因，如果存在铁缺乏，在使用罗沙司他治疗的同时也该适当口服补充铁剂，但不必要时无须静脉注射，以防止铁过载。

（福建医科大学附属第一医院　万建新）

## 参考文献


[1] Zhou Y，Chen XX，Zhang YF，et al. Roxadustat for dialysis patients with erythropoietin hyporesponsiveness：a singlecenter，prospective investigation. Intern Emerg Med，2021，16(8)：2193-2199.

[2] 董建华，范文静，吴边，等. 罗沙司他治疗血液透析患者红细胞生成素低反应性贫血的疗效观察. 肾脏病与透析肾移植杂志，2021，30(3)：211-216.

[3] 中国医师协会肾脏内科医师分会肾性贫血指南工作组. 中国肾性贫血诊治临床实践指南. 中华医学杂志，2021，101(20)：1463-1502.

[4] Chen N，Hao C，Liu BC，et al. Roxadustat treatment for anemia in patients undergoing long-term dialysis. N Engl J Med，2019，381(11)：1011-1022.

[5] 付玉琪，涂岩，刘必成. 低氧诱导因子-脯氨酸羟化酶抑制剂治疗肾性贫血的研究进展. 中华肾脏病杂志，2020，36(9)：726-730.

[6] Guedes M，Muenz DG，Zee J，et al. Serum biomarkers of iron stores are associated with increased risk of all-cause mortality and cardiovascular events in nondialysis CKD patients，with or without anemia. J Am Soc Nephrol，2021，32(8)：2020-2030.

# 病例 18 维持性透析并发肺部感染和消化道出血治疗1例

## 一、病历摘要

【现病史】

患者，男性，73 岁。主诉“发现肾功能异常两年半”于 2019 年 11 月入院。

患者两年半前体检时发现肌酐＞130 μmol/L（具体不详），尿常规提示尿蛋白（＋＋）、隐血试验（＋），尿微量白蛋白＞1000 mg/L。初步诊断为“糖尿病肾病，慢性肾功能不全，肾功能代偿期”，给予护肾排毒、降低尿蛋白等对症支持治疗。治疗期间复查肾功能提示血肌酐缓慢逐渐上升。2019 年 9 月，患者于我院复查血肌酐为 597 μmol/L，现为进一步治疗门诊拟“慢性肾功能不全”收入肾内科经治疗后出院。近 1 个月来，患者晨起有胸闷、气短，偶有胸痛等症状，于 2019 年 11 月再次入院。患者休息后症状可缓解，劳累后症状有加重趋势，持续时间数分钟，无发热、咳嗽、咳痰、腹痛、腹泻等不适。此次起病来，患者精神、胃纳一般，大便正常，每日尿量约 1500 ml，近期患者体重未见明显改变。

【既往史】

糖尿病病史 20 余年，间断口服格列美脲 1 片，1 次/天；近期未口服降糖药，血糖控制尚可。高血压病史 1 年，血压最高时为 220/110 mmHg，口服硝苯地平控释片 30 mg，1 次/天，血压控制欠佳。2019 年 9 月患者行经皮冠状动脉介入治疗（PCI），置入支架 2 枚。否认肝炎、结核等传染病史，否认食物和药物过敏史，否认手术外伤史，否认输血史。

【个人史】

无特殊，预防接种史不详。

【家族史】

无家族性遗传性疾病。

【体格检查】

体温 36.0 ℃，脉搏 66 次/分，呼吸 20 次/分，血压 179/99 mmHg。眼睑无水肿，结膜略苍白，口唇无发绀。颈静脉无怒张。双肺呼吸音低，双肺底可闻及少量湿啰音。心率 66 次/分，心律齐，各瓣膜听诊区未闻及病理性杂音。双肾区无叩痛，双输尿管走行区无压痛。双下肢指压痕（－），双下肢中度凹陷性水肿。

【辅助检查】

**1. 实验室检查** 肌酐 406 μmol/L，肾小球滤过率 11.9 ml/（min · 1.73$m^2$）。血钾

5.31 mmol/L，碳酸氢根($HCO_3^-$)23.1 mmol/L，血钙 2.08 mmol/L，血磷 1.35 mmol/L；血红蛋白 97 g/L。脑钠肽 1122 pg/ml；铁蛋白 249.0 μg/L。

**2. 影像学检查** 双肾彩色多普勒超声：左肾大小 10.83 cm×4.59 cm×4.56 cm，右肾大小 10.10 cm×4.56 cm×4.62 cm，双肾皮质回声增强，双肾多发囊肿。心脏彩色多普勒超声：左心大，左心室心肌肥厚，二尖瓣轻度反流，肺高压(轻度)，主动脉瓣退行性变，静息状态下左心室整体收缩功能正常，射血分数 56%。

**【主要临床诊断】**

1. 慢性肾脏病(G5 期，急性肾损伤 AonC)伴肾性贫血
2. 2 型糖尿病，糖尿病肾病，糖尿病性周围神经病变
3. 高血压 3 级(很高危)，高血压性心脏改变
4. 冠心病，冠状动脉造影及 PCI 术后(支架 2 枚)
5. 慢性心功能不全(心功能Ⅲ级)，下肢动脉硬化闭塞症，颈动脉硬化
6. 双肾多发囊肿
7. 双眼白内障
8. 双侧胸腔积液

## 二、临床治疗经过

2019 年 9 月的治疗经过，给予患者低盐、低脂、优质蛋白糖尿病饮食；针对肾功能不全，给予肾衰宁、羟苯磺酸钙胶囊、复方 α 酮酸片等药物口服治疗；针对糖尿病及其并发症，给予甲钴胺和利格列汀口服；针对高血压，给予盐酸阿罗洛尔片、硝苯地平控释片和呋塞米口服治疗；针对冠心病，给予单硝酸异山梨酯缓释胶囊、阿司匹林、硫酸氢氯吡格雷片、阿托伐他汀、舒洛地特等口服。在改善患者肾性贫血方面，除给予患者多糖铁复合物胶囊口服补铁外，应用重组人促红细胞生成素注射液 3000 U，每周 2 次(皮下注射)。出院后对患者进行规律随访，其血红蛋白可维持在 82～97 g/L。

2019 年 11 月 5 日，患者出现气短、黑便，血红蛋白降低至 42 g/L，于消化内科诊断为上消化道出血，考虑与非甾体抗炎药(NSAID)相关性胃溃疡有关，给予患者止血和输血治疗。但患者出现心力衰竭症状，BNP 上升至 855 pg/ml，开始维持性血液透析治疗(3 次/周)。治疗 15 天后，患者相关症状好转，BNP 降至 620 pg/ml，血红蛋白上升至 80 g/L。出院后患者继续规律血液透析治疗，并且在我院继续规律复查、随访，血红蛋白波动在 80～83 g/L。2020 年 1 月 13 日患者开始使用罗沙司他 100 mg，每周 3 次，口服；4 周后(2020 年 2 月 10 日)根据说明书调整剂量至 70 mg，每周 3 次维持治疗，血红蛋白变化见图 3-18-1。

## 三、病例特点分析

由于患者血红蛋白始终未能达到目标值范围，考虑患者可能存在 ESA 低反应。ESA 低反应分为初始 ESA 治疗反应低下和获得性 ESA 治疗反应低下，初始 ESA 治疗反应低下是指按照患者体重计算的适量 ESA 治疗，1 个月后血红蛋白水平与基线值相比无增加。获得性 ESA 反应低下是指在稳定剂量的 ESA 治疗后，为维持血红蛋白稳定需要增加 ESA 剂量 2 次，且增加的剂量超过稳定剂量的 50%。ESA 低反应的原因是铁缺乏、合并炎症、慢性失血、甲状旁腺功能亢进症、纤维性骨炎、铝中毒、血红蛋白病、恶性肿瘤、营养不良、溶血、透析不充分、应

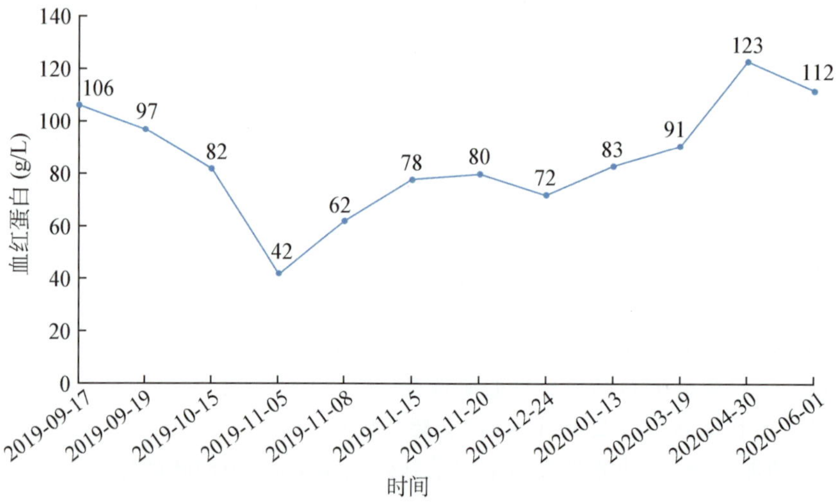


图 3-18-1　血红蛋白水平

注：2019 年 9 月 17 日至 2020 年 1 月 10 日，患者应用重组人促红细胞生成素注射液 3000 U，每周 2 次；2020 年 1 月 13 日至 2 月 9 日患者应用罗沙司他 100 mg，每周 3 次；2020 年 2 月 10 日至 6 月 1 日，患者应用罗沙司他 70 mg，每周 3 次

用血管紧张素转换酶抑制剂（ACEI）或血管紧张素受体阻滞药（ARB）、脾功能亢进及 rHuEPO 抗体介导的纯红细胞再生障碍性贫血（PRCA）等，其中铁缺乏是最常见的原因。但是在我们随访的过程中，患者血清铁蛋白水平未见明显下降，考虑造成患者 ESA 低反应的原因可能与炎症相关。

复查胸部 CT 显示（图 3-18-2），双肺间质性改变，伴散在淡片影，少许炎症？双肺多发微小结节，双肺陈旧病变、局限性小气肿。双侧胸腔积液。查阅相关文献发现，罗沙司他可启动 HIF 通路，全面调控红细胞生成，且它改善透析患者肾性贫血的有效性和安全性已得到证实。罗沙司他纠正炎症状态透析患者贫血的疗效显著优于 EPO。无论患者是否存在炎症状态，罗沙司他均能有效改善贫血并维持血红蛋白水平，而且应用剂量无差异。在炎症状态下，EPO 升高血红蛋白的作用被炎症抑制，因此透析患者的 EPO 给药剂量明显增加，而罗沙司他几乎不受炎症状态影响。因此，我们给予患者罗沙司他的剂量为 100 mg，每周 3 次，口服治疗，并继续进行规律随访及剂量调整。2020 年 4 月，复查患者血红蛋白升至 123 g/L，并且在之后的

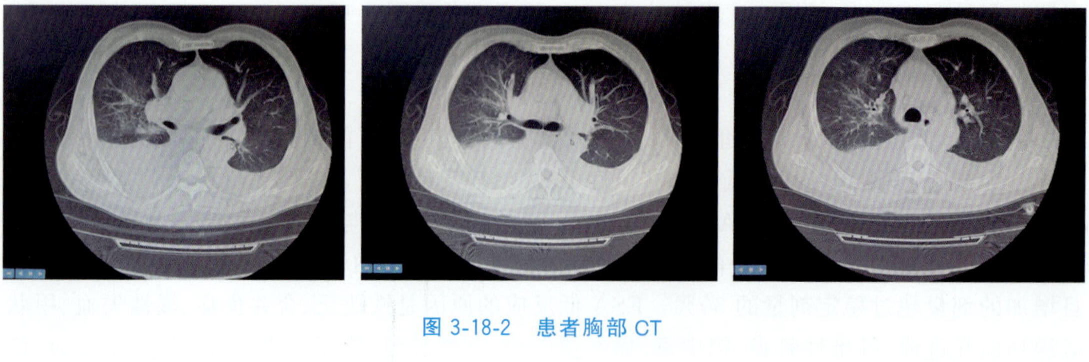

图 3-18-2　患者胸部 CT

随访中血红蛋白基本稳定在 112～123 g/L。现在患者依旧在我透析中心规律血液透析治疗中，对患者的预后情况，我们也将持续进行检测和随访。

## 四、临床思辨

ESA 与铁剂在临床上广泛应用于肾性贫血的患者，但部分患者可能会出现 ESA 低反应。其原因可能与机体缺铁、炎症状态等有关。一般情况下，对 ESA 低反应需要使用更高剂量的 EPO 和铁剂，但本病例即使增加了 ESA 剂量，血红蛋白仍未达标。由于罗沙司他可以全方位调节红细胞生成，改善肾性贫血，且在无常规静脉补铁的情况下，仍然可提升转铁蛋白和总铁结合力，降低转铁蛋白饱和度，维持血清铁和血红蛋白水平，且罗沙司他几乎不受炎症状态影响，故我们改用罗沙司他治疗患者贫血后，血红蛋白明显改善。

（中国医科大学附属第一医院　田滨瑶　杜银科）

## 专家点评

该患者存在糖尿病病史、糖尿病大血管病变及糖尿病微血管病变等并发症，在肾性贫血治疗过程中患者又出现了上消化道出血，给予患者止血和输血治疗。后因患者心力衰竭发作，采用维持性血液透析。有关其贫血，虽经 ESA 和铁剂治疗但血红蛋白上升不明显。结合实验室检查提示此患者存在铁缺乏和 ESA 低反应等。患者改用罗沙司他 100 mg，每周 3 次治疗后，其血红蛋白升至 123 g/L，并在随访中稳定在 110～120 g/L。综上所述，罗沙司他在纠正糖尿病 ESRD、透析患者肾性贫血中疗效可能显著优于 ESA。另外，值得注意的是患者存在心肾综合征、缺血性心脏病并行支架植入术、肺部慢性炎症，以上问题均是肾性贫血治疗之前必须认真评估的内容。

（福建医科大学附属第一医院　万建新
中南大学湘雅二医院　宋盼爱　孙　林）

## 参考文献


［1］中华医学会肾脏病学分会肾性贫血诊断和治疗共识专家组. 肾性贫血诊断与治疗中国专家共识(2018 修订版). 中华肾脏病杂志，2018，34(11)：860-866.

［2］Chen N，Hao C，Liu BC，et al. Roxadustat treatment for anemia in patients undergoing long-term dialysis. N Engl J Med，2019，381(11)：1011-1022.

［3］Akizawa T，Otsuka T，Reusch M，et al. Intermittent oral dosing of roxadustat in peritoneal dialysis chronic kidney disease patients with anemia：a randomized，phase 3，multicenter，open-label study. Ther Apher Dial，2020，24(2)：115-125.

［4］滕菲，李雪梅. 低氧诱导因子与肾性贫血. 中华肾脏病杂志，2017，33(1)：63-68.

# 病例 19

# 肾性贫血合并难治性高血压和睡眠障碍治疗1例

## 一、病历摘要

**【现病史】**

患者，男性，72 岁。主诉“多饮、多食、多尿 20 余年，水肿 4 年，加重并少尿 1 年”，于 2019 年 10 月 9 日收入院。

患者 20 余年前无明显诱因出现多饮、多食、多尿，无明显体重下降，无怕热、多汗、心悸、乏力、烦渴，体检发现血糖升高，在我院门诊行口服葡萄糖耐量试验，诊断为“2 型糖尿病”，给予“胰岛素”降糖治疗，自诉餐后血糖控制在 12～13 mmol/L。4 年前出现眼睑和双下肢凹陷性水肿，晨起明显，伴头晕、乏力，无明显气促、心慌，在我院查尿蛋白、尿肌酐均轻度升高，血红蛋白下降，诊断为“糖尿病肾病，肾性贫血，高血压”。给予降糖、改善肾功能、降压、EPO 纠正贫血等治疗。1 年前再次出现全身水肿、头晕、乏力，合并少尿，在我院查血肌酐 633.5 μmol/L，诊断为“糖尿病肾病，慢性肾功能不全（慢性肾脏病 5 期）”，给予定期（每周 3 次）血液透析治疗。近 1 年来，患者规律血液透析，继续降糖、降压、EPO 纠正贫血等治疗。患者水肿症状改善，但仍有头晕、乏力，伴睡眠质量差，血压和贫血控制不佳，为求调整治疗方案收入我科。患者起病以来，精神、食欲可，睡眠极差，需每晚服用“艾司唑仑 3 mg”辅助入睡，且易醒，醒后再入睡困难，偶有腹泻，尿量＜100 ml/d，近 4 年来，患者体重减轻 3 kg。

**【既往史】**

高血压病史 43 年，最高血压 220/100 mmHg，目前服用硝苯地平控释片、阿罗洛尔、氨氯地平、比索洛尔、缬沙坦降压，血压控制不佳，患者日常血压为 180/80 mmHg；慢性阻塞性肺疾病病史 20 余年，目前使用茚达特罗吸入剂，自诉病情较稳定。有双膝关节退行性病变、白内障及前列腺增生病史 10 余年。否认肝炎、结核及伤寒等传染病史及密切接触史。2019 年 1 月行右眼白内障超声乳化吸除＋人工晶体植入术，手术过程顺利。否认输血史，否认食物、药物过敏史。预防接种史不祥。

**【个人史】**

患者工作负荷大。吸烟 50 余年，4000 支/年，已戒烟 3 年。饮酒 50 年，每天饮白酒 250 g，已戒酒 3 年。否认冶游史。

**【家族史】**

否认家族性遗传性疾病，家族内无类似病史。

【体格检查】

体温 36.4 ℃，脉搏 68 次/分，呼吸 20 次/分，血压 180/80 mmHg。患者发育正常，营养中等，神志清晰，慢性病容，贫血貌。皮肤、黏膜无黄染，浅表淋巴结未触及肿大。左腿上部可见一处陈旧性皮损伴色素沉着。结膜苍白，巩膜无黄染，双瞳孔等大、等圆，对光反射敏感。颈无抵抗，气管居中，甲状腺未触及肿大，未见颈静脉充盈。桶状胸，胸廓对称，双肺叩诊呈过清音，双肺未闻及明显干、湿啰音，未闻及胸膜摩擦音。心尖搏动位于第 5 肋间左锁骨中线内 0.5 cm，搏动范围直径约 2 cm，未触及震颤，叩诊心界不大，心率 68 次/分，心律齐，心音可，未闻及明显杂音和心包摩擦音。周围血管征阴性。腹软，无压痛及反跳痛，肝脾肋下未及，墨菲征阴性，肝区肾区无叩痛，移动性浊音阴性。肠鸣音 4 次/分，未闻及血管杂音。肛门及外生殖器未查。脊柱四肢无畸形，椎体无压痛，四肢活动正常，双下肢无明显水肿。四肢末梢感觉减退，痛觉一致。下颌反射亢进，膝反射正常。踝反射减弱，双上肢肌力 $5^{-}$ 级，双下肢肌力 $3^{+}$ 级，肌张力正常，右侧巴宾斯基征阳性，左侧巴宾斯基征可疑阳性，左侧霍夫曼征阳性，右侧霍夫曼征阴性，踝阵挛试验阴性。

【辅助检查】

**1. 血常规(2021 年 10 月 9 日)**　白细胞计数 $10.6\times10^{9}$/L，中性粒细胞百分比 77.7%，红细胞计数 $2.79\times10^{12}$/L，血红蛋白 83 g/L，血小板计数 $327\times10^{9}$/L。

**2. 血生化(2021 年 10 月 9 日)**　总蛋白 67.8 g/L，白蛋白 36.8 g/L，尿素 21.22 mmol/L、肌酐 585.6 μmol/L，尿酸 303.9 μmol/L，血钙 2.21 mmol/L，血磷 1.12 mmol/L，甲状旁腺激素 170.9 pg/ml，乙肝三对(乙肝表面抗原、乙肝表面抗体、乙肝 e 抗原、乙肝 e 抗体、乙肝核心抗原、乙肝核心抗体)阴性。

【主要临床诊断】

1. 糖尿病肾病(G5A3 期) 肾性贫血，矿物质和骨代谢异常
2. 2 型糖尿病
3. 高血压 3 级(很高危)
4. 睡眠障碍
5. 慢性阻塞性肺疾病(稳定期)
6. 白内障
7. 双膝关节退行性病变
8. 前列腺增生
9. 白内障超声乳化吸除＋人工晶体植入术术后

## 二、临床治疗经过

入院后给予降糖、降压、护心、扩张支气管、血液透析(3 次/周)、纠正贫血[重组人促红细胞生成素(rHuEPO)，3000 U，3 次/周]等治疗。经治疗后患者血压仍高达 180/90 mmHg，因患者已应用硝苯地平控释片、阿罗洛尔、氨氯地平、比索洛尔、缬沙坦降血压，但仍未能达到目标血压，考虑为难治性高血压。结合患者病史，认为患者慢性基础病多，病程长，有吸烟、饮酒嗜好，并存在容量负荷重、胰岛素抵抗等因素，遂采取相关生活方式的健康宣教、评估干体重并依据干体重调整血液透析脱水量，合理控制血糖等措施，但仍未达到目标血压。回顾患者以往的用药方案，考虑存在 rHuEPO 导致血压升高的可能，且 rHuEPO 纠正贫血的效果不佳。遂于 2019 年 10 月 18 日开始改用罗沙司他，结合罗沙司他说明书和患者体重(61.3 kg)，采用

100 mg,3 次/周剂量治疗,患者无明显不良反应,半个月后(2019 年 11 月 7 日),调整罗沙司他剂量为 120 mg,3 次/周。1 个月后,患者血红蛋白开始稳步升高,6 个月后(2020 年 5 月 14 日),复查血红蛋白稳定在 100 g/L 左右(图 3-19-1)。罗沙司他调整剂量后患者血压逐渐下降,2020 年 1 月 28 日之后,患者血压控制在 140/90 mmHg 以下(图 3-19-2)。患者头晕、乏力症状较前得到明显缓解,精神好转,食欲改善,另发现患者睡眠质量也得到显著提高,入睡困难和易醒症状减轻,治疗期间未观察到不良反应。

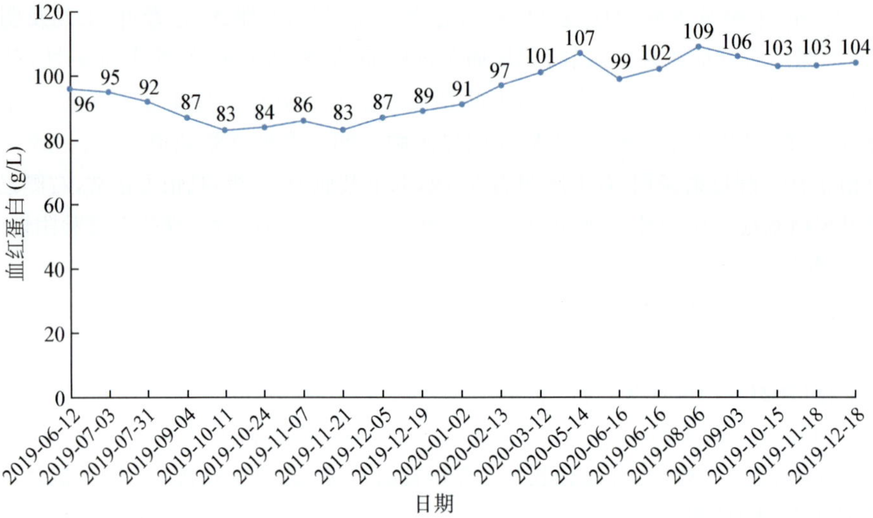


图 3-19-1 治疗过程中患者血红蛋白随时间变化趋势图

注:2019 年 6 月至 10 月 17 日,患者应用 rHuEPO,剂量为 3000 U,3 次/周,皮下注射;2019 年 10 月 18 日至 11 月 6 日,患者应用罗沙司他,剂量为 100 mg,3 次/周,口服;2019 年 11 月 7 日至 2020 年 12 月 18 日,患者应用罗沙司他,剂量为 120 mg,3 次/周,口服

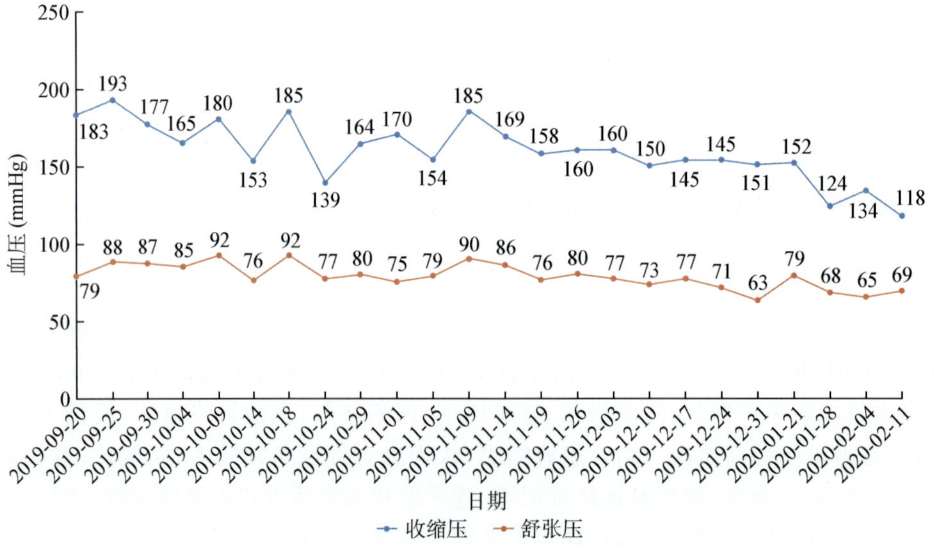


图 3-19-2 治疗过程中患者血压变化情况

## 三、病例特点分析

患者为老年男性，慢性起病，既往有高血压病史数十年，原发病为糖尿病肾病，逐渐进展为尿毒症，此次住院临床突出表现为高血压、贫血控制不佳。虽已积极联合多种降压药控制血压，但患者血压仍无法到达目标血压，考虑患者为难治性高血压。难治性高血压常存在以下主要原因：①假性难治性高血压，由于血压测量错误、"白大衣现象"或治疗依从性差等导致；②未有效改善生活方式，如未能有效控制食盐的摄入，过量饮酒，未戒烟，未有效控制体重等导致血压难以控制；③采用了不合理的联合治疗方案，导致无法增加剂量，疗效和依从性差；④其他药物干扰降压药的效果；⑤容量超负荷；⑥胰岛素抵抗；⑦继发性高血压。结合患者病史，考虑患者存在胰岛素抵抗、容量超负荷、肾性高血压、EPO升高血压等因素。患者长期使用传统EPO方案，不仅未能有效纠正贫血，还导致血压升高。而罗沙司他作为治疗肾性贫血的新型药物，不仅能有效纠正贫血，对血压的影响也较小，遂给予罗沙司他治疗。1周后复查血红蛋白较前升高，1个月后，多次复查血红蛋白呈逐步上升趋势，证实罗沙司他纠正贫血的疗效佳。同时血压在1周内逐渐下降，虽然血压有波动，但在使用3个月后，血压降至目标血压（140/90 mmHg以下）。罗沙司他作为新型药物，在当时尚无经验借鉴，本中心排除患者禁忌证，存在适应证，尝试应用罗沙司他。事实也证明罗沙司他治疗肾性贫血疗效佳，对血压影响小，同时发现患者睡眠质量得到显著改善。临床上对于肾性贫血合并难治性高血压、睡眠障碍患者，在纠正相应病因后，仍未能使患者血压降至目标血压，且睡眠未得到改善时，应考虑调整治疗肾性贫血的用药方案，罗沙司他对控制患者血压和改善睡眠起到积极作用。

## 四、临床思辨

贫血是慢性肾脏病（CKD）患者常见的临床表现，不仅影响患者生活质量，还可能增加心血管事件和死亡风险。因此，肾性贫血是慢性肾脏病治疗的重点之一。CKD贫血的机制包括EPO缺乏和活性降低，铁缺乏和代谢障碍，营养不良，甲状旁腺功能亢进症，尿毒症毒素，炎症状态影响造血原料供给、EPO释放、机体对EPO敏感性及红细胞寿命等。传统肾性贫血药物ESA常可引起高血压、血栓形成及肌痛等不良反应，大剂量的ESA也与不良预后相关。HIF-PHI是一种治疗肾性贫血的新型小分子口服药，可通过上调多个*EPO*基因及红细胞生成基因的表达、降低铁调素水平，综合纠正贫血。该病例为老年CKD伴多种基础疾病患者，既往使用ESA治疗，但纠正贫血效果不佳，血压控制不佳。从治疗效果来看，该患者使用罗沙司他后，贫血得到明显改善，长期随访也显示，使用罗沙司他后患者血红蛋白水平维持>100 g/L，同时血压较前下降，且控制稳定，提示罗沙司他对血压影响较小。罗沙司他具有改善尿毒症微炎症状态效果。多项研究显示，低血红蛋白水平、尿毒症微炎症状态与尿毒症患者睡眠障碍相关。患者睡眠好转可能与贫血程度与微炎症状态改善相关。

（中南大学湘雅医院　肖湘成　唐文彬　朱　鹏　何一锴）

## 专家点评

本例为糖尿病肾病 CKD 5 期合并原发性高血压患者，进展为尿毒症，行血液透析治疗，应用促红细胞生成素治疗后，效果欠佳。患者突出表现为高血压、贫血控制不佳及睡眠欠佳。改用罗沙司他治疗后，患者血压控制得到改善，贫血症状好转，同时改善了睡眠，为临床治疗难治性高血压和顽固性贫血提供新思路。作者认为本病例难治性高血压可能与促红细胞生成素治疗相关，其原因是大剂量使用 ESA 时，血红蛋白升高后血液黏稠度增加导致血压增高，该观点有一定道理，值得临床重视。另外，该病例不足之处是缺乏对患者铁代谢状态的评估。

（同济大学附属同济医院　余　晨）

## 参考文献


[1] 中国医师协会肾脏内科医师分会肾性贫血指南工作组. 中国肾性贫血诊治临床实践指南. 中华医学杂志，2021，101(20)：1463-1502.

[2] 郝传明，李菁. 脯氨酰羟化酶抑制剂治疗肾性贫血：全新途径，全新挑战. 肾脏病与透析肾移植杂志，2021，30(3)：203-204.

[3] 刘必成，李作林，林善锬. 低氧诱导因子稳定剂在肾性贫血中的成功应用对未来的启示. 中国血液净化，2020，19(3)：145-148.

[4] 徐燕，王颜，刘祥英，等. 尿毒症维持性透析患者睡眠障碍的研究进展. 实用临床医药杂志，2019，23(16)：129-132.

[5] Neves PDMM，Graciolli FG，Oliveira IB，et al. Effect of mineral and bone metabolism on restless legs syndrome in hemodialysis patients. J Clin Sleep Med，2017，13(1)：89-94.

[6] Akizawa T，Iwasaki M，Yamaguchi Y，et al. Phase 3，randomized，double-blind，active-comparator (darbepoetin Alfa) study of oral roxadustat in CKD patients with anemia on hemodialysis in Japan. J Am Soc Nephrol，2020，31(7)：1628-1639.

[7] Babitt J，Eisenga M，Haase VH，et al. Controversies in optimal anemia management：conclusions from a Kidney Disease：Improving Global Outcomes (KDIGO) Conference. Kidney Int，2021，99(6)：1280-1295.

# 病例 20

## 维持性血液透析患者应用罗沙司他后月经失调1例

### 一、病历摘要

【现病史】

患者，女性，34 岁。主诉“反复乏力纳差 9 年，月经不规律 3 个月”于 2021 年 11 月 16 日收入院。

患者 9 年前于妊娠期间出现乏力、纳差，查肌酐升高（140 μmol/L），行“剖宫产术”，产后复查肌酐无明显下降，长期口服降压药（具体不详）。此后，患者复查发现肌酐进行性升高。7 年前，患者于当地医院诊断为“慢性肾脏病 5 期”，开始维持性血液透析治疗。4 个月前，患者感乏力、纳差加重，至我院就诊，查血红蛋白 87 g/L、转铁蛋白饱和度 19.7%，给予“罗沙司他”口服，剂量为 120 mg，每周 3 次。3 个月前，患者出现月经不规律，表现为频率增加（由 1 次/月增加至 2 次/月）伴月经量增加，自述期间多次复查血红蛋白均为 70 g/L，未查血清铁指标。2 个月前，患者停用“罗沙司他”，改为“重组促红细胞生成素”，剂量为 10 000 U，每周 1 次，月经频率逐渐恢复至 1 次/月。

【既往史】

患者既往体健，否认高血压、糖尿病等慢性疾病史，否认乙型病毒性肝炎、丙型病毒性肝炎、结核等传染性疾病史，否认药物、食物过敏史。

【个人史】

否认吸烟、饮酒嗜好。

【家族史】

否认家族性遗传病史。

【体格检查】

体温 36.5 ℃，脉搏 80 次/分，呼吸 20 次/分，血压 138/88 mmHg。患者神志清晰，精神良好，自主体位，慢性病容，全身皮肤、黏膜无黄染，未见瘀点、瘀斑，浅表淋巴结未触及，颜面无水肿，角膜透明，双侧瞳孔等大等圆，对光反射灵敏，口唇无发绀，无口腔溃疡，咽部无充血，扁桃体无肿大。颈软，无抵抗，气管居中，甲状腺无肿大，未闻及血管杂音。双侧呼吸动度对称，触觉语颤对称，双肺呼吸音稍粗，未闻及明显干、湿啰音。心前区无隆起，未触及震颤，心界左下扩大，心率 80 次/分，心律齐，各瓣膜听诊区未闻及病理性杂音。腹平软，无压痛、反跳痛，肝、脾肋下未及，肝、肾区无叩击痛，双下肢无明显水肿。脊柱四肢无畸形，各关节无红肿、压痛，生理反射存在，病理反射未引出。

【辅助检查】

**1. 血常规** 白细胞计数 $5.84\times10^{9}/L$，红细胞计数 $2.97\times10^{12}/L$，血红蛋白 97 g/L，血小板计数 $181\times10^{9}/L$，中性粒细胞百分比 78.4%。

**2. 血生化** 血清总蛋白 71.2 g/L，白蛋白 47.1 g/L，尿素氮 20.9 mmol/L，肌酐 775 μmol/L，尿酸 353 μmol/L，甘油三酯 1.4 mmol/L，总胆固醇 3.45 mmol/L，低密度脂蛋白 2.01 mmol/L。

**3. 纤溶功能** 凝血酶原时间 10.8 s，活化部分凝血活酶时间 29.7 s，国际标准化比值 1.01，纤维蛋白原＜2.5 g/L，D-二聚体＜215 μg/L，超敏 C 反应蛋白 0.31 mg/L。

**4. 铁组套** 铁蛋白 303.8 μg/L，铁 16.2 μmol/L，不饱和铁 31.1 μmol/L，总铁结合力 46.6 μmol/L，转铁蛋白饱和度 34.8%。

**5. 促红细胞生成素** 466.56 mU/ml。

**6. 女性激素** 孕酮、催乳素、黄体生成素、尿促卵泡激素、雌二醇、睾酮、性激素结合球蛋白、硫酸脱氢表雄酮均为正常范围。

**7. 子宫及附件彩色多普勒超声检查** 子宫外形规则，实质回声分布均匀，双层内膜厚 0.89 cm，双侧卵巢实质内未见异常回声。

【主要临床诊断】

1. 慢性肾脏病 5 期，维持性血液透析
2. 肾性贫血
3. 月经失调
4. 高血压 2 级(很高危)

## 二、临床治疗经过

入院后继续予重组人促红细胞生成素 10 000 U，1 次/周，以纠正肾性贫血，并给予维持性血液透析、控制血压治疗。住院期间完善女性激素、子宫及附件彩色多普勒超声检查未见明显异常，患者当月月经频率及月经量无明显异常，遂继续上述治疗方案。

## 三、病例特点分析

患者为青年女性，慢性病程，接受维持性血液透析治疗 7 年。4 个月前，患者因肾性贫血开始接受罗沙司他口服治疗，剂量为 120 mg，3 次/周，用药后出现月经频率增加(由 1 次/月增加至 2 次/月)，伴月经量增加，停用罗沙司他后月经频率和月经量恢复至正常水平。

罗沙司他作为低氧诱导因子脯氨酰羟化酶抑制剂已获批临床用于治疗肾性贫血，该患者属于罗沙司他治疗的适用人群，在前一次住院期间予以加用。但接受罗沙司他治疗近 1 个月后，患者出现月经频率异常和月经量增加，其间血红蛋白下降，未行铁指标检查，停用罗沙司他后患者月经频率和月经量恢复正常。患者本次至我院住院时接受重组人促红细胞生成素(10 000 U，1 次/周)治疗肾性贫血，查女性激素和子宫彩色多普勒超声检查未见明显异常，复查血红蛋白和转铁蛋白饱和度较治疗前均增加。基于该患者病史、治疗经过及相关辅助检查结果，不能排除罗沙司他存在致子宫异常出血的不良反应，因此其临床疗效和不良反应需要进一步观察。

## 四、临床思辨

罗沙司他是第一个上市的HIF-PHI类药物，通过模拟机体低氧环境，可逆性的抑制脯氨酸羟化酶(PHD)活性，诱导HIF-α稳定表达，导致功能性HIF转录反应，从而促进EPO生成，同时下调铁调素水平并增加机体对铁的吸收、转运及利用，从而促进红细胞生成，改善肾性贫血。目前，罗沙司他已经在20余个国家开展了20余项临床研究，但是由于受HIF调控的下游靶基因众多，HIF-PHI相关的不良事件仍需要更长时间并在更多患者中应用和观察。

目前，有关HIF与子宫内膜功能和月经周期调节之间的机制尚不十分清楚。1978年，Markee等应用恒河猴眼前房子宫内膜外植体模型观察到，月经发生前子宫内膜螺旋动脉强烈痉挛收缩，并由此推测子宫内膜崩解是由于螺旋动脉收缩引起缺血、缺氧导致组织坏死、崩解出血。2006年，爱丁堡大学Critchley教授课题组在人子宫内膜组织中观察了HIF-1α的表达和定位后证实，HIF-1α蛋白在分泌期功能层子宫内膜(特别是月经期内膜)组织中高表达，进一步应用小鼠月经样模型进行的研究发现，HIF-1α在内膜崩解期蜕膜化细胞中的表达量显著增加，从而提示HIF-1α在子宫内膜崩解中具有重要作用。2018年，Critchley教授课题组进一步证实，HIF-1α通过调节下游VEGF和CXCR4调节月经出血量。值得注意的是，低氧可通过调节VEGF表达影响子宫功能内膜修复。最近，庄太凤等在小鼠月经样模型中进一步观察到HIF-1α与VEGF的表达特征，提示月经发生过程中HIF-1α对VEGF表达的直接调控作用。众所周知，VEGF在增殖期子宫内膜上皮中表达上调并促进血管增生。因此，理论上，罗沙司他可能通过影响HIF-1α的表达状态，进而参与调节子宫内膜周期性崩解出血。本例患者所观察到的现象，提示在育龄妇女中应用罗沙司他时应注意其对月经周期的影响。

(东南大学附属中大医院　伍　敏　汤日宁)

### 专家点评

这是一例育龄期女性维持血液透析患者服用罗沙司他治疗肾性贫血的病例。患者接受维持性血液透析治疗7年，既往月经规律，口服罗沙司他(120 mg，3次/周)近1个月后，月经频率和月经量增多，停用罗沙司他后上述症状好转，提示罗沙司他可能影响该患者的月经周期和子宫内膜修复。近年来，有研究表明HIF-1α参与介导子宫内膜修复和周期崩解脱落，且这一作用可能与其对靶基因*VEGF*的调控作用有关。该病例提示，罗沙司他在育龄期女性患者中应用时，用药前临床应注意询问患者月经周期和月经量情况。在用药后，要密切观察该药可能对患者月经周期的影响，特别是当患者出现月经量增加时，要及时调整用药，以免患者因月经量过大影响贫血治疗效果。对于基础月经量较多的患者，选用罗沙司他治疗可能要慎重。由于相关病例报道较少，临床对此现象值得进一步观察。

(东南大学附属中大医院　刘必成)

## 参 考 文 献


[1] Chen N, Hao C, Liu BC, et al. Roxadustat treatment for anemia in patients undergoing long-term dialysis. N Engl J Med, 2019, 381(11): 1011-1022.

[2] 中国医师协会肾脏内科医师分会肾性贫血指南工作组. 中国肾性贫血诊治临床实践指南. 中华医学杂志, 2021, 101(20): 1463-1502.

[3] Markee JE. Menstruation in intraocular endometrial transplants in the Rhesus monkey. Am J Obstet Gynecol, 1978, 131(5): 558-559.

[4] Crtichley HO, Osei J, Henderson TA, et al. Hypoxia-inducible factor-1α expression in human endometrium and its regulation by prostaglandin E-series prostanoid receptor 2(EP2). Endocrinology, 2006, 147(2): 744-753.

[5] Maybin JA, Murray AA, Saunders PT, et al. Hypoxia and hypoxia inducible factor-1α are required for normal endometrial repair during menstruation. Nat Commun, 2018, 9(1): 295.

[6] Maybin JA, Hirani N, Brown P, et al. The regulation of vascular endothelial growth factor by hypoxia and prostaglandin F2a during human endometrial repair. J Clin Endocinol Metab, 2011, 96: 2475-2483.

[7] 庄太凤, 陈西华, 贺斌, 等. HIF-1α 与 VEGF 在小鼠月经样模型的表达与共定位. 生殖医学杂志, 2017, 26(8): 808-813.

[8] Nayak NR, Brenner RM. Vascular proliferation and vascular endothelial growth factor expression in the rhesus macaque endometrium. J Clin Endocrinol Metab, 2002, 7: 1845-1855.

# 病例 21

# 血液透析患者肾性贫血治疗并发动静脉瘘血栓形成1例

## 一、病历摘要

**【现病史】**

患者，男性，41 岁。主诉“反复尿中泡沫增多 18 年，内瘘流量降低 2 天”，于 2020 年 3 月 11 日收入院。

患者 18 年前无明显诱因出现尿中泡沫增多，伴双下水肿，外院诊断为“肾病综合征”，行“肾穿刺活检术”，术后病理提示“IgA 肾病”，给予“泼尼松，吗替麦考酚酯胶囊”等治疗（具体病理检查结果和治疗方案不详），患者病情逐渐好转。10 年前患者肾功能逐渐恶化，3 年前血肌酐达 800 μmol/L，泌尿系统 B 型超声示双肾萎缩，行“左前臂动静脉内瘘成形术”后进入维持性血液透析，3 次/周。血液透析期间给予“重组人促红细胞生成素（益比奥）”，剂量为 3000 U，2 次/周，治疗肾性贫血。5 个月前，患者查血红蛋白 104 g/L，改为“罗沙司他”治疗以纠正贫血，剂量为 100 mg，3 次/周；4 个月前，复查血红蛋白 130 g/L，因此停用罗沙司他；之后定期复查血红蛋白维持在 128～136 g/L。2 天前发现患者在血液透析过程中，血流量明显减低，最高为 200 ml/min，为进一步诊治收住入院。

**【既往史】**

患者既往健康状况一般，高血压病史 3 年，最高达 185/100 mmHg，1 个月前停用降压药。否认糖尿病等慢性疾病史，否认乙型肝炎、丙型肝炎、结核等传染性疾病史，否认药物、食物过敏史。6 年前患者因“双侧股骨头无菌性坏死”行“左侧股骨头钻孔减压＋自体富含血小板血浆凝胶复合同种异体骨植骨术”，手术过程顺利，术后恢复良好。

**【个人史】**

无烟、酒嗜好。

**【家族史】**

无家族遗传性疾病史。

**【体格检查】**

体温 36.3 ℃，脉搏 84 次/分，呼吸 26 次/分，血压 140/87 mmHg，体重 75 kg。神志清晰，自主体位，慢性病容，全身皮肤黏膜无黄染，未见瘀点、瘀斑，浅表淋巴结未触及，颜面无水肿，角膜透明，双侧瞳孔等大等圆，对光反射灵敏，口唇无发绀，无口腔溃疡，咽部无充血，扁桃体无肿大。颈软，无抵抗，气管居中，甲状腺无肿大，未闻及血管杂音。双侧呼吸动度对称，触觉语颤对称，双肺呼吸音稍粗，未闻及明显干、湿啰音。心前区无隆起，未触及震颤，心界左下扩大，心率 84 次/分，心律齐，各瓣膜听诊区未闻及病理性杂音。腹平软，无压痛、反跳痛，肝脾肋下未及，肝肾区无叩击痛，双下肢轻度凹陷性水肿。脊柱四肢无畸形，各关节无红肿、压痛，生理反射存在，病理反射未引出。

**【辅助检查】**

**1. 血常规**　白细胞计数 $10.83\times10^{9}$/L，红细胞计数 $5.02\times10^{12}$/L，血红蛋白 148 g/L，血小板计数 $208\times10^{9}$/L，超敏 C 反应蛋白 10.8 mg/L。

**2. 血生化**　血钾 7.34 mmol/L，血钙 2.49 mmol/L，血磷 3.65 mmol/L，血清总蛋白 90.7 g/L，白蛋白 51.2 g/L，尿素氮 27.9 mmol/L，肌酐 1340 μmol/L，尿酸 548 μmol/L，甘油三酯 4.78 mmol/L，总胆固醇 5.48 mmol/L。

**3. 纤维蛋白溶解功能**　凝血酶原时间 10.1 s，活化部分凝血活酶时间 32.3 s，国际标准化比值 0.94，纤维蛋白原 4.91 g/L，D-二聚体 128 μg/L。

**【主要临床诊断】**

1. 慢性肾脏病 5 期（维持性血液透析），矿物质和骨代谢异常
2. IgA 肾病
3. 动静脉瘘功能不良
4. 肾性贫血
5. 高血压 3 级（很高危）

## 二、临床治疗经过

患者入院后给予降血钾，纠正电解质紊乱，加强透析治疗，积极完善相关术前检查，血管彩色多普勒超声提示，动静脉瘘瘘口血栓形成。2020 年 3 月 17 日行“左上肢正中静脉-桡动脉侧侧吻合”术，手术过程顺利，术后血管杂音明显，伤口恢复良好，透析流量达 260 ml/min，患者于 2020 年 3 月 24 日出院。出院后患者定期随访，血红蛋白维持在＞120 g/L。患者此次入院前后（2019 年 9 月至 2021 年 3 月）贫血治疗、血红蛋白变化情况及其他相关检查结果见图 3-21-1，表 3-21-1。

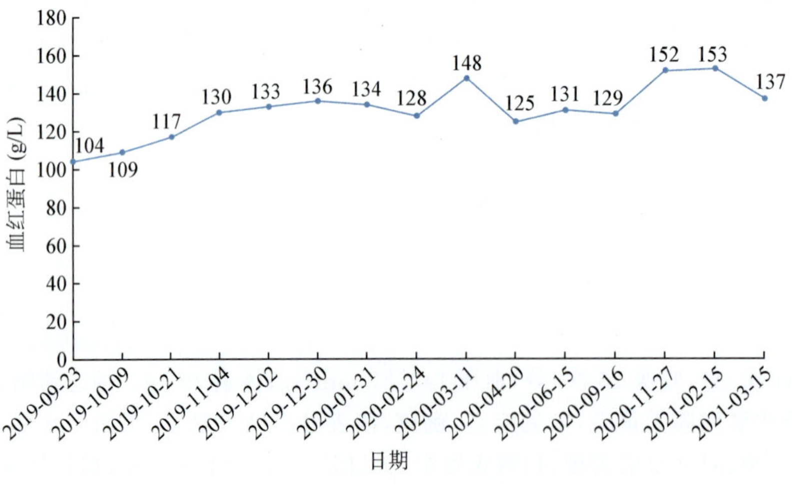


**图 3-21-1　患者治疗过程中血红蛋白变化情况**

注：2019 年 9 月 23 日至 11 月 3 日，患者应用罗沙司他，剂量为 100 mg，3 次/周，口服；2019 年 11 月 4 日开始患者停用罗沙司他

表 3-21-1　患者治疗过程中相关检查结果

| 日期 | 超敏 C 反应蛋白(mg/L) | 促红细胞生成素(mU/ml) | 铁蛋白(μg/L) | 血小板计数($\times 10^9$/L) | D-二聚体(μg/L) | 纤维蛋白原(g/L) |
|---|---|---|---|---|---|---|
| 2019-09-23 | 8.9 | 28.8 | 213.6 | 191 | 205 | 2.76 |
| 2020-03-11 | 10.8 | 21.07 | 452.3 | 208 | 128 | 4.91 |
| 2020-09-16 | 7.07 | 12.33 | 200.9 | 189 | 178 | 1.76 |
| 2021-03-15 | 11.7 | 17.33 | 40.68 | 178 | — | — |

注：—. 无数据

## 三、病例特点分析

患者为青年男性，慢性起病，原发病为 IgA 肾病，进入尿毒症，维持性透析 3 年。此次住院主要问题为动静脉瘘局部血栓形成导致的动静脉瘘功能不良。住院期间排查相关导致局部形成血栓的原因和危险因素，该患者无糖尿病、高脂血症，无吸烟、饮酒嗜好，近期无外伤、手术史，无低血压发生，局部未受压，实验室检查未见高凝状态，但患者血红蛋白 148 g/L，考虑可能与患者血栓形成有关。

## 四、临床思辨

2021 年《中国肾性贫血诊治临床实践指南》(以下简称指南)中明确提出我国肾性贫血治疗的血红蛋白靶目标为：血红蛋白≥110 g/L，但不超过 130 g/L(1A)。肾性贫血是慢性肾脏病(CKD)常见的并发症，血液透析患者肾性贫血患病率可高达 95%以上。目前，临床上针对 CKD 贫血患者常用治疗方案为 ESA、铁剂、HIF-PHI 及输血。该例患者前期肾性贫血治疗方案为中等剂量的 ESA，由于血红蛋白并未达标，考虑更换为 HIF-PHI。从治疗效果看，该患者使用了低于说明书推荐剂量的罗沙司他后(说明书推荐剂量为 120 mg，3 次/周，该患者的使用剂量为 100 mg，3 次/周)短时间内贫血得到迅速纠正，5 周内血红蛋白快速达标并上升至 130 g/L，达到指南和药品说明书中的停药标准。停药后该患者血红蛋白持续＞120 g/L，并发生动静脉瘘局部血栓。

血管通路是血液透析患者进行正常血液净化的“生命线”，为保证血液透析顺利进行，动静脉瘘的日常保护极为重要。动静脉瘘血栓是长期维持性血液透析患者临床常见的重要并发症之一。导致血栓形成危险因素包括，糖尿病、高脂血症、血管内皮损伤、脱水过多、低血压、高凝状态、血红蛋白＞130 g/L 等。目前我国针对药物治疗肾性贫血过程中发生动静脉瘘血栓的报道多来源于 ESA。文献中针对 ESA 使用过程中血栓栓塞事件的原因报道多与 ESA 使用的剂量相关，其次为高血红蛋白。使用罗沙司他的临床经验主要来源于既往多项大型临床试验的科研数据，真实世界研究的长期使用数据尚不多。分析该患者内瘘血栓的形成可能主要与应用罗沙司他后血红蛋白升高速度太快有关。提示针对该类患者使用罗沙司他治疗时，应视个体反应，从小剂量开始，避免血红蛋白升高速度太快。关于血红蛋白靶目标值，ESA 使用时建议不超过 130 g/L，有关罗沙司他使用时血红蛋白靶目标值目前尚无研究，从该例患者的情况来看，笔者认为仍然以不超过 130 g/L 为宜。

(东南大学附属中大医院　涂　岩　王　彬　刘　宏)

## 专家点评

这是一例使用罗沙司他后血红蛋白达标但发生动静脉瘘血栓的病例，患者在发生血栓事件前血红蛋白 130 g/L 左右近 5 个月，高于我国指南推荐的血红蛋白标准。罗沙司他作为新型治疗肾性贫血药物因其促进内源性 EPO 产生，促进红细胞生成素受体的表达，改善铁的转运、吸收及转铁蛋白受体的表达，下调铁调素水平，不受微炎症状态影响等，能迅速促进红细胞生成，升高血红蛋白水平。该患者在应用罗沙司他治疗后，血红蛋白能够迅速达标，在持续 1 年多的观察时间内，血红蛋白均维持在较高水平，提示罗沙司他强大的纠正贫血作用。尽管罗沙司他升高血红蛋白所需 EPO 水平远低于外源性 EPO 所达到的浓度，但由于个体反应不同，血红蛋白升高速度过快者，仍需要警惕发生血栓形成的风险。该患者在停用罗沙司他后，长时间维持血红蛋白在较高水平状态的机制仍不清楚。因此建议对于血红蛋白基础水平较高的贫血患者应用罗沙司他时，初始剂量不一定要按照说明书推荐剂量，而应尽从小剂量开始；并在开始应用罗沙司他后 2～4 周，每周观察血红蛋白升高幅度。有研究认为，血栓形成的风险与血红蛋白升高速度密切相关，而并不仅取决于血红蛋白是否>130 g/L。

（浙江大学医学院附属第一医院　韩　飞）

## 参考文献

[1] Li Y, Shi H, Wang WM, et al. Prevalence, awareness, and treatment of anemia in Chinese patients with nondialysis chronic kidney disease: First multicenter, cross-sectional study. Medicine (Baltimore), 2016, 95(24): e3872.

[2] 中国医师协会肾脏内科医师分会肾性贫血指南工作组. 中国肾性贫血诊治临床实践指南 . 中华医学杂志，2021，101(20)：1463-1502.

[3] Wish JB, Aronoff GR, Bacon BR, et al. Positive iron balance in chronic kidney disease: how much is too much and how to tell? Am J Nephrol, 2018, 47(2): 72-83.

[4] Li ZL, Tu Y, Liu BC. Treatment of renal anemia with roxadustat: advantages and achievement. Kidney Dis (Basel), 2020, 6(2): 65-73.

[5] Chen N, Hao C, Peng X, et al. Roxadustat for anemia in patients with kidney disease not receiving dialysis. N Engl J Med, 2019, 381(11): 1001-1010.

[6] Chen N, Hao C, Liu BC, et al. Roxadustat treatment for anemia in patients undergoing long-term dialysis. N Engl J Med, 2019, 381(11): 1011-1022.

[7] 金其庄，王玉柱，叶朝阳，等. 中国血液透析用血管通路专家共识(第 2 版). 中国血液净化，2019，18(06)：365-381.

[8] Cheung AK, Imrey PB, Alpers CE, et al. Intimal hyperplasia, stenosis, and arteriovenous fistula maturation failure in the hemodialysis fistula maturation study. J Am Soc Nephrol, 2017, 28(10): 3005-3013.

[9] Farber A, Imrey PB, Huber TS, et al. Multiple preoperative and intraoperative factors predict early fistula thrombosis in the Hemodialysis Fistula Maturation Study. J Vasc Surg, 2016, 63(1): 163-170.

第四篇

# 移植肾失功患者合并疑难肾性贫血的治疗

肾移植是终末期肾病患者最理想的肾脏替代治疗方法，有些患者在肾移植术后数年由于慢性排斥反应导致肾功能逐渐下降，甚至完全丧失，此时患者又会出现包括肾性贫血在内的各种并发症，而移植肾患者常应用多种免疫抑制剂，易合并各种感染，令贫血的治疗方案较为复杂而特殊。临床上有不少肾性贫血患者存在骨髓造血功能低下、对 ESA 反应低下，以及对传统贫血治疗方案不敏感等。本篇汇集数例移植肾失功合并疑难肾性贫血应用罗沙司他治疗获得成功的病例，希望对临床医师有所启发。

# 病例 1

# 移植肾失功血液透析患者难治性肾性贫血治疗1例

## 一、病历摘要

**【现病史】**

患者，男性，50 岁。主诉"肾移植术后 10 年，头晕、乏力 3 月余"。

患者 2010 年 3 月因"慢性肾小球肾炎、慢性肾衰竭"在我院行"同种异体肾移植术"，术后规律服用抗排斥药物，患者肾功能好转，血肌酐及尿量恢复正常。2016 年 5 月，于我院门诊复查血肌酐 133 μmol/L，血红蛋白 120 g/L，未诊治。2019 年 12 月出现头晕、乏力不适，至我院查血肌酐升至 1601 μmol/L，血红蛋白 56 g/L，血钙 1.9 mmol/L，血磷 2.88 mmol/L，全段甲状旁腺激素 197.4 pg/mL。群体反应抗体确认组合：人类白细胞抗原（human leukocyte antigen，HLA）-Ⅰ类抗体（＋）13%，HLA-Ⅱ类抗体（＋）51%；尿常规：尿糖（＋＋），尿蛋白（＋＋），红细胞 9 个/ul；移植肾彩色多普勒超声：移植肾大小 12.5 cm×8.3 cm，实质厚度 2.3 cm，回声增高，皮髓质交界不清，吻合口及肾门动脉显示不清。移植肾内动脉阻力指数增高。诊断为"移植肾失功（慢性排斥）"。继续口服抗排斥药物及血液透析治疗，给予"重组人红细胞生成素 10 000 U（1 次/周）和叶酸、维生素 $B_{12}$"纠正贫血，以及控制血压等治疗。治疗 3 个月后，患者贫血症状改善不明显，复查血红蛋白下降至 51 g/L，血肌酐 868 μmol/L。近 3 个月来患者无发热、咳嗽、咳痰、咯血、胸闷、气促，无腹痛、腹泻、恶心、呕吐、便血等不适。患者食欲、睡眠、精神可，大小便正常，体重无明显变化。为求进一步诊治收入院。

**【既往史】**

患者平素身体健康状况一般。慢性肾炎病史 20 余年，2009 年外院诊断为慢性肾衰竭，并行规律血液透析治疗。否认高血压、糖尿病、冠心病病史，否认肝炎、结核等传染病史，否认外伤史。否认食物、药物过敏史。预防接种史不详。

**【个人史】**

患者出生并长大于原籍。否认疫区、疫水接触史，否认特殊化学品及放射性接触史。无吸烟、饮酒等不良嗜好，性病冶游史不详。

**【家族史】**

否认家族遗传性疾病。

**【体格检查】**

体温 36.0 ℃，脉搏 80 次/分，呼吸 20 次/分，血压 121/71 mmHg，身高 160 cm，体重

51 kg，体重指数 19.9 kg/m$^2$。重度贫血貌，眼睑无浮肿，心、肺、腹部查体无特殊，双下肢无水肿。

**【辅助检查】**

**1. 贫血组合(2019 年 12 月 16 日)**　维生素 $B_{12}$ 411.4 ng/L，叶酸＞23.40 μg/L，铁蛋白 463.3 μg/L，红细胞生成素 6.05 U/L。

**2. 血常规(2020 年 3 月 17 日)**　白细胞计数 8.72×10$^9$/L，红细胞计数 1.79×10$^{12}$/L，血红蛋白 51 g/L，平均红细胞体积 88.80 fl，平均红细胞血红蛋白浓度 321.0 g/L；血小板计数 286×10$^9$/L。

**3. 铁代谢指标(2020 年 3 月 17 日)**　铁 4.1 μmol/L，总铁结合力 34.6 μmol/L，转铁蛋白饱和度 11.8%；铁蛋白 822.6 μg/L。

**4. 血生化(2020 年 3 月 17 日)**　白蛋白 32.3 g/L，血钙 2 mmol/L，血磷 1.68 mmol/L，尿素 20.2 mmol/L，肌酐 868 μmol/L；全段甲状旁腺素 422.8 μmol/L。

**5. 粪便隐血试验(2020 年 3 月 17 日)**　阴性。

**6. 移植肾彩色多普勒超声(2020 年 3 月 12 日)**　移植肾实质回声稍高，移植肾动脉阻力增高。

**【主要临床诊断】**

1. 慢性肾脏病 5 期
2. 移植肾失功
3. 肾性贫血
4. 肾性高血压
5. 继发性甲状旁腺功能亢进症
6. 维持性血液透析状态

## 二、临床治疗经过

患者在移植肾失功后出现重度正细胞性贫血，考虑为肾性贫血，2019 年 12 月，开始规律血液透析(每周 3 次)清除尿毒症毒素，以及补充促红细胞生成素、叶酸、维生素 $B_{12}$ 等治疗。治疗 3 个月后，患者贫血仍未得到改善，叶酸和维生素 $B_{12}$ 水平正常，血清铁及转铁蛋白饱和度水平低，排除活动性感染、恶性肿瘤、失血或溶血及甲状旁腺功能亢进等情况，考虑可能存在促红细胞生成素用量不足和铁缺乏。于 2020 年 3 月增加重组人促红细胞生成素(rHuEPO，益比奥)的使用剂量至 10 000 U，每 5 天 1 次，并加用静脉铁剂治疗(蔗糖铁注射液 0.1 g，1 次/周)。治疗 1 个月后(2020 年 4 月)复查血红蛋白 50 g/L，建议患者行骨髓穿刺活检排除血液系统疾病，患者拒绝，要求继续药物治疗。考虑患者对促红细胞生成素治疗的反应不佳。2020 年 4 月停用促红细胞生成素和铁剂，改用 HIF-PHI 罗沙司他进行治疗。2020 年 5 月复查血红蛋白升至 78 g/L，转铁蛋白饱和度 20.9%。之后根据血红蛋白及铁代谢指标动态调整罗沙司他和铁剂的使用剂量，患者贫血得到纠正，症状明显改善。患者血红蛋白和转铁蛋白饱和度水平变化见图 4-1-1。

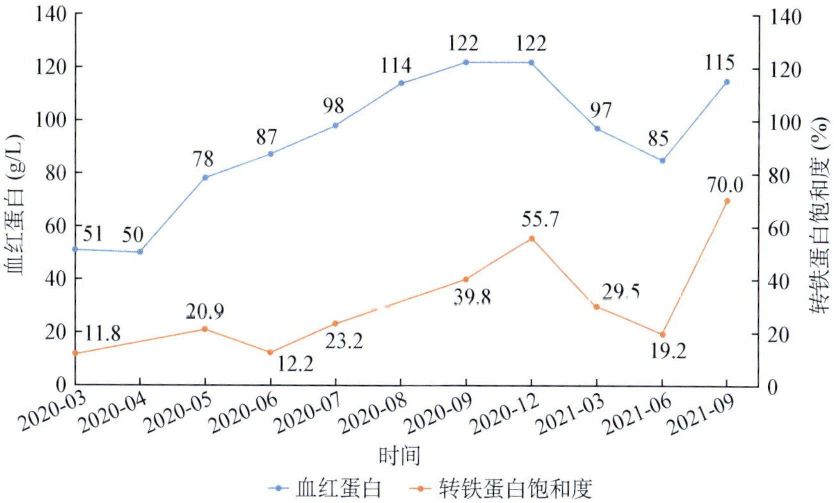


图 4-1-1　患者血红蛋白和转铁蛋白饱和度水平变化

注：2020 年 3 月，rHuEPO 剂量为 10 000 U，每 5 天 1 次，联合静脉滴注蔗糖铁，剂量为 0.1 g，1 次/周；2020 年 4 月，患者改为口服罗沙司他，剂量为 100 mg，3 次/周；2020 年 5 月—8 月，调整患者罗沙司他剂量为 70 mg，3 次/周，联合静脉滴注蔗糖铁，剂量为 0.1 g，1 次/周；2020 年 9 月至 2021 年 2 月，罗沙司他剂量为 50 mg，3 次/周；2021 年 3 月—6 月，调整罗沙司他剂量为 70 mg，3 次/周；2021 年 7 月—9 月，调整罗沙司他剂量为 100 mg，3 次/周

## 三、病例特点分析

患者为中年男性，慢性病程。10 年前因“慢性肾衰竭”行肾移植治疗，3 个月前移植肾失功。目前主要问题为重度正细胞性贫血，考虑由肾功能不全所致 EPO 不足而导致的肾性贫血可能性最大。另外，患者血清铁和转铁蛋白饱和度显著低，为绝对性铁缺乏，考虑铁缺乏影响血红蛋白的合成，合并存在缺铁性贫血。

鉴别诊断方面，从贫血的病因进行分析

**1. 血液系统疾病**　包括造血干/祖细胞异常所致贫血。患者表现为红细胞减少，白细胞计数、血小板计数正常，无胸骨压痛、肝脾肿大等表现，既往无血液系统疾病史。可能性小，需完善骨髓检查来明确诊断。

**2. 溶血性贫血**　患者无腰背或四肢酸痛，无发热、寒战，无血红蛋白尿、黄疸，无肝功能受损或脾大等表现，网织红细胞比例正常，乳酸脱氢酶、间接胆红素均无异常，无溶血的表现，因此可排除溶血性贫血。

**3. 失血性贫血**　患者无咯血、呕血、黑便，无外伤、手术史，因此可排除失血性贫血。

患者经补充 EPO 和铁剂后，血红蛋白仍无上升，考虑存在 ESA 抵抗和铁利用障碍，改用新型 HIF-PHI 药物罗沙司他治疗。HIF-PHI 可促进 EPO 生成、治疗促红细胞生成素抵抗，并增加铁的利用，进而改善贫血。经调整方案后，患者血红蛋白稳定上升，症状明显改善，未出现胃肠道反应等不良事件。

## 四、临床思辨

肾性贫血发生的主要机制是促红细胞生成素合成不足和促红细胞生成素抵抗。其他因素包括绝对性铁缺乏和功能性铁缺乏、慢性炎症、尿毒症毒素、铁稳态失衡、红细胞寿命缩短、维生素缺乏（维生素 $B_{12}$ 或叶酸）等。此外，血液透析本身也会导致血液丢失及对红细胞的破坏。

针对血液透析患者肾性贫血的常规治疗是应用 ESA 和铁剂，同时口服叶酸、维生素 $B_{12}$ 补充造血原料。rHuEPO 已经成为慢性肾脏病和 ESRD 患者的常规治疗药物。但高剂量的 rHuEPO 被证实是血液透析患者死亡的独立预测因素。目前，我国首个 HIF-PHI 已经在血液透析患者中逐步增加应用，HIF-PHI 模拟在低氧环境下，通过稳定 HIF，从而调控下游基因，包括上调 EPO、EPO 受体、铁调素相关基因及蛋白的表达，促进 EPO 生成和铁的利用，进而改善慢性肾脏病贫血。HIF-PHI 药物对促红细胞生成素抵抗的贫血患者也具有显著疗效。此外，HIF-PHI 可以降低铁调素水平，调节铁代谢，从而增加总铁结合力并减少铁的需要量，继而减少由于铁补充可能导致的感染、动脉粥样硬化及心血管相关的不良反应。HIF-PHI 在透析依赖和非透析依赖的慢性肾脏病贫血患者中均显示出了良好的有效性和安全性。

但需要注意的是，HIF 不仅可激活 EPO，还可以激活肿瘤相关基因，因此，HIF-PHI 作为 HIF 的稳定剂，可能会通过激活肿瘤相关基因而增加肿瘤发生的风险，且可能影响血管内皮生长因子而增加视网膜出血风险。该类药物上市时间有限，并没有长期的随访数据，因此 HIF-PHI 应用的长期安全性还有待观察。目前的临床研究数据表明，HIF-PHI 药物——罗沙司他，在透析患者中的应用安全有效。我们在应用该类药物时，仍需要密切观察随访，定期复查血红蛋白、促红细胞生成素及转铁蛋白饱和度等指标，根据这些指标及时调整药物剂量，保持机体的稳态，个体化调整，避免 EPO 或铁负荷过高而引起不良反应。

（中山大学附属第一医院　艾　珍　许元文　陈　崴）

### 专家点评

这是 1 例有关肾移植后肾性贫血诊治的病例，病情复杂，治疗棘手，诊治过程涉及患者肾移植前基础病、移植后抗排异治疗、移植肾失功、肾功能恶化、继发性甲状旁腺功能亢进症、再发严重贫血、是否并发或合并了其他疾病等一系列难解问题。然而，经过以血液透析为主的综合治疗，病情有所控制，但贫血改善不明显，血红蛋白最低降至 50 g/L。增加 ESA 使用剂量、频次并加用铁剂治疗后，效果仍不理想。而后选择应用 HIF-PHI 罗沙司他治疗，经过约 5 个月的治疗，患者血红蛋白由 78 g/L 增至 115 g/L，同时，根据患者的铁代谢状态，适时加用了铁剂治疗，取得了较好的临床效果。

（首都医科大学宣武医院　贾　强）

## 参考文献


[1] Borawski B, Malyszko JS, Kwiatkowska M, et al. Current status of renal anemia pharmacotherapy-what can we offer today. J Clin Med, 2021, 10(18): 4149.

[2] Cai KD, Zhu BX, Lin HX, et al. Successful application of roxadustat in the treatment of patients with anti-erythropoietin antibody-mediated renal anaemia: a case report and literature review. J Int Med Res, 2021, 49(4): 3000605211005984.

[3] Zheng L, Tian J, Liu D, et al. Efficacy and safety of roxadustat for anaemia in dialysis-dependent and non-dialysis-dependent chronic kidney disease patients: A systematic review and meta-analysis. Br J Clin Pharmacol, 2021. doi: 10.1111/bcp.15055.

[4] Mima A. Hypoxia-inducible factor-prolyl hydroxylase inhibitors for renal anemia in chronic kidney disease: advantages and disadvantages. Eur J Pharmacol, 2021. doi: 10.1016/j.ejphar.

# 病例 2

# 移植肾失功难治性高血压并促红细胞生成素抵抗治疗1例

## 一、病历摘要

**【现病史】**

患者，男性，67 岁。主诉"肾移植术后 20 年，活动后气促 2 年余，咳嗽 2 天"，2020 年 9 月 21 日收入院。

20 年前，患者因"高血压肾损害，慢性肾脏病 5 期"行"肾移植术"，术后肾功能恢复可，规律口服免疫抑制剂。2 年前开始出现活动后气促，偶有胸闷不适，体力较前下降，伴乏力，食欲明显下降，偶有恶心、呕吐，复查血肌酐高达 227 μmol/L，重度贫血，血红蛋白 59 g/L，收住我院移植科。完善相关检查：①腹部彩色多普勒超声：移植肾实质病变，移植肾动脉阻力指数增高；②供者特异性抗体（DSA）筛查：HLA-Ⅰ为 Anti-A1、23、24、36、66，Anti-B76、44、45、82，HLA-Ⅱ为 Anti-DR53；③24 小时尿蛋白定量：1.44 g。诊断为"移植肾功能不全（慢性排斥反应）肾性贫血"。给予"ESA"6000 U，1 次/周，补充"铁剂＋叶酸"，间断输血，辅以护肾、降压等治疗。患者贫血改善后出院，出院后继续皮下注射"ESA" 10 000 U，2 次/周，同时规律补充"铁剂＋叶酸"。多次复查肾功能和血常规，肌酐水平逐渐升高，反复出现中度贫血，治疗效果不佳，多次住院行对症支持治疗。2019 年 4 月，复查血肌酐 578 μmol/L，开始规律血液透析治疗，每 2 周 5 次，ESA 剂量为 3000 U，3 次/周或 10 000 U，1 次/周。2019 年 7 月，患者因"四肢关节疼痛伴水肿"入院，完善相关检查诊断为"移植肾功能不全，慢性肾脏病 5 期，颈内静脉血栓形成，肺部感染，肩周炎"，给予抗感染、抗凝、康复理疗等对症治疗，好转出院。近 1 年患者自觉气促、乏力较前加重，伴有头晕，每次透析治疗后症状可稍缓解，多次复查血红蛋白水平波动在 80～90 g/L，监测血压为（160～170）/（80～90）mmHg，最高曾达 194/101 mmHg。2020 年 9 月 19 日，患者感冒受凉后出现咳嗽，咳黄脓痰，气促加重，无发热、咯血、胸痛等不适，为求进一步治疗入我科，起病以来，患者精神、睡眠欠佳，纳差，大便正常，基本无小便，体重未见明显变化。

**【既往史】**

高血压病史 30 年，服用硝苯地平控释片、美托洛尔、厄贝沙坦控制血压，血压控制欠佳，波动大，具体不详。2006 年因左肾肿瘤破裂出血于我院行左肾切除术，术后病理显示肾透明细胞癌。2018 年因重度贫血曾多次输血。

**【个人史】**

吸烟史 10 余年，约 10 支/天；饮酒史 10 余年，每天饮白酒约 50 ml。

【家族史】

否认家族遗传性疾病。

【体格检查】

体温 36.6 ℃，脉搏 72 次/分，呼吸 18 次/分，血压 175/82 mmHg。发育正常，营养中等，神志清晰，自主体位，慢性病容，贫血貌，皮肤黏膜色泽稍苍白。全身未触及浅表淋巴结肿大。颈软，颈静脉无充盈。双肺呼吸音较弱，双肺底可闻及散在湿啰音。心前区无隆起，未触及震颤，心界正常，心率 72 次/分，心律齐，各瓣膜区未闻及心脏杂音。腹部膨隆，左侧腰部及右下腹可见陈旧性手术瘢痕，腹软，腹肌无紧张，全腹无压痛及反跳痛，肝脾未触及。移动性浊音阴性。肠鸣音正常，约 5 次/分。肾区无叩痛，双下肢稍水肿，病理征阴性。

【辅助检查】

**1. 颈部静脉计算机体层血管成像(2019 年 7 月 23 日)** 提示右侧颈内静脉血栓形成可能性大。

**2. 胸部(肺及纵隔)CT(2020 年 9 月 14 日)** ①右上肺后段、右下肺背段继发性肺结核(钙化为主)；②左上肺下舌段、双下肺炎症较前增多；③心包积液较前增多。

**3. 头部 CT(2020 年 9 月 14 日)** ①右侧基底节区小斑片状低密度影；②脑室旁低密度，考虑血管源性可能。

**4. 肝胆脾胰+门静脉系+双肾输尿管膀胱(前列腺)+双侧肾上腺彩色多普勒超声(2020 年 9 月 14 日)** 肝多发囊肿，胆囊多发息肉样病变，胆囊炎，右肾实质病变(C 级)，右肾萎缩，右肾多发囊肿，移植肾实质病变，移植肾动脉阻力指数增高。

**5. 血常规(2020 年 9 月 21 日)** 白细胞计数 $3.72\times10^{9}$/L，红细胞计数 $4\times10^{12}$/L，血红蛋白 86 g/L，血小板计数 $146\times10^{9}$/L，中性粒细胞百分比 61.7%，网织红细胞百分比 3.91%。

**6. 血生化(2020 年 9 月 21 日)** 总蛋白 79 g/L，白蛋白 34.3 g/L，球蛋白 44.7 g/L，总胆红素 6.0 μmmol/L，直接胆红素 2.6 μmmol/L，尿素氮 15.51 mmol/L，肌酐 945 μmol/L，尿酸 315.4 μmol/L，甲状旁腺激素 212.30 pg/ml，转铁蛋白饱和度 20.36%，铁蛋白 311.0 μg/L；乳酸脱氢酶 124.0 U/L，肌酸激酶 68.3 U/L，肌红蛋白 131.3 Ug/L。

**7. 心电图(2020 年 9 月 21 日)** V1 导联 P 波终末电势(PTFV1)负值增大，顺钟向转位，电轴左偏，V1～V4 导联 ST-T 改变，提示心肌缺血。

【主要临床诊断】

1. 移植肾功能不全、慢性肾脏病 5 期、肾性贫血、肾性高血压、矿物质和骨代谢异常
2. 冠心病、缺血性心肌病、心功能Ⅲ级
3. 肺部感染
4. 右侧颈内静脉血栓形成
5. 手术后状态(异体肾移植术+左肾肾癌切除术+动静脉内瘘术后+右侧颈内静脉置管术后)

## 二、临床治疗经过

住院期间，低盐、低脂、优质蛋白饮食，给予规律血液透析、改善贫血、控制血压(入院后加用特拉唑嗪)、免疫调节、抗感染、降尿酸、调脂及营养支持等治疗。患者既往用 ESA，剂量为 3000 U，3 次/周或 10 000 U，1 次/周，辅以补充铁剂、叶酸及间断输血治疗贫血，多次复查血红蛋白为 80～90 g/L，疗效欠佳，监测血压水平在(160～170)/(80～90)mmHg，最高达

194/101mmHg,建议患者行骨髓穿刺检查排除抗排斥药物或尿毒症等引起的骨髓抑制作用,患者及家属拒绝。患者心功能较差,存在缺血性心肌病,在不理想的血压水平和心功能情况下,继续使用 ESA 治疗可能会导致恶性心血管事件风险增加,患者转铁蛋白饱和度及铁蛋白均较低,但因合并肺部感染,感染急性期不宜通过静脉补充铁剂。结合国内外指南及临床经验,2020 年 9 月 22 日改用 HIF-PHI 类药物——罗沙司他治疗贫血,根据罗沙司他说明书和患者体重(56 kg),给予标准剂量 100 mg,3 次/周口服治疗后,患者乏力、纳差及气促症状有所改善。出院后继续规律服用罗沙司他 100 mg,3 次/周,随访发现血红蛋白平稳且较前明显上升(图 4-2-1);血压控制可(图 4-2-2),较前显著下降且基本维持在正常范围内。

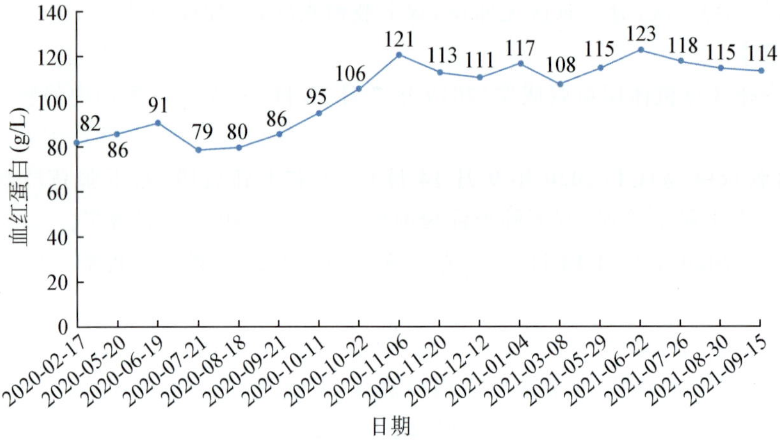


**图 4-2-1　患者血红蛋白水平变化情况**

注:2020 年 2 月 17 日至 9 月 21 日患者应用 ESA,剂量为 3000 U,3 次/周或 10 000 U,1 次/周;2020 年 9 月 22 日至 2021 年 9 月 15 日应用罗沙司他口服,100 mg,3 次/周

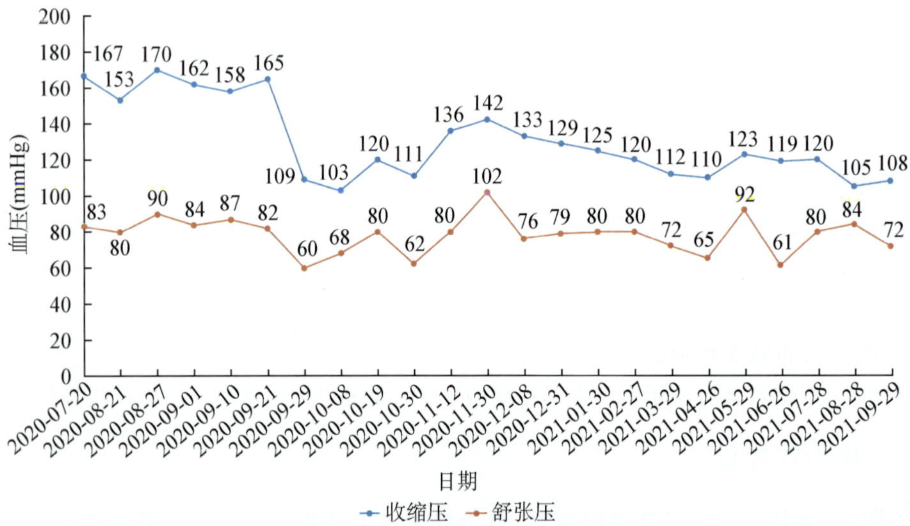


**图 4-2-2　患者血压变化情况**

注:2020 年 7 月 20 日至 9 月 21 日应用 ESA,剂量为 3000 U,3 次/周或 10 000 U,1 次/周;2020 年 9 月 22 日至 2021 年 9 月 29 日应用罗沙司他口服,100 mg,3 次/周

## 三、病例特点分析

患者出现晚期(肾移植术后 6 个月后)肾移植术后贫血(anemia after renal transplantation,AART),移植肾慢性排斥反应造成肾功能不全进行性加重,此次住院已进入维持性血液透析阶段,反复出现乏力、活动后气短等症状。晚期 AART 主要是由于肾功能不全导致,慢性排斥反应造成的机体炎症状态、营养性铁缺乏及免疫抑制剂造成的铁代谢障碍等因素降低 ESA 的贫血治疗效果。长期慢性感染、ESA 反应不佳及铁剂口服吸收较差等因素使贫血不断加重。患者肾功能不全加重、既往长期大剂量应用 ESA 导致高血压进展,此时联合使用 4 种降压药(硝苯地平控释片、厄贝沙坦、美托洛尔及特拉唑嗪)仍不能有效控制血压。

国内外研究表明,ESA 治疗可导致高血压进展或恶化,心血管事件发病率增加,静脉血栓栓塞及恶性肿瘤等不良反应风险加大。该患者临床表现和病史提示需更换肾性贫血治疗方案。罗沙司他是目前使用较多的 HIF-PHI 类治疗贫血药物,同时可以降低铁调素水平,增加转铁蛋白受体含量及活性,促进铁的吸收利用,已被证明具有更好的贫血治疗效果和更小的不良事件发生风险。故于 2020 年 9 月 22 日改用罗沙司他治疗肾性贫血,在之后长达 1 年的随访过程中发现,患者平均血红蛋白水平较前明显上升,同时平均血压水平较前下降至正常范围内,维持前降压方案能够很好地控制血压在平稳状态。随访期间,患者整体病情好转,无恶性心血管事件发生。该患者病程长,合并症多,传统的贫血治疗方案应用受限,在罗沙司他应用于临床前类似患者治疗极其困难,该例患者治疗的成功为今后类似病情的患者提供了借鉴。

## 四、临床思辨

AART 在肾移植患者中很常见,与移植肾术后功能恢复和预后紧密相关。早期(肾移植术后 6 个月内)AART 主要是由急性排斥反应、使用大剂量免疫抑制剂、缺铁及感染导致。晚期(肾移植术后 6 个月后)AART 主要由移植肾功能不全、铁缺乏及免疫抑制剂或抗病毒药物的不良反应造成。补充 ESA 和铁剂是晚期 AART 治疗的主要手段。然而,与一般 CKD 患者相比,慢性排斥反应的炎症状态、免疫抑制剂相关的铁代谢障碍和药物毒性等因素使 PTA 患者对 ESA 的反应性更低,但更高剂量的 ESA 治疗会进一步增加心血管事件和死亡率风险,还包括其他不良反应,如静脉血栓栓塞和恶性肿瘤。低氧诱导因子脯氨酰羟化酶抑制剂(HIF-PHI)是一种治疗肾性贫血的新方法,具有多个作用靶点,在生理范围内刺激内源性 EPO 产生,促进铁的利用,从而刺激红细胞/造血生成,其还具有降脂、降压、抗炎、预防缺血性损伤及延缓 CKD 进展等潜在益处。罗沙司他已被证明具有更好的心血管安全性。该例患者具有长期 AART 病史,ESA 治疗反应低下,表现为长期补充 ESA 仅能使血红蛋白水平维持在 80～90 g/L,增加了心血管事件风险,影响了高血压的治疗,结合患者颈内静脉血栓和左肾恶性肿瘤病史,同时不能排除 ESA 的其他不良反应可能。该患者无明显 HIF-PHI 类药物使用禁忌证,故对该患者改用罗沙司他治疗肾性贫血。从长期随访上看,患者应用罗沙司他治疗后,血红蛋白水平基本维持在 110～120 g/L,血压监测基本维持在正常范围内,同时患者自觉乏力、活动后气促等症状较前得到明显改善,提示罗沙司他具有一定的有效性和安全性。

(中南大学湘雅医院　肖湘成　袁琼婧　张唯伟　熊　琦)

## 专家点评

这是一例有关肾移植后贫血诊治的病例，并曾因左肾肾癌做过左肾摘除手术，病史长，病情复杂，治疗困难。肾移植 18 年后出现移植肾失功，肾功能恶化，重度贫血，再行维持性血液透析治疗后，病情一直不稳定，心功能差，高血压难以控制，贫血加重，并伴发右侧颈内静脉血栓形成。为谨慎起见，停用 ESA，应用罗沙司他治疗 1 年以来，患者的血红蛋白水平基本上维持在 110g/L 左右，血压相对平稳，心功能有所改善，患者自觉症状好转，未观察到与罗沙司他相关的高血压及血栓栓塞等不良反应的发生，其安全性及疗效值得肯定。但是，本例病情特殊而复杂，对患者移植肾失功、贫血、对 ESA 治疗低反应的原因还可以进行更详细分析，特别是贫血改善后，顽固性高血压亦得到改善的现象值得关注。

（首都医科大学宣武医院　贾　强）

## 参考文献


[1] Vanrenterghem Y. Anaemia after renal transplantation. Nephrol Dial Transplant，2004，Suppl 5：V54-58.

[2] Schechter A，Gafter-Gvili A，Shepshelovich D，et al. Post renal transplant anemia：severity，causes and their association with graft and patient survival. BMC Nephrol，2019，20(1)：51.

[3] Bamgbola OF. Spectrum of anemia after kidney transplantation：pathophysiology and therapeutic implications. Clin Transplant. 2016，30(10)：1185-1194.

[4] Del Vecchio L，Locatelli F. An overview on safety issues related to erythropoiesis-stimulating agents for the treatment of anaemia in patients with chronic kidneydisease. Expert Opin Drug Saf，2016，15(8)：1021-1030.

[5] Wish JB. Treatment of anemia in kidney disease：beyond erythropoietin. Kidney Int Rep，2021，6(10)：2540-2553.

[6] 付玉琪，涂岩，刘必成. 低氧诱导因子-脯氨酸羟化酶抑制剂治疗肾性贫血的研究进展. 中华肾脏病杂志，2020，36(9)：726-730.

[7] Wang B，Yin Q，Han YC，et al. Effect of hypoxia-inducible factor-prolyl hydroxylase inhibitors on anemia in patients with CKD：a meta-analysis of randomized controlled trials including 2804 patients. Ren Fail，2020，42(1)：912-925.

[8] Provenzano R，Szczech L，Leong R，et al. Efficacy and cardiovascular safety of roxadustat for treatment of anemia in patients with non-dialysis-dependent CKD：pooled results of three randomized clinical Trials. Clin J Am Soc Nephrol，2021，16(8)：1190-1200.

# 病例 3

# 移植肾失功后维持性血液透析难治性肾性贫血治疗1例

## 一、病历摘要

**【现病史】**

患者，男性，47 岁。主诉"肾移植 18 年，移植肾失功伴血液透析 4 年"。

患者 18 年前因"慢性肾炎、慢性肾功能不全（尿毒症期）"于我院移植科行"同种异体肾移植术"，术后恢复良好，给予系统抗排斥治疗。4 年前患者无明显诱因尿量逐渐减少，查血肌酐逐渐升高，诊断为"同种异体肾移植术后，移植肾失功，慢性肾功能不全（尿毒症期），肾性贫血"，开始规律血液透析（每周 3 次，每次 4 h）、纠正贫血（补充铁剂、促红细胞生成素，间断输血）等对症支持治疗。患者双膝关节肿痛，无发热、咳嗽、咳痰、胸痛、胸闷、气短、恶心、呕吐及腹痛等不适。精神、睡眠、胃纳可，大便正常，无尿，近期体重无明显改变。现为进一步诊治，门诊以"慢性肾功能不全（尿毒症期）"收住入院。

**【既往史】**

2002 年行同种异体肾移植术。高血压病史 18 年，收缩压最高＞180 mmHg，现规律口服硝苯地平控释片、阿罗洛尔及琥珀酸美托洛尔缓释片，血压控制于（140～150）/（90～100）mmHg。否认冠心病、糖尿病等慢性病史，否认肝炎、结核等传染病史，否认食物及药物过敏史，否认外伤史，有输注滤白红细胞悬液史。

**【个人史】**

预防接种史不详。

**【家族史】**

否认肿瘤等家族遗传性疾病史。

**【体格检查】**

体温 36.2 ℃，脉搏 84 次/分，呼吸 16 次/分，血压 153/93 mmHg。神志清晰，营养中等，周身皮肤黏膜无出血点及瘀斑，睑结膜无苍白，巩膜无黄染，周身浅表淋巴结无肿大，双肺呼吸音清，未闻及干、湿啰音。心脏向左扩大，心率 84 次/分，心律齐，心脏各瓣膜听诊区未闻及杂音。右下腹可见长约 5 cm 陈旧性瘢痕，腹软，无压痛、反跳痛，无肌紧张，肝脾肋下未触及，肠鸣音 3～4 次/分，移动性浊音阴性。双下肢无水肿。

【辅助检查】

**1. 心电图和影像学检查** 心电图示窦性心律，正常范围心电图；心脏彩色多普勒超声：射血分数58%，左心房大，左心室心肌肥厚，二尖瓣、主动脉瓣退行性变，升主动脉略增宽，静息状态下左心室整体收缩功能正常；胸部CT：双肺多发微小结节，随诊观察，双肺轻度间质性改变、陈旧性病变，纵隔淋巴结增大，心脏增大、心包少量积液，左侧甲状腺后部结节；盆腔CT平扫+增强：右髂窝移植肾可能大，增强扫描几乎无强化，自体双肾萎缩、功能减低，双肾多发囊肿、小结石，慢性膀胱炎可能大，前列腺钙化，阑尾粪石，右侧腹股沟、盆壁淋巴结略大。

**2. 实验室检查** 2018年5月至2019年6月，血红蛋白波动于50～60 g/L。2019年7月至2020年8月，血红蛋白最高达112 g/L，2020年10月至2021年7月，血红蛋白波动于83～114 g/L，平均红细胞体积、平均红细胞血红蛋白含量、平均红细胞血红蛋白浓度、白细胞计数、粒细胞比例、血小板均在正常范围。2017年10月至2021年5月，血清铁浓度波动于6～10 μmol/L，血清转铁蛋白浓度波动于150～180 mg/dl，转铁蛋白饱和度波动于26%～37%，血清铁蛋白波动于750～900 μg/L。2018年5月至2021年7月，血钙波动于2.06～2.60 mmol/L。2018年5月至2021年7月，血磷波动于1.9～2.8 mmol/L。2018年10月至2021年7月，血清甲状旁腺激素波动于60～170 pmol/L。2019年1月—9月，C反应蛋白波动于5～8 mg/L。肿瘤系列CEA、AFP、CA-199、CA-125未见异常。乙型肝炎病毒表面抗原、丙型肝炎病毒抗体、艾滋病病毒抗体、梅毒螺旋体抗体检测结果均为阴性。

【主要临床诊断】

1. 慢性肾炎，同种异体肾移植术后，移植肾失功，慢性肾功能不全(尿毒症期)
2. 肾性贫血
3. 肾性矿物质和骨代谢紊乱
4. 尿毒症性心肌病，心包积液，心功能Ⅱ级(NYHA分级)
5. 高血压3级(很高危)

## 二、临床治疗经过

患者贫血出现后，给予蔗糖铁静脉滴注，定期检测血清铁、转铁蛋白饱和度及铁蛋白浓度，排除其他贫血原因后，给予rHuEPO治疗，初始剂量为3000 U，3次/周皮下注射，使用1个月后，血红蛋白浓度无明显变化，调整剂量为12 000 U(1次/周)+3000 U (2次/周)，皮下注射，但治疗效果仍不佳，血红蛋白浓度波动于55～60 g/L。此后患者每2周于我院急诊行滤白红细胞悬液输注，持续6个多月。

2019年7月，患者开始口服罗沙司他，剂量为100 mg，3次/周。9个月后(2020年4月)，复查血红蛋白逐渐上升至112 g/L；患者遂自行减少罗沙司他剂量至70 mg，3次/周。2020年12月，复查血红蛋白降低至84 g/L，再次调整罗沙司他剂量为100 mg，3次/周。2021年3月，复查血红蛋白升至114 g/L，患者再次自行减量至70 mg，每隔3日口服1次。2个月后(2021年5月)，复查血红蛋白降低至83 g/L，现罗沙司他用药剂量为100 mg，3次/周，规律口服，复查血红蛋白为103 g/L(图4-3-1)。

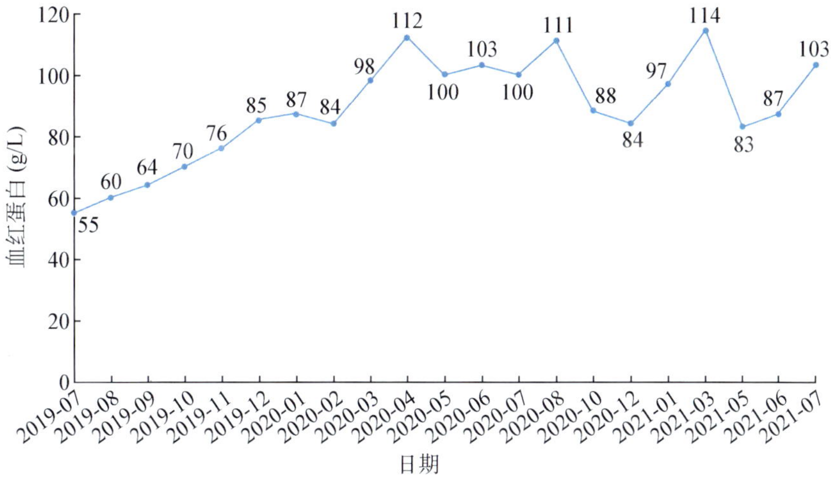


图 4-3-1 2019 年 7 月至 2021 年 7 月患者血红蛋白变化情况

注：2019 年 7 月至 2020 年 4 月，患者应用罗沙司他 100 mg，3 次/周；2020 年 4 月—11 月，患者应用罗沙司他 70 mg，3 次/周；2020 年 11 月至 2021 年 3 月，患者应用罗沙司他 100 mg，3 次/周；2021 年 3 月—5 月，患者应用罗沙司他 70 mg，3 次/周；2021 年 5 月—7 月，患者应用罗沙司他 100 mg，3 次/周

## 二、病例特点分析

贫血是慢性肾脏病（CKD）患者的常见并发症，发生机制复杂，EPO 产生减少和机体吸收及利用铁的能力下降被认为是重要的病因。目前，治疗肾性贫血的常用药物是 EPO 和铁剂，但会引起高血压、氧化应激和心血管疾病，增加过敏反应的风险。给予本例患者适宜剂量 EPO 治疗 1 个月后，血红蛋白水平与基线值相比无增加，考虑患者为初始 ESA 治疗反应低下。铁缺乏是 EPO 低反应性的最常见原因，其他影响因素包括隐匿性失血、炎症、感染、甲状旁腺功能亢进症、维生素缺乏、恶性肿瘤、营养不良、溶血、应用免疫抑制剂和透析不足及 EPO 介导的纯红细胞再生障碍性贫血等。针对 ESA 治疗抵抗的患者，首先应纠正原发病因，然后进行针对性治疗。

本例患者因肾移植有长期服用免疫抑制剂病史，移植肾失功后开始规律血液透析。贫血发生时，给予补充铁剂、应用 rHuEPO 并排查其他可能导致贫血的原因，患者肿瘤系列检查未见异常，且营养状态可。尿毒症毒素可造成患者体内微炎症状态，因此，患者 CRP 水平持续高于正常水平上限。在纠正可逆因素后，增加 EPO 剂量，贫血仍无明显改善，且为缓解贫血症状，患者需规律输注滤白红细胞悬液。应用罗沙司他治疗后，CRP 水平未见明显改变，但血红蛋白水平稳步升高至目标水平。患者 2 次自行减少罗沙司他剂量，血红蛋白也迅速下降。在调整罗沙司他剂量后，血红蛋白又恢复至正常水平。由此可见，罗沙司他是纠正微炎症状态下、ESA 治疗抵抗贫血的有效手段。

## 三、临床思辨

患者自体移植肾失功，规律血液透析后贫血逐渐加重，首先考虑为 CKD 相关的贫血，但也应考虑其他原因造成贫血的可能。血常规中血红蛋白降低，血细胞比容降低，平均红细胞体积、平均红细胞血红蛋白含量、平均红细胞血红蛋白浓度、白细胞计数、粒细胞比例及血小板计数均在正常范围，不符合典型的小细胞低色素贫血和巨幼细胞贫血，也不符合再生障碍性贫血。通过实验室检查、体格检查及询问病史，未发现其他造成贫血的原因，如肿瘤、风湿性疾病、肝病及胃肠道疾病等。根据贫血诊治相关指南给予铁剂、EPO 治疗后发现疗效不佳，考虑为 ESA 治疗抵抗，可能与体内微炎症状态相关。增加 EPO 剂量并定期输注红细胞后贫血症状未见改善，遂调整治疗药物为罗沙司他，血红蛋白浓度平稳上升至目标值，但减量后迅速降低，恢复剂量后血红蛋白可再次升高至目标水平。

罗沙司他是首个用于治疗肾性贫血的口服小分子 HIF-PHI，可通过调节 EPO 的合成、改善铁代谢等机制纠正贫血。炎症是除缺铁外造成贫血的第二大原因，目前临床上仍缺乏有效干预手段。在一项随机对照试验中，HIF-PHI 改善贫血不受炎症的影响，因此，罗沙司他可能是治疗微炎症状态下肾性贫血的有效药物。总之，HIF-PHI 为肾性贫血患者的治疗可提供一定的帮助，尤其是 ESA 低反应者。

（中国医科大学附属第一医院　郭光英　杜银科）

## 专家点评

该病例是以肾移植术后、移植肾失功且并发肾性贫血为特点的典型病例。肾移植术后出现移植肾失功，EPO 生成不足是导致贫血的主要原因。另外，肾移植后体内急、慢性感染及免疫抑制药物均可引起 EPO 抵抗。多种免疫抑制剂如霉酚酸酯等均存在骨髓抑制作用。其他因素，如肾移植患者抗排斥反应药物的使用导致机体免疫力下降，以及 CKD 患者晚期糖基化终末产物等激发炎症反应均可减少 EPO 生成及活性、升高铁调素水平等抑制红细胞生成及加重贫血。此外，尿毒症中大分子毒素可直接或间接影响 EPO 释放，下调 EPO 受体表达，干扰红细胞生成，降低外周组织 EPO 敏感性，抑制红细胞膜钙泵活性，使细胞内钙离子增多、脆性增加、红细胞寿命缩短。本例患者在移植肾失功后再次进入维持性血液透析治疗，出现了重度贫血。其贫血的原因可能与上述多种因素有关。患者 CRP 水平持续增高，提示体内处于微炎症状态。先后使用 rHuEPO 和静脉铁剂治疗等，但患者贫血仍无明显改善。改用罗沙司他治疗后，虽然 CRP 水平未见明显变化，但血红蛋白稳步升高达标。患者自行将罗沙司他减量后，血红蛋白迅速下降，调整剂量后血红蛋白又恢复至正常。由此可见，罗沙司他对移植肾失功、转为透析的患者所发生的严重贫血也有良好效果。

（福建医科大学附属第一医院　万建新
中南大学湘雅二医院　宋盼爱）

## 参考文献


[1] 陈晓农，高琛妮. 肾性贫血的诊治进展. 内科理论与实践，2021，16(1)：10-14.

[2] 中华医学会肾脏病学分会肾性贫血诊断和治疗共识专家组. 肾性贫血诊断与治疗中国专家共识(2018修订版). 中华肾脏病杂志，2018，34(11)：860-866.

[3] Dhillon S. Roxadustat：first global approval. Drugs，2019，79(5)：563-572.

[4] Besarab A，Provenzano R，Hertel J，et al. Randomized placebo-controlled dose-ranging and pharmacodynamics study of roxadustat (FG-4592) to treat anemia in nondialysis-dependent chronic kidney disease (NDD-CKD) patients. Nephrol Dial Transplant，2015，30(10)：1665-1673.

# 病例 4

# 1例两次肾移植术后难治性肾性贫血治疗转机

## 一、病历摘要

【现病史】

患者，男性，34岁。主诉“双足跟关节疼痛伴双膝关节无力1年余，双肘关节疼痛伴活动障碍半年”，于2020年5月20日收入院。

患者于2002年3月因“慢性肾脏病5期”在外院行“肾移植”术，2014年移植肾失功能后维持血液透析。2016年在我院再次行“肾移植”术，术后3个月移植肾失功能，腹盆部CT考虑移植肾假性动脉瘤形成，遂介入下置入髂血管支架，封阻肾动脉。患者入院前1年余无明显诱因出现双足关节疼痛伴双膝关节无力，疼痛经理疗后可好转，但反复发作。近半年来出现双侧肘关节活动障碍，活动幅度受限，伴一定疼痛感。各关节均无明显肿胀。检测血甲状旁腺激素＞3000 pg/ml，诊断为“继发性甲状旁腺功能亢进症，肾性骨病”。间断给予“帕立骨化醇”治疗后无明显好转，收入院拟行甲状旁腺切除术。

【既往史】

患者有高血压病史10余年，日常口服贝那普利，血压控制良好。10余年前输血后感染“丙型肝炎”，经长效干扰素联合利巴韦林治疗后痊愈。2017年CT示左髂外动脉假性动脉瘤，经介入手术放置覆膜支架并行球囊扩张术。无过敏史。

【个人史】

无烟、酒嗜好，已婚，育有一女。

【家族史】

否认家族遗传性疾病史。

【体格检查】

体温36.3 ℃，脉搏84次/分，呼吸20次/分，血压133/90 mmHg，身高180 cm，体重58.5 kg。神志清晰，体形高瘦，营养中等，慢性病容，贫血貌。双肺呼吸音清，未闻及干、湿啰音。心率84次/分，心律齐。腹部可见3条长10～15 cm陈旧手术瘢痕，肝、脾未触及，肝、肾区无叩痛，移动性浊音阴性。双下肢无水肿。

【辅助检查】

**1. 血常规** 红细胞计数$3.32\times10^{12}$/L，血红蛋白97 g/L，平均红细胞体积94 fl，平均红细胞血红蛋白含量29.2 pg，平均红细胞血红蛋白浓度311 g/L，白细胞计数$5.26\times10^{12}$/L，血

小板计数 $130\times10^{12}$/L。

**2. 血生化** 尿素 23.1 mmol/L,肌酐 636 μmol/L,血钾 5.3 mmol/L,尿酸 443.4 μmol/L,$\beta_2$ 微球蛋白 45.3 μg/L,血钙 2.26 mmol/L,血磷 2.54 mmol/L,甲状旁腺激素>3000 pg/ml,总胆固醇 3.49 mmol/L,甘油三酯 1.01 mmol/L,血糖 5.35 mmol/L,白蛋白 39.7 g/L,N 端 B 型钠尿肽前体 575 ng/L,超敏 C 反应蛋白 6.5 mg/L,谷丙转氨酶 4.3 U/L,谷草转氨酶 12.7 U/L,总胆红素 9.8 μmol/L,直接胆红素 4.16 μmol/L,间接胆红素 6.64 μmol/L,碱性磷酸酶 667 U/L。

**3. 铁代谢指标** 血清铁 11.2 μmol/L,总铁结合力 30.5 μmol/L,转铁蛋白饱和度 56.4%,铁蛋白 462 μg/L。

**4. 贫血相关其他检查** 叶酸 4.34 pmol/L,维生素 $B_{12}$ 840 pmol/L,促红细胞生成素测定 30.13 mU/ml,粪便隐血试验阴性。

**5. 肿瘤标志物** 甲胎蛋白 2.33 ng/ml,癌胚抗原 1.41 ng/ml,糖类抗原 199 15.7 U/ml,糖类抗原 724 <1.5 U/ml,角蛋白 19 片段 4.7 ng/mL,神经元特异性烯醇化酶 18 ng/ml。

**6. 传染病系列** 乙肝五项阴性,丙肝抗体阳性,丙型肝炎病毒 RNA 阴性,梅毒抗体阴性,人类免疫缺陷病毒抗体阴性。

**7. 心电图** 心率 84 次/分,窦性心律,心律齐。

**8. 超声心动图** 左心室射血分数 60%,二、三尖瓣反流(轻度),左室舒张功能减低。

**9. 甲状旁腺超声** 双侧甲状旁腺增大,右上组 6 mm×2 mm,右下组 5 mm×3 mm,左上组 6 mm×4 mm,左下组 8 mm×4 mm。

**10. 双肾超声** 双肾萎缩。

**11. 胸部正位片** 主动脉硬化。

**【主要临床诊断】**

1. 慢性肾脏病 5 期(维持性血液透析治疗)
2. 高血压 3 级(很高危)
3. 肾性贫血
4. 继发性甲状旁腺功能亢进症,肾性骨病
5. 慢性丙型病毒性肝炎
6. 二次肾移植术后,移植肾失功能,移植肾切除术
7. 左侧髂动脉支架置入术后

## 二、临床治疗经过

常规血液透析治疗,血管通路为动静脉内瘘,血流速 260 ml/min,每周 3 次;每 2 周 1 次血液透析滤过(HDF)和 1 次血液灌流治疗,低分子量肝素每次 1 支抗凝治疗,每次透析过程中的超滤量根据患者体重增加为每次 3000～4000 ml,透析充分性(Kt/V)检查为 1.4。给予硝苯地平控释片、贝那普利及比索洛尔每天各 1 粒降压治疗,给予双环醇及多烯磷脂酰胆碱保肝治疗,给予他克莫司 0.5 mg,1 次/天,抗排异治疗,给予碳酸镧 500 mg,3 次/天,降磷治疗。

既往肾性贫血的治疗为 ESA 10 000 U,3 次/周;多糖铁复合物 0.3 g,1 次/天,补铁治疗;曾多次按疗程给予蔗糖铁治疗。血红蛋白水平一直维持在 90～97 g/L,贫血纠正不理想。2020 年 5 月 21 日加用罗沙司他 100 mg,3 次/周,纠正肾性贫血,停用 ESA,且将多糖

铁复合物减量为 0.15 g,1 次/天。2 周后复查血红蛋白,由 97 g/L 升至 112 g/L,再次复查升至 125 g/L。因严重继发性甲状旁腺功能亢进症于 2020 年 6 月 17 日行甲状旁腺切除术。术后第一天手术部位出血,造成失血性休克,血红蛋白最低降至 74 g/L,输浓缩红细胞 2 U 后复查血红蛋白为 78 g/L,此时罗沙司他与多糖铁剂量维持不变,至出院后仍保持此剂量,且每隔 2 周复查 1 次血常规。至 2020 年 8 月 14 日血红蛋白升至 127 g/L,遂停用罗沙司他。2020 年 8 月 27 日复查血红蛋白降至 109 g/L,重新给予罗沙司他 70 mg,3 次/周,并在后续复查中血红蛋白维持在 100～120 g/L。患者在整个肾性贫血治疗过程中显示出对罗沙司他良好的反应性(图 4-4-1),没有出现不良反应,血压稳定。

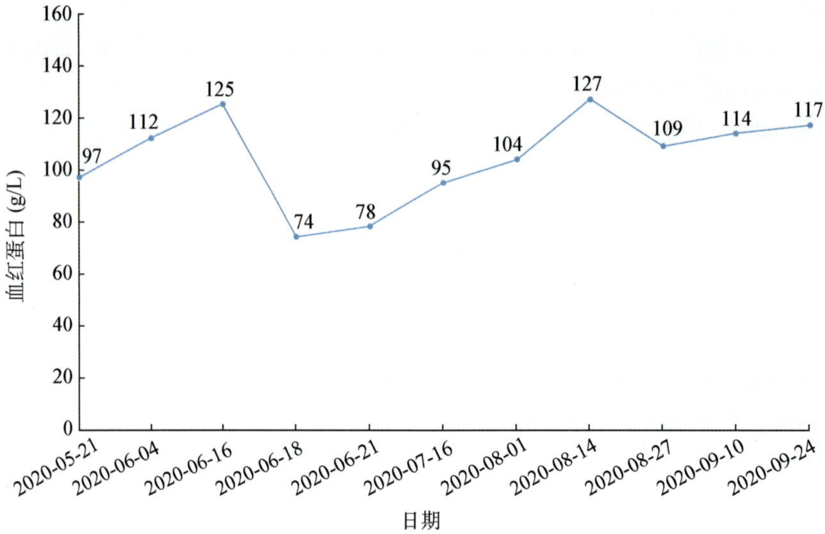


图 4-4-1 肾性贫血治疗过程中使用罗沙司他后血红蛋白的变化

注:2020 年 5 月 21 日开始加用罗沙司他 100 mg,3 次/周;2020 年 8 月 14 日停用罗沙司他;2020 年 8 月 27 日重新给予罗沙司他 70 mg,3 次/周

## 三、病例特点分析

本例肾性贫血为难治性贫血,长期应用大剂量 ESA,每周 30 000 U,贫血纠正不理想。实验室指标提示相对性铁缺乏,密集静脉补充铁剂后,效果仍不理想。考虑其贫血纠正困难的原因:首先,该患者做过 2 次肾移植手术,移植肾失功能,机体长期处于慢性排斥状态;其次,该患者在第二次肾移植术后反复发作髂动脉假性动脉瘤,做过多次血管介入治疗,并间断服用广谱抗生素,因此,体内持续存在炎症状态;最后,患者患有严重继发性甲状旁腺功能亢进症,有可能因为骨髓纤维化而影响造血功能。这些因素都可能造成该患者出现难治性贫血,尽管患者的铁蛋白水平不低,但机体仍然无法充分利用。

近年来的研究表明,肾性贫血的发病机制,除了 EPO 与铁缺乏外,低氧诱导因子(HIF)通路受损、体内微炎症状态及铁调素水平升高均是非常重要的因素,而对后 3 种情况,应用常规药物治疗(如 EPO 与铁剂)效果欠佳。罗沙司他是首个获批的低氧诱导因子脯氨酰羟化酶抑制剂(HIF-PHI),可通过抑制脯氨酰羟化酶启动 HIF 通路,从多个途径促进红细胞生成。罗沙司他可促进内源性 EPO 生成，同时降低铁调素水平，改善铁的吸收和利用，有效促进红细胞生成，而且随访其他指标（如铁蛋白）水平有所下降，这也验证了罗沙司他可以改善体内铁的利用状态这一观点。炎症指标超敏 C 反应蛋白（hs-CRP）呈现缓慢下降的趋势，而其他指标（如肝功能）较稳定，低密度脂蛋白胆固醇有所下降，这也验证了罗沙司他这一新药的安全性。

## 四、临床思辨

本例患者在治疗肾性贫血的过程中，药物由 ESA 更换为罗沙司他，有效并稳定地维持血红蛋白处于达标水平，而且罗沙司他升高血红蛋白的效果不受患者体内微炎症状态的影响。患者在应用罗沙司他后血红蛋白上升，而铁蛋白进行性下降，说明罗沙司他可以改善铁利用。罗沙司他是一种口服制剂，每周 3 次给药，可以提高患者依从性，促进血红蛋白水平达标。罗沙司他对血脂代谢有潜在益处，停用 EPO 可避免与其相关的血压升高。中国Ⅲ期临床试验研究证实，罗沙司他疗效不受微炎症影响，在微炎症人群中的疗效优于阿法依泊汀。患者停用大剂量 EPO 后，应用罗沙司他治疗，贫血被迅速纠正，并能在不依赖静脉补铁的情况下使机体维持血红蛋白处于达标范围内。

（天津市第一中心医院　李　静　刘俊铎）

### 专家点评

本病例展示的是一例难治性肾性贫血患者维持性血液透析的诊治过程。血液透析患者的贫血患病率高，血红蛋白达标率低，影响患者的长期生存质量。本病例呈现的贫血状态在临床工作中较常见，使用静脉铁剂及大剂量 ESA 无法改善，对其原因进行分析发现，患者出现 2 次移植肾失功能并接受多次血管介入治疗，慢性炎症状态导致贫血更加难以纠正，最终切除甲状旁腺并换用 HIF-PHI 治疗后贫血得以改善。据此推测，PTH 异常升高致骨髓造血环境改变也是不可忽视的因素，提示临床医师需对透析患者进行全面管理，包括 CKD-MBD、心功能不全、微炎症状态均要纠正，Kt/V 等指标都要尽量达标，因为这些指标可互为影响因素。建议对患者的贫血原因进行全面分析和排查，如进行骨髓穿刺、EPO 抗体检测、溶血项目检查、营养状况评估等，避免漏诊，后期还需加强各方面的监测。

（兰州大学第二医院　王俭勤）

## 参考文献


[1] Babitt JL, Herbert YL. Mechanisms of Anemia in CKD. J Am Soc Nephrol, 2012, 23(10): 1631-1634.

[2] McCullough PA, Barnhart HX Inrig JK, et al. Cardiovascular toxicity of epoetin-alfa in patients with chronic kidney disease. Am J Nephrol, 2013, 37 (6): 549-558.

[3] Donnelly S. Why is erythropoietin made in the kidney? The kidney functions as a critmeter. Am J Kidney

Dis,2001,38 (2):415-425.
[4] 付玉琪,涂岩,刘必成.低氧诱导因子-脯氨酸羟化酶抑制剂治疗肾性贫血的研究进展.中华肾脏病杂志,2020,36(9):726-730.
[5] 郝传明,任玥衡.缺氧诱导因子与慢性肾脏病贫血.肾脏病与透析肾移植杂志,2018,27 (2):151-152.
[6] 林善锬.慢性肾脏病贫血.中国协和医科大学出版社,2019.
[7] Chen N,Hao CM,Liu BC,et al. Roxadustat treatment for anemia in patients undergoing long-term dialysis. N Engl J Med,2019,381(11):1011-1022.

# 第五篇

# 肾性贫血患者合并纯红细胞再生障碍性贫血的治疗

纯红细胞再生障碍性贫血是以骨髓中单纯红系造血障碍为表现的异质性综合征，而粒细胞系和巨核细胞系无明显受累。纯红细胞再生障碍性贫血是一种少见病，主要病因与基因突变、免疫异常、病毒感染、药物、重组人促红细胞生成素抗体介导、妊娠及造血干细胞移植有关。本病在肾性贫血临床中虽然较为少见，但治疗常很棘手，患者出现进行性严重贫血，严重影响心血管功能和生活质量，只能依赖输血或免疫抑制剂治疗，但疗效常不确切，预后较差。本篇搜集了数例应用罗沙司他治疗肾性贫血合并纯红细胞再生障碍性贫血的成功案例。

# 病例 1

# 尿毒症合并纯红细胞再生障碍性贫血治疗1例

## 一、病历摘要

【现病史】

患者，男性，35 岁。主诉“肾移植后 1 年余，间断畏寒发热 3 个月”，于 2021 年 3 月 24 日收治入院。

患者因“慢性肾脏病 5 期”在 2020 年 1 月在某医院行“右侧同种异体肾移植术”，术中曾输血；术后同月，患者出现“移植肾失功”，故行规律血液透析治疗。患者每次行血液透析均出现畏寒、寒战、发热症状，心脏超声提示“主动脉瓣、二尖瓣赘生物生成，主动脉瓣重度脱垂且重度反流”，血培养提示粪肠球菌。拟诊“感染性心内膜炎，主动脉瓣赘生物生成且重度反流，慢性肾脏病(CKD 5 期)，肾性贫血”并收治入院。

【既往史】

原发性高血压病史 3 年，最高血压 200/110 mmHg；慢性肾脏病 5 期病史 3 年；否认糖尿病、冠心病等慢性疾病史，否认肝炎、结核等传染病史。预防接种史不详。

【个人史】

无吸烟、饮酒嗜好。

【家族史】

否认家族遗传性疾病史。

【体格检查】

身高 175 cm，体重 60 kg；神志清晰，慢性病容，贫血貌，全身皮肤及巩膜无黄染；双肺呼吸音粗，未闻及干、湿啰音；心率 86 次/分，心尖区可闻及舒张期隆隆样杂音；左前臂动静脉内瘘，杂音响亮，震颤尚可；双下肢轻度凹陷性水肿。

【辅助检查】

**1. 血常规(2021 年 3 月 24 日)** 白细胞计数 $3.05\times10^9$/L，血红蛋白 59 g/L，血小板计数 $102\times10^9$/L，超敏 C 反应蛋白 11.64 mg/L，血细胞比容 13.5%，平均红细胞体积 95 fl，平均红细胞血红蛋白含量 33.5 pg，平均红细胞血红蛋白浓度 330 g/L，网织红细胞 0.8%，红细胞沉降率 43 mm/1h。

**2. 血生化(2021 年 3 月 24 日)** 血肌酐 784 μmol/L，血钙 2.2 mmol/L，血磷 2.12 mmol/L，白蛋白 40.8 g/L，全段甲状旁腺激素 230 pg/ml。

**【主要临床诊断】**

1. 感染性心内膜炎
2. 主动脉瓣赘生物生成合并重度主动脉瓣反流
3. 慢性肾脏病 5 期(维持性血液透析)
4. 肾性贫血
5. 高血压
6. 移植肾失功

## 二、临床治疗经过

患者入院使用 rHuEPO(3000 U,3 次/周)、蔗糖铁(0.1 g,3 次/周,静脉滴注)、叶酸(5 mg,1 次/天),以纠正贫血。1 周后,患者感到心慌、乏力,食欲缺乏加重。2021 年 4 月 1 日,患者复查血常规,发现白细胞计数 3.18×$10^9$/L,血红蛋白 44g/L,血小板计数 94×$10^9$/L;改使用 ESA(10 000 U/次,2 次/周)、铁剂(0.1 g,3 次/周)、叶酸(5 mg,1 次/天),以纠正贫血。监测发现,患者的血红蛋白仍下降,需要输血以纠正贫血。贫血 4 项结果:叶酸>90.60 nmol/L,铁蛋白>2000 μg/L,维生素 $B_{12}$ 583.68 pmol/L,EPO>750 mU/ml,酸化血清溶血试验和库姆斯试验均阴性。2 周后患者复查,血红蛋白 52 g/L,较前仍无改善。

2021 年 4 月 15 日患者行骨髓穿刺,发现骨髓增生活跃、红系增生减低、有核细胞较少见、成熟红细胞胞体较小(图 5-1-1),考虑获得性 PRCA。相关检查发现,患者血 EPO 抗体阴性,故暂停使用 rHuEPO,改用罗沙司他(100 mg,3 次/周)联合环孢素(100 mg,2 次/天)。2021 年 4 月 30 日,患者复查,血常规显示白细胞计数 6.37×$10^9$/L,血红蛋白 93 g/L,血小板计数 127×$10^9$/L,C 反应蛋白 47.5 mg/L,血红蛋白上升,贫血症状改善。先后给予患者"亚胺培南-西司他丁钠联合利奈唑胺""美罗培南联合达托霉素"治疗感染性心内膜炎后,畏寒、寒战症状消失,复查血常规结果正常,血培养阴性,心脏超声未见赘生物、瓣周脓肿及瓣周漏等征象,动静脉瘘处未见赘生物等感染病灶。患者目前仍服用罗沙司他+环孢素,并定期复查环孢素的血药浓度,密切随访中。

表 5-1-1　本例患者的常规检查及治疗方案

| 时间 | 血红蛋白(g/L) | 贫血 4 项 | | | | EPO 治疗方案 | 网织红细胞 | 溶血试验/库姆斯试验 |
|---|---|---|---|---|---|---|---|---|
| | | 叶酸(nmol/L) | 铁蛋白(μg/L) | 维生素 $B_{12}$(pmol/L) | EPO(mU/ml) | | | |
| 2021-03-24 | 59 | 53.5 | 643 | 338 | 13.6 | rHuEPO-α3000 U,3 次/周 | 0.8% | 阴性 |
| 2021-04-01 | 44 | 90.6 | >2000 | 583.7 | >750 | rHuEPO-α10 000U,2 次/周 | 1.9% | 阴性 |
| 2021-04-30 | 93 | 17.4 | 534.4 | 561.4 | <1.0 | 停用 EPO | 3.4% | 阴性 |

注:CsA. 环孢素 A;EPO. 促红细胞生成素;rHuEPO. 重组人促红细胞生成素

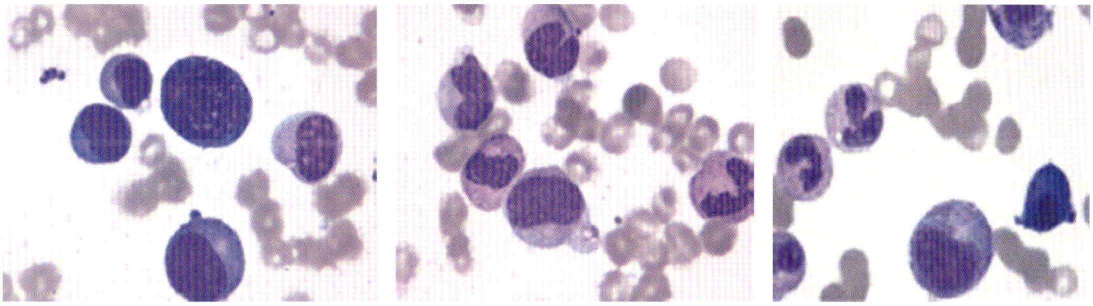

A　　　　B　　　　C

图 5-1-1　患者的骨髓涂片

注：A～C. 骨髓增生活跃，以粒系增生为主，红系未见

## 三、病例特点分析

尿毒症患者易发生肾性贫血：一方面，肾脏疾病会导致 EPO 生成减少；另一方面，尿毒症毒素影响红细胞的生成及其寿命。尿毒症合并炎症状态、血液透析不充分、继发性甲状旁腺功能亢进症、营养不良及铁缺乏等可进一步加重病情。2012 年，一项全国多中心横断面研究纳入 2388 例透析患者，有 85.3%的患者接受 ESA 治疗，其中仅 40.7%的患者血红蛋白达标（>110 g/L）。而一般使用 ESA 无效或低反应，与透析不充分、慢性炎症、病毒感染、铁缺乏、继发性甲状旁腺功能亢进症、血液系统肿瘤、ESA 介导的 PRCA 及慢性失血等因素有关。本例患者的 EPO 低反应性和获得性 PRCA 考虑与感染因素、肾移植术后输血并使用免疫抑制剂等有关；EPO 抗体阴性亦可能与检测方法、低亲和力抗体出现假阴性结果有关，故不能完全排除 EPO 相关 PRCA。一旦确诊 EPO 相关 PRCA，应停用 rHuEPO，但能否应用 HIF-PHI 替代治疗，国内尚缺乏循证医学依据。

EPO 诱导的自身免疫性 PRCA 有以下特征：①使用 EPO 足量治疗后仍重度贫血，且贫血进行性加重，需要输血维持；②Ret 计数的绝对值<$10\times10^9$/L；③骨髓象中非成熟红细胞明显减少（<5%），粒系和巨核系增生正常，红系少见或未见；④EPO 水平过低或过高（EPO 过低是其诱导的 PRCA 非常典型的特征，其次是 EPO 水平>1000 mU/ml）；⑤抗 EPO 抗体阳性。

Cavil 等认为，监测 Ret 应成为 rHuEPO 治疗中不可或缺的部分，Ret 计数急速下降的患者必须完善骨髓穿刺检查，有条件者行 EPO 抗体检测。rHuEPO 可分为含寡糖 39%的 rHuEPO-α 和含寡糖 24%的 rHuEPO-β，而抗 EPO 抗体介导的 PRCA 主要发生于前者。近年来，多项研究的结果显示，尿毒症合并 PRCA 多发生在 rHuEPO 治疗 4 周以后，多见于皮下注射；静脉注射 EPO 较皮下注射可能会减少抗 EPO 抗体的产生，故推测腹膜透析患者肾性贫血可能更易出现 PRCA。Verhelst 等报道了 EPO 治疗相关的 PRCA 患者 47 例，肯定了免疫抑制治疗或肾移植的疗效：9 例患者未接受免疫抑制治疗，无 1 例康复；37 例患者接受免疫抑制治疗，29 例康复，其中 6 例接受肾移植，均在 1 个月内恢复；而接受单激素、激素联合环磷酰胺/环孢素的康复率为 56%～88%，且中断免疫抑制治疗后未再复发；均未再次使用 EPO。该病的治疗方案为首先停用 EPO，免疫抑制治疗方案推荐泼尼松 1 mg/(kg·d)＋口服环磷酰胺（50～100 mg/d），其次为环孢霉素（100 mg，2 次/天），多数患者预后较好，骨髓象可恢复正常。

HIF-PHI 类药物的问世为肾性贫血的治疗提供了新手段。陈楠等的Ⅲ期临床研究显示，全球首个 HIF-PHI 药物罗沙司他用于 CKD(透析或非透析)患者可显著改善贫血。但关于其治疗肾性贫血合并 PRCA 的报道较少见。罗沙司他具有促进内源性 EPO 产生、下调铁调素水平、不受炎症状态影响等特点，理论上有可能为本例患者的治疗提供新的选择。

## 四、临床思辨

本例为维持性血液透析患者，因合并全身急性感染状态，故在起始阶段使用 rHuEPO 就出现了 PRCA，不同于以往长期接受 EPO 治疗发生的 PRCA。本例患者一方面改用罗沙司他以促进内源性 EPO 生产和红系造血，另一方面加用环孢素抑制免疫应答反应、恢复 EPO 受体功能，在 2 种药物的协同作用下，贫血得以纠正。

本例提示，对于尿毒症合并贫血且足量应用 EPO 治疗无效、因重度贫血而依赖输血的患者，应密切监测 Ret，检测铁代谢参数、EPO 相关抗体，并完善骨髓穿刺，最终明确诊断。此外，还应警惕血液系统疾病 PRCA 发生，寻找其可能的原因。罗沙司他是一种口服 HIF-PHI，半衰期较短；在组织氧浓度绝对或相对不足时启动，结合低氧反应元件的靶基因，使细胞可以适应氧的变化，进而激活红细胞生成素，刺激红细胞生成、调节铁代谢、降低铁调素水平。因此，罗沙司他有望成为外源性 EPO 相关 PRCA 的有效治疗手段。

（南京市第一医院　何　清　万　辛）

### 专家点评

本例患者是一例移植肾失功、维持性血液透析患者，同时合并全身感染状态，治疗的开始阶段使用 rHuEPO 纠正肾性贫血，但出现了 EPO 低反应性，增加 EPO 用量后仍重度贫血，需要依赖输血治疗。虽然 EPO 抗体的检测结果为阴性，但因检测采用的 ELISA 方法需要多次洗涤，可能导致低亲和力抗体无法检出，从而出现假阴性结果，故仍不能排除获得性 PRCA。另外，本例患者存在细菌性心内膜炎等严重感染，也可能是导致 PRCA 的原因，这种情况下 EPO 抗体也可以是阴性的。PRCA 一旦确诊，需要停用 rHuEPO。郑光毅等报道了 1 例使用罗沙司他联合免疫抑制剂治疗尿毒症合并 PRCA 的病例，效果较好。在本例患者的治疗中，一方面改用罗沙司他促进红系造血，另一方面加用环孢素抑制红系细胞的体液或细胞免疫应答，使 EPO 受体功能恢复和贫血得以纠正。采用罗沙司他联合环孢素治疗尿毒症合并获得性 PRCA 的良好效果也间接提示，不能排除由 EPO 抗体介导的 PRCA。在本例患者的后续观察中，建议不仅要关注血红蛋白水平，还应监测铁蛋白、转铁蛋白饱和度及 EPO 抗体水平的变化。

（西安交通大学第一附属医院　蒋红利）

## 参考文献

[1] Zhou QG,Jiang JP,Wu SJ,et al. Current pattern of Chinese dialysis units:a cohort study in a representative sample of units. Chin Med J (Engl),2012,125(19):3434-3439.

[2] Thorpe R, Swanson SJ. Assays for detecting and diagnosing antibody-mediated pure red cell aplasia (PRCA):an assessment of available procedures. Nephrol Dial Transplant,2005,20 Suppl 4:iv16-22.

[3] Rossert J,Casadevall N,Eckardt KU. Anti-erythropoietin anti-bodies and pure red cell aplasia. J Am Soc Nephrol,2004,15(2):398-406.

[4] Verhelst D,Rossert J,Casadevall N,et al. Treatment of erythro-poietin-induced pure red aplasia:a retrospective study. Lancet,2004,363(9345):1768-1771.

[5] Chen N,Hao CM,Peng XM,et al. Roxadustat for anemia in patients with kidney disease not receiving dialysis. N Engl J Med,2014,381(11):1001-1010.

[6] 肾性贫血诊断和治疗共识中国专家组. 肾性贫血诊断与治疗中国专家共识. 中华肾脏病杂志,2013,29(5):389-392.

[7] Gelaw Y,Woldu B,Melku M. The role of reticulocyte hemoglobin content for diagnosis of iron deficiency and iron deficiency anemia,and monitoring of iron therapy:a literature review. Clin Lab,2019,65(12). DOI:10. 7754/ Clin. Lab. 2019. 190315

[8] Chan MC,Holt-Martyn JP,Schofield CJ,et a1. Pharmacological targeting of the HIF hydroxylases-a new field in medicine development. Mol Aspects Med,2016,47-48:54-75.

[9] Takeda K,Cowan A,Fang GH. Essential role for prolylhydroxylase domain protein 2 in oxygen homeostasis of the aduhvascular system. Circulation,2007,116(7):77.

[10] 郑光毅,常晓东,高巍,等. 罗沙司他联合免疫抑制剂治疗尿毒症合并纯红细胞再生障碍性贫血一例,中华肾脏病杂志,2021,37(1):57-58.

# 病例 2

# 促红细胞生成素相关纯红细胞再生障碍性贫血治疗1例

## 一、病历摘要

**【现病史】**

患者，男性，66 岁。主诉“血液透析 6 个月，头痛伴肢体乏力 1 周”，于 2019 年 2 月 18 日收治入院。

患者有高血压病史 20 余年，2 年前发现肾功能异常（具体不详），诊断为慢性肾衰竭、高血压肾病，后逐渐进展至尿毒症期。2018 年 8 月 23 日，患者在苏北某医院行“右侧颈内静脉置管术”，随后开始行维持性血液透析治疗。2018 年 8 月 31 日，患者在上述医院行“左上肢动静脉内瘘成形术”，手术过程顺利。2018 年 9 月 3 日，患者转入扬州市中医院行血液透析治疗。血液透析，2 次/周；血液透析滤过，1 次/周，每次 4 小时。患者血液透析间歇期体重增长 1.5～2.5 kg，血压维持在（110～150）/（70～90）mmHg，Kt/V＞1.2。2019 年 2 月 11 日，患者无明显诱因出现头痛、肢体乏力，稍有咳嗽、咳痰，痰白质稀，活动后胸闷、气喘，遂来扬州市中医院门诊就诊，为进一步诊治住院。

**【既往史】**

原发性高血压病史 20 余年，血压最高达 200/110 mmHg，曾服用“硝苯地平控释片，1 片/次，1 次/日”控制血压，目前未服药物，血压控制尚可。否认冠心病、糖尿病、痛风慢性疾病史，否认肝炎、结核、梅毒等传染病史，否认重大手术及外伤史，否认药物、食物过敏史。

**【个人史】**

患者生于、长于原籍，无疫水、疫区接触史和生活史，生活较规律，无吸烟、饮酒等不良嗜好。

**【家族史】**

否认家族遗传性疾病史。

**【体格检查】**

体温 36.8℃，脉搏 90 次/分，呼吸 18 次/分，血压 145/85 mmHg，身高 168 cm，体重 63 kg；神志清晰；眼睑浮肿；两肺呼吸音粗，未闻及明显干、湿啰音；心率 90 次/分，心律齐，无杂音；腹部柔软，无压痛、反跳痛；双肾区无叩击痛；双下肢无水肿；左上肢动静脉内瘘可闻及响亮血管杂音，扪及震颤。

【辅助检查】

2019年2月18日扬州市中医院

**1. 血常规** 血红蛋白41 g/L，白细胞计数 $8.39\times10^9$/L，中性粒细胞百分比51.80%。

**2. 铁代谢** 转铁蛋白饱和度83%，铁蛋白1444.00 μg/L。

**3. 其他辅助检查** 粪便隐血试验弱阳性，甲状旁腺激素110.00 pg/ml，肿瘤标志物、降钙素原未见异常，红细胞沉降率140.00 mm/h，超敏C反应蛋白21.43 mg/L。

**4. 颅脑CT** 多发梗死灶，室旁脑白质疏松、脑萎缩。

**5. 胸部CT** 左下肺见少许炎性病变，部分稍陈旧；双肺见少许结节纤维灶，纹理增多、紊乱；心影饱满。

**6. 腹部B型超声** 轻度脂肪肝，胆囊结石。

【主要临床诊断】

1. 慢性肾脏病5期，维持性血液透析
2. 高血压3级（很高危）
3. 高血压肾病
4. 肾性贫血
5. 促红细胞生成素相关纯红细胞再生障碍性贫血

## 二、临床治疗经过

2019年2月18日患者在扬州市中医院完善相关检查，行输血、改善贫血（rHuEPO由5000 U、2次/周调整为5000 U、3次/周）、血液透析、口服中药等治疗，但之后患者仍感觉肢体乏力，遂转上级医院就诊。

2019年2月21日，患者至江苏省苏北某医院就诊，入院后做相关检查。血红蛋白41 g/L，白细胞计数 $8.14\times10^9$/L，中性粒细胞百分比53.4%，铁蛋白1283.00 μg/L，叶酸>20 ng/ml，维生素 $B_{12}$ 843.10 pg/ml，甲状旁腺激素63.63 ng/dl，胃泌素前体释放肽 249.20 pg/ml，超敏C反应蛋白21.43 mg/L；抗RBC不规则抗体筛查、ESR、PCT、ANCA、传染病标志物、尿本周蛋白未见异常；痰细菌培养、粪便常规＋隐血试验均未见异常；胃镜检查发现反流性食管炎、胃黏膜苍白相及十二指肠球炎；骨髓穿刺发现骨髓粒增生，未见红系及巨核细胞。患者住院期间行规律血液透析、输血、改善贫血（rHuEPO 5000 U，3次/周）、经验性抗感染等治疗后，复查血常规（血红蛋白52 g/L，白细胞计数 $4.99\times10^9$/L，中性粒细胞白分比44.7%）。患者症状改善，于2019年3月6日出院。

2019年5月22日，患者至南京某医院住院治疗，查血红蛋白41 g/L，并完善相关检查。综合检查结果后考虑为PRCA可能，已查EPO抗体，当时结果尚未出，治疗上给予间断输血、暂停rHuEPO。2019年5月30日，患者开始使用泼尼松30 mg联合他克莫司 2 mg/d针对性治疗，复查血红蛋白47 g/L，建议患者行输血、改善贫血治疗，返回当地医院继续治疗。

患者每月复查血常规，血红蛋白32～40 g/L。EPO抗体阳性。

2019年10月，患者再次至南京某医院就诊，停用泼尼松、他克莫司，该院建议患者使用罗沙司他100 mg，3次/周（每次血液透析结束后服用）。依据患者血红蛋白结果，调整罗沙司他的使用剂量，之后患者的血红蛋白水平逐渐恢复至正常。患者使用罗沙司他后血红蛋白水平变化情况见图5-2-1。

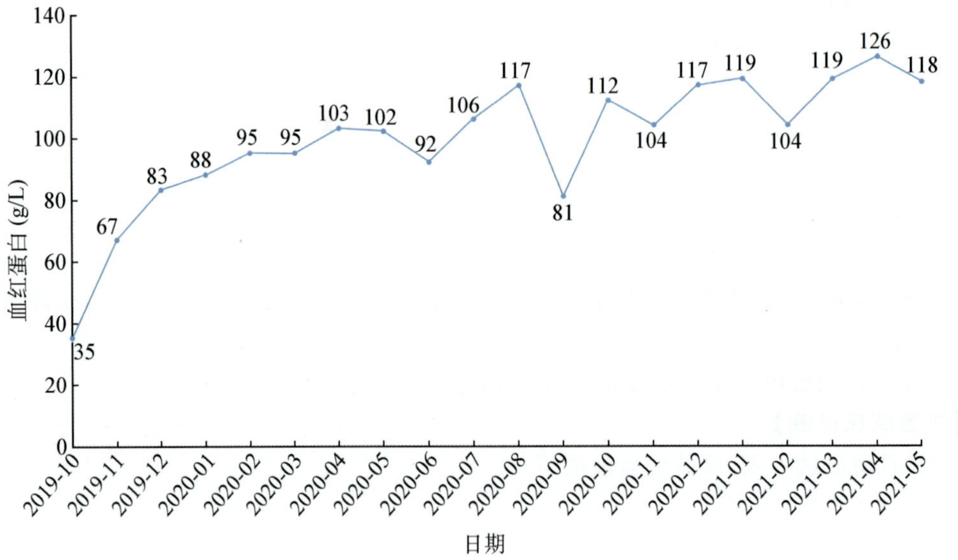


图 5-2-1　患者使用罗沙司他后血红蛋白水平变化情况

注:2019 年 10 月至 2020 年 4 月,患者应用罗沙司他 100 mg,3 次/周;2020 年 5 月,患者应用罗沙司他 70 mg,3 次/周;2020 年 6 月—7 月,患者应用罗沙司他 100 mg,3 次/周;2020 年 8 月,患者应用罗沙司他 70 mg,3 次/周;2020 年 9 月至 2021 年 4 月,患者应用罗沙司他为周一、周五 100 mg,周三 50 mg;自 2021 年 5 月开始,患者应用罗沙司他剂量为周一、周五 100 mg,周三 20 mg

## 三、病例特点分析

发病初期,患者间接胆红素、粪胆原、脾脏大小均正常。即可排除因脾功能亢进或红细胞发生溶血而导致的贫血可能。电子胃镜查:反流性食管炎,胃黏膜苍白相,十二指肠球炎;粪便常规+隐血未见异常。排除消化道出血引起红细胞丢失过多导致贫血的可能。该患者规律透析,Kt/V>1.2,铁、维生素 B12、叶酸等造血原料充足,不伴有甲状旁腺功能亢进,肿瘤标志物未见明显异常。骨髓穿刺:本次骨髓粒增生,未见红系及巨核细胞。治疗上尽管加大了 rHuEPO 剂量,但无法达到或维持目标血红蛋白水平。随后查 EPO 抗体结果阳性,拒绝再次行骨髓穿刺,考虑为“纯红细胞再生障碍性贫血”可能,停用 rHuEPO,加用泼尼松+他克莫司治疗,但效果不佳。改用罗沙司他治疗后,贫血情况逐渐好转。

## 四、临床思辨

贫血是 CKD 常见的并发症,统计表明,我国成年 CKD 患者中 50%以上合并贫血,且随着肾脏病进展,贫血的发病率呈上升趋势,CKD5 期患者贫血的患病率高达 90%以上。CKD 进展引起的贫血常与 EPO 相对或绝对不足及患者对其敏感性降低、RBC 寿命缩短、骨髓造血系统微环境改变及铁缺乏等多种因素有关。目前,治疗肾性贫血的药物较多,其中最主要的治疗药物是 EPO。自 20 世纪 90 年代开始,rHuEPO 就已经用于治疗 CKD,且很大程度上改善了患者的生活质量及预后,但也有研究表明部分患者存在 EPO 抵抗。

本例患者在应用EPO的过程中出现贫血进行性加重，EPO抗体阳性，骨髓穿刺提示RBC增生障碍，虽停用EPO，改用激素和他克莫司治疗，但仍未见效，血红蛋白水平最低至32 g/L，严重限制了患者的活动能力。本例患者经改用罗沙司他治疗后血红蛋白水平逐月提升，最初每月提升32 g/L以上，半年后即达到100 g/L以上，显示了较为理想的治疗效果。

罗沙司他是全球首个新型HIF-PHI，作用机制是通过可逆性抑制脯氨酰羟化酶来抑制低氧诱导因子降解，升高的HIF进一步刺激内源性EPO和EPO受体基因的表达，并下调铁调素水平，共同促进RBC生成，从而纠正肾性贫血。由于停止了外源性EPO给药，有可能克服由EPO抗体引起的PRCA，故该药问世也为这种特殊类型的贫血治疗带来了希望。

（江苏省扬州市中医院　刘　珂　刘晓静　黄　萍　孟令栋　沙　鑫　颜中玉）

## 专家点评

这是一例长期行维持性血液透析患者，初始使用rHuEPO纠正肾性贫血，血红蛋白水平逐步上升，但其治疗5个月后出现了EPO低反应性，EPO抗体检测结果为阳性，结合骨髓穿刺结果，考虑为EPO相关PRCA。EPO相关PRCA一旦确诊，应立即停用rHuEPO，故本例患者开始行泼尼松＋他克莫司治疗，但血红蛋白水平仍不上升，最终停用泼尼松、他克莫司，换用罗沙司他治疗。1个月后其血红蛋白水平明显上升（升高达32 g/L），半年后贫血情况逐渐好转，后续随访1年半血红蛋白持续达标。采用罗沙司他治疗EPO相关PRCA取得了良好效果，为类似病例的治疗提供了有益的借鉴。建议在本例患者的后续观察中，不仅关注血红蛋白水平，还应监测铁蛋白、转铁蛋白饱和度及EPO抗体水平的变化。

（西安交通大学第一附属医院　蒋红利）

## 参考文献


[1] Li Y, Shi H, Wang WM, et al. Prevalence, awareness, and treatment of anemia in Chinese patients with nondialysis chronic kidney disease: first multicenter, cross-sectional study. Medicine (Baltimore), 2016, 95 (24): e3872.

[2] Zhou QG, Jiang JP, Wu SJ, et al. Current pattern of Chinese dialysis units: a cohort study in a representative sample of units. Chin Med J (Engl), 2012, 125(19): 3434-3439.

[3] Biggar P, Kim GH. Treatment of renal anemia: erythropoiesis stimulating agents and beyond. Kidney Res Clin Pract, 2017, 36(3): 209-223.

[4] Evans M, Bower H, Cockburn E, et al. Contemporary management of anaemia, erythropoietin resistance and cardiovascular risk in patients with advanced chronic kidney disease: a nationwide analysis. Clin Kidney J, 2020, 13(5): 821-827.

[5] 张馨文，刘雯玥，肖桂芝，等. 低氧诱导因子脯氨酰羟化酶抑制剂roxadustat. 现代药物与临床，2016，31(4)：551-556.

[6] Becker K, Saad M. A New Approach to the Management of anemia in CKD patients: a review on roxadustat. Adv Ther, 2017, 34(4): 848-853.

[7] Gupta N, Wish JB. Hypoxia-inducible factor prolyl hydroxylase inhibitors: a potential new treatment for anemia in patients with CKD. Am J Kid Dis, 2017, 69(6): 815-826.

[8] Schmid H, Jelkmann W. Investigational therapies for renal disease-induced anemia. Exp Opin Invest Drugs, 2016, 25(8): 901-916.

[9] Rozen-Zvi B, Gafter-Gvili A, Paul M, et al. Intravenous versus oral iron supplementation for the treatment of anemia in CKD: systematic review and meta-analysis. Am J Kidney Dis, 2008, 52(5): 897-906.

[10] 张喜梅. 罗沙司他治疗慢性肾脏病非透析贫血患者的 meta 分析. 衡阳:南华大学, 2020.

# 病例3

# 透析患者继发性纯红细胞再生障碍性贫血诊治1例

## 一、病历摘要

**【现病史】**

患者，男性，68岁。因“维持性血液透析1年，反复头晕半年”于2021年5月3日入院。

患者2020年5月因尿毒症在当地医院开始血液透析治疗，每周3次，每次4 h，当时测血红蛋白100 g/L，给予rHuEPO 10 000 U，1次/周，皮下注射，血红蛋白升至120 g/L～130 g/L。从2020年12月开始，患者自觉头晕、乏力，伴有心悸、黑矇，无眩晕、呕吐；无黑便或鲜血便；无皮下淤血、瘀斑，无肢体麻木、口角歪斜。2021年1月在当地透析中心查血常规示血红蛋白36 g/L，给予输血治疗后好转出院。出院后仍有反复头晕、乏力。2021年2月查血常规示血红蛋白42 g/L，在当地医院行骨髓穿刺术，结果显示“髂前上棘骨髓增生极度低下骨髓象，以红系减少为主。免疫组化结果：有核细胞MPO(大部分＋)、CD235a(少量＋)；特殊染色结果：网状纤维染色(0)，骨髓染色体核型：46，XY[20]”，诊断“继发性纯红细胞再生障碍性贫血”，给予输血、血浆置换、罗沙司他120 mg，3次/周，口服，未见明显改善。于2021年4月18日开始使用甲泼尼龙片20 mg，2次/天，口服治疗。仍有反复头晕、乏力，复查血红蛋白波动在36～50 g/L，仍需反复输血。现为进一步诊治来我院，拟“慢性肾脏病5期”收住我科。患者精神较差，纳差、睡眠可，尿量600～800 ml/d，大便正常，体重无明显变化。

**【既往史】**

高血压病史3年余，血压最高180/110 mmHg，平时硝苯地平控释片30 mg，1次/天，口服降压治疗，平素血压控制在(140～160)/(70～80) mmHg；否认糖尿病、冠心病等慢性病史；否认肝炎、肺结核等慢性传染病史；否认食物及药物过敏史；输血史如上所述。

**【个人史】**

吸烟史30余年，20～40支/天，目前戒烟10年；不饮酒；否认化学药品及刺激性气体接触史；否认冶游史。

**【家族史】**

无特殊记载。

**【体格检查】**

体温37.2℃，脉搏90次/分，呼吸16次/分，血压139/70 mmHg，身高162 cm，体重60 kg。神志清晰，对答切题。面色苍白、贫血貌。双肺呼吸音清，未闻及干、湿啰音。心律齐，各瓣膜听诊区未闻及病理性杂音。腹平软，全腹无压痛、反跳痛，未触及肿块，肝肋下未触及，胆囊区无压痛，肾触诊未及，各输尿管行程无压痛，肝区无叩痛，腹部移动性浊音阴性。面部及双下肢无水肿。

**【辅助检查】**

血常规（2021 年 5 月 3 日）：血红蛋白 63 g/L，平均红细胞体积 85.6 fl，平均红细胞血红蛋白含量 28.4 pg，平均红细胞血红蛋白浓度 332 g/L，呈正细胞正色素性贫血。网织红细胞计数 $1.2\times10^{9}$/L，网织红细胞百分率 0.1%。血清铁为 31.5 μmol/L，转铁蛋白饱和度（Tfs）93%，血清铁蛋白 4109 μg/L。透析充分性方面，血肌酐 713 μmol/L，尿素氮 21.75 mmol/L，肾小球滤过率 6.17 ml/(min·1.73m$^2$)，血清钙 2.13 mmol/L，血磷 1.31 mmol/L，甲状旁腺激素 258.38 pg/ml。抗核抗体、抗 DNA 抗体、抗核内可溶性抗原抗体、抗史密斯抗体、抗核糖核蛋白体抗体、抗干燥综合征 A 抗体、抗干燥综合征 B 抗体、抗硬皮病-70 抗体、抗着丝点抗体测定、抗心磷脂抗体测定、抗双链 DNA 抗体狼疮三项、ENA 酶谱、ANCA 血管炎指标等自身免疫相关抗体均阴性。免疫固定电泳、尿本周氏蛋白均为阴性。感染相关检验方面，痰培养、血清学真菌、巨细胞病毒、EB 病毒、分枝杆菌抗体和 T 细胞斑点试验未见异常。纤维支气管镜检查痰培养及脱落细胞均未见异常。贫血查因方面，大便常规、肿瘤指标、溶血性贫血五项、地中海贫血＋葡萄糖-6-磷酸脱氢酶缺乏症试验、凝血功能均未见异常。胃镜、肠镜检查未发现胃肠道出血及肿瘤征象。2021 年 5 月 8 日行骨髓穿刺术，骨髓涂片：骨髓红系增生明显受抑制，外送流式检查：未检测到明显急性白血病、非霍奇金淋巴瘤（non-Hodgkin lym-phoma，NHL）、高危相关免疫表型异常证据。骨髓增生异常综合征（myelodysplastic syndrome，MDS）基因突变检测：样本 31 个，基因未检测到突变。骨髓活检：骨髓送检骨髓穿刺组织，骨小梁间造血细胞与脂肪组织之比为 3∶7，可见粒系及巨核系造血细胞，粒系以分叶核细胞为主，红系显著减少，巨核系数量、形态分布未见明显异常，形态结合免疫组化结果及临床，考虑 PRCA，未见白血病及淋巴瘤累及骨髓证据（图 5-3-1）。2021 年 5 月 19 日查 EPO 抗体显示阴性。胸部 CT 提示双肺散在炎症。

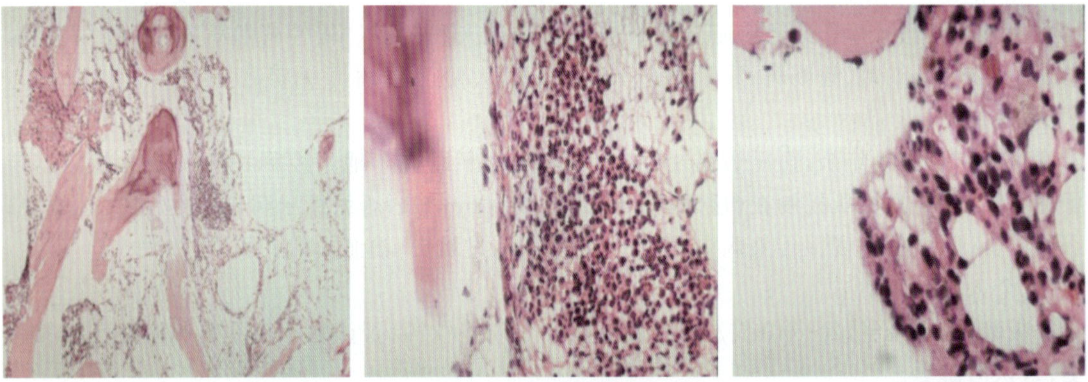

A　　B　　C

图 5-3-1　骨髓显微镜观察结果

注：A～C. 骨小梁间造血细胞与脂肪组织之比约为 3∶7，可见粒系及巨核系造血细胞，粒系以分叶细胞为主，红系显著减少，巨核系数量、形态及分布未见明显异常

**【主要临床诊断】**

1. 慢性肾脏病5期，血液透析状态
2. 继发性甲状旁腺功能亢进
3. 高磷酸盐血症
4. 高血压3级
5. 高血压性肾病
6. 继发性纯红细胞再生障碍性贫血
7. 肺部感染

## 二、临床治疗经过

入院后结合胸部CT结果考虑存在肺部感染，予以头孢哌酮舒巴坦钠注射液1.5 g，1次/12小时，静脉滴注抗感染治疗。口服罗沙司他胶囊120 mg，3次/周；甲泼尼龙片32 mg，1次/天，口服治疗贫血。2021年5月13日和5月24日分别输AB型洗涤红细胞2单位纠正贫血。患者于2021年7月7日、7月14日、7月21日、7月28日进行利妥昔单抗注射液500 mg静脉滴注治疗PRCA；7月14日复查血红蛋白54 g/L，8月21日血红蛋白59 g/L，10月20日血红蛋白65 g/L，Ret计数$2.2\times10^9$/L。2021年7月28日至10月20日共输血4次，较以前输血次数明显减少。血红蛋白及Ret水平变化见图5-3-2。

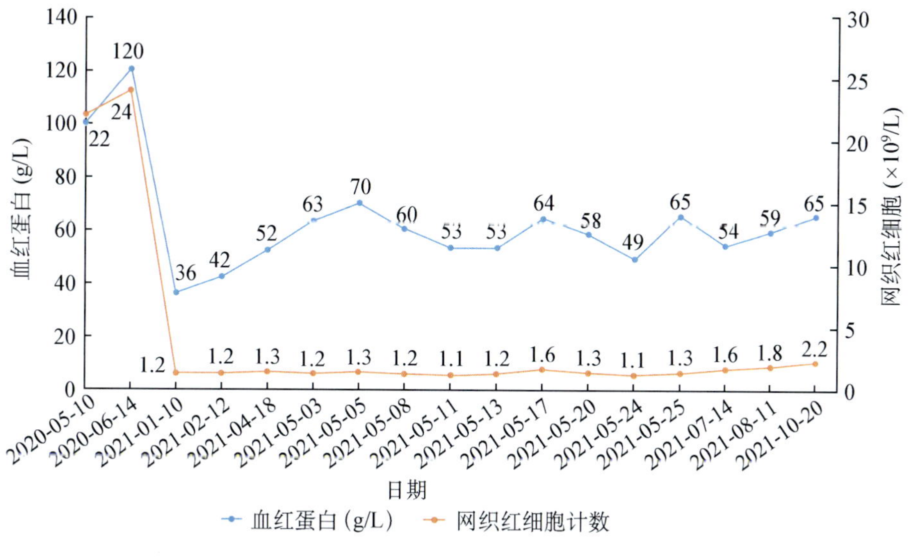


图 5-3-2 患者血红蛋白及网织红细胞水平变化情况

注：2020年5月开始使用重组人促红素10 000 U，每周一次皮下注射治疗，2021年1月停用；2021年1月开始每1～2周输注人红细胞治疗，每次2 U，2021年7月后输红细胞治疗减少为3～4周1次；2021年2月—10月，患者持续应用罗沙司他，120 mg，3次/周，2021年4月期间患者开始使用甲泼尼龙片20 mg，每天2次，口服治疗；2021年5月8日改为32 mg，每天1次，口服，2021年5月25日减少为28 mg，每天1次口服治疗；2021年7月7日患者使用利妥昔单抗注射液375 mg/m² 治疗，每周1次，共治疗4次

## 三、病例特点分析

患者为老年男性，维持性血液透析 1 年，以使用 ESA 治疗贫血由有效转为无效、需反复输血为主要特点。患者在 1 年前查血红蛋白 100 g/L(2020 年 5 月 10 日)，使用 ESA 治疗可以使血红蛋白升高至 110～120 g/L(2020 年 6 月 14 日)。2021 年 1 月—5 月出现使用 ESA 无效，血红蛋白降至 36 g/L，MCV、MCH、MCHC 均正常，呈正细胞正色素性贫血，透析充分。结合结果分析，贫血排除肿瘤、自身免疫相关疾病、严重感染、出血、透析不充分、白血病、骨髓异常增生综合征、淋巴瘤等原因，骨髓穿刺术示 PRCA。EPO 抗体检测为阴性。停用 ESA，口服罗沙司他 120 mg，3 次/周，疗效不明显；单用激素甲泼尼龙 32 mg，1 次/天，口服治疗，以及血浆置换治疗，亦无明显疗效。患者仍需 1～2 周输血 1 次。于 7 月 7 日、7 月 14 日、7 月 21 日、7 月 28 日给予利妥昔单抗 375 mg/$m^2$ 静脉注射，每周 1 次，使用 4 周，其间定期复查血常规，3 个月后(2021 年 8 月)观察发现患者血红蛋白维持稳定，Ret 计数升高，输血次数明显减少(图 5-3-2)。

## 四、临床思辨

PRCA 是一种罕见的严重贫血疾病，其特点是 Ret 计数非常低，且骨髓中几乎没有红系前体细胞。按病因分为先天性和获得性，获得性 PRCA 病因与骨髓异常增生综合征、淋巴瘤、白血病、自身免疫性疾病和病毒感染(细小病毒 B19)、药物使用相关。使用 ESA 也可以引起获得性 PRCA，大多数病例见于皮下注射 ESA 的慢性肾脏病的患者。根据 2012 年改善全球肾脏病预后组织(Kidney Disease: Improving Global Outcomes, KDIGO)的慢性肾脏病贫血指南建议，对使用 ESA 至少 8 周以上的患者，若出现血红蛋白水平每周下降大于 0.5～1.0 g/dl 或者每周需要输血至少 1～2 U；血小板和白细胞计数正常；绝对网织红细胞计数＜$3\times10^9$/L 的情况，需进行抗 EPO 抗体介导的 PRCA 的评估。此例患者使用 ESA 超过 8 周以上，血红蛋白从 100 g/L 下降到了 36 g/L，血小板计数和白细胞数正常，Ret1.$2\times10^9$/L，符合 KDIGO 指南的评估标准，以及获得性 PCRA 的临床表现。ESA 治疗引发的 PRCA 的诊断标准包括有：用 ESA 治疗至少数周，每周血红蛋白下降 1 g/dL 或输血每周需要 1 U；Ret 百分比＜1%；血小板及白细胞计数正常；骨髓涂片中，骨髓成红细胞＜5%；血清检测出抗 EPO 抗体；转铁蛋白饱和度和血清铁蛋白水平升高。本例患者有使用 ESA 治疗史、Ret 百分比 0.1%、血小板和白细胞计数正常、骨髓涂片明确 PRCA、转铁蛋白饱和度和血清铁蛋白水平升高。患者从 2021 年 4 月 18 日在当地医院开始服用甲泼尼龙 20 mg，2 次/天，到 5 月 19 日进行 EPO 抗体检测已经 1 个月，患者的 EPO 抗体检测阴性，推测原因可能与长时间的激素使用有关。患者入院后的检查结果可以排除肿瘤、严重感染、自身免疫疾病、骨髓异常增生综合征、白血病、淋巴瘤等 PRCA 的其他诱发因素，考虑诊断为 ESA 治疗引发的抗 EPO 抗体介导的 PRCA。

对于 ESA 诱导的 PRCA 治疗，包括初始治疗和免疫抑制治疗。初始治疗是对症状性贫血患者进行输血和停用所有重组 EPO 产品，而免疫抑制治疗尚无统一的治疗方案。David 等对 47 例 ESA 诱导的 PRCA 病例进行了回顾性研究，这些患者都停用了 EPO，其中 10 例患者未接受免疫抑制治疗，余 37 例患者使用了不同的免疫抑制剂治疗。大多数患者接受了类固醇单药治疗或者类固醇联合环磷酰胺、静脉用免疫球蛋白或血浆置换治疗，6 例患者接受了环孢素单药治疗，1 例患者使用了吗替麦考酚酯，2 例患者使用了利妥昔单抗；6 例患者接受肾移植。有78%的患者治愈，大部分在3个月内治愈，肾移植的患者均治愈。近年来，有文献报道使用利妥昔单抗375 mg/m$^2$治疗ESA诱导PRCA有效，提示这类患者的发病可能有B细胞介导的体液免疫的参与。Takamatsu等提出，在获得性再生障碍性贫血患者体内，有应答膜突蛋白的B细胞，B细胞表面的自身膜突蛋白抗体可能参与再生障碍性贫血的免疫发病。这可能是利妥昔单抗治疗这类ESA诱导PRCA有效的原因。本例患者使用了利妥昔单抗3个月后，血红蛋白稳定，Ret计数升高，输血次数较前明显减少，并且没有发生感染，提示该例患者的ESA治疗引发的PRCA的发病可能存在B细胞介导的免疫应答，利妥昔单抗治疗具有有效性及安全性，更进一步的疗效还需对患者进行追踪随访。

rHuEPO诱导的PRCA是一种非常罕见的疾病，治疗方法主要是停用EPO及免疫抑制治疗，免疫抑制治疗包括单用激素或联合免疫抑制剂使用，并可辅以罗沙司他口服、血浆置换或丙种球蛋白静脉注射治疗。本例在使用激素治疗、罗沙司他口服的同时，加用利妥昔单抗治疗，取得了比较明显的治疗效果。

（中山大学附属第三医院　饶嘉玲　张　俊　彭　晖）

## 专家点评

本例为维持性血液透析(MHD)患者合并PRCA的病例，十分罕见，病情复杂，治疗棘手，诊治期间患者贫血进行性加重，加大ESA剂量及增加给药频次无效，血红蛋白最低降到了36 g/L，患者自觉症状明显，经骨髓象及EPO抗体等相关检查，并除外了药物及病毒感染等因素，考虑为ESA治疗引发的PRCA，立即停用了ESA，先后给予患者输注洗涤红细胞、血浆置换、糖皮质激素、免疫抑制剂、利妥昔单抗等治疗，并对并发的肺部感染加大了抗感染力度，病情得到控制，适时加用罗沙司他治疗后，贫血逐渐得到改善，表明罗沙司他可能不受炎症状态的影响，联合免疫抑制剂治疗MHD合并PRCA患者仍然有效。目前该患者仍在治疗随访中，建议继续跟踪评估患者贫血改善情况。患者目前血红蛋白水平还未达标，长期应用免疫抑制剂的不良反应也值得重视。

（首都医科大学宣武医院　贾　强）

## 参考文献


[1] Fisch P, Handgretinger R. Schaefer HE: Pure red cell aplasia. Br J Haematol, 2000, 111(4):1010-1022.

[2] Chapter 1:Diagnosis and evaluation of anemia in CKD. Kidney Int Suppl (2011), 2012, 2(4):288-291.

[3] Macdougall IC: Pure red cell aplasia with anti-erythropoietin antibodies occurs more commonly with one formulation of epoetin alfa than another. CURR MED RES OPIN, 2004, 20(1):83-86.

[4] Verhelst D, Rossert J, Casadevall N, et al. Macdougall IC: Treatment of erythropoietin-induced pure red cell aplasia: a retrospective study. LANCET, 2004, 363(9423):1768-1771.

[5] Behler CM, Terrault NA, Etzell JE. Damon LE: Rituximab therapy for pure red cell aplasia due to anti-epoetin antibodies in a woman treated with epoetin-alfa: a case report. J Med Case Rep, 2009, 3:7335.

[6] Mandreoli M，Finelli C，Lopez A，et al. Baccarani M，Santoro A：Successful resumption of epoetin alfa after rituximab treatment in a patient with pure red cell aplasia. AM J KIDNEY DIS，2004，44(4)：757-761.

[7] Takamatsu H，Feng X，Chuhjo T，et al. Nakao S：Specific antibodies to moesin，a membrane-cytoskeleton linker protein，are frequently detected in patients with acquired aplastic anemia. BLOOD 2007，109(6)：2514-2520.

# 病例 4

# 地中海贫血合并肾性贫血和纯红细胞再生障碍性贫血诊治1例

## 一、病历摘要

【现病史】

患者，男性，60 岁。主诉"反复血尿伴泡沫尿 30 余年，血肌酐逐渐增高 5 年余，面色苍白、乏力 2 年余 "入院。

患者自 1990 年起，感冒时反复出现肉眼血尿，伴发热、咽痛，泡沫尿，于当地医院诊断为"慢性肾小球肾炎"，给予抗感染等对症处理。2016 年查肌酐 161 μmol/L，并发现血压升高，最高时 145/92 mmHg。于我院行"肾穿刺活检术"，病理示 IgA 肾病。遂给予"注射用甲泼尼龙琥珀酸钠(0.5 g、0.25 g)"冲击治疗 2 天，给予"醋酸泼尼松片"30 mg，1 次/天及降压等对症治疗。出院后逐步减少激素用量，约 6 个月后遵医嘱停用。2019 年 4 月 23 日患者于广东同江医院门诊复查肌酐 193 μmol/L，血红蛋白 83 g/L，考虑诊断为"肾性贫血"，给予"重组人促红细胞生成素(rHuEPO)"皮下注射，剂量为 10 000 U，1 次/周。2019 年 6 月，复查血红蛋白 119 g/L，继续应用"rHuEPO"治疗。2019 年 9 月，患者起夜时突发意识丧失，持续时间约 1 s，伴头晕、乏力，恶心、呕吐胃内容物，于当地医院查血红蛋白 31 g/L，铁蛋白 811.8 μg/L，网织红细胞计数降低，疑似葡萄糖-6-磷酸脱氢酶缺乏症(glucose-6-phoshate dehydrogenase deficiency，G-6-PD)及 β-珠蛋白生成障碍性贫血，不排除复合 α-珠蛋白生成障碍性贫血或其他类型贫血。给予输注同型红细胞悬液 2000 ml(10 U)后复查血红蛋白 88 g/L。因考虑患者突发严重贫血，考虑排除肾性贫血或地中海贫血，遂于 2019 年 11 月 12 日转至南方医科大学顺德医院，复查 β-珠蛋白生成障碍性贫血基因检测，显示 β-珠蛋白基因杂合突变，骨髓穿刺提示纯红细胞再生障碍性贫血，给予患者对症支持治疗后出院。2019 年 11 月 21 日，患者至我院就诊，先后 2 次输注红细胞悬液 400 ml(2 U)。因复查 G-6-PD 结果正常水平，再次骨髓穿刺，提示纯红细胞再生障碍性贫血骨髓象，血液科遂于 2019 年 12 月 2 日开始加用"环孢素"以治疗贫血，剂量为 100 mg，每 12 小时用药 1 次。2020 年 5 月 16 日，患者复查肌酐 281 μmol/L，且外送 EPO 抗体阴性，考虑可能由环孢素肾毒性所致，遂将环孢素剂量减少至 75 mg，每 12 小时 1 次，同时开始口服"罗沙司他"，剂量为 100 mg，3 次/周。患者血红蛋白逐渐稳定，不再需要输血，环孢素逐渐减少用药剂量，至 2020 年 11 月停用。继续应用"罗沙司他"(100 mg，3 次/周)维持治疗。此后患者规律复查，治疗期间血红蛋白波动于 85～106 g/L，现因发现肌酐增高至 584 μmol/L 再次入院。自起病以来，患者无肌肉关节痛、光过敏、口腔溃疡，无皮肤瘀点、瘀斑，精神食欲一般，睡眠差，自行服用阿普唑仑 0.8 mg，每晚 1 次，小便性质同前，近 5 年夜尿增多，每晚 1～2 次/天，大便正常，体重无明显改变。

【既往史】

患者既往体健。否认糖尿病、冠心病病史。否认肝炎、结核等传染病史，否认外伤、手术史，有输血史，无食物、药物过敏史。预防接种史不详。

【个人史】

出生并生长于原籍，无业。否认疫区、疫水接触史，否认特殊化学品及放射性物质接触史。无烟、酒嗜好。性病冶游史不详。

【家族史】

否认家族性遗传性疾病。

【体格检查】

体温 36.5℃，脉搏 78 次/分，呼吸 20 次/分，血压 139/70 mmHg，体重 56 kg，身高 178 cm，体重指数(BMI)18 kg/m$^2$。患者发育正常，营养中等，慢性病容，贫血貌，神志清晰。全身皮肤及黏膜无出血点、无黄染，略苍白，浅表淋巴结未触及肿大。耳鼻未见异常分泌物，口腔黏膜无溃疡，咽部无充血，双侧扁桃体无肿大。双肺呼吸音清，未闻及干、湿啰音。心率 78 次/分，心律齐。腹部平软，无压痛及反跳痛，未触及腹部肿块，移动性浊音阴性，双肾无叩击痛。四肢活动自如，无杵状指、趾。双下肢中度对称性凹陷性水肿。

【辅助检查】

**1. 血常规(2021 年 8 月)**　红细胞计数 4.49×10$^{12}$/L、血红蛋白 91 g/L、平均红细胞血红蛋白浓度 310 g/L、平均红细胞血红蛋白含量 20.2 pg、平均红细胞体积 65.2 fl、网织红细胞百分比 3.83%。

**2. 血生化(2021 年 8 月)**　白蛋白 32.4 g/L，总蛋白 55.9 g/L，肌酐 652 μmol/L，尿酸 577 μmol/L，血磷 97 mmol/L。血清铁蛋白 771.07 μmol/L 患，血清铁 50.5 μmol/L 者，总铁结合力 24 μmol/L，转铁蛋白饱和度 21.6%。自起病以来，多次复查叶酸、维生素 $B_{12}$ 均在正常范围内。

**3. 其他辅助检查**

(1)肾活检病理(2016 年 4 月 14 日)：IgA 肾病，轻-中度系膜增生伴球性硬化(2/5)。

(2)地中海贫血基因筛查(2019 年 9 月 26 日)：血红蛋白 A2 增高疑似 β-珠蛋白生成障碍性贫血，不排除复合 α-珠蛋白生成障碍性贫血或其他类型贫血，建议做家系血红蛋白分析和地中海贫血基因分析和遗传咨询。

(3)β-珠蛋白生成障碍性贫血基因检测(2019 年 11 月 12 日)：检出 β-珠蛋白基因常见 41/42 位点突变杂合子。

(4)骨髓穿刺(2019 年 11 月 21 日)：涂片显示纯红细胞再生障碍性贫血骨髓象。流式细胞检测：有核红细胞及细胞碎片比例约 0.2%。B 淋巴细胞免疫表型未见明显异常，T 淋巴细胞免疫表型未见明显异常。骨髓增生异常综合征(MDS)荧光原位杂交(FISH)无异常。

(5)骨髓活检：T 淋巴细胞受体 β 链基因(*TCRB*)，δ 链基因(*TCRD* )，γ 链基因(*TCRG*)重排检测结果均阴性。骨髓增生较低下，仅见少量三系造血细胞，粒红系比例增大，以偏成熟阶段为主，可见分叶核巨核细胞。

【主要临床诊断】

1. IgA 肾病
   慢性肾脏病 5 期
   肾性高血压
   肾性贫血
2. 纯红细胞再生障碍性贫血
3. β 型地中海贫血(杂合突变)
4. 高尿酸血症

## 二、临床治疗经过

2016 年 4 月,肾穿刺活检术后明确诊断为 IgA 肾病,给予注射用甲泼尼龙琥珀酸钠(0.5 g、0.25 g)冲击治疗 2 天,醋酸泼尼松片口服,剂量为 30 mg,1 次/天,以及替米沙坦片降低尿蛋白、非布司他降尿酸、阿托伐他汀调脂等对症治疗。

2019 年 4 月,外院复查结果显示肌酐 193 μmol/L,血红蛋白 83 g/L,考虑诊断为肾性贫血,给予 rHuEPO 皮下注射,剂量为 10 000 U,1 次/周。2 个月后复查患者血红蛋白升至 119 g/L,继续 rHuEPO 治疗。5 个月后,患者突发一过性意识丧失,查血红蛋白 31 g/L,β-珠蛋白生成障碍性贫血基因检测杂合突变,骨髓穿刺检查提示纯红细胞再生障碍性贫血,当地医院给予输血共 10 U 等对症治疗后出院。

2019 年 11 月 21 日,患者因严重贫血再次入院,于我院血液科复查骨髓穿刺,诊断为纯红细胞再生障碍性贫血。输注红细胞悬液 4 U 后,开始给予环孢素口服以治疗贫血,剂量为 100 mg,2 次/天。2019 年 12 月 3 日,复查患者血红蛋白为 72 g/L。5 个月后因肌酐升高,且检查 EPO 抗体阴性,开始逐步减少环孢素剂量,并加用罗沙司他以治疗贫血,治疗期间患者血红蛋白逐渐稳定。至 2020 年 11 月,遵医嘱停用环孢素,维持罗沙司他治疗至今,剂量为 100 mg,3 次/周,2021 年 8 月复查血红蛋白 91 g/L,治疗期间患者未再输血。

## 三、病例特点分析

该病例是 1 例杂合突变的轻症地中海贫血患者,在其肾功能恶化过程中贫血加重,开始应用 EPO 治疗肾性贫血。应用 EPO 治疗的最初 2 个月患者反应良好,血红蛋白由 83 g/L 上升到 119 g/L,随后 5 个月内,患者血红蛋白无明显诱因降低至 31 g/L。在排除缺铁性贫血、溶贫、失血性贫血及其他血液系统疾病后,考虑地中海贫血和肾性贫血合并纯红细胞再生障碍性贫血。在排除感染、药物、血液系统疾病、免疫相关疾病、胸腺瘤等纯红细胞再生障碍性贫血的常见继发性因素后,结合患者应用 EPO 治疗肾性贫血的病史和发病的时间窗,临床怀疑为 EPO 抗体相关纯红细胞再生障碍性贫血,遂应用环孢素进行免疫抑制治疗。由于患者血肌酐进行性升高,用药 5 个月后,逐渐减少环孢素的用量至停药,治疗期间加用罗沙司他治疗,患者血红蛋白逐渐稳定,未再输血治疗。

## 四、临床思辨

纯红细胞再生障碍性贫血是骨髓红细胞系列选择性再生障碍所致一组少见的综合征,是促红细胞生成素抵抗的罕见病因。引起纯红细胞再生障碍性贫血的常见原因包括感染、实体肿瘤、血液恶性肿瘤、自身免疫性疾病、某些药物或化学物质，罕见情况下是由于产生了针对促红细胞生成素的抗体。本例患者在 rHuEPO 治疗之初贫血症状得到明显改善，但随后短期内出现极为严重的贫血，临床考虑与促红细胞生成素抗体的产生相关。因为与促红细胞生成素相关的纯红细胞再生障碍性贫血病例多与特定的促红细胞生成素产品相关，近年相关报道已经罕见。本例虽然临床怀疑纯红细胞再生障碍性贫血与 rHuEPO 使用相关，但在起病时未能及时检测促红细胞生成素抗体。虽然在应用免疫抑制 6 个月之后进行了促红细胞生成素抗体检测，但阴性的结果不能排除是免疫抑制治疗的结果。罗沙司他作为一种机制全新的肾性贫血治疗药物，其通过抑制低氧诱导因子（HIF）脯氨酰羟化酶，稳定 HIF 水平，进而激活其下游多种贫血相关基因的转录，通过增加促红细胞生成素浓度、提高促红细胞生成素受体敏感性，降低铁调素水平，促进铁的吸收和利用，以及促进髓外造血等多种途径改善贫血。目前，纯红细胞再生障碍性贫血并非罗沙司他说明书中的适应证，但本例患者在免疫治疗的过程中通过联合应用罗沙司他，顺利停用免疫抑制剂，并较好地纠正了患者的严重贫血，为罗沙司他在纯红细胞再生障碍性贫血患者中的应用提供了 1 例有益的临床参考。

（中山大学附属第一医院　陈睿凡　陈雄辉　王　欣　陈　崴）

## 专家点评

这是 1 例在临床上比较少见的病例，该患者同时合并有地中海贫血、纯红细胞再生障碍性贫血、肾性贫血。患者基因检测系 β 型地中海贫血（杂合突变），发病较晚、贫血较轻，因肾功能下降贫血加重，考虑为肾性贫血，应用促红细胞生成素治疗后，效果显著，但在之后较短时间内再次出现严重贫血，骨髓穿刺提示纯红细胞再生障碍性贫血。通过环孢素治疗，患者肾损伤加重，且在环孢素治疗的 5 个月中，血红蛋白未上升。加用罗沙司他后，患者可脱离输血，且血红蛋白逐渐上升并稳定在目标值范围内，提示罗沙司他在纯红细胞再生障碍性贫血的患者中的疗效。遗憾的是在使用环孢素之前，未测定促红细胞生成素抗体。应继续观察该患者应用罗沙司他后的治疗效果，如果条件允许，可再行骨髓穿刺观察患者骨髓的造血情况。

（同济大学附属同济医院　余　晨）

## 参考文献


[1] Rossert J, Pure Red Cell Aplasia Global Scientific Advisory Board (GSAB). Erythropoietin-induced, antibody-mediated pure red cell aplasia. Eur J Clin Invest, 2005, 35(Suppl3): 95-99.

[2] Priyadarshi A, Shapiro JI. Erythropoietin resistance in the treatment of the anemia of chronic renal failure. Semin Dial, 2006, 19(4): 273-278.

[3] Casadevall N, Nataf J, Viron B, et al. Pure red-cell aplasia and antierythropoietin antibodies in patients treated with recombinant erythropoietin. N Engl J Med, 2002, 346(7): 469-475.

[4] Chen N, Hao C, Peng X, et al. Roxadustat for anemia in patients with kidney disease not receiving dialy-

sis. N Engl J Med,2019,381(11):1001-1010.

[5] Chen N,Hao C,Liu BC,et al. Roxadustat treatment for anemia in patients undergoing long-term dialysis. N Engl J Med,2019,381(11):1011-1022.

# 病例 5

# 肾性贫血合并抗促红细胞生成素抗体阳性患者治疗1例

## 一、病历摘要

**【现病史】**

患者，女性，49 岁。主诉“水肿 10 余年，腹膜透析 6 年，乏力 2 天”。

患者 10 余年前出现双下肢凹陷性水肿，呈对称性，泡沫尿增多，夜尿增多，伴食欲减退、乏力，外院查尿常规示尿蛋白(＋＋＋)，予以降尿蛋白治疗。9 年前再次出现上述症状，于外院就诊时发现血压和血肌酐水平升高，诊断为“慢性肾小球肾炎，慢性肾脏病”，给予对症支持治疗。随后不定期复查。6 年余前患者于外院查血肌酐 524 μmol/L，尿素氮 24.89 mmol/L，估算肾小球滤过率 8.574 ml/(min・1.73m$^2$)，诊断为“慢性肾脏病 5 期”，予以对症治疗。6 年前患者在我院行“腹膜透析管置入术”，平时规律复查，随访期间口服多糖铁复合物(150 mg，1 次/天)补铁，皮下注射重组人促红细胞生成素(rHuEPO，10 000 U，1 次/周)纠正贫血，血红蛋白维持在 90～113 g/L。3 年前患者出现乏力等不适感，血红蛋白降至 67 g/L，行胃镜检查示慢性浅表性胃炎；骨髓活检术示造血组织约占骨髓面积的 30%，粒红比例、红系形态尚可，粒系畸形核偶见，巨核系数量、形态尚可，未见明确淋巴瘤细胞；特殊染色示苏木素-吉姆萨-伊红染色阳性，银染色阴性，铁染色阴性，黏液染色阳性，胶原纤维染色阴性；检测 EPO 抗体阴性；甲状旁腺激素 717 pg/ml；直接库姆斯试验阴性。rHuEPO 剂量增加至 6000 U，2 次/周，血红蛋白水平仍有下降，最低降至 37 g/L，遂予以间断输血，血红蛋白维持在 60 g/L 以上。

1 年余前患者再次行骨髓穿刺及活检术，示造血组织约占骨髓面积的 40%，粒红比例大致正常，粒系各阶段可见，未见幼稚粒细胞增多，造血岛可见，红系阶段可见，巨核系细胞数量大致正常，粒系畸形核偶见，巨核系细胞形态尚可，未见明确淋巴瘤细胞；特殊染色示苏木素-吉姆萨-伊红染色阳性，银染色阴性，铁染色阴性，黏液染色阳性，胶原纤维染色阴性；EPO 抗体阴性。遂停用 rHuEPO，间断予以输血治疗，血红蛋白水平维持在 40～60 g/L。2 天前患者乏力明显，予以持续不卧床腹膜透析(CAPD)，即 1.5%腹膜透析液 2L×2 次＋ 2.5%腹膜透析液 2L×2 次，24 h 腹膜透析超滤量 900 ml 左右，基本无尿，无畏寒、发热，无头晕、头痛，无胸闷、气急，无恶心、呕吐，无呕血、黑便，查血常规示血红蛋白 56 g/L。

【既往史】

患者否认糖尿病、冠心病、脑卒中、肺及支气管病等重要脏器疾病史，否认肝炎、结核病史等传染病史，否认外伤及其他手术史，否认输血史，否认食物、药物过敏史。

【个人史】

否认化学性物质、有毒物质接触史，否认吸烟、饮酒嗜好，否认药物依赖及成瘾史。

【家族史】

否认家族性遗传性疾病。

【体格检查】

体温 36.8 ℃，脉搏 78 次/分，呼吸 18 次/分，血压 150/80 mmHg。神志清晰，皮肤巩膜无黄染，眼睑无水肿，睑结膜苍白，皮肤无瘀点、瘀斑，全身浅表淋巴结未肿大，颈静脉无充盈。两肺呼吸音清，未闻及明显干、湿啰音，心律齐，心前区各瓣膜区未闻及病理性杂音。腹部平软，无压痛及反跳痛，肝、脾肋下未触及，移动性浊音阴性，肾区叩痛阴性，肠鸣音 3～4 次/分。四肢各关节无红肿热痛，无畸形及活动障碍，双下肢无水肿。神经系统检查无异常。

【辅助检查】

**1. 血常规(2019 年 10 月 5 日)**　白细胞计数 $8.1\times10^9$/L，血红蛋白 109 g/L，血细胞比容 33.2%，平均红细胞体积 86.0 fl，平均红细胞血红蛋白含量 28.2 pg，平均红细胞血红蛋白浓度 328 g/L，血小板计数 $343\times10^9$/L。

**2. 血常规(2019 年 11 月 17 日)**　白细胞计数 $9.2\times10^9$/L，血红蛋白 56 g/L，血细胞比容 16.8%，平均红细胞体积 87.5 fl，平均红细胞血红蛋白含量 29.2 pg，平均红细胞血红蛋白浓度 333 g/L，血小板计数 $263\times10^9$/L。

**3. 2019 年 12 月检查**

(1)血常规：白细胞计数 $9.0\times10^9$/L，血红蛋白 58 g/L，平均红细胞体积 86.7 fl，血小板计数 $260\times10^9$/L，网织红细胞 $0.007\times10^{12}$/L。

(2)血生化：葡萄糖 4.05 mmol/L，白蛋白 29.7 g/L，C 反应蛋白 1.03 mg/L。尿素氮 18.18 mmol/L，血肌酐 1092.5 μmol/L，估算肾小球滤过率 3.5 ml/(min・$1.73m^2$)，尿酸 346.7 μmol/L，血钾 3.62 mmol/L，血钙 2.45 mmol/L，血磷 1.61 mmol/L。甘油三酯 4.06 mmol/L，总胆固醇 4.50 mmol/L，高密度脂蛋白 0.61 mmol/L，低密度脂蛋白 2.61 mmol/L。

(3)铁代谢指标：血清铁 16.2 μmol/L，铁蛋白浓度 747.40 μg/L，转铁蛋白 1.39 g/L，转铁蛋白饱和度 51.4%。

(4)贫血相关指标：叶酸 30.78 nmol/L，维生素 $B_{12}$ 319 pmol/L，粪便隐血试验阴性。

(5)其他化验指标：甲状旁腺激素 682.2 pg/ml；血轻链检查示 κ 轻链 3.21 g/L，λ 轻链 1.44 g/L；库姆斯试验阴性；每周尿素清除指数 2.277，每周肌酐清除率 60.26 L/$1.73m^2$；抗 EPO 抗体检测阳性。

(6)腹膜转运功能：高平均转运。

(7)胃镜：慢性浅表性胃炎伴糜烂，胃窦隆起增生灶。胃镜病理(胃窦活检)示黏膜中度慢性炎症，急性活动期，幽门螺杆菌阳性。

(8)骨髓活检：造血组织约占骨髓面积的 40%，粒红比例大致正常，粒系各阶段可见，未见幼稚粒细胞增多，造血岛可见，红系各阶段可见，巨核系细胞数量大致正常，各阶段可见。

(9)特殊染色:银染色阴性,铁染色阳性,苏木素-吉姆萨-伊红染色阴性,胶原纤维染色阴性,黏液染色阳性。

【主要临床诊断】

慢性肾炎,慢性肾脏病 5 期(持续不卧床腹膜透析)

慢性肾脏病矿物质和骨代谢异常

贫血原因待查

## 二、临床治疗经过

入院后完善相关检查,予以Ⅱ级护理,透析膳食。行 CAPD,即 1.5%腹膜透析液 2L×2 次+2.5%腹膜透析液 2L×2 次。皮下注射 rHuEPO(6000 U,2 次/周)以纠正贫血,予以多糖铁复合物和蔗糖铁补铁治疗,辅以输血治疗、降压治疗,以及对矿物质和骨代谢异常等的对症支持治疗。

入院完善相关检查后,排除了多发性骨髓瘤、自身免疫性疾病、消化道出血等疾病及药物使用等因素,考虑患者 EPO 抗体阳性,建议使用糖皮质激素,患者拒绝,遂于 2020 年 1 月起予以罗沙司他(120 mg,3 次/周,口服)治疗 2 个月,血红蛋白从最低的 44 g/L 快速上升至 90 g/L,乏力等不适症状得到显著改善,且无明显不良反应。使用罗沙司他治疗前后患者的血红蛋白及其他指标变化详见图 5-5-1 和表 5-5-1。

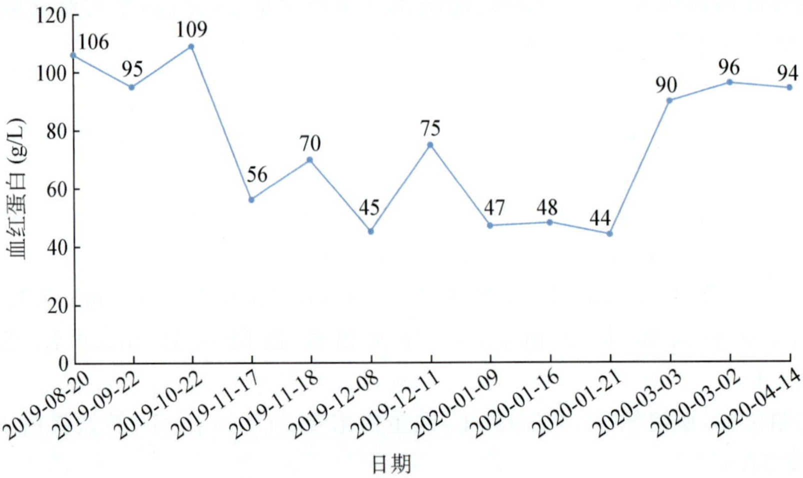


图 5-5-1 使用罗沙司他前后患者血红蛋白水平变化

注:2019 年 8 月 20 日至 10 月 21 日,患者应用红细胞生成刺激剂(ESA),剂量为每周 10 000 U;2019 年 10 月 22 日至 11 月 18 日,患者应用 ESA,剂量为每周 12 000 U;2019 年 11 月 17 日和 2019 年 12 月 8 日输血治疗;2020 年 1 月 9 日至 3 月 2 日,患者应用罗沙司他 120 mg,3 次/周;2020 年 3 月 3 日至 4 月 14 日,患者应用罗沙司他 50 mg,3 次/周

**表 5-5-1　使用罗沙司他后的各项随访指标**

| 指标 | 检测时间及罗沙司他使用剂量 | | | | | |
|---|---|---|---|---|---|---|
| | 2020-01-09（用药前）— | 2020-01-16（第 1 周）120mg，3 次/周 | 2020-01-21（第 2 周）120mg，3 次/周 | 2020-03-03（第 8 周）120mg，3 次/周 | 2020-03-24（第 10 周）50mg，3 次/周 | 2020-04-14（第 13 周）50mg，3 次/周 |
| 血红蛋白（g/L） | 47 | 48 | 44 | 90 | 96 | 94 |
| 血清铁（ng/ml） | 13.8 | 15.4 | 13.6 | 27.5 | 31.3 | 30.7 |
| 血清铁蛋白（μg/L） | 1296.1 | — | — | 807.2 | 697.5 | — |
| 转铁蛋白（g/L） | 1.34 | — | — | 1.75 | 1.59 | — |
| 转铁蛋白饱和度（%） | 92.4 | — | — | 9.5 | 11.3 | — |
| C 反应蛋白（mg/L） | 2.93 | — | — | — | 5.13 | 0.46 |
| 总胆固醇（mmol/L） | 3.02 | — | 2.9 | 3.14 | 3.36 | 4.25 |
| 血压（mmHg） | 141/75 | 132/75 | 130/80 | 138/81 | 142/75 | 139/78 |
| 乏力 | 明显 | 明显 | 明显 | 显著改善 | 基本消失 | 基本消失 |
| 精神状态 | 不良 | 不良 | 不良 | 良好 | 良好 | 良好 |

注：—. 未检测

## 三、病例特点分析

本例患者系规律腹膜透析患者，使用 rHuEPO 纠正贫血，最初血红蛋白维持稳定，治疗 3 年后出现不明原因血红蛋白急剧下降，加大药物剂量后，血红蛋白仍然下降，患者需依靠输血勉强维持血红蛋白水平，故考虑患者为 EPO 低反应，原因为：①在 EPO 剂量不变的情况下，血红蛋白水平明显下降；②保持血红蛋白水平不变，须明显增加 EPO 剂量；③EPO 每周剂量≥500 U/kg 时，血红蛋白仍<110 g/L。

EPO 低反应的常见病因有铁缺乏、脾功能亢进、纯红细胞再生障碍、药物使用、炎性疾病、慢性失血、透析不充分、继发性甲状旁腺功能亢进症、纤维性骨炎、溶血性贫血、肿瘤、营养不良、病毒或细菌感染等，结合患者的临床病史、体格检查及辅助检查，该患者 EPO 低反应可能与 rHuEPO 应用后产生抗 EPO 抗体有关。依据《获得性纯红细胞再生障碍诊断与治疗中国专家共识（2020 年版）》中的诊断标准，考虑到该患者骨髓检查中未见幼红细胞，故不能诊断为纯红细胞再生障碍性贫血（PRCA）。

抗 EPO 抗体主要通过阻断 EPO 效应和破坏幼红细胞，导致红细胞减少，骨髓中新的红细胞不能产生，最终造成严重贫血。抗 EPO 抗体产生的原因有：①rHuEPO 分为含寡糖(39%)的 rHuEPO 和含寡糖(24%)的 rHuEPO-β，患者免疫功能活跃时可能会产生针对异质糖基的抗 EPO 抗体。②在注射方式上，因淋巴细胞在皮下分布，与静脉给药相比，皮下注射更容易增加药物的免疫原性，从而介导机体发生免疫反应。该患者长期皮下注射 rHuEPO，可能会增加产生促 EPO 抗体的风险。③rHuEPO 易受保存环境及运输过程中过高温度的影响，其结构中冷链的变性可能是诱发抗体产生的关键因素。尤其对腹膜透析患者，要保证药物的冷链运输。④注射器活塞的橡胶有机物或作为润滑剂的硅胶也可能作为免疫辅助剂引发免疫反应。⑤其他因素(如遗传易感性等)也会造成抗 EPO 抗体的产生。

抗 EPO 抗体的主要检测方法是酶联抗体免疫吸附试验和放射免疫沉淀试验，但其灵敏度和特异性均不高。一项研究发现，在 3 例抗 EPO 抗体阳性的患者中，有 2 例抗 EPO 抗体在经过 3～5 次检测后才被检测出阳性，而本例患者在第 2 次检测时就呈现阳性。因此，在临床实践中若高度怀疑促 EPO 抗体的产生，则需要多次检测以提高检测阳性率。

在治疗抗 EPO 抗体引起的肾性贫血患者时，一旦怀疑抗 EPO 抗体阳性，应立即停用 rHuEPO，予以输血治疗以维持血红蛋白水平，辅以激素或免疫抑制剂治疗，但本例患者拒绝使用上述药物，另外，也可采用肾移植治疗肾性贫血，但由于肾源的紧张，这项措施难以立刻实现。作为治疗肾性贫血的新型药物，罗沙司他在治疗本例患者中显示出强效、快速纠正肾性贫血的特点，而且安全性高，患者耐受性佳。另有研究报道，罗沙司他可成功用于治疗抗 EPO 抗体诱导的 PRCA。由此来看，罗沙司他可以作为治疗抗 EPO 抗体引起的肾性贫血患者的新选择。未来需要开展针对特殊肾性贫血人群的临床试验，以观察罗沙司他的有效性和安全性。

## 四、临床思辨

本例患者系规律腹膜透析患者，使用 rHuEPO 纠正贫血，治疗过程中突然出现不明原因血红蛋白急剧下降，加大 rHuEPO 剂量后，血红蛋白仍然下降，需依赖输血治疗以维持血红蛋白水平，结合病史和各项检查结果，考虑诊断肾性贫血(抗 EPO 抗体阳性)。在临床工作中，抗 EPO 抗体引起的 EPO 低反应虽然罕见，但后果严重，需引起警惕，必要时重复检测抗 EPO 抗体。

罗沙司他是一种新型低氧诱导因子脯氨酰羟化酶抑制剂(HIF-PHI)，可以使细胞内 HIF-α 在一段时间内保持稳定水平，并作用于 EPO 和铁稳态基因，从而起到提高内源性 EPO 产生、激活 EPO 受体及降低铁调素等作用。罗沙司他现已广泛用于治疗肾性贫血。在本病例中，罗沙司他成功治疗了抗 EPO 抗体介导的肾性贫血，显示出强效、快速纠正肾性贫血的特点，而且安全性高，患者耐受性佳，因此可以作为抗 EPO 抗体引起肾性贫血患者的新选择。

(中国科学院大学宁波华美医院　蔡珂丹　罗　群)

## 专家点评

这是一例腹膜透析多年合并贫血的病例，透析开始阶段予以“多糖铁复合物150 mg，1 次/天”补铁，“rHuEPO 10 000 U，1 次/周，皮下注射”纠正贫血，血红蛋白维持在 90～113 g/L。近 3 年患者血红蛋白降至 56 g/L，增加 rHuEPO 剂量，血红蛋白仍然下降，需依赖输血维持血红蛋白水平，同时排除炎性疾病、慢性失血、甲状旁腺功能亢进症、纤维性骨炎、营养不良、铝中毒、血红蛋白病、维生素缺乏、多发性骨髓瘤、恶性肿瘤溶血、透析不充分、应用肾素-血管紧张素系统抑制剂和免疫抑制剂、脾功能亢进介导的贫血等，经多次检测最后检出抗 EPO 抗体阳性。但是考虑到腹膜透析容易合并感染，患者拒绝应用激素和免疫抑制剂治疗。本例腹膜透析患者使用罗沙司他后，有效改善了 ESA 治疗后出现的 EPO 相关 PRCA，并且口服给药的形式也极大提高了患者的便利性和依从性。罗沙司他确实为出现 EPO 相关 PRCA 的肾性贫血患者的治疗提供了新的治疗策略和手段。从其作用机制来看，受 HIF 调节的靶基因超过 100 种，但目前研究人员对罗沙司他在调节血管再生、促进 EPO 合成、调节炎症、维持铁稳态、调控细胞增生和迁移、调节细胞与细胞外基质间的相互作用等诸多生理及病理过程中是否发挥作用以及如何发挥作用仍不清楚。血管内皮生长因子（VEGF）是受 HIF 调节的重要细胞因子，可以促进血管病的发生，从而潜在地促进腹膜透析患者腹膜纤维化的发生与发展。因此，在对腹膜透析患者的长期治疗中，需要观察罗沙司他是否会通过对 VEGF 的影响而对腹膜转运功能产生影响。在对该例患者今后的临床观察中，建议临床医师不仅要观察患者血红蛋白水平变化，还应注意监测多项铁代谢指标及腹膜转运功能指标的变化。

（安徽医科大学第一附属医院　吴永贵）

## 参考文献


[1] 中华医学会肾脏病学分会. 重组人促红细胞生成素在肾性贫血中合理应用的专家共识. 中国血液净化，2007，6(8)：440-443.

[2] Kharagjitsingh AV，Korevaar JC，Vandenbroucke JP，et al. Incidence of recombinant erythropoietin (EPO) hyporesponse，EPO-associated antibodies，and purered cell aplasia in dialysis patients. Kidney Int，2005，68(3)：1215-1522.

[3] 中华医学会血液学分会红细胞疾病（贫血）学组. 获得性纯红细胞再生障碍诊断与治疗中国专家共识（2015 年版）. 中华血液学杂志，2015，36(5)：363-366.

[4] Schellekens H. Bioequivalence and the immunogenicity of biopharmaceuticals. Nat Rev Drug Discov，2002，1(6)：457-462.

[5] Rossert J，Casadevall N，Eckardt KU. Anti-erythropoietin antibodies and purered cell aplasia. J Am Soc Nephrol，2004，15(2)：398-406.

[6] Brinks V，Hawe A，Basmeleh AH，et al. Quality of original and biosimilar epoetin products. Pharm Res，

2011,28(2):386-393.

[7] Urra JM, Torre MD, Alcazar R, et al. Rapid method for detection of antirecombinant human erythropoietin antibodies as a new form of erythropoietin resistance. Clin Chem, 1997, 43(5):848-849.

[8] Verhelst D, Rossert J, Casadevall N, et al. Treatment of erythropoietin-induced purered cell aplasia: a retrospective study. Lancet 2004; 363(9423): 1768-1771.

[9] Wu YZ, Cai XD, Ni JN, et al. Resolution of epoetin-induced pure red cell aplasia, successful re-challenge with roxadustat. Int J Lab Hematol, 2020, 42(6):291-293.

[10] Besarab A, Provenzano R, Hertel J, et al. Randomized placebo-controlled dose-ranging and pharmacodynamics study of roxadustat (FG-4592) to treat anemia in nondialysis-dependent chronic kidney disease (NDD-CKD) patients. Nephrol Dial Transplant, 2015, 30(10):1665-1673.

# 病例 6

# 促红细胞生成素介导的纯红细胞再生障碍性贫血治疗1例

## 一、病历摘要

**【现病史】**

患者，男性，26 岁。因主诉“胸闷、气促、尿量减少 1 年余，反复乏力 5 个月，加重 5 天”收入院。

患者 1 年前出现胸闷、气促、尿量减少，于当地医院查血肌酐 2571.3 μmol/L，尿素氮 71.0 mmol/L，血红蛋白 51 g/L。2018 年 2 月 18 日入住我科，予以输血、血液透析治疗，病情相对稳定后于 2018 年 3 月 6 日行“腹膜透析置管术”。术后规律腹膜透析，每月随访透析充分性可，其间定期复查血红蛋白 100～110 g/L，规律使用多糖铁复合物及重组人促红细胞生成素(rHuEPO)。2019 年 1 月 16 日因发热入住本科，血常规示白细胞计数 $5.2\times10^9$/L，中性粒细胞 81.1%，淋巴细胞计数 $0.5\times10^9$/L，血红蛋白 67 g/L，血小板计数 $112\times10^9$/L，降钙素原 0.87 ng/ml。患者感染原因不明，多次排查呼吸系统、泌尿系统、消化系统等，但未找到感染依据，腹膜透析液常规检查、肥达反应、粪便培养、流感病毒 RNA 检测等均为阴性，经验性予以哌拉西林-他唑巴坦＋莫西沙星抗感染治疗，体温持续不退，改用头孢哌酮-舒巴坦治疗后感染得到控制，其间规律使用多糖铁复合物(2 粒，1 次/天)和 rHuEPO(10 000U，2 次/周)，但血红蛋白仍持续下降。2019 年 1 月 22 日查血红蛋白 54 g/L，静脉输入去白细胞悬浮红细胞 2 U，病情稳定后出院。2019 年 2 月，患者在老家仍反复出现乏力，规律使用多糖铁复合物和 rHuEPO 情况下复查血红蛋白 50 g/L 左右，曾 2 次输血(具体不详)。2019 年 3 月 4 日查血红蛋白 43 g/L，3 月 5 日入住本科。入院后血常规示血红蛋白 38 g/L，同时铁蛋白＞2000.00 μg/L；查肿瘤标志物、自身抗体、血管炎抗体、血尿轻链等均无异常；直接库姆斯试验阴性；骨髓穿刺检查提示增生活跃骨髓象、红系比例偏低。血液科会诊后建议停用铁剂，同时继续使用 rHuEPO。患者 2019 年 3 月 5 日和 3 月 6 日输悬浮红细胞(3 U)2 次。2019 年 3 月 17 日复查血红蛋白 67 g/L，患者出院。2019 年 4 月患者自觉乏力加重，在当地医院查血红蛋白 38 g/L，予输血治疗(具体不详)。2019 年 6 月 11 日查血红蛋白 50 g/L，乏力加重，无发热、畏寒，无腹痛、腹泻，无咳嗽、咳痰，无水肿，再次至本院就诊，收住我科。

**【既往史】**

血压升高 1 年，考虑“肾性高血压”。2018 年 3 月 6 日在我科行“腹膜透析置管术”。有多次输血史(自 2018 年 2 月起至今累计 7 次)。否认食物、药物过敏史。

**【个人史】**

生于江西抚州市，目前居住于宁波。否认疫区、疫情、疫水接触史，否认牧区、矿山、高氟区、低碘区居住史。否认化学性物质、粉尘、放射性物质、有毒物质接触史。无烟、酒嗜好。否认冶游史。

**【家族史】**

父母体健。否认家族遗传性病史。

**【体格检查】**

体温 37.2 ℃，脉搏 92 次/分，呼吸 19 次/分，血压 140/76 mmHg，身高 168 cm，体重 60 kg。神志清晰，慢性病容，贫血貌，颜面无水肿。胸骨无压痛，双肺呼吸音清，未闻及明显干、湿啰音，心律齐，各瓣膜听诊区未闻及病理性杂音。腹软，无压痛及反跳痛，肝、脾肋下未触及，左下腹腹膜透析导管在位，隧道口无红肿。双下肢无明显可凹性水肿。生理反射存在，病理反射未引出。

**【辅助检查】**

**1. 2019 年 6 月 14 日**

(1)血常规：红细胞计数 $1.49\times10^{12}$/L，血红蛋白 44 g/L，血细胞比容 0.13，网织红细胞计数 $1.8\times10^{9}$/L，血小板计数 $97\times10^{9}$/L。

(2)血生化：白蛋白 29.9 g/L，尿素氮 25.63 mmol/L，肌酐 1534 μmol/L，尿酸 493 μmol/L。

(3)肿瘤标志物：鳞状细胞癌相关抗原 5.6 ng/ml。

(4)传染病系列：乙型肝炎表面抗体阳性、乙型肝炎 e 抗体阳性、乙型肝炎核心抗体阳性，丙型肝炎病毒抗体阴性，梅毒螺旋体 IgM 抗体检测阴性，人类免疫缺陷病毒抗体阴性。

(5)免疫功能：补体 C3 0.59 g/L，补体 C4 0.13 g/L，免疫球蛋白 G4 未见异常。

(6)贫血三项＋甲状旁腺激素测定：铁蛋白＞2000.00 μg/L，叶酸＞23.80 ng/ml，维生素 $B_{12}$＞1500 pg/ml，甲状旁腺激素 132.1 pg/ml。

(7)缺铁性贫血指标：血清铁 40.4 μmol/L，转铁蛋白饱和度 97.6%，转铁蛋白 1.64 g/L。

(8)轻链 κ 和 λ 定量：尿液轻链定量未见异常，血轻链定量未见异常。

**2. 2019 年 6 月 18 日**　直接库姆斯试验未见异常。

**3. 2019 年 6 月 19 日**　自身抗体谱＋抗环瓜氨酸肽抗体(anti-CCP)＋血管炎抗体谱未见异常。

**4. 2019 年 6 月 23 日**

(1)骨髓活检病理(患者于 6 月 18 日行骨髓穿刺及活检术)：骨髓组织一条，长 1.2 cm，组织较碎，造血组织约占 50%，红系较少，粒红比相对增高，红系形态尚可，粒系畸形核偶见，巨核系细胞数量形态尚可，未见明确淋巴瘤细胞。

(2)特殊染色：苏木素-吉姆萨-伊红染色阳性，银染色阴性，铁染色阳性，黏液染色阳性，胶原纤维染色阳性。

**5. 2019 年 6 月 26 日**　骨髓涂片报告示增生活跃骨髓象，红系罕见，建议行骨髓活检并结合网织红细胞计数除外纯红细胞再生障碍性贫血(PRCA)可能并随查。

**6. 2019 年 06 月 27 日**

(1)胸部 CT：右肺中下叶斑片灶，右肺中叶外侧段及左肺下叶外基底段微小结节，右侧胸腔少量积液。

(2)腹部彩色多普勒超声：双肾偏小，有萎缩可能，双肾囊肿(部分伴钙化灶)，双肾钙化灶。

**7. 2019 年 06 月 29 日**　骨盆正位 X 线片未见明确骨质异常。

**8. 2019 年 7 月 1 日**　病毒血清学试验(柯萨奇病毒)＋呼吸道病毒感染抗体(含甲型、乙型流感病毒抗体)＋巨细胞病毒 DNA 定量检测示腺病毒抗体 IgM 弱阳性。

**9. 2019 年 7 月 12 日**

(1)抗 EPO 抗体：阳性，滴度 1∶125。

(2)心电图：窦性心律。

**【主要临床诊断】**

1. 慢性肾脏病 5 期，持续不卧床腹膜透析
2. 肾性贫血
3. 肾性骨病
4. 肾性高血压
5. 红细胞再生障碍性贫血(促红细胞生成素抗体相关)

## 二、临床治疗经过

患者诊断明确后停用 rHuEPO，给予泼尼松[0.5 mg/(kg·d)]、环孢素[2 mg/(kg·d)，分 2 次给药]治疗，继续按需输血治疗。6 周后因易怒而减少泼尼松用量(每周 5 mg)并逐渐停用，环孢素逐渐增加至 3 mg/(kg·d)，血浆中环孢素浓度为 100～200 ng/ml。

EPO 抗体转阴后停止使用免疫抑制剂，尽管抗体检测呈阴性，但该患者仍需输血治疗以维持血红蛋白水平。文献显示，在 EPO 抗体介导的 PRCA 患者抗体转阴后，再次应用 EPO 治疗是有效的，但可能会导致 PRCA 复发。因此，2019 年 9 月 13 日开始给予患者罗沙司他 120 mg，口服，3 次/周。患者的血红蛋白开始稳定上升。服用罗沙司他 2 个月后，患者的抗 EPO 抗体仍为阴性。治疗期间血红蛋白水平变化见图 5-6-1。

患者的输血治疗情况见表 5-6-1。

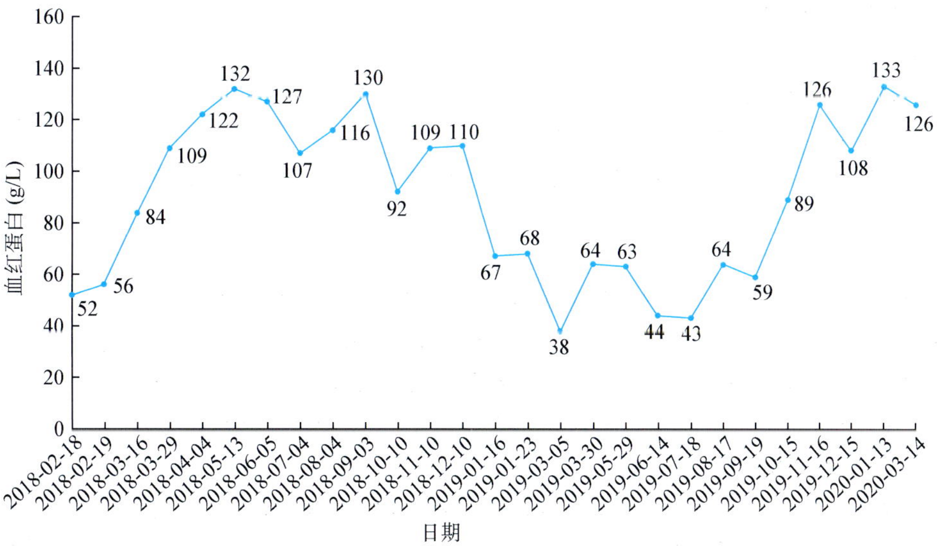


图 5-6-1　患者治疗期间血红蛋白水平变化

注：2018 年 2 月 18 日至 2019 年 01 月 15 日应用重组人促红细胞生成素(rHuEPO)，10 000 U，1 次/周；2019 年 01 月 16 日至 2019 年 6 月 26 日应用 rHuEPO，10 000 U，2 次/周；2019 年 6 月 27 日开始使用泼尼松和环孢素，2019 年 9 月 11 日停用泼尼松，2019 年 9 月 26 停用环孢素；2019 年 9 月 13 日开始应用罗沙司他，120 mg，口服，3 次/周

表 5-6-1　患者的输血治疗及血红蛋白检测情况

| 输血治疗时间 | 输血名称 | 输血量(U) | 血红蛋白(g/L) |
|---|---|---|---|
| 2019-06-15 | O 型 RH 阳性悬浮红细胞 | 2.0 | 44 |
| 2019-06-16 | O 型 RH 阳性悬浮红细胞 | 2.0 | 48 |
| 2019-06-26 | O 型 RH 阳性悬浮红细胞 | 2.0 | 49 |
| 2019-07-18 | O 型 RH 阳性悬浮红细胞 | 2.0 | 43 |
| 2019-08-03 | O 型 RH(D)阳性去白细胞悬浮红细胞 | 3.0 | 40 |
| 2019-08-16 | O 型 RH(D)阳性去白细胞悬浮红细胞 | 4.0 | 44 |
| 2019-09-02 | O 型 RH(D)去白细胞悬浮红细胞 | 3.5 | 50 |
| 2019-09-13 | O 型 RH(D)去白细胞悬浮红细胞 | 3.0 | 48 |
| 2019-10-01 | O 型 RH(D)阳性去白细胞悬浮红细胞 | 3.0 | 50 |

## 三、病例特点分析

患者为青年男性，因“胸闷、气促、尿量减少 1 年余，反复乏力 5 个月，加重 5 天”入院。患者 1 年余前实验室检查显示肾功能不全、贫血，给予输血治疗，后行规律腹膜透析，1 年多来规律应用 rHuEPO 及铁剂，血红蛋白稳定在 100～110 g/L。8 个月后发热，并突发血红蛋白下降，呈正细胞正色素性贫血，排除上消化道出血和全身自身免疫性疾病，直接库姆斯试验阴性，铁蛋白及叶酸、维生素 $B_{12}$ 水平无下降。该患者没有使用苯妥英或氯霉素等药物治疗，第一次骨髓穿刺检查报告未见明显异常，加大 rHuEPO 剂量至每周 20 000 U 后，血红蛋白仍不能维持，需多次输血治疗。

此次入院后考虑该患者应用 rHuEPO 已超过 4 周，且血红蛋白下降后加大 EPO 注射剂量无效，而白细胞基本正常，血小板轻度降低，网织红细胞计数 $<10\times10^9$/L，需输血维持血红蛋白水平。虽然第一次骨髓穿刺结果未见明显异常，但仍需高度怀疑 EPO 抗体介导的 PRCA。在检测 EPO 抗体及第二次骨髓穿刺后明确诊断 EPO 抗体引起的 PRCA。

## 四、临床思辨

对 rHuEPO 有治疗反应的慢性肾脏病(CKD)患者，若近期出现血红蛋白突然下降的情况，临床上需要考虑 PRCA 的可能。EPO 抗体介导的 PRCA 的主要特征包括 rHuEPO 治疗史、严重贫血、网织红细胞缺失、正常骨髓中红细胞前体缺乏。停止注射 rHuEPO 和启动免疫抑制治疗是主要的治疗选择。然而，这类患者在抗 EPO 抗体转阴后，再次使用 rHuEPO 治疗有 PRCA 复发的风险。

罗沙司他是一种口服低氧诱导因子脯氨酰羟化酶抑制剂(HIF-PHI)，可在生理范围内刺激内源性 EPO 生成，并增加血红蛋白水平。中国和日本的研究表明，罗沙司他是有效和安全的，但这些研究均有严格的排除和纳入标准，未纳入 PRCA 患者。在本例患者中，EPO 抗体去除后用罗沙司他治疗是成功的。分析可能的原因如下：①皮肤中有高度发达的免疫系统，有许多不同类型的细胞，有助于免疫反应和抗原提呈。皮下给药后这些细胞长时间暴露于 EPO 可能促进抗 EPO 抗体的产生，而罗沙司他是一种口服药物，可避免刺激皮下免疫系统。②抗 EPO 抗体已被证明针对蛋白质部分的特定表位发挥作用，由于配方或储存条件引起的 EPO

继发性变化而增加的免疫原性可能导致先前隐藏的表位暴露或免疫原性结构的产生，以这种方式产生的EPO抗体会与内源性EPO发生交叉反应，导致比无rHuEPO治疗时更严重的贫血。罗沙司他是小分子化合物，化学结构与rHuEPO完全不同，与传统rHuEPO相比，罗沙司他刺激内源性EPO的峰值要低得多。

然而，EPO抗体可能同时影响内源性和外源性EPO，所以在EPO抗体介导的PRCA患者中，对于抗体滴度仍然较高的患者，使用罗沙司他也可能无效。在接受免疫抑制治疗且抗体检测阴性后，使用罗沙司他不仅可以提高患者的血红蛋白水平，还可以降低PRCA复发的可能性。

（宁波市中医院　伍云洲　蔡旭东）

## 专家点评

这是一例维持性腹膜透析患者合并PRCA的病例，临床罕见，病情复杂，诊治较为困难。诊治期间患者的贫血症状进行性加重，增加EPO用药剂量和给药频次后治疗无效，血红蛋白最低降至38 g/L。患者自觉症状明显，为此多次输血以求改善病情，临床医师高度怀疑患者发生了EPO介导的PRCA，检测EPO抗体为阳性，结合骨髓象特点，并除外药物及病毒感染等因素，明确诊断为EPO引发的PRCA，随即停用EPO，先后给予患者静脉输注去白细胞悬浮红细胞、糖皮质激素、环孢素等，并对其并发的肺部感染加大抗感染力度，患者的病情得到了控制，适时加用罗沙司他治疗后，贫血逐渐得到改善，EPO抗体转为阴性。这表明罗沙司他联合免疫抑制剂治疗，可能是PRCA治疗的一个行之有效的新手段。正如上文中的分析，罗沙司他是小分子化合物，其免疫原性低，同时可刺激内源性EPO产生，也可以避免储存、运输等外界条件对外源性EPO结构的影响，从而对肾性贫血产生独特的治疗效果。本病例虽然为个案，但值得临床医师借鉴。

（首都医科大学宣武医院　贾　强）

## 参考文献

[1] Rahbar M, Chitsazian Z, Abdoli F, et al. Pure red cell aplasia due to antibody against erythropoietin in hemodialysis patients. J Nephropathol, 2017, 6(1): 25-29.

[2] Chen N, Hao CM, Peng XM, et al. Roxadustat for Anemia in Patients with Kidney Disease Not Receiving Dialysis. N Engl J Med, 2019, 381(11): 1001-1010.

[3] Lappin MB, Kimber I, Norval M. The role of dendritic cells in cutaneous immunity. Arch Dermatol Res, 1996, 288(3): 109-121.

[4] Casadevall N, Nataf J, Viron B, et al. Pure red-cell aplasia and antierythropoietin antibodies in patients treated with recombinant erythropoietin. N Engl J Med, 2002, 346(7): 469-475.

# 病例 7

# 腹膜透析患者重度肾性贫血合并纯红细胞再生障碍性贫血1例

## 一、病历摘要

**【现病史】**

患者，女性，59 岁，主诉“双下肢反复水肿 9 年，腹膜透析 5 年，气促、乏力 2 个月”。

患者于 2012 年起双下肢反复发生水肿，休息后可缓解，未系统诊治。2016 年 6 月，患者水肿逐渐加重，伴气促、乏力，查血肌酐 1054.3 μmol/L，估算肾小球滤过率 3.5 ml/(min·1.73m$^2$)，血红蛋白 63 g/L，诊断为“慢性肾炎，慢性肾功能不全，慢性肾脏病 5 期，肾性贫血”。2016 年 9 月，患者开始行腹膜透析，每天 3 袋 1.5%腹膜透析液（每袋 2 L），并予“EPO”4000 U 皮下注射（每周 2 次），以及“多糖铁复合物，甲钴胺片，叶酸片”补充造血原料。患者规律复查，2017 年 7 月至 2019 年 12 月血红蛋白波动在 91～118 g/L。2020 年 1 月，患者出现气促、乏力，活动后明显，乏力进行性加重，于 2 月 13 日就诊于当地医院，查血红蛋白 36 g/L，予以多次输血，并停用 EPO，改为口服罗沙司他（100 mg，每周 3 次），复查血红蛋白 68 g/L，患者气促较前好转，遂出院。出院后患者多次复查，血红蛋白约 55 g/L，仍感乏力明显，遂多次输血。服药 1 个月后患者自觉效果不佳，自行停用罗沙司他。2020 年 3 月 18 日，患者复查血红蛋白 45 g/L，为进一步治疗收入我科。

**【既往史】**

高血压病史 10 余年，规律服用降压药物，血压维持在（130～160）/（80～100）mmHg；否认肝炎、结核、冠心病、糖尿病史；否认外伤史；曾多次输血（A 型），输血时无不适；否认食物、药物过敏史。

**【个人史】**

无特殊个人史。

**【家族史】**

无特殊家族史。

**【体格检查】**

体温 36.5℃，脉搏 100 次/分，呼吸 20 次/分，血压 114/82 mmHg，身高 158 cm，体重 65 kg；神志清晰，发育正常，营养良好；慢性贫血面容，双眼睑无水肿，结膜苍白，口唇无发绀，扁桃体无肿大；双肺呼吸音清晰，未闻及干、湿啰音和胸膜摩擦音；心界无扩大，心率 100 次/分，心律齐，各瓣膜听诊区未闻及病理性杂音。腹部平软，左下腹可见一腹膜透析管，管口处干洁，全腹无压痛，无腹肌紧张，肠鸣音正常；双下肢轻度水肿。

**【辅助检查】**

**1. 血常规**

(1)2020 年 2 月 13 日：白细胞计数 $7.79\times10^9$/L，血红蛋白 36 g/L，血小板计数 $196\times10^9$/L。

(2)2020 年 2 月 15 日：白细胞计数 $9.74\times10^9$/L，血红蛋白 68 g/L，血小板计数 $173\times10^9$/L。

(3)2020 年 3 月 18 日：白细胞计数 $5.6\times10^9$/L，血红蛋白 45 g/L，血小板计数 $139\times10^9$/L，血清铁蛋白 635.67 μg/L。

**2. 其他实验室检查**　尿素氮 24.65 mmol/L，肌酐 860.5 μmol/L，白蛋白 32.9 g/L，全段甲状旁腺激素 18.61 pmol/L，红细胞沉降率＞140 mm/h，大便常规、粪便隐血试验未见异常。

**3. 胃镜检查**　贲门多发溃疡(A1 期)，表面平坦，覆黄色白苔及血痂；非萎缩性胃炎。

**4. 电子肠镜检查**　未见异常。

**【主要临床诊断】**

1. 慢性肾炎，慢性肾功能不全，慢性肾脏病 5 期，肾性贫血，维持性腹膜透析
2. 高血压 3 级
3. 贲门多发溃疡(A1 期)

## 二、临床治疗经过

### (一)腹膜透析治疗

2012 年患者因双下肢水肿被诊断为慢性肾炎，2016 年开始行规律腹膜透析，每天 3 袋 1.5%腹膜透析液(每袋 2 L)。患者规律复查，每天尿量 500～800 ml，每天超滤约 200 ml，双下肢偶有水肿。2017 年 7 月至 2020 年 7 月，患者总尿素清除指数波动在 1.37～2.03，总肌酐清除率波动在 45.68～69.38，为高平均转运，后腹膜透析改为白天 1.5%腹膜透析液 3 袋(每袋 2L)，1.5%腹膜透析液 1 袋(每袋 2L)留腹。2020 年 9 月，患者腹膜平衡试验 0.74，为高平均转运，总尿素清除指数 2.09，总肌酐清除率 59.96。患者尿量逐渐减少。2021 年 7 月，患者腹膜平衡试验 0.6，为低平均转运，总尿素清除指数 1.59，总肌酐清除率 36.09。

### (二)肾性贫血的治疗

患者于 2016 年开始行腹膜透析，同时皮下注射 EPO(4000 U，每周 2 次)，并给予多糖铁复合物、甲钴胺片、叶酸片以补充造血原料。2018 年，患者因维生素 $B_{12}$ 和叶酸的检测结果高于正常值上限而停用甲钴胺片和叶酸片，仅服用多糖铁复合物和健脾生血片补铁。2017 年 7 月至 2019 年 12 月，患者血红蛋白波动在 91～118 g/L，铁蛋白波动在 71.13～134.28 μg/L。2020 年 1 月患者出现乏力，2 月查血红蛋白 36 g/L，予以多次输血，停用 EPO，改为口服罗沙司他 100 mg，每周 3 次。患者输血后气促较前好转，复查血红蛋白 68 g/L，后出院。出院后患者多次门诊复查，血红蛋白约 55 g/L，仍感乏力明显，遂于当地医院多次输血。2016 年 9 月至 2021 年 7 月，患者血红蛋白、铁蛋白、甲状旁腺激素及肌酐的变化见表 5-7-1；2020 年 2 月后，患者铁蛋白升高，考虑与频繁输血有关。

表 5-7-1　2016 年 9 月至 2021 年 7 月患者血红蛋白、铁蛋白、甲状旁腺激素及肌酐的变化

| 时间 | 血红蛋白(g/L) | 铁蛋白(μg/L) | 甲状旁腺激素(pmol/L) | 肌酐(μmol/L) |
|---|---|---|---|---|
| 2016-09 | 63 | 134.28 | 39.73 | 1054.3 |
| 2017-07 | 118 | 71.13 | 31.64 | 928.9 |
| 2018-07 | 91 | 134.71 | 17.62 | 868.9 |
| 2019-12 | 114 | 161.18 | 24.36 | 793.9 |
| 2020-02 | 36 | 333.06 | 28.27 | 860.5 |
| 2020-03 | 45 | 613.83 | 18.61 | 837.5 |
| 2020-07 | 58 | 1253.45 | 8.96 | 812.9 |
| 2020-09 | 57 | 1689.16 | 12.09 | 655.0 |
| 2020-12 | 50 | 3498.60 | 13.96 | 639.9 |
| 2021-07 | 99 | 1075.15 | 18.72 | 1030.0 |

**(三)纯红细胞再生障碍性贫血的治疗**

2020 年 3 月 18 日，患者复查血红蛋白 45 g/L，遂入住我科；后查网织红细胞绝对值 $0.001\times10^{12}$/L，网织红细胞比值 0.05%；完善骨髓细胞学检查，提示总体增生活跃，粒系 85%，红系 0.5%，粒红比值 170，考虑纯红细胞再生障碍性贫血(PRCA)可能性大。骨髓病理结果显示骨髓增生活跃(—)，红系增生(—)，故确诊为 PRCA。嘱患者继续口服罗沙司他(100 mg，每周 3 次)，后患者出院。2020 年 4 月—6 月，患者多次因血红蛋白低(具体不详)入住当地医院行输血等治疗，约每 2 周输血 1 次，每次输入红细胞约 3 U。患者于 2020 年 7 月再次至我院就诊，开始加用环孢素联合糖皮质激素、睾酮治疗，并逐步调整药物用量(表 5-7-2)。

表 5-7-2　2020 年 7 月至 2021 年 7 月患者的用药情况及相关指标的变化

| 项目 | 时间 | | | |
|---|---|---|---|---|
| | 2020-07 | 2020-09 | 2020-12 | 2021-07 |
| 罗沙司他的使用情况 | 100 mg，3 次/周 | 50 mg，3 次/周 | 50 mg，3 次/周 | 100 mg，3 次/周 |
| 激素及免疫抑制剂的使用情况 | 环孢素 125 mg，2 次/天 | 环孢素早 125 mg＋晚 100 mg；甲泼尼龙 16 mg，1 次/天；十一酸睾酮 40 mg，3 次/天 | 环孢素 100 mg，2 次/天；十一酸睾酮 80 mg，1 次/天 | 环孢素 75 mg，3 次/天 |
| 血红蛋白(g/L) | 65 | 57 | 50 | 99 |
| 网织红细胞绝对值($\times10^{12}$/L) | 0.001 | 0.003 | 0.014 | 0.029 |
| 网织红细胞比值(%) | 0.05 | 0.13 | 0.73 | 0.91 |
| 环孢素浓度(ng/ml) | 28.70 | 143.10 | 275.90 | 96.90 |

## 三、病例特点分析

本例患者为维持性腹膜透析患者，开始透析时存在中度贫血，使用 EPO 后血红蛋白稳步上升。虽然患者的铁蛋白一直偏低，但通过口服补充多糖铁复合物等造血原料后贫血得到改善，血红蛋白最高可达 118 g/L。2020 年初，患者出现气促、乏力等症状，查血红蛋白 36 g/L，无呕血、黑便及牙龈出血等活动性出血表现，考虑患者可能存在红细胞生成刺激剂（ESA）低反应性。2020 年 2 月起，患者停用 EPO，改行罗沙司他 100 mg，每周 3 次，口服。2020 年 3 月，患者至我院完善骨髓穿刺检查，诊断为 PRCA，仍继续服用罗沙司他（100 mg，每周 3 次，口服）。服用罗沙司他 6 个月后，患者的血红蛋白仍无改善，需要多次输血。2020 年 7 月，患者开始加用环孢素治疗 PRCA，9 月复查血红蛋白仍较低，考虑骨髓造血功能未恢复，遂根据环孢素的血药浓度上调其剂量，并加用甲泼尼龙和十一酸睾酮抑制免疫功能，同时下调罗沙司他的剂量（50 mg，每周 3 次，口服）。2021 年 7 月，患者的网织红细胞绝对值较前明显增加，血红蛋白较前明显上升，故将环孢素缓慢减量，罗沙司他加量至 100 mg，每周 3 次，口服。

本例患者的血红蛋白突然下降且难以纠正，首先应排除出血性疾病、自身免疫性溶血及造血原料不足等情况。另外，患者的粪便隐血试验、自身免疫性溶血检查结果均为阴性，考虑可能存在 ESA 低反应性。造成 ESA 低反应性的原因包括铁缺乏、炎症或感染、甲状旁腺功能亢进症、铝中毒、恶性肿瘤、营养不良及透析不充分等，这些因素均已被排除。虽然患者直接改用罗沙司他，但效果欠佳，血红蛋白仍不上升，故需要进一步排查原因。医师完善骨髓穿刺后发现患者存在 PRCA，遂使用免疫抑制剂（环孢素、甲泼尼龙等）治疗，1 年后患者的血红蛋白水平有所恢复。医师于 2020 年 9 月尝试将罗沙司他减量，发现其对患者的血红蛋白水平并未造成影响。综上提示，本例患者的主要病因是 PRCA，治疗的关键是依靠激素及免疫抑制剂。

## 四、临床思辨

贫血是慢性肾脏病（CKD）患者最常见的并发症，98%的终末期肾病（ESRD）患者均存在不同程度的肾性贫血，而我国 CKD 患者贫血的治疗率及达标率并不理想。CKD 患者贫血的主要病因是受损肾脏合成 EPO 不足，重组人促红细胞生成素（rHuEPO）是治疗 CKD 贫血的一个重大突破，可以使 ESRD 患者摆脱对输血的依赖，显著改善其生活质量。但部分患者对 ESA 反应性较低，而新型药物罗沙司他的出现为肾性贫血的治疗提供了新的解决方式。

本例患者十分特殊，其最初使用 EPO 时效果良好，血红蛋白稳步升高，后血红蛋白突然下降，且贫血难以纠正，虽然及时改为罗沙司他治疗，但并无效果，仍需要多次输血以维持血红蛋白水平。对于这种难治性贫血，应认真思考并明确贫血的真正原因：①排除出血性疾病及自身免疫性溶血；②患者营养、铁代谢、红细胞生成原料尚可，使用罗沙司他不应出现贫血难以纠正的现象，故进一步检查了网织红细胞绝对值、完善了骨髓细胞学和病理学检查，对患者补充诊断为 PRCA。由于患者同时存在肾性贫血，故仍予以口服罗沙司他，同时根据《获得性纯红细胞再生障碍诊断与治疗中国专家共识（2020 年版）》，免疫抑制剂（环孢素）为一线治疗用药，故予以环孢素单药治疗，开始效果不明显，后根据环孢素浓度上调其剂量，并加用甲泼尼龙和十一酸睾酮，患者的血红蛋白开始上升，贫血得到改善。以往文献报道，合并 PRCA 的透析患者在使用皮质类固醇和环孢素治疗的同时加用罗沙司他后贫血得到迅速纠正，该病例也出现了类似的结果，提示对于肾性贫血合并 PRCA 的透析患者，需要联合使用罗沙司他、激素及免疫抑制剂。

（中南大学湘雅二医院 叶慕尧）

### 专家点评

这是一例非常有意义的难治性肾性贫血治疗案例。患者腹膜透析合并肾性贫血，早期给予 EPO 治疗有效，但随着时间的推移，患者出现 ESA 低反应性，贫血十分严重，虽经罗沙司他治疗也无改善。进一步检查发现患者存在骨髓造血功能障碍，修正诊断为 PRCA，给予激素及免疫抑制剂为主的治疗，贫血得到纠正。该病例提示，临床上常规应用 ESA 及罗沙司他治疗难以纠正的贫血时，一定要全面系统地检查，找出病因，并针对病因采取针对性、特异性的治疗。另外，对于合并严重 PRCA 的透析患者，不能盲目使用罗沙司他，即使考虑患者出现了肾性贫血合并 PRCA，也要严格掌握 ESA 和罗沙司他的使用时机及剂量。若在骨髓造血功能未恢复前使用抗贫血药物，一方面可能达不到预期效果，另一方面反而会增加患者的经济负担。

（中南大学湘雅二医院 符 晓
浙江大学医学院附属第一医院 韩 飞）

## 参考文献


[1] Chen N, Hao CM, Liu BC, et al. Roxadustat Treatment for Anemia in Patients Undergoing Long-Term Dialysis. N Engl J Med, 2019, 381(11):1011-1022.

[2] Kidney disease: Improving global outcomes (KDIGO) anemia work group. KDIGO Clinical Practice Guideline for Anemia in Chronic Kidney Disease . Kidney Int Suppl, 2012, 2(4):279-335.

[3] Wu XM, Yang Y, Lu XY, et al. Induced complete remission faster in adult patients with acquired pure red cell aplasia by combining cyclosporine A with corticosteroids. Medicine (Baltimore). 2019, 98 (41):e17425.

[4] 中华医学会血液学分会红细胞疾病(贫血)学组. 获得性纯红细胞再生障碍诊断与治疗中国专家共识(2020 年版). 中华血液学杂志, 2020, 41(3): 179-180.

[5] Wu YZ, Cai XD, Ni JN, et al. Resolution of epoetin-induced pure red cell aplasia, successful re-challenge with roxadustat. Int J Lab Hematol, 2020, 42(6):e291-e293.

# 第六篇

# 肾性贫血患者合并铁过载的治疗

铁过载又称铁负荷过多，是指铁的供给超过铁的需要，导致体内总铁量过多，铁广泛沉积于人体某些器官和组织的实质细胞，常伴有纤维组织显著增生，引起多脏器功能损害。按发病原因的不同，铁过载分为原发性（遗传性血色病）、继发性及局限性。近年来，在肾性贫血患者的治疗中，由于大量静脉铁剂不适当的补充和患者长期、反复输血，造成铁过载病例并不少见。铁过载可引起铁在肝或心脏等重要脏器沉积，严重者甚至可危及生命。既往本病治疗主要通过铁螯合剂来去除体内过量的铁剂。罗沙司他是新型低氧诱导因子脯氨酰羟化酶抑制剂，其治疗肾性贫血机制独特，不仅促进内源性 EPO 产生，还抑制铁调素，促进机体铁的再利用。本篇所汇集的病例表明，对于肾性贫血合并铁过载患者应用罗沙司他治疗，不仅显著提升血红蛋白水平，还有效降低铁蛋白水平，减少铁储备，提示罗沙司他对铁过载有积极的治疗效果。由于相关的临床研究文献报道较少，希望本篇能启发大家积极思考。

# 病例 1

# 反复发作心绞痛合并慢性感染和顽固性贫血1例

## 一、病历摘要

【现病史】

患者,男性,52 岁。主诉"间断胸闷、气短、心前区疼痛 13 年余"。

13 年前,患者因腿部脂肪瘤行"脂肪瘤切除术",术前发现血肌酐明显升高,为 400 μmol/L 左右。患者偶有活动后胸闷、气短,未进一步诊治。12 年前,患者双下肢浮肿明显,逐渐出现胸闷、气短,血肌酐>1000 μmol/L,诊断为"慢性肾脏病 5 期",基础疾病考虑"高血压良性肾动脉硬化",于大连大学附属中山医院行颈内静脉置管术。自 2008 年 2 月 1 日起,患者行血液透析,透析方案为每周 4 次,每次 3.5～4.0 h,透析期间患者体重增加 1～3 kg,无残余尿。血液透析通路为左前臂动静脉内瘘,血液透析的起始血流量为 250～260 ml/min,因患者心功能不佳,不能耐受提高血流量,故血液透析的实际血流量为 200 ml/min。血液透析期间,患者间断出现胸闷、气短及心前区疼痛,血红蛋白持续未达目标值,故给予增加 ESA 剂量、补充造血原料、输血、增加血液透析频次、间断血液透析滤过(hemodiafiltration,HDF)及 CRRT 等治疗,但患者的血红蛋白仍不达标,且仍有间断发作心前区疼痛。1.5 年前患者发生左下肢丹毒,每月通过 4～5 次输血以改善心绞痛症状,至本次入院前血红蛋白改善仍不明显,且反复发作心绞痛。

【既往史】

高血压病史 35 年,未口服降压药物,血压控制尚可,范围为(140～160)/(60～90)mmHg。冠心病病史 7 年,曾 3 次行经皮冠脉介入术(percutaneous coronary intervention,PCI),先后置入支架共 7 个(图 6-1-1),口服阿托伐他汀和曲美他嗪;患者胸痛发作时,自服硝酸甘油。2 型糖尿病病史 6 年,应用门冬胰岛素控制血糖,监测空腹血糖为 6～10 mmol/L。CKD-MBD 多年(具体不详)。高钙血症、高磷血症、高甲状旁腺功能亢进症,监测钙、磷及 PTH 水平,根据检查结果调整用药,间断口服醋酸钙、碳酸镧、西那卡塞等药物,目前因经济情况停服上述药物。高脂血症(具体时间不详),目前口服阿托伐他汀(立普妥)降脂。1.5 年前诊断为左下肢皮肤丹毒(图 6-1-2)。患者 10 个月前被诊断为血小板减少症,间断口服升血小板胶囊,但效果欠佳。

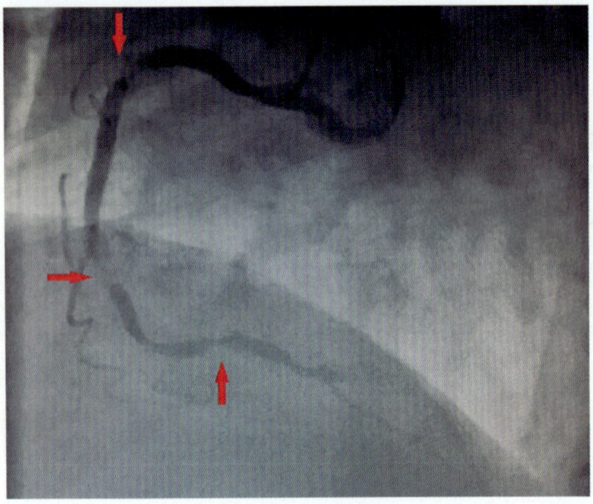

图 6-1-1 患者冠状动脉造影情况

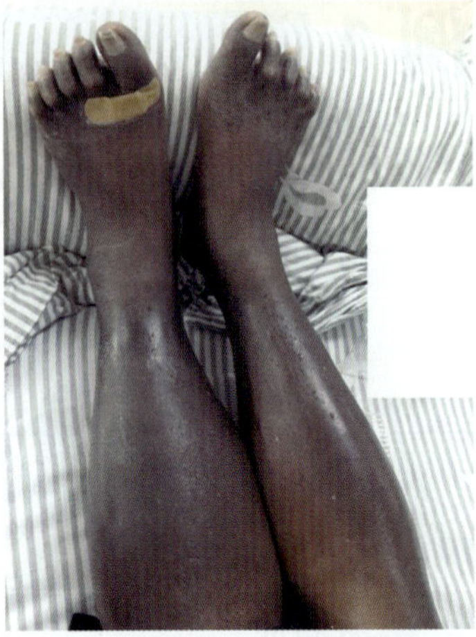

图 6-1-2 患者左下肢皮肤丹毒

**【个人史】**

生于本地，否认长期外地居住史，否认疫区居留史，否认特殊化学品及放射线接触史。吸烟 20 年，平均每天吸烟 20 支，已戒烟。否认饮酒嗜好。

**【家族史】**

父母均有高血压病史，母亲有脑血栓病史。否认家族中结核、肝炎传染病史，否认家族中 2 型糖尿病、肿瘤遗传病史。

**【体格检查】**

体温 36.2 ℃，心率 62 次/分，呼吸 18 次/分，身高 183 cm，体重 114 kg，指式脉搏血氧饱和度为 98%；患者呈慢性病容，体重超重；贫血貌，眼睑苍白；腹部膨隆；双下肢水肿，左小腿部红肿；局部皮温增高；左前臂动静脉内瘘杂音清晰，可触及震颤。

**【辅助检查】**

**1. 贫血相关检查(2020 年 1 月 10 日)** 白细胞计数 $4.8\times10^9$/L，红细胞计数 $2.34\times10^{12}$/L，血红蛋白 70 g/L，平均红细胞体积 1.3 fl，平均红细胞血红蛋白含量 29.9 pg，平均红细胞血红蛋白浓度 329 g/L，血小板计数 $54\times10^9$/L，网织红细胞百分比 0.98%，血清铁 14.7 μmol/L，铁结合力 31.7μmol/L，转铁蛋白饱和度 46.37%，铁蛋白＞2000 μg/L。

**2. 慢性肾脏病相关检查(2019 年 12 月 19 日至 2020 年 1 月 10 日)** 血肌酐 605 μmol/L，尿素氮 6.39 mmol/L，尿酸 351 μmol/L，血钾 4.36 mmol/L，血钙 1.86 mmol/L，矫正钙 1.95 mmol/L，血磷 1.74 mmol/L，碱性磷酸酶 135 U/L，甲状旁腺激素 1102.2 pg/ml，谷丙转氨酶 32 U/L，总胆固醇 2.49 mmol/L，甘油三酯 1.39 mmol/L，高密度脂蛋白 0.39 mmol/L，低密度脂蛋白 1.73 mmol/L，血糖 6.08 mmol/L，白蛋白 35.1 g/L，脑钠肽前体＞30 000 ng/L，C 反应蛋白 65.5 mg/L，癌胚抗原 3.19 ng/ml。尿素清除指数 0.62。

**3. 影像学检查(2020 年 4 月 29 日)**

(1)心脏超声检查：射血分数为 43%。①二尖瓣退行性变合并反流(轻度)；②主动脉瓣退行性变；③心脏扩大；④左心室壁节段性运动异常；⑤左心室壁增厚；⑥左心室心尖室壁瘤形成；⑦肺动脉高压(中度)；⑧左心室收缩功能减低，左心室舒张功能Ⅱ级。

(2)心电图:①窦性心律;②心电轴不偏;③下壁 QRS 波群改变;④T 波低平。

(3)肺部 CT:①右肺上叶及左肺下叶见粟粒灶;②双肺散在少许索条影;③纵隔多发小淋巴结;④心脏增大,主动脉及冠状动脉钙化。

(5)腹部 CT:①肝淤血;②胆囊壁增厚;③胆囊内胆泥形成;④脾大。

**【主要临床诊断】**

1. 慢性肾脏病 5 期(维持性血液透析治疗)
2. 高血压性肾病
3. 2 型糖尿病
4. 肾性贫血
5. 慢性肾脏病矿物质和骨代谢异常
6. 冠心病,不稳定型心绞痛经皮冠脉介入术后,心功能不全(Ⅱ级)
7. 左下肢皮肤丹毒
8. 铁过载

## 二、临床治疗经过

### (一)整体疾病的治疗

**1. 规律透析**　频率为每周 4 次,尽可能做到透析充分,同时予以连续性肾脏替代治疗(CRRT)治疗,间断 HDF 以清除大中分子毒素和炎症因子,行血液透析(hemodialysis,HD)+血液灌流(hemoperfusion,HP)治疗,加强清除蛋白结合毒素,如精胺等抑制红细胞生长的因子。

**2. 降压治疗**　硝苯地平控释片联合阿罗洛尔及贝那普利以降压,抑制心室重塑,减轻心肌耗氧。

**3. 冠心病治疗**　口服单硝酸异山梨酯改善冠状动脉血供,给予氯吡格雷抗血小板聚集,以及曲美他嗪和左卡尼汀改善心肌能量代谢。

**4. 糖尿病治疗**　给予胰岛素降糖,硫辛酸改善糖尿病周围神经病变。

**5. 钙磷代谢和继发性甲状旁腺功能亢进症**　给予司维拉姆降磷、西那卡塞降甲状旁腺激素。

**6. 左下肢丹毒**　给予莫西沙星等抗感染治疗。

**7. 血小板减少**　给予卫血小板胶囊口服。

**8. 消化道症状**　给予抑酸,保护胃黏膜治疗。

**9. 低蛋白血症**　间断输注人血白蛋白,纠正低蛋白血症。

10. 针对患者铁蛋白高,给予补充维生素 C。

### (二)肾性贫血治疗过程

2008—2019 年,患者应用 ESA 的剂量维持在 10 000～20 000U/周,间断静脉或口服补铁(口服多糖铁复合物胶囊,剂量为 300 mg,1 次/天,静脉注射蔗糖铁,剂量为 100 mg,1 次/天),补充维生素 $B_{12}$ 片(50 μg,1 次/天)和叶酸片(10 mg,3 次/天)。

2012 年 6 月,由于患者心绞痛反复发作,贫血未明显改善,因“胸闷、气短、间断心前区痛”入院。检查血红蛋白为 66 g/L,骨髓穿刺示继发性贫血伴巨核系成熟障碍。胃镜检查提示,胃多发溃疡,肿瘤标志物大致正常。给予抑酸、保护胃黏膜治疗。反复监测粪便隐血试验,结果均呈阴性，无消化道出血的诊断依据。溶血项目的检查结果正常，胆红素正常，红细胞形态为未见破碎红细胞，无溶血表现。Kt/V 为 0.7。考虑该患者贫血的原因与血液透析不充分有关，调整血液透析频率为 4 次/周，间断行 HDF 提高血液透析的充分性。并将 ESA 剂量增加至 20 000 U，1 次/周，并持续至 2019 年 12 月，间断输血以改善患者心绞痛症状和贫血症状。

2019 年 4 月，监测发现患者的 PLT 为 $39\times10^9$g/L。血液科会诊后诊断为血小板减少症。完善胸、腹部影像学检查后未找到诊断为肿瘤的依据。针对血小板水平低下、无出血倾向，给予升血小板胶囊。

2020 年 1 月 23 日（患者停用 ESA 7 天，且停止输血），患者行罗沙司他治疗，起始剂量为 150 mg，3 次/周。考虑药物的相互作用，在罗沙司他治疗期间，阿托伐他汀减量至 10 mg，1 次/天，口服。因铁蛋白持续＞2000 μg/L，患者处于持续炎症状态，故口服罗沙司他后未给予补铁治疗，间断口服维生素 $B_{12}$ 和叶酸。治疗初期，患者偶有恶心和腹部不适症状，之后症状减轻。监测发现血红蛋白逐渐上升，但仍＜90 g/L，考虑和患者左下肢皮肤丹毒感染有关，故暂未调整罗沙司他的使用剂量。2020 年 4 月，患者因左下肢皮肤丹毒感染住院，住院期间予以积极的抗感染治疗，好转后出院，出院后复查血红蛋白为 86 g/L，改为罗沙司他 200 mg，3 次/周。监测血红蛋白逐渐上升，2020 年 5 月 28 日监测患者血红蛋白为 106 g/L（表 6-1-1）。

**表 6-1-1　治疗基线和治疗后各项指标变化**

| 指标类别 | 检测项目 | 基线 | 治疗后 1 个月 | 治疗后 2 个月 |
|---|---|---|---|---|
| 铁指标 | 血清铁（μmol/L） | 14.7 | — | 31.1 |
| | 总铁结合力（μmol/L） | 31.7 | — | 38.9 |
| | 转铁蛋白饱和度（%） | 46.37 | — | 79.95 |
| | 铁蛋白（μg/L） | ＞2000 | ＞2000 | ＞2000 |
| 血压 | 血压（mmHg） | 130/70 | 136/70 | 140/77 |
| 血脂四项 | 总胆固醇（mmol/L） | 2.20 | — | 2.02 |
| | 甘油三酯（mmol/L） | 1.66 | — | 1.72 |
| | 高密度脂蛋白（mmol/L） | 0.40 | — | 0.28 |
| | 低密度脂蛋白（mmol/L） | 1.32 | — | 1.13 |
| 炎症指标 | C 反应蛋白（mg/L） | 65.50 | — | 42.63 |
| 患者感受 | 贫血症状 | 心绞痛、乏力 | 乏力好转，心绞痛发作频次降低 | 乏力较前好转，心绞痛发作频率降低 |
| | 便利性 | 便利 | 便利 | 便利 |
| | 其他 | 无 | 暂停输血 | 暂停输血 |

注：—. 本项无数据

## 三、病例特点分析

### (一)罗沙司他治疗及患者输血频次变化

患者体重 114 kg,考虑其体重较大,且血红蛋白低,故于 2020 年 1 月 23 日给予罗沙司他,起始剂量为 150 mg,3 次/周。因其铁蛋白持续>2000 μg/L,且体内持续炎症状态,故口服罗沙司他后未予以补铁治疗,间断口服维生素 $B_{12}$ 和叶酸。用药后,血红蛋白逐渐上升,但仍<90 g/L。2020 年 4 月,患者因左下肢皮肤丹毒感染入院,住院期间给予积极的抗感染治疗,感染好转后出院。出院后(应用罗沙司他第 10 周)复查血红蛋白为 86 g/L,增加罗沙司他剂量至 200 mg,3 次/周,随后监测发现血红蛋白逐渐上升,2020 年 5 月 28 日(应用罗沙司他第 16 周)复查血红蛋白为 106 g/L。患者的贫血状态得到有效改善(图 6-1-3)。患者心绞痛症状亦得到明显改善,发作频率显著降低。2016 年至 2019 年,患者的输血次数和输血量显著增加。2020 年服用罗沙司他后,患者的输血次数和输血量明显减少且用药期间无不良反应发生(表 6-1-2)。

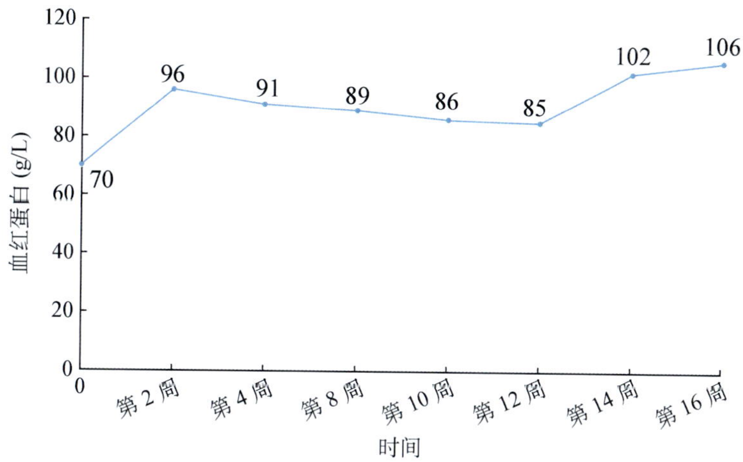


图 6-1-3　患者应用罗沙司他后血红蛋白水平变化情况

注:0～9 周,罗沙司他剂量为 150 mg,3 次/周;10～16 周,罗沙司他剂量为 200 mg,3 次/周

表 6-1-2　患者输血频次和输血量

| 时间 | 输血频次(次) | 输血总量(U) |
|---|---|---|
| 2016 年 | 9 | 18.0 |
| 2017 年 | 43 | 77.0 |
| 2018 年 | 46 | 89.5 |
| 2019 年 | 48 | 92.0 |
| 2020 年 1 月—6 月 | 2 | 4.0 |

### (二)应用罗沙司他前、后炎症因子和铁调素水平的变化

监测患者应用罗沙司他前后炎症因子和 EPO 水平的变化,发现应用罗沙司他后患者的 IL-1、IL-6、TNF-α 及 IFN-γ 水平持续下降,其中 IL-1 的降幅最明显。铁调素水平也持续下降,应用罗沙司他前,铁调素水平为 118.13 μg/L,应用罗沙司他 4 周后,下降至 83.32 μg/L。用药 4 周后 EPO 水平较用药前上升 3.37 mU/ml(表 6-1-3)。

表 6-1-3　患者用药前后炎症因子水平、铁调素水平和 EPO 水平的变化

| 指标 | 用药前 | 用药第 2 周 | 用药第 4 周 |
|---|---|---|---|
| IL-1(pg/ml) | 99.77 | 75.26 | 69.24 |
| IL-6(pg/ml) | 30.01 | 25.47 | 25.89 |
| TNF-α(pg/ml) | 44.38 | 35.65 | 36.13 |
| IFN-γ(pg/ml) | 54.14 | 40.00 | 38.72 |
| ET(pg/ml) | 5.93 | 4.56 | 4.17 |
| Hep(μg/L) | 118.13 | 92.82 | 83.32 |
| EPO (mIU/ml) | 9.05 | 11.68 | 12.42 |

注:IL-1. 白介素-1;IL-6. 白介素-6;TNF-α. 肿瘤坏死因子-α;IFN-γ. 干扰素 γ;ET. 内毒素;Hep. 铁调素;EPO. 促红细胞生成素

该患者骨髓穿刺检查提示继发性贫血伴巨核系成熟障碍。排除了出血性疾病、溶血性疾病及骨髓造血功能异常等。既往治疗过程中,尽管采取了多种方法,但患者血红蛋白仍无法改善,患者心绞痛症状持续,需不断输血改善心功能。患者左下肢丹毒反复感染,长期处于炎症状态,导致铁吸收利用障碍,铁蛋白持续＞2000 μg/L。给予足量 ESA 后,血红蛋白始终无达到目标值。患者应用罗沙司他的临床效果良好,且治疗过程未增加补铁剂量,服药过程无明显不良反应,耐受良好。

## 四、临床思辨

该病例重、情况复杂,突出问题是透析不充分、严重贫血、冠心病,长期大量输血(1 年内输血达 40 多次,长达 3 年),铁过载,铁调素增加,合并感染,ESA 治疗反应低下。从该患者的临床表现和治疗过程来看,贫血难以纠正,EPO 抵抗的因素可能包括严重炎症状态(CRP 显著升高)、下肢皮肤慢性感染、透析不充分、严重继发性甲状旁腺功能亢进症、铁过载等。目前研究认为,慢性炎症可通过抑制骨髓红系增生、红细胞吞噬增加、抑制 EPO 生成及肝脏分泌铁调素增加等多种途径促进 CKD 贫血的发生、发展。此外,TNF-α、IL-6 及 IFN-γ 能抑制内源性 EPO 的生成,导致 EPO 缺乏。继发性甲状旁腺功能亢进症也是 ESA 抵抗的常见原因之一,其原因主要是由于甲状旁腺激素增加红细胞脆性,直接抑制 EPO 合成和红系祖细胞的生成,并间接促进骨髓纤维化而发挥作用。本例患者口服罗沙司他后,贫血状态得到明显改善,同时输血次数和输血量显著减少,铁过载减轻。患者用药后血清 IL-1、IL-6、TNF-α、IFN-γ 水平及铁调素水平持续下降、EPO 水平上升,希望为临床上难治性肾性贫血治疗提供了有益的帮助。

(大连市中心医院　陈　琛　王志宏　刘书馨)

## 专家点评

这是一例特殊的慢性肾衰竭、血液透析合并贫血的病例。患者有13年肾脏血液透析治疗史，存在透析不充分、严重心血管病变（高血压、冠心病、心绞痛频繁发作史、心衰）、严重贫血、促红细胞生成素抵抗、长期大量输血导致铁过载、下肢感染（炎症状态）、消化道疾病、营养不良、继发性甲状旁腺功能亢进症等多种并发症。这些因素交互作用，相互影响，导致临床治疗十分棘手。处理的关键是提高透析充分性。透析不充分不仅导致贫血难纠正，而且可能导致其他并发症也增多。该患者多次输血导致铁过载，铁过载又会导致患者易发生感染，而感染又加剧促红细胞生成素抵抗，致使贫血难以纠正，心血管病加重，从而进入恶性循环。所幸的是，改用罗沙司他后，贫血得到显著改善，输血依赖性显著下降，心绞痛发作次数显著减少。本病例报道为复杂病例的肾性贫血有效处理提供了有益的经验。另外，随着贫血的纠正，患者铁调素水平也有所降低，说明罗沙司它在促进内源性EPO的同时，对铁调素的水平也有一定的抑制作用。值得肯定的是，患者详细观察了罗沙司他治疗过程中血液多种细胞因子水平的变化，发现罗沙司他治疗4周后多种细胞因子呈下降趋势，是否也与其改善贫血治疗效果有关，值得进一步观察。通过本例患者的治疗，提示早期充分透析，及时纠正包括贫血在内的各种并发症是改善患者预后的关键。对于严重的冠心病，应多学科会诊，探讨其他手术治疗的可行性，为患者更好地解除痛苦。

（山东大学齐鲁医院　胡　昭）

## 参考文献


[1] Zarychanski R，Houston DS. Anemia of chronic disease：a harmful disorder or an adaptive，beneficial response?. CMAJ，2008，179(4)：333-337.

[2] Cooper AC，Mikhail A，Lethbridge MW，et al. Increased expression of erythropoiesis inhibiting cytokines (IFN-gamma，TNF-alpha，IL-10，and IL-13) by T cells in patients exhibiting a poor response to erythropoietin therapy. J Am Soc Nephrol，2003，14(7)：1776-1784.

[3] Ogawa T，Nitta K. Erythropoiesis-stimulating agent hyporesponsiveness in end-stage renal disease patients. Contrib Nephrol，2015，185：76-86.

[4] Hasegawa S，Tanaka T，Nangaku M. Hypoxia-inducible factor stabilizers for treating anemia of chronic kidney disease. Curr Opin Nephrol Hypertens，2018，27(5)：331-338.

[5] Chen N，Hao C，Liu BC，et al. Roxadustat Treatment for Anemia in Patients Undergoing Long-Term Dialysis. N Engl J Med，2019，381(11)：1011-1022.

# 病例 2

# 血液透析患者伴中度贫血和铁过载治疗1例

## 一、病历摘要

【现病史】

患者,男性,62 岁,主诉"水肿 1 年,纳差、恶心伴胸闷、心前区不适 2 个月"收入院。

患者 1 年前发现双下肢水肿,呈对称性、凹陷性水肿,伴尿中泡沫增多,门诊尿蛋白(+++),血肌酐 320 μmol/L,血红蛋白 95 g/L,血清铁 9.6 mmol/L,转铁蛋白饱和度 26.8%,血清铁蛋白 312 μg/L,血压 170/100 mmHg,诊断为"慢性肾功能不全、肾性贫血、高血压",未行肾穿刺活检。按照 CKD 一体化治疗给予优质低蛋白饮食、降压药物治疗,应用"促红细胞生成素(10 000 U,1 次/周)+口服多糖铁复合物胶囊(200 mg,1 次/天)"纠正贫血,用药期间无明显不适,未随诊。2019 年 12 月 6 日无诱因出现双下肢水肿加重,血压难以控制达标,伴纳差、恶心、心悸、活动后胸闷、间断心前区胀痛不适,肾内门诊急查血生化:尿素氮 37.9 mmol/L,血肌酐 846.6 μmol/L,电解质基本正常,未化验血红蛋白及铁代谢指标,以"肾衰竭,贫血,高血压,心功能不全,心绞痛发作"收入肾内科诊治。

【既往史】

高血压病史 20 年余,最高血压(180～190)/(100～110)mmHg,规律用药;1 年前曾因心前区不适行冠状动脉造影,诊断为冠心病。

【个人史】

生于河南省新乡市卫滨区,无长期外地居住史,无特殊生活习惯,无吸烟史,有饮酒嗜好(每天 50 ml 左右),无酗酒,无药物嗜好,无工业毒物、粉尘、放射性物质接触史,无有毒性物质接触史,无疫区接触史,无冶游史。

【家族史】

父母已故,死因不详;同胞 7 人,2 兄 2 姐 2 妹,其中 1 兄 1 妹已故,死因不详,余身体健康。家族无类似疾病、传染性疾病及遗传性疾病。

【体格检查】

血压 185/100 mmHg,体重 75 kg,生命体征稳定,营养状态尚可,贫血貌,口唇及睑结膜苍白,颈静脉充盈,双肺呼吸音粗,未闻及明显干、湿啰音,心律齐,心界扩大,腹部查体无明显异常,双下肢轻度凹陷性水肿。

【辅助检查】

**1. 血常规(2019年12月6日)** 白细胞计数 $4.8\times10^9$/L,血红蛋白 86 g/L,血细胞比容 0.24,血小板计数 $138\times10^9$/L,网织红细胞计数 0.028。

**2. 血生化** 铁代谢:血清铁 18.4 μmol/L,总铁结合力 43 μmol/L,铁蛋白 1362.6 μg/L,转铁蛋白饱和度 42.8%,叶酸 16.48 nmol/L,维生素 $B_{12}$ 260.6 pmol/L。肾功能:尿素氮 30.18 mmol/L,血肌酐 920 μmol/L,尿酸 360 μmol/L。血脂:总胆固醇 4.1 mmol/L,甘油三酯 1.48 mmol/L。炎症指标:C 反应蛋白 4.75 mg/L,超敏 C 反应蛋白 12.24 mg/L。血糖 5.1 mmol/L,总胆红素 7.3 μmol/L,直接胆红素 1.9 μmol/L,乳酸脱氢酶 200 U/L,血白蛋白 35.1 g/L,甲状旁腺激素 30.87 pmol/L,癌胚抗原 1.9 ng/ml,甲胎蛋白 3.08 ng/ml,尿本周蛋白(+),轻链两项:κ 2.47 g/L、λ 1.72 g/L。

**3. 其他检查** 尿素清除指数 1.2～1.4,尿素下降率 65%～68%,粪便隐血试验(-),抗核抗体、抗 ENA、血管炎指标未检测。

**4. 彩色多普勒超声** 左心房增大,室间隔增厚,心包少量积液,脾略大,双肾弥漫性病变。

【主要临床诊断】

1. 慢性肾脏病 5 期,肾性贫血,铁过载
2. 高血压 3 级(高危),高血压肾损害
3. 冠心病,心绞痛

## 二、临床治疗经过

贫血治疗:EPO 10 000 U,1 次/周+多糖铁复合物 0.2 g,1 次/天,口服。降压治疗:硝苯地平控释片 30 mg,2 次/天,口服;特拉唑嗪胶囊 2 mg,3 次/天,口服;缬沙坦胶囊 80 mg,3 次/天,口服;美托洛尔片 25 mg,3 次/天,口服。患者血压持续偏高。降脂治疗:阿托伐他汀片 10 mg,1 次/天,口服。CKD-MBD 治疗:司维拉姆片 1.6 g,3 次/天,口服。

2020 年 2 月 9 日,给予罗沙司他 120 mg,3 次/周,口服。此时患者血红蛋白 81 g/L,铁蛋白 244.5 μg/L,CRP 7.29 mg/L;2020 年 3 月 18 日患者血红蛋白 92 g/L,铁蛋白 196.5 μg/L,CRP 5.19 mg/L;2020 年 4 月 17 日患者血红蛋白 121 g/L,铁蛋白 102.2 μg/L,CRP 4.21 mg/L,罗沙司他剂量调整为 100 mg,3 次/周;2020 年 5 月 15 日患者血红蛋白 124 g/L,铁蛋白 116.8 ng/ml,CRP 4.86 mg/L;后续患者血红蛋白、铁蛋白和 CRP 均达标。具体见图 6-2-1 和图 6-2-2。

## 三、病例特点分析

该患者出现血红蛋白进行性下降,其间完善各项检查,尿本周蛋白(+),轻链两项:κ 2.47 g/L、λ1.72 g/L 正常,无多发性骨髓瘤其他表现;血常规主要为红系细胞减少,RET 计数升高,初步判断骨髓造血功能尚可,与患者沟通骨髓穿刺活检必要性及风险,其表示不同意骨髓穿刺;患者粪便隐血试验(-),无消化道出血,血压高,无其他脏器出血的证据;血糖、血脂、白蛋白、叶酸、维生素 $B_{12}$ 等指标基本正常,铁指标略高;血清 TBil、DBil 及 LDH 均正常,无溶血临床表现;脾略大,但血小板、白细胞正常,贫血原因不支持脾功能亢进;未行纯红细胞再生障碍性贫血相关抗体检测。结合患者 CKD 病史,诊断为肾性贫血。

该例为老年血液透析患者,对其肾性贫血的问题,我们前期给予足量 EPO 联合铁剂治疗,

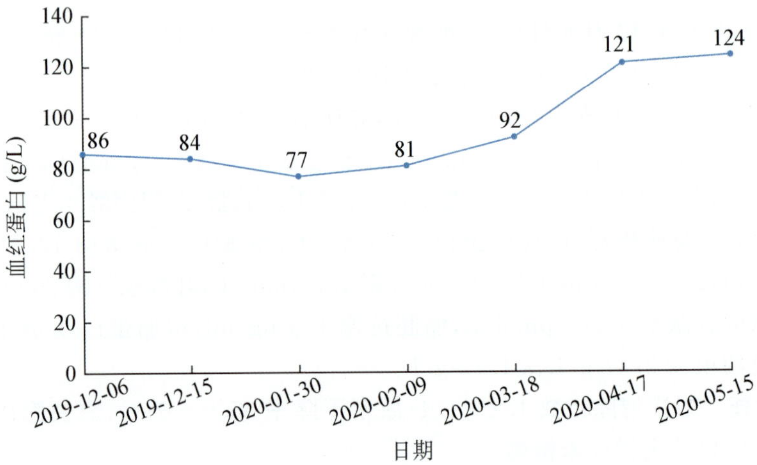


图 6-2-1　患者口服罗沙司他前后血红蛋白情况

注：2019 年 12 月 6 日至 2020 年 2 月 8 日，患者应用促红细胞生成素 10 000 U，1 次/周；2020 年 2 月 9 日至 2020 年 4 月 16 日，患者应用罗沙司他 120 mg，3 次/周；2020 年 4 月 17 日至 2020 年 5 月 15 日，患者应用罗沙司他 100mg，3 次/周

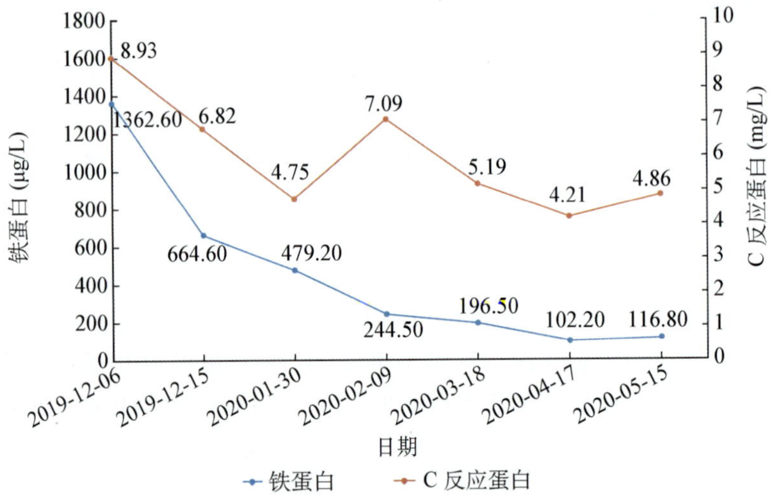


图 6-2-2　患者口服罗沙司他前后 C 反应蛋白、铁蛋白情况

注：2019 年 12 月 6 日至 2020 年 2 月 8 日，患者应用促红细胞生成素 10 000 U，1 次/周；2020 年 2 月 9 日至 2020 年 4 月 16 日，患者应用罗沙司他 120 mg，3 次/周；2020 年 4 月 17 日至 2020 年 5 月 15 日，患者应用罗沙司他 100mg，3 次/周

但该患者出现明显的铁过载，铁蛋白高达 1362.6 μg/L，贫血却没有改善，同时发生心绞痛和血压持续偏高。由于罗沙司他疗效非劣于 ESA，同时受微炎症影响较小，可克服炎症对红细胞生成的抑制作用，且可改善铁吸收和利用，无须常规静脉补铁，即可有效纠正贫血。有鉴于此，我们对此患者及时调整了贫血治疗方案，停用 rHuEPO，改为口服罗沙司他。经 3 个多月

的治疗，患者血红蛋白稳定达标，CRP 水平降低，血压趋于正常。另外，我们发现在口服罗沙司他治疗期间，患者未经常规补充铁剂，但铁蛋白降至 100～200 μg/L，提示罗沙司他在纠正贫血的同时，尚可改善铁的吸收和利用，纠正铁代谢异常。

## 四、临床思辨

该例是临床常见的血液透析合并贫血的患者，给予足量 EPO 联合铁剂治疗效果不佳，并出现铁过载，心绞痛发作频繁和血压持续偏高，提示传统的补充外源铁剂治疗时，应注意铁剂本身的安全问题。铁剂仅仅适用于绝对性铁缺乏的患者，对于炎症状态等情况下导致的功能性铁缺乏作用不大，反而可能造成铁过载，带来严重的后果。该患者改用罗沙司他治疗后，贫血得到改善，同时铁蛋白也恢复正常，说明罗沙司他不仅可纠正透析患者肾性贫血，同时可降低铁蛋白，改善铁代谢，避免铁过载风险。

（新乡市第一人民医院　段　坤　魏崇一）

## 专家点评

本例是一位老年患者，维持性血液透析合并肾性贫血，常规 ESA 及铁剂治疗疗效不佳，铁蛋白升高提示铁过载。改用罗沙司他治疗后，贫血得以逐步改善，同时铁蛋白、CRP 下降。以往口服多糖铁复合物导致铁中毒的报道不多，本例还提示我们，即使口服铁剂也有可能发生铁过载，须引起注意，应定期检查铁代谢状态，了解有无铁过载情况，酌情减量或停止铁剂的使用。另外，作者对该病例铁和炎症状态的分析比较透彻，值得借鉴，但对铁过载原因尚缺乏有效的分析。

（中国人民解放军空军特色医学中心　伦立德）

## 参考文献

[1] 中华医学会肾脏病学分会贫血诊断和治疗共识专家组. 肾性贫血诊断与治疗中国专家共识(2018 修订版). 中华肾脏病杂志，2018，34(11)：860-866.

[2] 涂岩，张晓良. 低氧诱导因子-脯氨酰羟化酶抑制剂罗沙司他临床应用若干问题. 临床肾脏病杂志，2020，20(7)：594-597.

[3] Chen N，Hao C，Peng X，et al. Roxadustat treatment for anemia in patients with kidney disease not receiving dialysis. N Engl J Med，2019，381(11)：1001-1010.

[4] 窦涪琳，王杨威，崔文鹏，等. 微炎症状态与肾性贫血. 中国血液净化，2016，15(3)：145-148.

[5] Chen N，Hao C，Liu BC，et al. Roxadustat treatment for anemia in patients undergoing long-term dialysis. N Engl J Med，2019，381(11)：1011-1022.

[6.] 张连生，邵宗鸿，任金海，等. 静脉铁剂应用专家共识(2019 年版). 中华血液学杂志，2019，40(5)：358-362.

[7] 李寒，王世相. 维持性血液透析患者铁代谢状况的初步分析. 中国血液净化，2010，9(9)：482-485.

[8] Sui Z, Wang M, Zuo L, et al. Statin therapy and erythropoiesis-stimulating agent hyporesponsiveness in patients with nondialysis chronic kidney disease: a retrospective study in Beijing, China. Medicine (Baltimore), 2019, 98(2): e13981.

[9] Zhang X, Zhang Y, Wang P, et al. Adipocyte hypoxia-in-ducible factor 2α suppresses atherosclerosis by promoting adipose ceramide catabolism. Cell Metab, 2019, 30(5): 937-951.

# 病例 3

# 血液透析合并重度肾性贫血促红细胞生成素低反应治疗1例

## 一、病历摘要

**【现病史】**

患者，女性，33 岁。主诉“血压升高 4 年，血液透析 1 年，头晕、乏力 3 个月”。

患者 4 年前体格检查时发现血压高，最高 201/113 mmHg，当时未检查尿蛋白及肾功能，服用硝苯地平控释片和卡维地洛以降压，血压波动在（170～210）/（90～130）mmHg。2 年前患者出现胸闷、喘憋，夜间不能平卧，伴咳嗽、出汗，症状进行性加重，无明显咳痰、咳血，无发热、关节疼痛；遂来我院就诊，入院后查血肌酐 674 μmol/L，双侧胸腔积液，建议患者行肾脏替代治疗，患者及其家属拒绝；当时给予护肾、控制血压、改善微循环、纠正贫血、双侧胸腔置管引流、抗感染等治疗，患者好转后出院。1 年前患者再次出现胸闷、憋喘，伴恶心、呕吐，呕吐物为胃内容物，遂来我院急诊就诊。相关检查结果：二氧化碳结合力 8.0 mmol/L，血钾 6.28 mmol/L，血肌酐 2068 μmol/L，血红蛋白 79g/L。胸部 CT：双肺下叶见少许炎症改变，心脏增大，少量心包积液，双侧胸腔积液。患者入我科后给予 CRRT、控制血压、抗感染、纠正内环境紊乱及纠正贫血等对症治疗，其完成左上肢动静脉内瘘成形术后出院。患者出院后行规律透析，4 时/次，3 次/周。3 个月前患者反复出现头晕、乏力，偶有头痛，无恶心、呕吐，无呕血、便血，为进一步治疗再次至我科就诊。

**【既往史】**

高血压病史 4 年，血压最高 201/113 mmHg，服用硝苯地平控释片及卡维地洛以降压，血压波动在（170～210）/（90～130）mmHg；否认糖尿病及传染病病史，否认药物过敏史；2020 年 3 月，患者输同型红细胞 6 U 以纠正贫血，无输血反应。

**【个人史】**

患者生于本地，否认外地长期居住史，否认疫区居留史，否认特殊化学性及放射性接触史，无吸烟及饮酒嗜好。

**【家族史】**

父母均患高血压，无其他家族遗传性疾病史。

**【体格检查】**

体温 36.8 ℃，脉搏 86 次/分，呼吸 22 次/分，血压 165/101mmHg，身高 162 cm，干体重 45.2 kg；神志清晰，双肺呼吸音粗，未闻及明显干、湿啰音；心率 86 次/分，心律齐，各瓣膜听诊区未闻及明显病理性杂音；腹软，肝脾未触及，无明显压痛及反跳痛；尿毒症面容，双肾区无叩痛，双下肢轻度水肿；左上肢动静脉内瘘处可闻及血管杂音，可触及血管震颤。

**【辅助检查】**

患者不同时间点的主要化验指标情况见表 6-3-1。

表 6-3-1 患者不同时间点的主要化验指标情况

| 参数 | 2020-02-09（ESA 治疗前） | 2021-03-13（罗沙司他使用前） | 参考范围 |
|---|---|---|---|
| 红细胞计数（$\times10^{12}$/L） | 2.10 | 2.62 | 3.80～5.10 |
| 血红蛋白（g/L） | 67.0 | 88.0 | 115.0～150.0 |
| 平均红细胞体积（fl） | 99.5 | 102.7 | 82.0～100.0 |
| 平均血红蛋白量（pg） | 31.9 | 33.6 | 27.0～34.0 |
| 平均血红蛋白浓度（g/L） | 321 | 327 | 316～354 |
| 白细胞计数（$\times10^9$/L） | 4.70 | 3.78 | 3.50～9.50 |
| 血小板计数（$\times10^9$/L） | 66 | 114 | 125～350 |
| C 反应蛋白（mg/L） | 1.440 | <0.499 | 0～5.000 |
| 网织红细胞百分比（%） | 12.300 | 10.400 | 0.500～1.500 |
| 血清铁（μmol/L） | 9.4 | 21.6 | 6.6～28.3 |
| 铁蛋白（μg/L） | 1874.00 | 1290.00 | 13.00～150.00 |
| 叶酸（pmol/L） | >20.00 | >20.00 | 4.60～19.90 |
| 维生素 $B_{12}$（pmol/L） | >2000.00 | >2000.00 | 191.00～663.00 |
| EPO 测定（mIU/ml） | 4.1 | 37.8 | 4.3～29.0 |
| 钙（mmol/L） | 1.53 | 1.92 | 2.20～2.97 |
| 磷（mmol/L） | 1.36 | 1.75 | 0.90～1.97 |
| 甲状旁腺激素（pg/ml） | 532.80 | 403.60 | 12.00～88.00 |
| 白蛋白（g/L） | 26.6 | 44.7 | 40.0～55.0 |
| 血尿素氮（mmol/L） | 28.44 | 19.84 | 2.90～7.20 |
| 血肌酐（μmol/L） | 946.0 | 792.0 | 45.0～84.0 |
| 尿酸（μmol/L） | 429.0 | 350.0 | 146.0～449.0 |
| β2 微球蛋白（mg/L） | 28.93 | 25.47 | 0.80～2.40 |
| 甘油三酯（mmol/L） | 1.09 | 1.24 | 0.55～1.65 |
| 胆固醇（mmol/L） | 4.32 | 4.70 | 3.90～5.88 |
| 高密度脂蛋白（mmol/L） | 0.96 | 1.59 | 0.91～1.56 |
| 低密度脂蛋白（mmol/L） | 2.57 | 2.78 | 2.70～3.80 |
| NT-proBNP（pg/L） | >35 000 | 10 600 | 0～125 |
| 蔗糖溶血试验 | 阴性 | — | 阴性 |
| 直接库姆斯试验 | 阴性 | — | 阴性 |

注：ESA. 红细胞生成刺激剂；EPO. 促红细胞生成素；NT-proBNP. N 末端脑钠肽前体

**【主要临床诊断】**

1. 慢性肾脏病 5 期，维持性血液透析状态
2. 高血压 3 级（很高危）
3. 高血压肾病
4. 肾性贫血，铁过载
5. 继发性甲状旁腺功能亢进

## 二、临床治疗经过

患者行规律血液透析，4 时/次，3 次/周；血液透析滤过 1 次/2 周；但患者在血液透析过程中常因头痛、血压明显升高而提前 15～30 min 下机。患者透析充分性为单室尿素氮清除率 1.31 ml/(s·1.73$m^2$)，尿素氮下降率为 64.72%。

调控血压：目前方案为缬沙坦氨氯地平 80/5 mg，2 次/天；非洛地平缓释片 10 mg，2 次/天；美托洛尔缓释片 47.5 mg，1 次/天；但血压控制不佳。

对于肾性贫血，给予 rHuEPO 治疗，起始剂量为 14 000U，1 次/周；维持剂量为 10 000 U，1 次/周。补充铁剂，口服多糖铁复合物胶囊 0.15 g，1 次/天；必要时输血等（2020 年 3 月患者血红蛋白水平为 62 g/L，进行输血治疗）。治疗 1 年后，患者血红蛋白水平仍不能达标（图 6-3-1）。

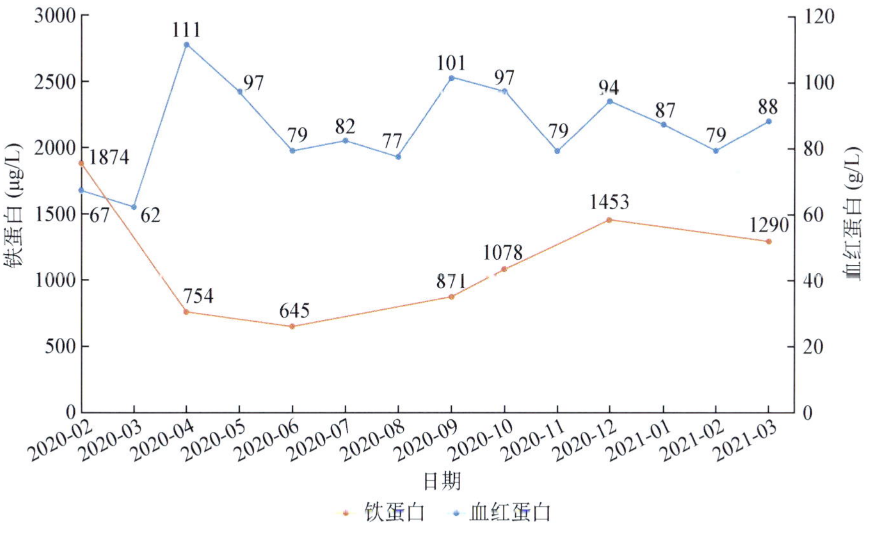


图 6-3-1　患者既往 ESA 治疗期间血红蛋白和铁蛋白水平变化情况

鉴于患者血红蛋白水平持续偏低且从未达标，而铁蛋白水平（图 6-3-1）远高于《肾性贫血诊断与治疗中国专家共识（2018 修订版）》中对于血液透析患者铁蛋白水平的要求，考虑已出现铁过载。患者血压控制较差，且时常提前下机，透析充分性较差。患者 ESA 的起始剂量可达 309.7 U/(kg·周)，基础状态时为 221.2 U/(kg·周)，提示患者 ESA 低反应。遂停用 ESA，更改为罗沙司他治疗，基于患者的血液透析状态及干体重（45.2 kg），给予患者罗沙司他起始剂量 100 mg，3 次/周，之后根据血红蛋白水平变化情况调整剂量（图 6-3-2）。患者使用罗沙司他期间因 4 周内漏服 3 次药物，导致血红蛋白水平降到 97 g/L，医师及时调整剂量并嘱患者按时服药。医师根据患者铁蛋白水平决定是否给予铁剂治疗。

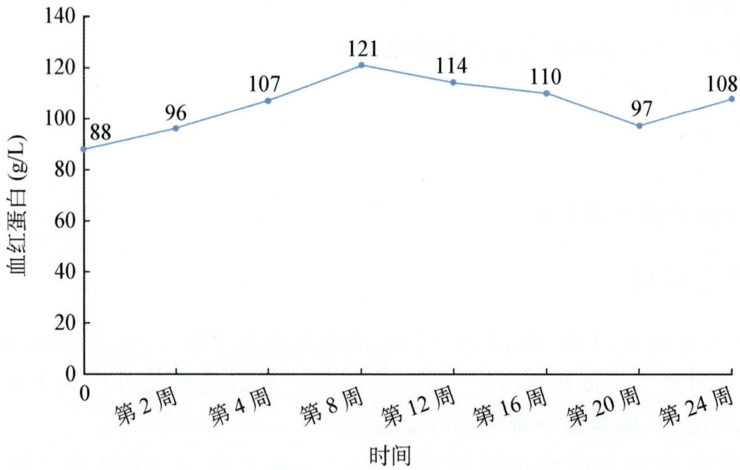


图 6-3-2　患者罗沙司他治疗期间血红蛋白水平的变化情况

注：第 0～3 周，患者应用罗沙司他，剂量为 100 mg，3 次/周，口服；第 4～7 周，患者应用罗沙司他，剂量为 70 mg，3 次/周，口服；第 8～19 周，患者调整罗沙司他的剂量为 50 mg，3 次/周，口服，但第 16～19 周漏服 3 次药物；第 20 周开始罗沙司他的剂量调整为 70 mg，3 次/周，口服

随访 6 个月，患者血红蛋白水平明显升高并有效维持至目标水平（图 6-3-2）。患者的 TG、TC 等脂代谢指标降低；铁蛋白、TSAT、铁含量水平变化见表 6-3-2，提示铁利用增加，铁代谢改善；且患者透析过程中血压较前有所下降（图 6-3-3，图 6-3-4），透析充分性较前改善。

表 6-3-2　患者使用罗沙司他治疗后相关参数的变化情况

| 参数 | 基线 | 治疗后 3 个月 | 治疗后 6 个月 |
|---|---|---|---|
| **铁代谢** | | | |
| 血清铁 (μmol/L) | 21.6 | 53.9 | 15.5 |
| 铁蛋白 (μg/L) | 1290.00 | 873.00 | 788.00 |
| 转铁蛋白饱和度(%) | 48.31 | 85.37 | 23.74 |
| **钙磷代谢** | | | |
| 钙 (mmol/L) | 1.92 | 1.90 | 2.25 |
| 磷 (mmol/L) | 1.75 | 2.57 | 1.08 |
| 甲状旁腺激素(pg/ml) | 403.6 | 429.8 | 295.3 |
| **脂代谢** | | | |
| 甘油三酯 (mmol/L) | 1.24 | 1.09 | 1.02 |
| 胆固醇 (mmol/L) | 4.70 | 4.59 | 3.64 |
| 高密度脂蛋白(mmol/L) | 1.59 | 1.32 | 1.15 |
| 低密度脂蛋白(mmol/L) | 2.78 | 2.65 | 1.96 |

（续　表）

| 参数 | 基线 | 治疗后 3 个月 | 治疗后 6 个月 |
|---|---|---|---|
| **透析充分性** | | | |
| spKt/V | 1.31 | 1.47 | 1.63 |
| 尿素下降率(%) | 64.72 | 70.45 | 74.77 |
| β2 微球蛋白(mg/L) | 25.47 | 24.52 | 22.38 |

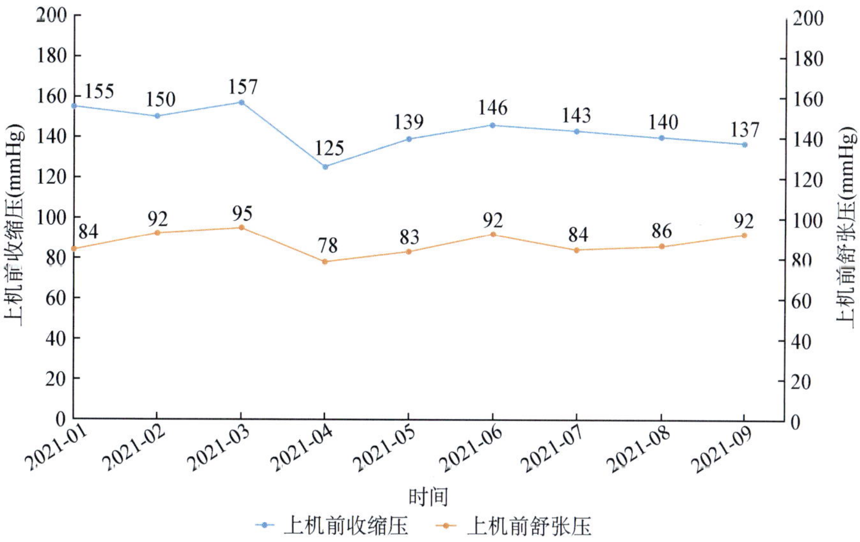


图 6-3-3　罗沙司他治疗前后患者透析前血压的变化情况

注:2021 年 3 月后患者开始应用罗沙司他治疗

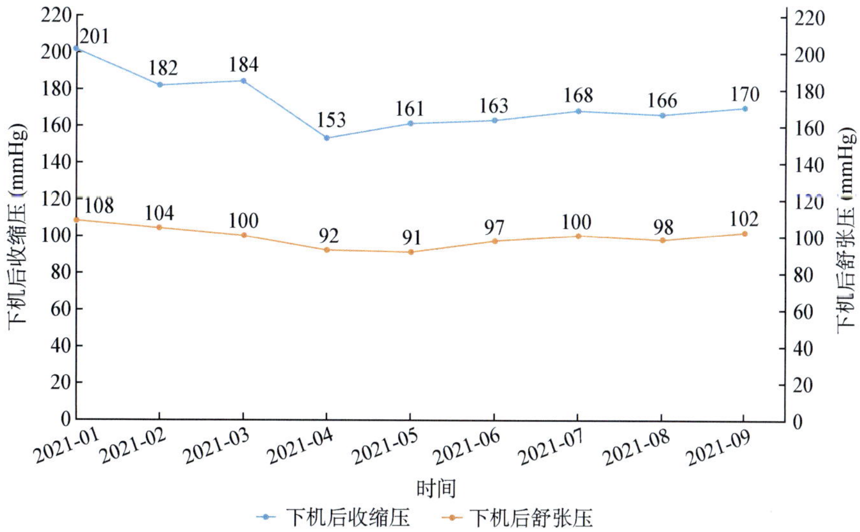


图 6-3-4　罗沙司他治疗前后患者透析后血压的变化情况

注:2021 年 3 月后患者开始应用罗沙司他治疗

## 三、病例特点分析

本例患者使用ESA治疗期间铁蛋白水平远高于血液透析患者的铁蛋白目标值，存在铁过载现象；且患者的ESA使用剂量较大，ESA反应性较差，考虑存在一定的ESA抵抗性。患者使用罗沙司他后，铁利用增加，铁代谢得到一定程度改善。之后患者的血红蛋白水平明显升高，且达到目标值。因为罗沙司他无须皮下注射，减轻了患者的痛苦；且罗沙司他的服药频次较少，提高了患者的接纳程度及依从性。但患者有漏服药物的情况发生。虽然罗沙司他的药品说明书中提到漏服无须补药，但漏服药物对其血红蛋白水平的维持仍有一定影响。医护人员可结合本例患者的透析时间，调整服药时间，即透析日服药，减少患者漏服药物的发生次数。

患者在使用罗沙司他的过程中，医师应结合其透析状态、血红蛋白水平给予起始剂量。在血红蛋白水平尚未稳定前，医师应每2周监测1次患者的血红蛋白水平；待稳定后可延长至4周。在减药过程中，医师应根据患者的血红蛋白水平增幅逐级减药，避免快速减药导致血红蛋白水平不稳定。虽然罗沙司他无须常规补铁，但仍建议在使用期间监测铁状态，避免绝对性缺铁时无法达到较好的药物作用。该患者血压一直控制不理想，但应用罗沙司他后患者透析前后血压均呈下降趋势。由于透析患者的血压影响因素较多，应注意分析相关因素，进一步做好血压管理。

## 四、临床思辨

肾性贫血是CKD患者的常见并发症，其主要机制为EPO生成不足、铁缺乏或铁调素水平增加，影响铁的利用，造成功能性缺铁。目前，肾性贫血的治疗主要使用铁剂和ESA。但有研究发现，大剂量使用ESA具有较高的心血管风险，或发生ESA低反应性。罗沙司他是一种口服的HIF-PHI，可刺激RBC生成并调节铁代谢。罗沙司他通过激活EPO及其受体，刺激RBC生成，同时抑制肝脏铁调素合成、转铁蛋白增加，从而促进铁的摄取和利用，改善铁代谢紊乱。本例患者应用罗沙司他治疗后，原本对ESA低反应的状况得到显著改善，血红蛋白水平逐渐提高。与此同时，可见其铁利用增加，铁蛋白水平降低。有趣的是，其胆固醇、甘油三酯及血压水平均呈下降趋势，显示其十分独特的作用效果。

（淄博市中心医院　刘衍杰　尹　哲　耿新洁　马洪波）

## 专家点评

本例为ESRD、长期规律血液透析患者，并发严重的肾性贫血，使用传统的EPO+铁剂治疗疗效欠佳，改用罗沙司他治疗后贫血得到改善，提示罗沙司他对行规律性血液透析且同时存在EPO抵抗的贫血患者仍然有效。但在前期纠正贫血时，作者采用EPO治疗后效果不明显，故提出患者存在ESA低反应性或ESA抵抗，依据稍不足，同时缺乏原因分析。对于此类患者，建议应酌情监测EPO浓度、EPO抗体、iPTH及IL-6等水平。同时，了解消化系统是否存在潜在出血。另外，本例患者长期血压控制不佳，应密切监测其血压动态变化，在排除其他原因后，确定是否与ESA或罗沙司他对血压的影响有关？值得分析。

（中南大学湘雅二医院　符　晓　陈　蔚　孙　林）

## 参考文献


[1] 中华医学会肾脏病学分会肾性贫血诊断和治疗共识专家组. 肾性贫血诊断与治疗中国专家共识(2018修订版). 中华肾脏病杂志,2018,34(11):860-866.

[2] Panichi V,Rosati A,Bigazzi R,et al. Anaemia and resistance to erythropoiesis-stimulating agents as prognostic factors in haemodialysis patients: results from the RISCAVID study. Nephrol Dial Transplant. 2011, 26(8):2641-2648.

[3] Yang Q,Wang X. A case report of rhabdomyolysis caused by the use of roxadustat in the treatment caused by renal anaemia. Int J ClinPract, 2021,75(6):e14011.

[4] 李月红,王梅. 透析治疗纳入农村大病医疗保险后我国面临的挑战和应对措施. 中国卫生经济,2013,10:12-14.

[5] 付玉琪,涂岩,刘必成. 低氧诱导因子-脯氨酸羟化酶抑制剂治疗肾性贫血的研究进展. 中华肾脏病杂志,2020,36(9):726-730.

[6] Yu WH, Li XJ, Yuan F. Roxadustat for treatment of erythropoietin hyporesponsive anemia in a hemodialysis patient:a case report. World J Clin Cases, 2020, 8(23):6048-6055.

[7] Chen N, Hao C, Liu BC, et al. Roxadustat treatment for anemia in patients undergoing long-term dialysis. N Engl J Med, 2019, 381(11):1011-1022.

[8] Akizawa T, Otsuka T, Reusch M, et al. Intermittent oral dosing of roxadustat in peritoneal dialysis chronic kidney disease patients with anemia:a randomized, phase 3, multicenter, open-label study. Ther Apher Dial, 2020, 24(2):115-125.

# 病例 4

# 血液透析贫血患者长期铁蛋白增高治疗1例

## 一、病历摘要

【现病史】

患者，男性，76 岁。主诉“血压升高 40 余年，规律血液透析 7 年，贫血控制欠佳 3 月余”。

患者于 40 余年前发现血压升高，最高时达 220/110 mmHg，规律服用降压药“替米沙坦＋硝苯地平＋多沙唑嗪”控制血压，血压控制不理想。12 年前，体检时发现尿蛋白(＋＋)，给予“保肾康”治疗，效果欠佳。10 年前体检时发现血肌酐为 140 μmol/L，给予“复方 α-酮酸片、肾衰宁”治疗，患者血清尿素氮、肌酐逐渐升高，其间多次入院调整治疗方案。7 年前复查肌酐＞500 μmol/L(具体不详)，遂行左前臂动静脉内瘘术，开始规律血液透析，每周 3 次，每次 4 h。目前患者基本无残余尿量，干体重控制良好，每次透析体重增长 2～3 kg。营养指标良好，钙磷代谢控制一般，血红蛋白波动在 100～120 g/L，铁蛋白持续维持在 1000～2000 μg/L。近 3 个月患者血红蛋白持续为 103 g/L，加用促红细胞生成素 15 000 U/周，1 个月后复查血红蛋白未上升。患者自发病以来，无黑便，无腹痛、腹泻，无明显消瘦。

【既往史】

慢性胆囊炎病史 20 余年；左侧甲状腺实质性肿块、右侧甲状腺结节性病灶 10 余年，目前长期观察中。否认肝炎、结核、疟疾、血吸虫病史，否认心脏病史，否认糖尿病、脑血管疾病、精神疾病史，否认外伤、输血史，否认食物、药物过敏史，按当地规定完成预防接种。

【个人史】

生于上海市，久居本地。无疫源接触史，无粉尘及毒化学物品接触史，无烟、酒嗜好。无冶游史。

【家族史】

否认家族遗传性疾病史。

【体格检查】

体温 36.0 ℃，脉搏 72 次/分，呼吸 18 次/分，血压 136/65 mmHg，身高 172 cm，体重 76 kg。神志清晰，自主体位。贫血貌。结膜苍白，浅表淋巴结无肿大。心、肺、腹部体格检查无异常。双肾区无叩击痛，双侧输尿管点无压痛。左前臂可见一条长约 3 cm 纵向手术瘢痕，触诊有明显的震颤，听诊可闻及响亮的血管杂音。双下肢无水肿。

【辅助检查】

**1. 实验室检查(2021 年 7 月 12 日)**　甲状旁腺激素 309.9 pg/ml,血钙 2.02 mmol/L,血磷 2.42 mmol/L,白蛋白 36.9 g/L,尿素 31.36 mmol/L,肌酐 1006 μmol/L,铁蛋白 1528 μg/L,维生素 $B_{12}$ 270 pmol/L,叶酸 5.55 μg/L,转铁蛋白饱和度 41.36%,B 型钠尿肽 149.1 pg/ml,红细胞计数 $2.98\times10^{12}$/L,血红蛋白 97 g/L,白细胞计数 $4.42\times10^{9}$/L,血小板计数 $168\times10^{12}$/L。C 反应蛋白 3.86 mg/L。

**2. 超声检查(2021 年 5 月 14 日)**　甲状腺双叶结节。

【主要临床诊断】

1. 高血压肾病,慢性肾脏病(5 期)
2. 肾性贫血,铁过载慢性肾脏病矿物质和骨代谢异常,维持性血液透析
3. 高血压 3 级(很高危)
4. 慢性胆囊炎
5. 甲状腺结节
6. 单纯性肾囊肿

## 二、临床治疗经过

患者肝功能正常,排除肿瘤和肠道失血等可能原因,近期无明显透析器凝血。2021 年 7 月 20 日检查网织红细胞百分比 1.74%,红细胞计数 $3.29\times10^{12}$/L,血红蛋白 104 g/L,白细胞计数 $4.42\times10^{9}$/L,血小板计数 $197\times10^{12}$/L,铁蛋白 1595 μg/L,转铁蛋白饱和度为 38.03%。患者在体内储存铁(铁蛋白 1595 μg/L)及可利用铁(转铁蛋白饱和度 38.03%)均较高的状态下,促红细胞生成素用量达到每周 197U/kg,仍不能达到理想的血红蛋白水平(110～120 g/L)。考虑患者目前贫血可能原因:①频繁血液透析失血,反复化验失血(但近期化验及透析均处于正常状态);②机体慢性微炎症状态,对促红细胞生成素反应相对低下。微炎症状态主要表现在患者常年铁蛋白>1000 μg/L。

2021 年 7 月 20 日开始停用促红细胞生成素,改用罗沙司他,剂量为 100 mg,3 次/周,治疗 4 周后(2021 年 8 月 17 日)复查红细胞计数 $3.18\times10^{12}$/L,血红蛋白 105 g/L,白细胞计数 $5.04\times10^{9}$/L,血小板计数 $210\times10^{12}$/L。治疗 8 周后(2021 年 9 月 14 日)复查红细胞计数 $3.13\times10^{12}$/L,血红蛋白 101 g/L,白细胞计数 $4.59\times10^{9}$/L,血小板计数 $176\times10^{12}$/L,考虑可能存在罗沙司他剂量不足,增加罗沙司他用量至 120 mg,3 次/周,治疗 12 周后(2021 年 10 月 12 日)复查铁蛋白 867 μg/L,转铁蛋白饱和度 19.67%,红细胞计数 $3.98\times10^{12}$/L,血红蛋白 131 g/L,白细胞计数 $4.24\times10^{9}$/L,血小板计数 $192\times10^{12}$/L。因血红蛋白 4 周内增长过快(增加了 30 g/L),因此停用罗沙司他 2 周,并继续观察。停药 5 天时,患者自述因受凉出现恶心、呕吐伴发热、腹泻,以"急性胰腺炎"入院。入院后排除急性胰腺炎,诊断为"急性胃炎",经抗感染、抑制胃酸等治疗后痊愈出院。住院过程中需抽血做血培养等实验室检查(失血约 50 ml),出院后(2021 年 10 月 18 日),行血液透析室常规检查(失血约 50 ml)。停药 2 周时(2021 年 10 月 26 日)复查血常规,红细胞计数 $3.49\times10^{12}$/L,血红蛋白 112 g/L,白细胞计数 $5.00\times10^{9}$/L,血小板计数 $175\times10^{12}$/L。给予罗沙司他治疗,剂量为 100 mg,3 次/周,目前继续观察中。治疗期间各项指标变化见表 6-4-1。

表 6-4-1 罗沙司他治疗期间各项指标变化

| 检测指标 | 起始治疗（2021-07-20） | 治疗 4 周后（2021-08-17） | 治疗 8 周后（2021-09-14） | 治疗 12 周后（2021-10-12） | 治疗 14 周后（2021-10-26） |
|---|---|---|---|---|---|
| 血红蛋白(g/L) | 104 | 105 | 101 | 131 | 112 |
| 红细胞计数($\times10^{12}$/L) | 3.29 | 3.18 | 3.13 | 3.98 | 3.49 |
| 白细胞计数($\times10^{9}$/L) | 4.42 | 5.04 | 4.59 | 4.24 | 5.00 |
| 血小板计数($\times10^{12}$/L) | 197 | 210 | 176 | 192 | 175 |
| 血清铁蛋白(μg/L) | 1595 | — | — | 867 | — |
| 转铁蛋白饱和度(%) | 38.03 | — | — | 19.67 | — |

注：—. 无数据

## 三、病例特点分析

本病例为老年男性，维持性血液透析 7 年，贫血控制欠佳 3 个月。增加促红细胞生成素剂量 1 个月后，患者血红蛋白上升不明显，铁蛋白持续偏高。患者在体内储存铁充足（铁蛋白 1595 μg/L）及可利用铁（转铁蛋白饱和度 38.03%）水平较高的状态下，应用大剂量促红细胞生成素（每周 197 U/kg）1 个月后，血红蛋白仍无明显增长，考虑继续增加促红细胞生成素剂量可能会导致不良反应增加，征得患者同意后，停用促红细胞生成素，改为低氧诱导因子脯氨酸羟化酶抑制剂罗沙司他 100 mg，3 次/周口服。应用 8 周后，患者血红蛋白仍无明显上升，增加罗沙司他剂量至 120 mg，3 次/周。4 周后，患者血红蛋白上升至 131 g/L，同时铁蛋白水平明显下降。说明患者对罗沙司他反应良好，但需要达到一定的药物浓度方能取得理想的效果。应用罗沙司他期间铁蛋白明显下降，表明罗沙司他显著降低了体内的铁负荷。用药过程中，患者无特殊不适反应，血压无明显波动，用药 12 周后复查肝功能未发生变化，说明患者对药物耐受性良好。停药 5 天时患者因受凉出现急性胃炎，经治疗后痊愈，再次给予罗沙司他口服无明显不适，考虑这次发病与罗沙司他无明确相关性。

## 四、临床思辨

一项关于罗沙司他治疗 CKD 贫血的试验发现，92%的患者血红蛋白升高。与较低的起始剂量相比，较高的起始剂量可更快改善贫血。罗沙司他诱导血红蛋白增加与基线 C 反应蛋白水平和铁补充状态无关。在非透析 CKD 贫血患者中，罗沙司他各种起始剂量方案耐受性良好，并通过降低血清铁调素水平使贫血得到纠正。贫血纠正后，在无须静脉补铁的情况下，罗沙司他仍然能维持血红蛋白水平。

另一项关于罗沙司他在血液透析患者中的应用研究发现，与 ESA 相同，罗沙司他的使用剂量也可能不会受到炎症的影响。在本例治疗中，患者持续高铁蛋白水平，对大剂量促红细胞生成素反应欠佳，而应用罗沙司他后，血红蛋白明显升高，铁蛋白水平下降。同时也发现，较低的罗沙司他起始剂量相对效果较差，增加 20%治疗剂量后，患者的血红蛋白明显增长。因此，在临床治疗过程中，对于持续高铁蛋白状态下促红细胞生成素反应欠佳的患者，可以改用罗沙司他，可能会获得比较理想的升高血红蛋白作用。本病例就是罗沙司他对血液透析患者贫血、长期铁蛋白增高、铁过载治疗有效的案例。

（同济大学附属同济医院 朱竹先 李江涛）

## 专家点评

本病例特点是血液透析贫血患者在未应用铁剂的状态下长期维持高铁蛋白水平。铁蛋白升高的意义除了铁过载之外，还可能是因为炎症状态或者肿瘤。该患者未曾大量补铁，排除肿瘤，出现高铁蛋白的原因可能与微炎症状态相关，患者应用促红细胞生成素疗效欠佳，也可能与微炎症状态有关。改用罗沙司他后，患者的血红蛋白水平明显上升，且铁蛋白水平下降，提示罗沙司他在机体微炎症状态下效果仍然显著，并且可以增加铁利用。该病例可继续观察，以寻找药物的最佳治疗剂量。

（同济大学附属同济医院 余 晨）

## 参考文献


[1] Provenzano R, Besarab A, Sun CH, et al. Oral hypoxia-inducible factor prolyl hydroxylase inhibitor roxadustat (FG-4592) for the treatment of anemia in patients with CKD. Clin J Am Soc Nephrol, 2016, 11(6): 982-991.

[2] Akizawa T, Iwasaki M, Yamaguchi Y, et al. Phase randomized, double-blind, active-comparator (darbepoetin alfa) study of oral roxadustat in ckd patients with anemia on hemodialysis in japan. J Am Soc Nephrol, 2020, 31(7): 1628-1639.

# 病例 5

## 肾性贫血合并高血清铁蛋白血症治疗1例

### 一、病历摘要

【现病史】

患者，女性，70 岁。主诉“体检发现血肌酐升高 17 年”。

患者于 2003 年体检发现血肌酐升高，约 100 μmol/L，泡沫尿，考虑慢性肾功能不全，给予口服药治疗(具体不详)。随后定期复查，血肌酐波动于 100～200 μmol/L。2014 年发现血肌酐升高至 700 μmol/L，遂于我院就诊，诊断为“慢性肾衰竭”，并行左前臂动静脉内瘘成形术，随后接受维持性血液透析，每周 3 次，并给予“rHuEPO”治疗，剂量为 6000 U，皮下注射，每周 3 次，血红蛋白波动于 95～120 g/L，血清铁蛋白升高，最高可达 2721.92 ng/ml。2020 年 12 月转至其职工医院门诊进行血液透析治疗。

【既往史】

患者 30 余年前，确诊为甲状腺功能亢进症，接受药物治疗，于 10 余年前接受碘-131 治疗后甲状腺功能降低，目前长期服用甲状腺素替代治疗(左甲状腺素钠 87.5 μg，1 次/天)。有横结肠息肉内镜下黏膜切除术史。否认肝炎、结核等传染病史，否认外伤、输血史。预防接种史不详，有青霉素过敏史，否认食物过敏史。

【个人史】

否认疫源接触史，否认地方病流行地居住史，否认化学性物质、粉尘、放射性物质、有毒物质接触史；无烟酒嗜好，否认药品、毒品成瘾史。无冶游史。

【家族史】

母亲患甲状腺功能亢进症，父亲患高血压。

【体格检查】

体温 36.5 ℃，脉搏 88 次/分，呼吸 20 次/分，血压 160/88 mmHg，身高 155 cm，体重 55 kg。神志清晰，呈慢性病容，轻度贫血貌，自主体位，全身皮肤、黏膜无黄染，未见瘀点、瘀斑，浅表淋巴结未触及。颜面无水肿，口唇无发绀。颈软，无抵抗，气管居中，甲状腺无肿大，未闻及血管杂音。双肺呼吸音略低，未闻及明显干、湿啰音。心界无扩大，心率 88 次/分，心律齐，各瓣膜听诊区未闻及病理性杂音。腹平软，无压痛、反跳痛，肝脾肋下未扪及，肝区、肾区无叩击痛，移动性浊音阴性，肠鸣音正常，双下肢无水肿。脊柱、四肢无畸形，各关节无红肿、压痛，生理反射存在，病理反射未引出。

【辅助检查】

**1. 血常规**　白细胞计数 8.51 $\times 10^9$/L，红细胞计数 3.63 $\times 10^{12}$/L，血红蛋白 115 g/L，血小板 126 $\times 10^9$/L，中性粒细胞百分比 73.31%。

**2. 血生化(透析前)**　血肌酐 970.8 μmol/L，白蛋白 35.5 g/L，血钾 4.42 mmol/L，谷丙转氨酶 26 U/L，谷草转氨酶 22 U/L，血糖 5.33 mmol/L，二氧化碳结合力 22.1 mmol/L，血钙 1.97 mmol/L，血磷 1.35 mmol/L。降钙素原 1.07 ng/ml，红细胞沉降率 50 mm/h。C 反应蛋白 8.46 mg/L，肿瘤标志物未见明显异常。

**3. 其他辅助检查**　心脏彩色多普勒超声显示主动脉硬化，主动脉瓣退变伴轻度关闭不全，二尖瓣、三尖瓣轻度关闭不全，左心室舒张功能降低。胸、腹部 CT 未见明显异常。胃镜检查示慢性非萎缩性胃炎。肠镜检查未见明显异常。

【主要临床诊断】

1. 慢性肾脏病 5 期(维持性血液透析)
2. 肾性贫血，铁过载
3. 肾性高血压
4. 继发性甲状旁腺功能亢进症
5. 高磷血症
6. 甲状腺功能减退症

## 二、临床治疗经过

**1. 一般治疗**　阿托伐他汀(20 mg，每晚 1 次)、左氨氯地平(2.5 mg，1 次/天)、美托洛尔缓释片(23.75 mg，1 次/天)、培哚普利叔丁胺(8 mg，1 次/天)治疗高血压，左甲状腺素钠(50 μg，1 次/天)、骨化三醇(5 μg，3 次/周)治疗继发性甲状旁腺功能亢进症，醋酸钙(0.6 g，1 次/天)治疗高磷血症。

**2. 贫血治疗**　2016 年 12 月，开始纠正贫血治疗时，患者血红蛋白 92 g/L，给予 rHuEPO，4000 U，3 次/周。2018 年 7 月，复查患者血红蛋白 96 g/L，给予 rHuEPO 6000 U，3 次/周。2018 年 11 月，血红蛋白 111g/L，铁蛋白 423.60 μg/L。2019 年 8 月，血红蛋白 95 g/L，铁蛋白 238.12 μg/L，给予蔗糖铁注射液，200 mg，静脉滴注，3 次/周，血红蛋白维持在达标低限，铁蛋白持续处于高水平，波动于 2000～2700 μg/L。

2020 年 3 月，患者复查血红蛋白为 110 g/L，停用 rHuEPO，给予罗沙司他 100 mg，3 次/周治疗，患者血清铁蛋白逐渐下降，2020 年 4 月 9 日，查转铁蛋白饱和度为 44.8%，血清铁为 18.4 μmol/L，铁蛋白为 1397 μg/L，血红蛋白为 116 g/L。2020 年 4 月 25 日，复查血红蛋白为 130 g/L，调整罗沙司他剂量为 50 mg，3 次/周。2020 年 7 月 29 日，查患者血红蛋白降低至 106 g/L，患者拒绝增加罗沙司他剂量。2020 年 10 月 28 日，随访患者血红蛋白相对稳定，铁蛋白降至 496.82 μg/L。2019 年 10 月至 2020 年 10 月患者血红蛋白和血清铁蛋白变化情况见图 6-5-1。

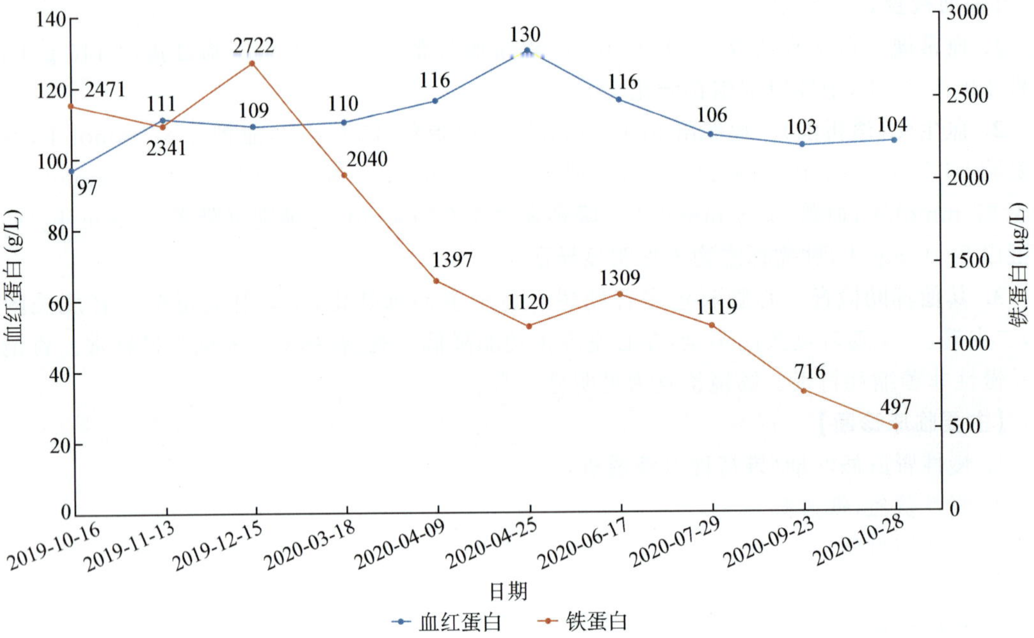


图 6-5-1　2019 年 10 月至 2020 年 10 月患者血红蛋白和血清铁蛋白变化情况

注：2019 年 10 月 16 日至 2020 年 3 月 17 日，患者应用 rHuEPO 治疗；2020 年 3 月 18 日至 10 月 28 日患者应用罗沙司他治疗

## 三、病例特点分析

患者为老年女性，维持性血液透析多年，表现为贫血合并高血清铁蛋白血症。患者使用 ESA 治疗肾性贫血时，但血红蛋白浓度未能达标，存在功能性缺铁，因此，给予静脉补铁治疗，血清铁蛋白升高后持续不降低。该患者使用罗沙司他后，血红蛋白较前明显上升，血清铁蛋白较前明显下降，转铁蛋白饱和度和血清铁水平均较理想，血红蛋白较使用 ESA 期间明显升高。

## 四、临床思辨

该患者治疗难点在于机体铁利用障碍合并高血清铁蛋白血症，是 ESA 治疗效果欠佳的原因之一。如何增加功能铁且不增加铁蓄积的风险是临床的主要考虑。该例患者治疗经过证实，罗沙司他可通过改善机体内的铁代谢，提升 ESA 抵抗患者的血红蛋白水平。

肾性贫血是 CKD 的常见并发症，其原因主要有铁缺乏（绝对性铁缺乏和功能型铁缺乏）、ESA 生成减少、ESA 抵抗、铁调素升高、炎症性贫血、低氧诱导因子反馈回路受损及维生素 D 缺乏等。rHuEPO 和 ESA 在临床应用以来，在治疗肾性贫血方面取得较好疗效，提高了血红蛋白水平，改善患者心血管功能，减少输血率，延缓慢性肾病进展等，但仍有部分患者在长期用药后形成 ESA 低反应，绝对或功能性铁缺乏、维生素缺乏、炎症反应、营养不良、透析不充分和继发性甲状旁腺功能亢进症（secondary hyperparathyroidism，SHPT）是 ESA 低反应的常见原因。有研究指出，长期维持性血液透析的患者机体长期处在慢性微炎症状态，表现为血液中许多炎症标志物，如超敏 C 反应蛋白、IL-1、IL-6、IFN-γ 和 TNF-α 等均有不同程度的升高，而炎症与 ESA 低反应显著相关。炎症又与机体功能性铁缺乏密切相关，铁调素由肝细胞产生，可与位于十二指肠上皮细胞、肝细胞及巨噬细胞的表面膜铁转运蛋白结合，通过促进膜铁转运蛋白的内化和降解，抑制肠道铁的吸收和利用，阻止铁进入血液循环。当炎症和体内铁过多时，铁调素水平增高，以降低血中铁的水平，减少微生物生长或避免血中铁过多对机体带来损害，炎症导致铁在网状内皮系统滞留。对于 CKD 和终末期肾病患者，肾小球滤过率下降，补铁治疗和炎症可促进肝分泌铁调素，因此，CKD 患者多出现铁调素水平增高。罗沙司他是一种口服 HIF-PHI，能在常氧情况下抑制脯氨酰羟化酶的活性，限制其对 HIF-1α 的降解，从而使 HIF-1α 能稳定下来，并入核与 HIF-1β 形成稳定的有功能的异二聚体，启动 HIF 下游基因的表达。这些下游基因除了编码 ESA 的基因以外，还包括了编码二价金属离子转运体(DMT1)、十二指肠细胞色素 B(DcytB)、转铁蛋白、转铁蛋白受体的基因，增加机体对铁的吸收和转运改善 CKD 患者的铁代谢。HIF 促进骨髓释放促红细胞生成素，而后者对铁调素有直接抑制作用。另外，研究发现血小板衍生生长因子(platelet derived growth factor，PDGF)-BB 可通过 CREB/CREBH 通路抑制铁调素表达。罗沙司他可通过多个环节综合调控红细胞的生成，纠正贫血，同时罗沙司他改善血红蛋白不受微炎症状态的影响。在一项为期 26 周的随机、多中心、开放性、阳性对照的Ⅲ期研究中指出，罗沙司他能有效降低患者铁调素水平，而阿法依伯汀组患者的铁调素水平无明显变化。本例维持性血液透析患者长期使用 ESA 效果不佳，且血清铁蛋白持续在较高水平，在使用罗沙司他 6 个月后，血红蛋白显著较前改善，血清铁蛋白较前明显下降，后该患者由于外界因素再次使用 ESA，再次出现机体内铁利用障碍、血红蛋白不达标的情况。进一步证实罗沙司他可以改善机体内的铁代谢，改善 ESA 抵抗患者贫血，而不受机体炎症状态的影响。

慢性肾衰竭维持性血液透析患者伴有肾性贫血并发症，存在微炎症状态、铁利用障碍、ESA 抵抗等情况，在罗沙司他应用于临床前类似患者治疗手段受限，该例患者的成功表明罗沙司他可能通过改善机体内的铁代谢，提升 ESA 抵抗患者的血红蛋白水平，为今后类似病情的患者提供了借鉴。

(四川省医学科学院·四川省人民医院　李明珠　邹　杨　洪大情)

## 专家点评

该病例是一例长期血液透析患者，在促红细胞生成素应用足量的情况下，血红蛋白长期不达标，静脉补铁后血红蛋白上升有限，而血清铁蛋白呈现为一种持续升高状态，提示铁过载，机体铁利用障碍。由于与 ESA 相比，罗沙司他在纠正贫血的同时，对铁代谢也有调节作用。因此，作者改用罗沙司他后有效地改善了贫血，同时铁蛋白明显下降，提示罗沙司他可以改善铁代谢和贫血，且不受炎症的影响。该患者罗沙司他减量后，血红蛋白也有一定程度的下降，说明具有剂量依赖性，适当的剂量可以维持患者处于较理想的血红蛋白水平。另外，需要注意的是，患者有主动脉硬化、主动脉瓣退行性变伴轻度关闭不全、左心室舒张功能降低等心血管疾病，有关罗沙司他对这些疾病的影响也有待长期随访与观察。

(同济大学附属同济医院　余　晨)

## 参考文献

[1] Global Burden of Disease Cancer Collaboration; Christina Fitzmaurice, Abate D, Abbas N, et al. Global, regional, and national incidence, prevalence, and years lived with disability for 354 diseases and injuries for 195 countries and territories, 1990-2017: a systematic analysis for the Global Burden of Disease Study. 2019, 5(12): 1749-1768.

[2] Alves MT, Vilaça SS, Carvalho MG, et al. Resistance of dialyzed patients to erythropoietin. Rev Bras Hematol Hemoter, 2015, 37(3): 190-197

[3] Johnson DW, Pascoe EM, Badve SV, et al. A randomized, placebo-controlled trial of pentoxifylline on erythropoiesis-stimulating agent hyporesponsiveness in anemic patients with CKD: the Handling Erythropoietin Resistance With Oxpentifylline (HERO) trial. Am J Kidney Dis, 2015, 65(1): 49-57.

[4] Cooper AC, Mikhail A, Lethbridge MW, et al. Increased expression of erythropoiesis inhibiting cytokines (IFN-gamma, TNF-alpha, IL-10, and IL-13) by T cells in patients exhibiting a poor response to erythropoietin therapy. J Am Soc Nephrol, 2003, 14(7): 1776-1784.

[5] El Sewefy DA, Farweez BA, Behairy MA, et al. Impact of serum hepcidin and inflammatory markers on resistance to erythropoiesis-stimulating therapy in haemodialysis patients. Int Urol Nephrol, 2019, 51(2): 325-334.

[6] Gafter-Gvili A, Schechter A, Rozen-Zvi B. Iron deficiency anemia in chronic kidney disease. Acta Haematol, 2019, 142(1): 44-50.

[7] Małyszko J, Koc-Żórawska E, Levin-Iaina N. et al. New parameters in iron metabolism and functional iron deficiency in patients on maintenance hemodialysis. Pol Arch Med Wewn, 2012, 122(11): 537-542.

[8] Kalle TR, Tom AW, Gillian MR, et al. Molecular evolution of the metazoan PHD-HIF oxygen-sensing system. Mol Biol Evol, 2011, 28(6): 1913-1926.

[9] Pasricha SR, McHugh K, Drakesmith H, et al. Regulation of hepcidin by erythropoiesis: the story so far. Annu Rev Nutr, 2016, 36: 417-434.

[10] Chen N, Hao CM, Liu BC, et al. roxadustat treatment for anemia in patients undergoing long-term dialysis. N Engl J Med, 2019, 381(11): 1011-1022.

# 病例 6

# 维持性血液透析合并铁过载和红细胞生成刺激剂低反应性贫血治疗1例

## 一、病历摘要

**【现病史】**

患者，女性，59 岁。主诉“血糖升高 25 年，反复头晕、乏力 3 年余”，于 2019 年 7 月 22 日收入院。

患者 25 年前发现血糖升高，诊断为“2 型糖尿病”，规律注射胰岛素，血糖控制良好。2012 年检测血肌酐 340 μmol/L，行肠道透析等治疗(具体不详)。后监测血肌酐进行性增高，于 2013 年在外院行“动静脉内瘘术”后，规律血液透析(每 2 周 5 次)，其间规律注射重组人促红细胞生成素(rHuEPO)，血红蛋白波动在 90～110 g/L。2016 年 5 月患者无明显诱因出现头晕、乏力、胸闷，无视物旋转，无腹痛、骨痛，无牙龈出血，无黑便，至我院查血红蛋白 72 g/L，粪便隐血试验阴性。予以规律血液透析、补充造血原料、降压、降糖及其他对症支持治疗后，患者症状稍缓解。此后患者反复出现头晕、乏力，血红蛋白波动在 29～64 g/L，多次至我院住院行输血治疗。患者发病以来，精神、食欲欠佳，睡眠尚可，大便正常，无尿，体重未见明显增减。

**【既往史】**

高血压病史 10 余年，最高血压 210/100 mmHg，规律服用降压药，血压控制在(140～150)/(80～90) mmHg。自 2016 年始，患者因贫血每 1～2 个月输血 1 次，无输血反应。

**【个人史】**

无烟、酒嗜好。否认血吸虫病流行区疫水接触史。否认毒物接触史。

**【家族史】**

否认家族遗传性疾病史。

**【体格检查】**

体温 36.3℃，脉搏 75 次/分，呼吸 20 次/分，血压 135/80 mmHg，身高 163 cm，体重 57 kg，体重指数 21.45 $kg/m^2$。神志清晰，自主体位，慢性病面容，重度贫血貌。全身皮肤、黏膜无黄染，未见瘀点、瘀斑，浅表淋巴结未扪及。颜面无水肿。颈软，无抵抗，气管居中，甲状腺无肿大，未闻及血管性杂音。左上臂可见动静脉内瘘，可闻及血管杂音，触及震颤可。双侧呼吸动度对称，触觉语颤对称，双肺呼吸音清，未闻及干、湿啰音。心前区无隆起，未触及震颤，心界无扩大，心率 75 次/分，心律齐，各瓣膜听诊区未闻及病理性杂音。腹平软，无压痛、反跳痛，肝、脾肋下未触及，肠鸣音无异常。双下肢无水肿。生理反射存在，病理反射未引出。

【辅助检查】

**1. 血常规** 白细胞计数 $4.06\times10^9$/L，红细胞计数 $1.52\times10^{12}$/L，血红蛋白 50 g/L，血小板 $62\times10^9$/L，中性粒细胞 91.1%。

**2. 血生化** 白蛋白 43.3 g/L，总胆红素 7.3 μmol/L，直接胆红素 2.4 μmol/L，尿素氮 16.89 mmol/L，肌酐 515.3 μmol/L，尿酸 222.7 μmol/L，C 反应蛋白 3.05 mg/L。

**3. 凝血功能** 凝血酶原时间 12.9 s，活化部分凝血活酶时间 32.8 s，国际标准化比值 1.00，纤维蛋白原 3.04 g/L。

**4. 贫血三项** 铁蛋白 4572.81 μg/L，叶酸>45.5 nmol/L，维生素 $B_{12}$ 575.0 pg/ml。

**5. 其他血液检查** 甲状旁腺激素 50.59 pmol/L，糖化血红蛋白 7.0%。结缔组织相关检查均为阴性。溶血全套示蔗糖溶血试验阴性，直接抗人球蛋白试验(IgG、C3)阴性。EPO 浓度为 53.9 mU/L，EPO 抗体阴性，EPO 耐药指数 35.6，即每周每公斤体重每 1 g/dl 血红蛋白水平下 EPO 的使用剂量为 35.6 U。

**6. 骨髓细胞学检查** 骨髓增生活跃，红系增高(以中晚红细胞为主，形态无明显异常，成熟红细胞无明显形态异常)。骨髓铁染色示细胞外铁阳性，细胞内铁 55%，未见环形铁粒幼细胞。

**7. 自身免疫性血细胞减少相关抗原检测** 在 $CD71^+$ 有核红细胞、$CD15^+$ 粒细胞、原始细胞上均未见免疫球蛋白 M、免疫球蛋白 G 的表达。

**8. 髓系血液疾病 34 种高频基因突变筛查** *DNMT*3A 基因上检测到一个剪切位点突变，即 c.2408+1G>A(低频杂合，突变频率 5.21%，测序深度 2455X)。

**9. 影像学检查**

(1)肺部 CT：示双肺渗出，心脏增大，心包少量积液。

(2)心脏多普勒超声：高血压所致心脏改变，二、三尖瓣轻度反流，少量心包积液，左心室舒张功能减退、收缩功能测量值(射血分数 65%)在正常范围内。

(3)双肾超声：双肾偏小，双肾实质回声增强。

(4)肝、脾磁共振成像(MRI)：肝、脾信号改变。脾大，多发小囊肿。双肾萎缩，多发小囊肿。

【主要临床诊断】

1. 2 型糖尿病，糖尿病肾病
2. 慢性肾脏病 5 期，肾性贫血，维持性血液透析
3. 继发性甲状旁腺功能亢进症
4. 高血压 3 级(很高危)
5. 铁过载

## 二、临床治疗经过

患者 2016 年 5 月住院后采取糖尿病饮食、规律血液透析(每 2 周 5 次)、降血压、降血糖、纠正贫血(rHuEPO 每周 12 000～16 000 U，输血，补充造血原料)治疗措施及其他对症支持治疗。

经红细胞生成刺激剂(ESA)联合间断输血治疗后，患者乏力症状未见明显改善，铁蛋白升高，根据基因检测结果及血液科医师会诊意见，考虑患者出现免疫相关性血细胞减少症[骨髓增生异常综合征(MDS)待排查]，因频繁输血出现铁过载，因此，加用地拉罗司分散片(875 mg,

1 次/天)和甲泼尼龙(24 mg,1 次/天,后逐渐减量),共使用 5 个月,贫血仍未改善,间断行输血治疗。2019 年 7 月 22 日,患者再次因乏力、头晕住院,查血红蛋白 64 g/L,EPO 浓度升高,考虑 EPO 低反应。因患者铁过载,不能输血,顽固性贫血一直难以纠正。2019 年 8 月 19 日,患者开始口服罗沙司他(100 mg,3 次/周),门诊随诊并监测血红蛋白。随访期间,患者血红蛋白上升,但出现头痛症状,收缩压 200～220 mmHg,遂于 9 月 10 日暂停服用罗沙司他,加用降压药后血压控制可。2019 年 9 月 19 日,调整罗沙司他剂量为 70 mg,3 次/周,维持治疗,患者血红蛋白稳定在 90 g/L 左右,血压稳定。罗沙司他治疗前后患者血红蛋白水平变化见图 6-6-1,其间由于肺部感染,血红蛋白一过性下降至 60 g/L,罗沙司他剂量调整至 100 mg,3 次/周,血红蛋白逐渐上升,后维持治疗。治疗过程中铁蛋白、C 反应蛋白和降钙素原水平变化见表 6-6-1。

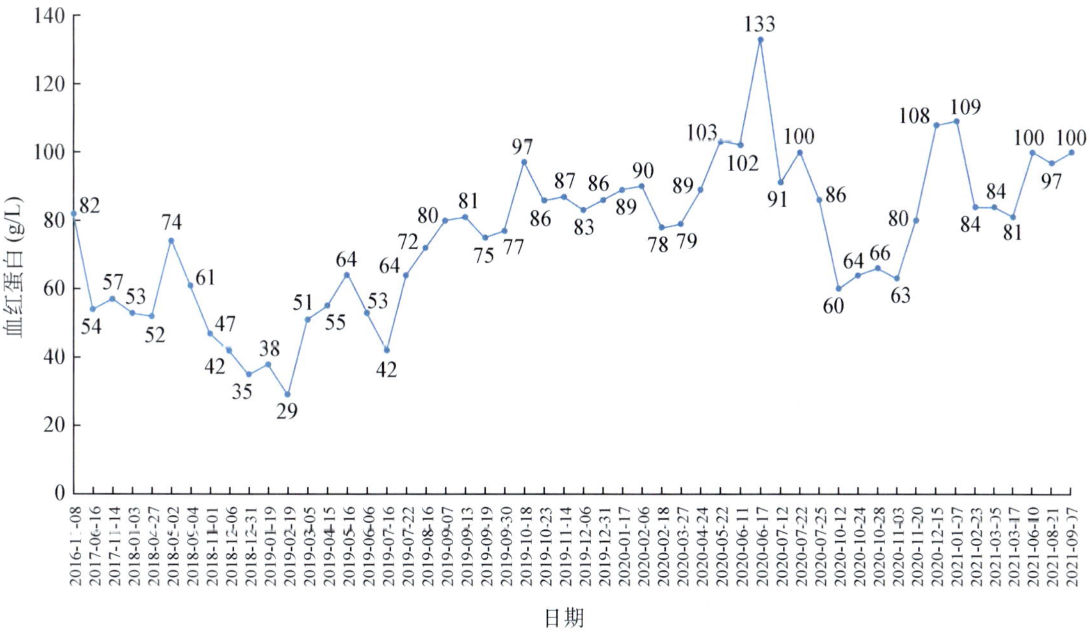


图 6-6-1 罗沙司他治疗前后患者血红蛋白水平变化情况

注:2019 年 8 月 19 日至 9 月 9 日应用罗沙司他 100 mg,口服,3 次/周;2019 年 9 月 10 日至 9 月 18 日,暂停罗沙司他;2019 年 9 月 19 日至 10 月 11 日应用罗沙司他 70 mg,3 次/周;2020 年 10 月 12 日至 2021 年 9 月 7 日,应用罗沙司他 100 mg,3 次/周

表 6-6-1 治疗过程中患者铁蛋白、C 反应蛋白和降钙素原水平变化

| 时间 | 铁蛋白(μg/L) | C 反应蛋白(mg/L) | 降钙素原(ng/ml) |
|---|---|---|---|
| 2017-06 | 4218.40 | — | — |
| 2017-11 | 4887.18 | — | — |
| 2018-04 | 3706.60 | 2.23 | — |
| 2018-12 | 4232.44 | — | — |
| 2019-01 | 5724.43 | 5.14 | 0.69 |

（续 表）

| 时间 | 铁蛋白（μg/L） | C反应蛋白（mg/L） | 降钙素原（ng/ml） |
|---|---|---|---|
| 2019-02 | 3794.10 | 2.04 | 0.29 |
| 2019-03 | 3410.08 | 7.48 | — |
| 2019-06 | 2351.32 | 1.95 | 1.92 |
| 2019-07 | 1813.50 | 3.05 | — |
| 2019-09 | 902.93 | — | — |
| 2019-10 | 1001.45 | 4.13 | — |
| 2019-11 | 1023.76 | — | — |
| 2019-12 | 1256.10 | 6.08 | — |
| 2020-02 | 792.93 | — | — |
| 2020-06 | 887.18 | 3.77 | 0.557 |
| 2020-10 | 647.58 | — | — |
| 2021-03 | 462.44 | — | — |
| 2021-09 | 260.94 | — | — |

注：—. 未检测

## 三、病例特点分析

患者为中年女性，慢性病程，维持性血液透析多年，规律使用EPO补铁，但头晕、乏力等贫血症状明显，血常规示重度贫血，ESA抵抗指数高，排除消化道出血、肿瘤、脾功能亢进、造血系统相关疾病及纯红细胞再生障碍性贫血（PRCA），考虑铁利用障碍。患者ESA表现为低反应，EPO治疗效果有限，贫血难以改善，依靠频繁输血，但治疗效果欠佳，且出现输血相关并发症。铁过载及重度贫血严重影响了患者的日常生活，加重其经济负担。结合病例特点，在综合考量后给患者换用HIF-PHI——罗沙司他（100 mg，3次/周）。随诊期间，患者的血红蛋白在治疗1周后从64 g/L升至72 g/L，但患者出现头痛，血压明显升高，暂停药物2周并加用降压药后，血压得到控制，后调整罗沙司他剂量为70 mg，3次/周，并密切观察不良反应。服药期间未再输血及补充铁剂，患者的血红蛋白维持在100 g/L左右，铁蛋白水平逐渐下降，铁过载得到改善。

## 四、临床思辨

肾性贫血是慢性肾脏病（CKD）的常见并发症，随着病情进展，肾性贫血发病率逐渐升高，CKD 5期患者中，肾性贫血患病率可高达90%甚至以上。据报道，贫血与透析患者死亡率增加有关。大部分透析患者需接受ESA治疗，并根据血红蛋白水平调整ESA剂量，但透析患者对ESA的反应性差别很大，近10%的患者经积极治疗后血红蛋白无法达到或维持靶目标，表现为ESA低反应。关于CKD患者ESA低反应的发生机制，普遍的观点认为与炎症、铁缺乏、甲状旁腺功能亢进症、慢性失血或溶血、rHuEPO抗体介导的PRCA、透析不充分、药物使用等多种因素有关。对ESA反应不佳的患者可能会因为应用高剂量ESA治疗而导致心血管事件风险和死亡率增加。另外，多项研究也表明，ESA低反应与血液透析患者全因死亡和心血管事件风险增加相关。因此，患者对ESA低反应使贫血的治疗更加复杂。对罗沙司他进行的Ⅲ期临床试验显示，该药物能较好地改善血液透析患者的贫血，且不受炎症状态的影响。

本病例患有糖尿病肾病，维持性血液透析多年，贫血原因考虑为慢性炎症状态合并功能性铁缺乏及铁利用障碍，从而表现为ESA低反应，依靠输血维持，频繁输血又造成铁过载。服用HIF-PHI治疗后，患者血红蛋白明显上升。值得关注的是，用药期间患者的血压升高，考虑与服用罗沙司他后血红蛋白上升过快有关，因此加用降压药并调整罗沙司他剂量后，血压得到很好的控制。整个用药期间，患者未再服用铁剂，未再输血，而症状明显缓解，血红蛋白稳定维持在100 g/L。从此案例中可得到的用药体会是，在患者服药期间，需密切监测血红蛋白，避免其升高过快，同时应监测血压变化及其他不良反应。

综上所述，对ESA低反应的CKD患者，应注意临床鉴别，制订更有效的治疗方案。从本病例来看，HIF-PHI具有较好的治疗效果和安全性，同时为治疗ESA低反应性贫血提供了新的思路。

（中南大学湘雅二医院　俞卫红　袁　芳）

## 专家点评

本病例为糖尿病肾病终末期肾病、持续透析的患者，也是一例并发继发性甲状旁腺功能亢进症、顽固性贫血、EPO低反应、反复输血而铁过载的复杂病例。患者的突出特点是使用高剂量ESA及反复输血，但仍出现顽固性贫血，而频繁输血又导致了铁过载。对患者行祛铁治疗后，贫血治疗方案调整为单纯服用罗沙司他，并根据血红蛋白上升速度调整药物剂量，效果满意。本病例资料完整，诊疗思路清晰，分析全面，处理措施适当，治疗效果满意。特别是作者对患者进行了为期两年的治疗观察，发现患者在贫血改善的同时，铁过载显著改善，此为该类患者的临床治疗提供了有益的经验。另外，本文作者对患者的贫血原因进行了深入分析，如对患者进行基因检测并请血液科医师会诊，检测患者的EPO浓度、EPO抗体水平及EPO耐药指数等，以全面了解ESA低反应的原因，这些举措值得在临床工作中借鉴。

（东南大学附属中大医院　王凤梅　刘必成）

## 参考文献

［1］ Li Y，Shi H，Wang WM，et al. Prevalence，awareness，and treatment of anemia in Chinese patients with nondialysis chronic kidney disease：First multicenter，cross-sectional study. Medicine，2016，95（24）：e3872.

［2］ 中国医师协会肾脏内科医师分会肾性贫血指南工作组. 中国肾性贫血诊治临床实践指南. 中华医学杂志，2021，101(20)：1463-1502.

[3] Kausz AT, Solid C, Pereira BJ, et al. Intractable anemia among hemodialysis patients: a sign of suboptimal management or a marker of disease? Am J Kidney Dis, 2005, 45(1): 136-47.

[4] Koulouridis I, Alfayez M, Trikalinos TA, et al. Ethan M. Balk,Bertrand L. Jaber. Dose of Erythropoiesis-Stimulating Agents and Adverse Outcomes in CKD: A Metaregression Analysis. Am J Kidney Dis, 2013, 61(1): 44-56.

[5] Bae MN, Kim SH, Kim YO, et al. Association of Erythropoietin-Stimulating Agent Responsiveness with Mortality in Hemodialysis and Peritoneal Dialysis Patients. PLoS ONE, 2015, 10(11): e0143348.

[6] Fukuma S, Yamaguchi T, Hashimoto S, et al. Erythropoiesis-stimulating agent responsiveness and mortality in hemodialysis patients: results from a cohort study from the dialysis registry in Japan. Am J Kidney Dis, 2012, 59(1): 108-116.

[7] Chen N, Hao CM, Liu BC, et al. Roxadustat Treatment for Anemia in Patients Undergoing Long-Term Dialysis. N Engl J Med, 2019, 381(11): 1011-1022.

# 第七篇

# 肾性贫血患者合并感染的治疗

感染是慢性肾脏病患者常见而严重的并发症，特别是对于腹膜透析和血液透析患者。感染容易导致肾病患者的贫血症状加重，以及对 ESA 治疗反应低下等。由于系统性炎症反应，患者铁调素水平升高，铁利用障碍，表现为高铁蛋白血症。感染或炎症反应是导致我国透析患者肾性贫血治疗达标率低的重要原因之一。抗感染或控制炎症是治疗此类患者的基本策略，但如何有效改善患者的贫血仍是当前临床面临的挑战。在既往有关应用 ESA 和罗沙司他治疗肾性贫血的临床试验中，感染或明显炎症的患者均被排除在研究对象之外，因此，目前缺乏循证医学证据指导该类患者的治疗。本篇汇集数例应用罗沙司他治疗肾性贫血合并感染患者的体会，希望为治疗此类临床复杂病例提供有益的借鉴和启迪。

# 病例 1

# 慢性肾脏病合并尿路感染和贫血治疗1例

## 一、病历摘要

**【现病史】**

患者,女性,68 岁。主诉"夜尿增多 2 年,反复尿频、尿急、尿痛 1 年,加重 1 周",于 2020 年 3 月收入院。

患者 2 年前无明显诱因出现夜尿增多,每晚 3～5 次,日间尿量无明显增加,有泡沫尿,无肉眼血尿;伴间断双下肢水肿,无明显腰酸、腰痛。曾在我科住院并诊断为"慢性肾脏病,肾性贫血"。住院期间血生化示血肌酐 106.7 μmol/L,半胱氨酸蛋白酶抑制剂 C(简称胱抑素 C)2.27 mg/L;血常规示血红蛋白 91 g/L;泌尿系统彩色多普勒超声检查示双肾慢性损害改变;甲状旁腺激素 56 pg/ml。患者住院期间,予稳定血压、改善灌注治疗;皮下注射 rHuEPO (10 000 U/周)联合多糖铁复合物(0.2g,1 次/天)纠正贫血等治疗。出院后患者未定期复诊和治疗。1 年前患者因反复尿频、尿急、尿痛入院,入院后尿常规示粒细胞酯酶(++),白细胞计数 242 个/μl;尿培养示大肠埃希菌>$10^5$ CFU/ml,超广谱 β-内酰胺酶阳性;C 反应蛋白 41.5 mg/L;血常规示血红蛋白 71 g/L;血生化示血肌酐 134 μmol/L,胱抑素 C 2.7 mg/L;甲状旁腺激素 70.6 pg/ml。出院后患者未定期复诊。近几日,患者诉下肢水肿较前加重,遂至我院门诊就诊,门诊拟诊"慢性肾脏病"将其收入院。患者病程中无畏寒、发热,无胸闷、胸痛,无腹痛、腹泻,无关节、肌肉酸痛,精神尚可,睡眠一般,大便规律,近期体重无明显变化。

**【既往史】**

既往有高血压病史,现服用硝苯地平缓释片 1 片,1 次/天;联合阿利沙坦酯 1 粒,1 次/天;自诉血压波动大。有贫血病史,曾应用 EPO 皮下注射,因血压明显升高现已停用,服用多糖铁复合物 0.2 g,2 次/天,但自诉效果不佳。有高脂血症病史,服用阿托伐他汀钙 20 mg,1 次/晚。否认有糖尿病、冠心病病史,否认肝炎、结核等传染病史,否认外伤、手术及输血史。

**【个人史】**

无特殊个人史。

**【家族史】**

否认家族性遗传性疾病史。

**【体格检查】**

体温 36.3 ℃，脉搏 66 次/分，呼吸 17 次/分，血压 160/100 mmHg；发育正常，营养中等，体型中等，自主体位，查体合作；神志清晰；全身皮肤黏膜无黄染及出血点；全身淋巴结未触及肿大；头颅大小正常，无畸形；眼睑无水肿，巩膜无黄染，角膜无浑浊，结膜无充血、水肿，双侧瞳孔等大等圆，直径约 3 mm，对光反射存在；外耳道无疖肿，鼻道通畅，无异常分泌物，口唇不发绀，咽部无充血，扁桃体无肿大；颈软，气管居中，无颈静脉怒张，双侧甲状腺未触及肿大，胸廓无畸形，语颤对称无增强，听诊双肺呼吸音清，未闻及干、湿啰音；心前区无隆起，无震颤，心率 66 次/分，心律齐，未闻及病理性杂音；腹部平坦，柔软，无压痛及反跳痛，肝、脾肋下未触及，肝肾区无叩痛，移动性浊音阴性，肠鸣音 4 次/分；脊柱呈正常生理性弯曲，四肢关节活动自如，双下肢轻度水肿；肛门、直肠、生殖器无异常；各生理反射存在，病理反射未引出，脑膜刺激征阴性。

**【辅助检查】**

**1. 贫血四项(2019 年 12 月)**　铁蛋白 264.64 μg/ml，维生素 $B_{12}$ 178 pmol/L，叶酸 16.3 nmol/L，促红细胞生成素 26.9 mIU/ml。

**2. 血常规(2020 年 3 月 21 日)**　白细胞计数 $5.74 \times 10^9$/L，中性粒细胞百分比 68.8%，血红蛋白 71 g/L，C 反应蛋白 41.5 mg/L。尿常规示尿蛋白(++)，粒细胞脂酶(++)，白细胞计数 214.83 个/μl。

**3. 血生化(2020 年 3 月 21 日)**　谷丙转氨酶 7 U/L，谷草转氨酶 17 U/L，总胆固醇 3.92 mmol/L，甘油三酯 2.59 mmol/L，高密度脂蛋白 0.44 mmol/L，低密度脂蛋白 2.53 mmol/L，血钾 4.73 mmol/L，肌酐 134 μmol/L，血尿素氮 5.8 mmol/L，尿酸 371 mmol/L。

**4. 其他检验：**　甲状腺功能正常，自身免疫指标均正常，血培养阴性，尿蛋白定量 2.21 g/d，粪便隐血阴性。2020 年 3 月 21 日尿沉渣白细胞(+++)，革兰阴性杆菌(+++)，革兰阳性杆菌(++)，尿培养示奇异变形杆菌。

**5. 心电图**　ST 段：Ⅱ、Ⅲ、AVF、V5～V6 导联下移。

**6. 心脏彩色多普勒超声**　左心房增大，主动脉瓣反流(轻度)，二尖瓣反流(轻度)，三尖瓣反流(轻度)，左心室舒张功能异常，左心室收缩功能正常，射血分数 64%。

**7. 胸腹部 CT**　未见明显异常。

**【主要临床诊断】**

1. 慢性肾脏病 3 期
2. 肾性贫血
3. 尿路感染
4. 高血压 3 级(很高危)
5. 高脂血症

## 二、临床治疗经过

患者入院后予稳定血压、改善肾灌注、抗感染及降脂等治疗。患者中度贫血，结合既往的贫血四项结果考虑为肾性贫血。患者入院时血压偏高，入院后查尿白细胞阳性且 CRP 升高，考虑存在炎症状态，故选用罗沙司他纠正贫血。罗沙司他初始剂量 50 mg，3 次/周；1 个月后调整剂量为 70 mg，3 次/周。2020 年 4 月 18 日，患者复查，血红蛋白 87 g/L。贫血四项示促红细胞生成素 49.8 mU/ml，铁蛋白 233.53 μg/L，叶酸 8.4 ng/ml，维生素 $B_{12}$ 257 pmol/L。患者的血压也较前稳定，维持在 140/80 mmHg 左右。其间患者未规律监测血红蛋白并自行减少罗沙司他剂量至 50 mg，3 次/周。2020 年 8 月 8 日，患者复查，血红蛋白 85 g/L。2021 年 2 月，罗沙司他的剂量调整为 70 mg，3 次/周。2021 年 3 月 7 日，患者复查，血红蛋白 96 g/L。2021 年 5 月，罗沙司他的剂量调整为 100 mg，3 次/周。2021 年 5 月 5 日和 6 月 18 日，患者复查，血红蛋白分别为 106 g/L 和 112 g/L。

罗沙司他治疗期间患者血红蛋白水平的变化情况见图 7-1-1。

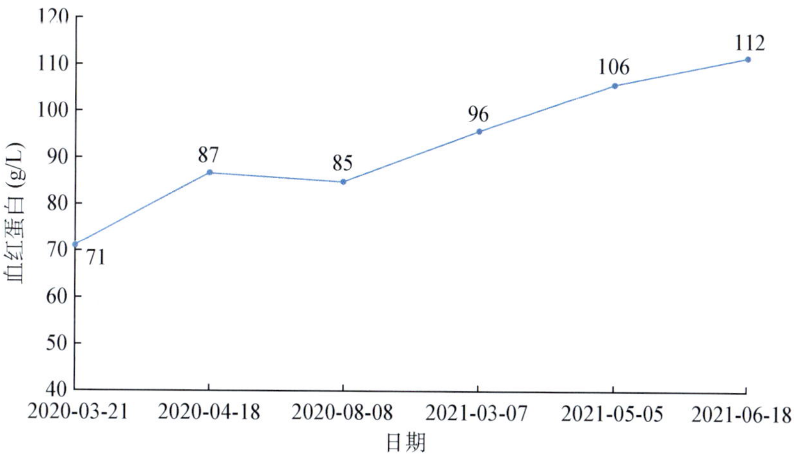


图 7-1-1　罗沙司他治疗期间患者血红蛋白水平的变化情况

注：2020 年 3 月，患者应用罗沙司他 50 mg，3 次/周；2020 年 4 月，患者应用罗沙司他 70 mg，3 次/周；2020 年 5 月至 2021 年 1 月，患者应用罗沙司他 50 mg，3 次/周；2021 年 2 月—4 月，患者应用罗沙司他 70 mg，3 次/周；2021 年 5 月，患者应用罗沙司他 100 mg，3 次/周

## 三、病例特点分析

本例患者为 CKD 3 期患者，慢性病程，本次入院合并明显贫血，特点如下。

1. 从贫血的原因来看，结合病史及辅助检查的结果，排除了急性和慢性失血、红细胞破坏相关的贫血，也排除了原料不足、骨髓造血功能障碍引起的贫血，最后考虑为肾性贫血可能性大。

2. 从患者既往贫血治疗的效果来看，其曾使用 EPO 联合多糖铁复合物方案治疗，但效果不佳，后因血压明显升高停用 EPO。

3. 从影响患者贫血治疗的因素来看，入院评估发现其合并尿路感染，血清铁蛋白和 CRP 升高，提示患者存在明显的慢性炎症状态，故可能影响了 EPO 的治疗效果，且可能加重了贫血。

综上，针对患者贫血的特点及既往的治疗反应，认为患者应用 HIF-PHI 罗沙司他会有更好的疗效，一方面避免了 ESA 相关的血压升高，另一方面其疗效不受炎症状态影响。

从患者接受罗沙司他治疗后的效果来看，其血红蛋白水平逐步升高，其间血压稳定，贫血得到明显改善。

## 四、临床思辨

本例患者同时存在慢性炎症和贫血，两者相互影响。目前认为，慢性炎症导致贫血的机制为铁调素失衡引起铁代谢改变，包括胃肠道铁吸收减少及铁被巨噬细胞吞噬、EPO 生成相对减少、RBC 存活时间缩短。炎症状态下，患者贫血加重，EPO 反应低下。口服 HIF-PHI 罗沙司他可以改善合并炎症状态的肾性贫血。其机制是在基因转录水平下调节铁调素的表达和转铁蛋白及其受体的表达，最终增加胃肠道铁的吸收并促进铁转运至骨髓造血。本例患者使用罗沙司他后铁蛋白下降、EPO 升高，均提示铁利用和炎症状态改善。

肾性贫血是铁代谢紊乱、EPO 缺乏及炎症等多个因素参与的复杂过程。EPO 偏低时需要积极寻找病因。罗沙司他除提高内源性 EPO 水平外，还可以改善铁利用。本病例提示，对于合并炎症状态的肾性贫血患者，罗沙司他具有很好的治疗效果及安全性。

（南京市第一医院　黄文娟　万　辛）

### 专家点评

本例患者为 CKD 3 期患者，既往患有高血压、高脂血症，同时合并尿路感染。一般来说，合并感染的肾性贫血患者在炎症期间需要增加 EPO 的剂量，但本例患者因血压高而停用 EPO。罗沙司他改善肾性贫血不受炎症状态的影响，且口服给药便利，还可改善炎症状态时异常的铁代谢。本例患者换用罗沙司他后血红蛋白水平稳步上升，提示罗沙司他治疗 CKD 3 期肾性贫血尤其是合并炎症感染的患者，是安全有效的。值得注意的是，该患者贫血程度与肾功能损害程度不平行，尽管其处于 CKD 3 期，但已是中度贫血，患者为老年女性，在今后的临床观察中，建议医师在观察患者血红蛋白水平变化的同时监测铁代谢指标及血压的情况，同时也要注意观察潜在的其他贫血原因。

（西安交通大学第一附属医院　蒋红利）

## 参考文献

[1] 中华医学会肾脏病学分会肾性贫血诊断和治疗共识专家组. 肾性贫血诊断与治疗中国专家共识(2018 修订版). 中华肾脏病杂志，2018，34(11)：860-866.

[2] 张梦雪，王小钦. 炎症性贫血的诊断与治疗. 临床血液学杂志，2019，32(1)：68-71.

[3] Chen N，Hao C，Liu BC，et al. Roxadustat treatment for anemia in patients undergoing long-term dialysis. N Engl J Med，2019，381(11)：1011-1022.

[4] Li ZL，Tu Y，Liu BC. Treatment of renal anemia with roxadustat：advantages and achievement. Kidney Dis(Basel)，2020，6(2)：65-73.

# 病例 2

# 慢性肾脏病合并感染患者贫血治疗1例

## 一、病历摘要

【现病史】

患者，男性，56 岁。主诉“血肌酐升高 15 个月”。

患者 15 个月前因“左足骨折”住院治疗。2019 年 4 月 29 日，相关检查发现血肌酐 118 μmol/L，尿素氮 11.73 mmol/L，血红蛋白 91 g/L；骨科予手术治疗后，患者的血红蛋白降至 75 g/L，住院期间输注“红细胞悬液 2 U”后，2019 年 5 月 17 日血红蛋白升至 92 g/L，好转出院。患者住院期间检查发现肾功能异常，但未进行特殊诊治。出院后 15 个月，患者未复查肾功能、血常规，亦未进行诊治。2020 年 7 月 13 日，患者复查肾功能，并发现血肌酐上升至 167 μmol/L，稍感乏力，无明显其他不适，无畏寒、发热，无尿频、尿急、尿痛，无尿量减少，精神尚可，遂至我院就诊。2020 年 7 月 16 日至 2020 年 7 月 29 日，患者于我科住院，进行各项检查后拟诊为“慢性肾脏病 3 期”。

【既往史】

2 型糖尿病病史 5 年，近 2 年使用“甘精胰岛素注射液(14 U)＋赖脯胰岛素注射液(早 1.5 U、中 2 U、晚 2 U)”皮下注射控制血糖，目前血糖控制尚可。15 个月前因“左足骨折”行手术治疗，否认其他手术史，否认食物、药物过敏史等。

【个人史】

否认疫水、疫源接触史，否认异地久居史，无烟、酒嗜好。

【家族史】

否认家族遗传性疾病。

【体格检查】

血压 108/65 mmHg，身高 169 cm，体重 46 kg，体重指数 21.8 kg/m$^2$；神志清晰；消瘦，贫血貌；两肺呼吸音清晰，未闻及干、湿啰音；心率 65 次/分，心律齐，未闻及病理性杂音；腹部柔软，无压痛及反跳痛，肝、肾区无叩击痛；双下肢不肿，双足皮肤痛、温觉减退，左足动脉搏动减弱。

【辅助检查】

**1. 颅脑 CT 检查(2020 年 7 月 17 日)**　两侧基底核区见少许腔隙灶，轻度老年脑改变。

**2. 胸部 CT 检查(2020 年 7 月 17 日)**　两肺见多个微小结节，建议随访。

**3. 心电图检查(2020 年 7 月 17 日)** 窦性心律,轻度 T 波改变。

**4. 心脏超声检查(2020 年 7 月 17 日)** 射血分数 69%,左心室松弛性异常,轻度二尖瓣、三尖瓣反流。

**5. 甲状腺超声检查(2020 年 7 月 17 日)** 右侧甲状腺见小结节,甲状腺结节影像报告和数据系统(thyroid imaging reporting and data system,TI-RADS)分级 2 级。

**6. 肝脏超声检查(2020 年 7 月 17 日)** 肝回声改变,胆囊内壁毛糙、增厚。

**7. 泌尿系统超声检查(2020 年 7 月 17 日)** 双肾见结晶,膀胱内壁稍毛糙,前列腺饱满伴钙化灶。

**8. 颈动脉超声检查(2020 年 7 月 17 日)** 双侧颈动脉内中膜稍毛糙,伴右侧多发斑块。

**9. 血常规(2020 年 7 月 17 日)** 血红蛋白 75 g/L。

**10. 血生化(2020 年 7 月 17 日)** 血肌酐 222 μmol/L,尿素氮 18.22 mmol/L,血清胱抑素 C 4.11 mg/L,尿酸 459 μmol/L,白蛋白 30.2 g/L。

**11. 凝血功能检查(2020 年 7 月 17 日)** 活化部分凝血活酶时间 36 s,纤维蛋白原 4.46 g/L,D-二聚体 0.83 mg/L。

**12. 其他检查**

(1)2020 年 7 月 17 日:红细胞沉降率 113 mm/h,甲状腺系列、肿瘤系列、乙肝三系系列、免疫球蛋白系列检查均未见异常。

(2)2020 年 7 月 19 日:粪便隐血试验弱阳性,尿蛋白(+),尿微量白蛋白 43.84 mg/L,尿白细胞(±),白细胞计数 $10^8$/μl,镜检白细胞(++)/每高倍镜视野(HP)。

**13. 铁五项(2020 年 7 月 28 日)** 铁蛋白 178.8 μg/L,不饱和铁结合力 21.0 μmol/L,总铁结合力 27.9 μmol/L,血清铁离子 6.9 μmol/L,转铁蛋白 1.42 g/L。

**【主要临床诊断】**

1. 慢性肾脏病 3 期
2. 肾性贫血
3. 2 型糖尿病
4. 2 型糖尿病性周围神经病变
5. 尿路感染

## 二、临床治疗经过

患者贫血的治疗方案:2020 年 7 月 17 日,患者入院后检查血红蛋白 75 g/L,考虑 CKD 合并贫血,给予 ESA 10 000 U,2 次/周,皮下注射,以及复方 α 酮酸片等对症治疗。2020 年 7 月 20 日,患者受凉后出现发热、咳嗽、咳痰及肺部感染,且存在尿路感染(2020 年 7 月 19 日尿常规确诊),导致贫血加剧,此时血红蛋白降至 59 g/L,临时输注红细胞悬液 2 U,ESA 的使用剂量及频次不变。2020 年 7 月 23 日,患者的感染症状较前减轻,血红蛋白升至 81 g/L,继续原治疗方案不变。2020 年 7 月 27 日,患者的临床症状均缓解,无发热,血红蛋白升至 88 g/L。考虑:①患者出院后继续使用 ESA 针剂不方便,且依从性欠佳;②患者还伴有 2 型糖尿病、蛋白尿,血白蛋白 30.2 g/L,血液黏滞度较正常人高,长期应用 ESA 可能出现血液黏滞度进一步加重,有血栓形成的风险。因此,停用 ESA,改用罗沙司他治疗(50 mg,3 次/周,口服)。2020 年 7 月 28 日,患者无明显不适,复查铁五项,根据结果加用多糖铁复合物(0.3 g,1 次/天,口服)。

患者住院期间并发症的治疗方案：2020 年 7 月 17 日，胸部 CT 见两肺有多个微小结节，建议随访。2020 年 7 月 19 日，患者尿常规显示白细胞 $10^8$/μl，镜检白细胞（++）/HP；血常规显示白细胞计数 7.94×$10^9$/L，中性粒细胞百分比 77.4%，血红蛋白 59 g/L，血清淀粉样蛋白 A 198.35 mg/L，C 反应蛋白 45.62 mg/L；血生化显示血肌酐 201 μmol/L，尿素 21.79 mmol/L；遂加用左氧氟沙星（0.3 g，1 次/天，静脉滴注）抗感染，输注红细胞悬液 2 U，过程顺利。2020 年 7 月 20 日，患者受凉后出现呼吸道感染，咳嗽、咳痰，伴发热、乏力及食欲减退，最高体温 38.2 ℃。2020 年 7 月 21 日，复查胸部 CT（图 7-2-1），发现两肺下叶有少许感染，两肺有多个微小结节，建议随访；左肺下叶见局限性肺气肿，两侧胸腔有少量积液。2020 年 7 月 22 日，患者最高体温 37.4 ℃，治疗方案同前。2020 年 7 月 23 日，患者体温正常；血常规显示白细胞计数 7.58×$10^9$/L，中性粒细胞百分比 61.2%，血红蛋白 81 g/L，血小板 258×$10^9$/L，血清淀粉样蛋白 A 42.31 mg/L，C 反应蛋白 23.71 mg/L；血生化显示血肌酐 180 μmol/L，尿素 18.18 mmol/L，白蛋白 25.5 g/L；尿培养提示大肠埃希菌感染，药敏结果见表 7-2-1；左氧氟沙星耐药，根据药敏结果改用厄他培南（1 g，1 次/天，静脉滴注）抗感染。2020 年 7 月 24 日，患者痰培养阴性。2020 年 7 月 25 日，患者血培养阴性，继续使用厄他培南（静脉滴注）抗感染。2020 年 7 月 27 日，患者的临床症状均缓解；血常规显示白细胞计数 7.32×$10^9$/L，中性粒细胞百分比 60.3%，血红蛋白 88 g/L，血小板 307×$10^9$/L，血清淀粉样蛋白 A<4.80 mg/L，C 反应蛋白 3.14 mg/L；血生化显示血肌酐 121 μmol/L，尿素 6.14 mmol/L，白蛋白 28.3 g/L。2020 年 7 月 27 日，患者停用 ESA，改用罗沙司他（50 mg，3 次/周，口服）。2020 年 7 月 28 日，铁五项显示铁蛋白 178.8 μg/L，不饱和铁结合力 21.0 μmol/L，总铁结合力 27.9 μmol/L，血清铁离子 6.9 μmol/L，转铁蛋白 1.42 g/L，遂加用多糖铁复合物（0.3 g，1 次/天，口服）；尿培养阴性，咳嗽、咳痰不明显，停用厄他培南。

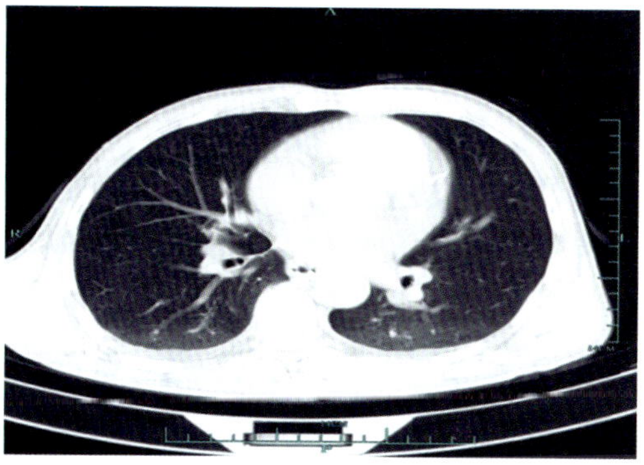

图 7-2-1　患者胸部 CT（2020 年 7 月 21 日）

患者治疗期间血红蛋白和血肌酐的变化见图 7-2-2。患者的随访记录见表 7-2-2。

表 7-2-1　患者尿培养的药敏结果

| 药物名称 | 药敏结果 | 药物名称 | 药敏结果 |
|---|---|---|---|
| 氨苄西林 | 耐药 | 复方新诺明 | 耐药 |
| 阿米卡星 | 敏感 | 替加环素 | 敏感 |
| 头孢曲松 | 耐药 | 氨曲南 | 耐药 |
| 头孢西丁 | 敏感 | 厄他培南 | 敏感 |
| 左氧氟沙星 | 耐药 | 头孢吡肟 | 敏感 |
| 环丙沙星 | 耐药 | 庆大霉素 | 敏感 |
| 亚胺培南 | 敏感 | 呋喃妥因 | 敏感 |
| 妥布霉素 | 敏感 | 哌拉西林/他唑巴坦 | 敏感 |
| 阿莫西林/克拉维酸钾 | 中介 | | |

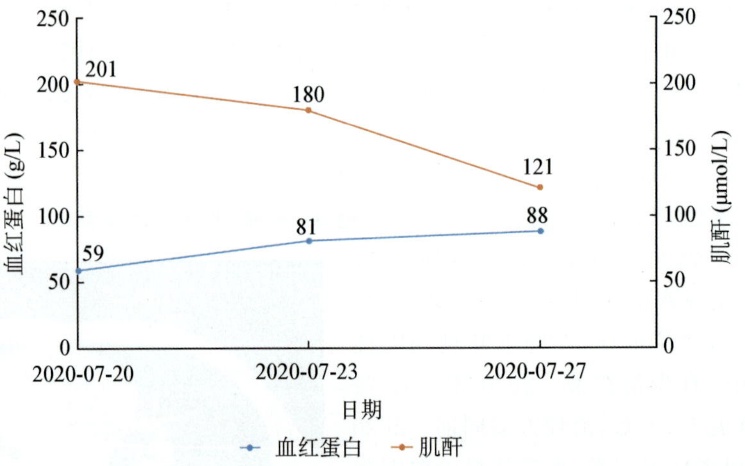


图 7-2-2　患者治疗期间血红蛋白和血肌酐的变化

注：2020 年 7 月 20 日，患者使用 ESA(10 000 U，2 次/周，皮下注射)改善贫血，复方 α 酮酸片等对症治疗，临时输注红细胞悬液 2 U，加用左氧氟沙星(0.3 g，1 次/天，静脉滴注)抗感染；2020 年 7 月 23 日，患者使用 ESA(10 000 U，2 次/周，皮下注射)改善贫血，复方 α 酮酸片等对症治疗，停用左氧氟沙星(耐药)而改用厄他培南(1 g，1 次/天，静脉滴注)抗感染；2020 年 7 月 27 日，患者停用 ESA，改用罗沙司他治疗(50 mg，3 次/周，口服)

表 7-2-2　患者的随访记录

| 项目 | 治疗后第 1 个月 | 治疗后第 2 个月 | 治疗后第 3 个月 | 治疗后第 4 个月 | 治疗后第 7 个月 | 治疗后第 12 个月 | 治疗后第 13 个月 |
|---|---|---|---|---|---|---|---|
| 治疗药物及剂量 | 罗沙司他 50 mg，3 次/周 | 罗沙司他 50 mg，3 次/周 | 罗沙司他 50 mg，3 次/周 | 罗沙司他 50 mg，3 次/周 | 罗沙司他 50 mg，3 次/周 | 停用罗沙司他 | 罗沙司他 50 mg，3 次/周 |
| 血红蛋白(g/L) | 92 | 113 | 109 | 111 | 106 | 123 | 102 |
| 血肌酐(μmol/L) | 141 | 112 | 117 | 121 | 119 | 121 | 125 |
| 转铁蛋白(g/L) | — | 1.53 | — | — | 2.01 | — | — |
| 转铁蛋白饱和度(%) | — | 34.2% | — | — | 39.6% | — | — |
| 铁蛋白(μg/L) | — | 168.2 | — | — | 158.4 | — | — |
| 血脂指标(mmol/L) | — | TC 2.65<br>TG 0.89<br>HDL-C 0.93<br>LDL-C 1.31 | TC 2.86<br>TG 0.96<br>HDL-C 1.01<br>LDL-C 1.37 | TC 2.37<br>TG 0.48<br>HDL-C 1.06<br>LDL-C 1.05 | TC 3.27<br>TG 0.56<br>HDL-C 1.37<br>LDL-C 1.68 | TC 3.1<br>TG 0.65<br>HDL-C 0.81<br>LDL-C 1.17 | TC 2.72<br>TG 0.86<br>HDL-C 0.93<br>LDL-C 1.28 |
| 贫血症状及患者反馈 | 可 | 良好 | 良好 | 良好 | 良好 | 良好 | 良好 |

注：治疗过程中，患者规律应用罗沙司他(50 mg，3 次/周，口服)，联合多糖铁复合物(0.3g，1 次/天，口服)；治疗第 12 个月时，血红蛋白达 124 g/L，遂停用罗沙司他，仍继续应用多糖铁复合物；第 13 个月复查时血红蛋白较前下降，继续使用原剂量罗沙司他联合多糖铁复合物(口服)改善贫血。随访内容包括血红蛋白、血肌酐、铁五项、血脂指标、贫血症状等。—. 指本项无内容；TC. 总胆固醇；TG. 甘油三酯；HDL-C. 高密度脂蛋白胆固醇；LDL-C. 低密度脂蛋白胆固醇

## 三、病例特点分析

患者为中年男性，有 CKD 病史 15 个月，未规律诊治。此次检查发现血肌酐明显上升，遂入院治疗。患者确诊 2 型糖尿病 5 年，伴 2 型糖尿病周围神经病变，入院后结合眼科会诊，未发现糖尿病视网膜病变，故考虑 CKD，暂不考虑糖尿病肾病可能（患者拒绝行肾穿刺明确病理类型）。2020 年 7 月 17 日，患者入院后查血肌酐 222 μmol/L、血红蛋白 75g/L，诊断为 CKD 合并贫血，给予 ESA 改善贫血及复方 α 酮酸片等对症治疗；患者入院后第 4 天（2020 年 7 月 20 日）受凉后出现呼吸道感染，咳嗽、咳痰伴发热，胸部 CT 显示肺部感染，且存在泌尿系统感染，加用左氧氟沙星（静脉滴注）抗感染治疗，血红蛋白降至 59 g/L，血肌酐 201 μmol/L，重度贫血，且乏力、食欲减退，输注红细胞悬液 2 U 改善贫血，ESA 的使用剂量及频次不变；2020 年 7 月 23 日，根据尿培养结果（大肠埃希菌感染）停用左氧氟沙星，改用厄他培南（静脉滴注）抗感染，肺部感染症状改善，血红蛋白升至 81 g/L，血肌酐 180 μmol/L，其他治疗同前；2020 年 7 月 27 日，血红蛋白升至 88 g/L，血肌酐 121 μmol/L，考虑患者的依从性及血栓形成风险高（有“2 型糖尿病”病史，蛋白尿，白蛋白偏低，血液黏滞度较正常人高，长期应用 ESA 可能出现血液黏滞度进一步加重），停用 ESA，改用罗沙司他，加用多糖铁复合物。出院后患者规律随访（表 2），血红蛋白进行性上升，血肌酐基本稳定，波动于 120 μmol/L；随访第 12 个月时，血红蛋白升至 123 g/L，暂停使用罗沙司他，多糖铁复合物治疗同前；随访第 13 个月发现，血红蛋白较前明显下降，为 102 g/L，复用罗沙司他，继续使用多糖铁复合物改善贫血。

本例患者 CKD 合并贫血，应用 ESA 改善贫血；并发感染时，血红蛋白明显下降，除继续应用 ESA 外，临时予输血改善贫血；积极抗感染治疗是有效的，根据各类标本的培养（血、尿、痰）结果调整抗生素的使用；患者症状逐渐改善，相关指标如肾功能、血红蛋白较前好转，疗效确切。患者出院前停用 ESA，改用罗沙司他、铁剂改善贫血。

## 四、临床思辨

本例患者确诊为 CKD 合并贫血，有“2 型糖尿病”病史，且存在易感因素，住院期间出现肺部感染和泌尿系统感染，导致血红蛋白急剧下降，除积极有效处理感染并发症外，贫血的治疗也刻不容缓。

肾性贫血是 CKD 常见的并发症之一，其严重程度与 CKD 的预后密切相关。有研究表明，低血红蛋白是终末期肾病患者发生心血管事件并发症的独立危险因素。我国肾性贫血的发病率高，知晓率、治疗率及达标率均低。来自上海 25 家医院非透析患者的数据显示，肾性贫血治疗的达标率仅为 8.2%。尽管 ESA 的广泛应用极大地降低了肾性贫血患者的输血风险，但近年来的研究显示，ESA 可能会增加肾性贫血患者心脑血管事件和肿瘤的发生风险，同时部分肾性贫血患者因 ESA 抵抗而治疗无效。2019 年 7 月，《新英格兰医学杂志》同时发表了 2 项有关最新肾性贫血治疗药物罗沙司他治疗透析和非透析 CKD 患者肾性贫血的临床研究成果。这 2 项多中心、随机、Ⅲ期临床研究的结果显示，全球首个 HIF-PHI 新药罗沙司他用于非透析的 CKD 肾性贫血患者，增加的血红蛋白水平优于安慰剂；且罗沙司他在透析（血液透析和腹膜透析）的 CKD 肾性贫血患者中疗效不劣于 rHuEPO。罗沙司他维持内源性 EPO 水平处于或接近正常生理范围，有效性不受微炎症状态影响，同时降低铁调素水平、改善铁代谢、降低胆固醇，具有良好的耐受性，能有效且安全地纠正贫血。本例患者入院时启用 ESA 改善贫血，治疗过程中因感染加重贫血行输血 1 次，出院前考虑其依从性及长期应用 ESA 可能导致 ESA 抵抗、促血栓形成及增加心血管不良事件的发生风险，结合体重（46 kg）及铁五项指标，改用罗沙司他（50 mg，3 次/周，口服）联合多糖铁复合物（0.3 g，1 次/天，口服）改善贫血。随访结果显示，本例患者贫血改善明显，肾功能基本稳定。根据罗沙司他的说明书，体重 40～60 kg 非透析患者的起始剂量推荐 70 mg、3 次/周、口服，考虑本例患者体重不高（46 kg）、合并糖尿病和低白蛋白血症（存在血栓形成高风险）、加重贫血的感染因素已经控制，故给予低于说明书推荐剂量的罗沙司他（50 mg，3 次/周，口服）治疗。

（台州市中医院　周　霜）

## 专家点评

这是一例很有意义的病例，患者确诊为 CKD 合并贫血。有证据表明，贫血会影响 CKD 患者的生活质量，增加 CKD 进展、终末期肾病、心血管事件及死亡的风险。因此，CKD 合并贫血的治疗是 CKD 患者一体化治疗的重要内容。本例患者存在感染的易感因素，住院期间出现肺部感染及尿路感染，导致血红蛋白急剧下降，影响 ESA 的疗效。改用罗沙司他联合多糖铁复合物治疗，血红蛋白逐渐升高并达到目标值，证实了罗沙司他在 CKD 非透析患者中的疗效。对于本例患者，在今后的临床观察中，建议医师不仅要注意贫血相关指标的变化，还应注意监测血糖、血压的变化，以及 CKD 并发症的评估，并尽早定期进行心血管疾病、终末期肾病及死亡风险的评估，及时调整治疗方案。本病例提示医师在临床工作中要根据患者的综合病情，个体化选择纠正贫血的药物，使患者有更多获益。

［中国人民解放军联勤保障部队第 980 医院（白求恩国际和平医院）　吴广礼］

## 参考文献


［1］ Li Y，Shi H，Wang WM，et al. Prevalence，awareness，and treatment of anemia in Chinese patients with nondialysis chronic kidney disease：first multicenter，crosssectional study. Medicine (Baltimore)，2016，95(24)：e3872.

［2］ Cernaro V，Lacquaniti A，Buemi A，et al. Does erythropoietin always win? Curr Med Chem，2014，21(7)：849-854.

［3］ Chen N，Hao C，Liu BC，et al. Roxadustat treatment for anemia in patients undergoing long-term dialysis. N Engl J Med，2019，381(11)：1011-1022.

［4］ Chen N，Hao C，Peng X，et al. Roxadustat for anemia in patients with kidney disease not receiving dialysis. N Engl J Med，2019，381(11)：1001-1010.

［5］ 陈楠. 罗沙司他在慢性肾脏病患者肾性贫血治疗中的应用. 中华内科杂志，2019，58(12)：919-920.

［6］ 付玉琪，涂岩，刘必成. 低氧诱导因子-脯氨酸羟化酶抑制剂治疗肾性贫血的研究进展. 中华肾脏病杂志，2020，36(9)：726-730.

# 病例 3

## 腹膜透析感染改血液透析后合并难治性肾性贫血治疗1例

### 一、病历摘要

**【现病史】**

患者，男性，57 岁。因“发现血肌酐升高、腹膜透析 4 年，规律血液透析 1 个月”入院。

患者 4 年前发现血肌酐升高，诊断为“慢性肾脏疾病 5 期”，行腹膜透析置管术，规律进行腹膜透析，反复发作腹膜炎 4 次。1 个月前无明确诱因出现腹痛，伴发热，腹膜透析透出液呈白色浑浊液体，于中国医科大学附属盛京医院就诊，诊断为“腹膜透析相关性腹膜炎”，给予抗感染治疗，拔除腹膜透析管，行颈内静脉置管术，开始规律血液透析，患者症状较前好转出院。患者住院期间末次化验（2019 年 1 月 12 日）血常规显示，白细胞计数 $10.18\times10^9$/L，中性粒细胞百分比 81%，血红蛋白 70 g/L，白蛋白 32.5 g/L，血尿素氮 20.17 mmol/L，肌酐 874.6 μmol/L，C 反应蛋白 78.5 mg/L，铁蛋白 1980 μg/L，叶酸 8.84 ng/ml，维生素 $B_{12}$ 1118 pg/ml，脑钠肽 376.7 pg/ml；住院期间皮下注射“重组人促红细胞生成素注射液”3000 U，3 次/周，因炎症状态暂未给予“铁剂”。现患者血液透析频率为 3 次/周，并在门诊规律治疗。患者一般状态可，无乏力，无呼吸困难，无腹痛发热，食欲、睡眠尚可，残余尿 0 ml/24 h，大便正常，近期体重略增加。

**【既往史】**

高血压 30 年，血压最高可达 220/100 mmHg，口服硝苯地平控释片（30 mg，1 次/天），平素血压（150～160）/（80～90）mmHg；痛风病史 4 年，间断口服非布司他和碳酸氢钠片。否认糖尿病、冠心病等其他慢性病病史。否认肝炎、结核等传染病病史。否认输血史。否认药物、食物过敏史。

**【个人史】**

无烟、酒嗜好。

**【家族史】**

无家族性遗传性疾病。

**【体格检查】**

体温 36.4℃，脉搏 90 次/分，呼吸 19 次/分，血压 150/90 mmHg，身高 1.75 m，体重 69 kg。患者神志清晰，回答流利，自主体位，呈慢性病容，贫血貌，全身皮肤黏膜无黄染，未见瘀点、瘀斑，浅表淋巴结未触及，颜面无水肿，角膜透明，双侧瞳孔等大等圆，对光反射灵敏，口唇无发绀，无口腔溃疡，咽部无充血，扁桃体无肿大。颈软，无抵抗，气管居中，甲状腺无肿大，未闻及血管杂音。双侧呼吸动度对称，触觉语颤对称，双肺呼吸音粗，未闻及明显干、湿啰音。心前区无隆起，未触及震颤，心率 90 次/分，心律齐，各瓣膜听诊区未闻及病理性杂音。腹平软，无压痛、反跳痛，肝脾肋下未及，肝肾区无叩击痛，移动性浊音阴性，肠鸣音无异常，双下肢无明显水肿。脊柱四肢无畸形，各关节无红肿、压痛，生理反射存在，病理反射未引出。

**【辅助检查】**

**1. 血常规** 白细胞计数 $11.8\times10^9$/L，中性粒细胞百分比 84.1%，血红蛋白 78 g/L，平均红细胞体积 102.5 fl，平均血红蛋白含量 32.5 pg，平均血红蛋白浓度 317 g/L，血小板计数 $292\times10^9$/L。

**2. 血生化** 白蛋白 32.5 g/L，铁蛋白＞1500 μg/L，血清铁 8.5 μmol/L，不饱和铁结合力 31.8 μmol/L，血清总铁结合力 40.30 μmol/L，转铁蛋白饱和度 21.1%，血尿素氮 24.52 mmol/L，血肌酐 1045.7 μmol/L，尿酸 539.7 μmol/L，血钾 5.28 mmol/L，甲状旁腺激素 189.1 pg/ml，血钙 2.10 mmol/L，血磷 2.70 mmol/L。

**【主要临床诊断】**

1. 慢性肾脏疾病 5 期（维持性血液透析治疗）
2. 高血压 3 级（很高危）
3. 肾性贫血
4. 慢性肾脏病矿物质和骨代谢异常
5. 代谢性酸中毒
6. 痛风

## 二、临床治疗经过

患者在血液净化中心门诊行规律血液透析治疗，3 次/周，每次持续时间 4 h；血液透析滤过每 2 周 1 次，每次持续时间 4 h；血液灌流，1 次/月，每次持续时间为 2 h；血液净化抗凝剂：低分子量肝素静脉注射 4000 U/次；血管通路：1 个月后动静脉内瘘成熟，拔除中心静脉置管，使用自体动静脉内瘘；尿素清除指数（Kt/V）1.12，尿素下降率（urea reduction ratio，URR）为 60%，体重 69 kg，透析过程基本顺利，偶有低血压。

2019 年 3 月，患者血红蛋白上升不理想。开始调整重组人促红细胞生成素注射液 13 000 U，每周 1 次，静脉注射纠正贫血，因患者铁蛋白＞1500 μg/L，暂不给予铁剂。其他辅助用药：左卡尼汀 1.0 g，3 次/周，透析后静脉注射补充左旋肉碱；患者血压平稳，暂停用降压药；碳酸钙 $D_3$ 片 600 mg，1 次/天，口服补钙；碳酸镧 1000 mg，2 次/天，餐中嚼服降磷；阿法骨化醇 0.25 μg，3 次/周，口服降 PTH；复方 α 酮酸片 3 片，3 次/天，餐中口服，补充 α 酮酸；碳酸氢钠片 1.5 g，3 次/天，口服纠正酸中毒；非布司他 40 mg，1 次/天，口服降尿酸。患者每月监测血常规指标，每 3 个月监测铁指标。2019 年 6 月复查血红蛋白升至 117 g/L，重组人促红细胞生成素注射液加量后，患者血红蛋白可逐渐上升至靶目标（110～120 g/L），但难以维持，重组人促红细胞生成素注射液反复加量至 16 000 U，1 次/周。

2020 年 9 月，患者血红蛋白下降至 85 g/L，结合患者既往反复腹膜炎病史，监测血常规发现，白细胞计数间断增高，中性粒细胞百分比持续增高，考虑患者存在炎症状态。排除营养不良、溶血、出血、血液系统疾病、严重的甲状旁腺功能亢进症及透析不充分等导致贫血的因素，考虑患者贫血可能与炎症状态有关，建议患者进一步完善 CRP 检查和影像学检查，明确感染灶，患者拒绝。停用重组人促红细胞生成素注射液，给予罗沙司他 100 mg，3 次/周，口服，每个月复查血红蛋白水平，逐步升高阶梯剂量至 140 mg，3 次/周。2020 年 12 月，患者血红蛋白上升至 140 g/L，暂停罗沙司他。2021 年 4 月，患者血红蛋白下降至 119 g/L，恢复罗沙司他治疗，减量为 100 mg，3 次/周，口服。患者血红蛋白平稳。2021 年 6 月，复查血红蛋白 113 g/L，铁蛋白 316.6 μg/L，转铁蛋白饱和度 15.66%，血白细胞计数 $7.4\times10^9$/L，中性粒细胞百分比 80.3%，CRP 39.9 mg/L，患者用药期间无明显新发不适，血压平稳。患者应用罗沙司他治疗前、后，血红蛋白水平变化和使用药物剂量调整情况见图 7-3-1，用药期间其他实验室指标见表 7-3-1。

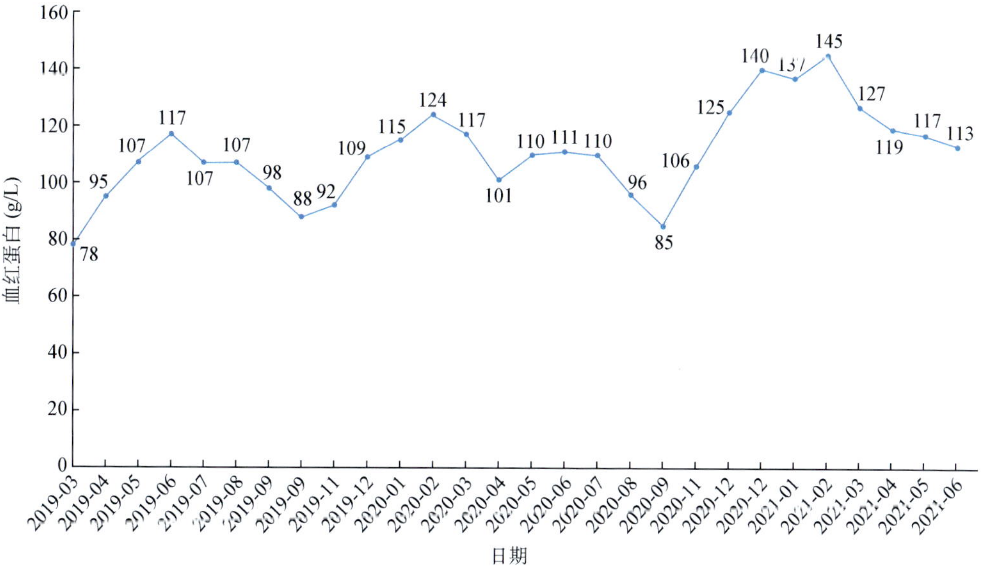


图 7-3-1　患者应用罗沙司他治疗前、后血红蛋白变化趋势

注：2019 年 3 月至 2020 年 8 月患者应用重组人促红细胞生成素注射液；2020 年 9 月至 2021 年 6 月患者应用罗沙司他

表 7-3-1　治疗过程中患者铁蛋白、转铁蛋白饱和度及 CRP 变化

| 日期 | 铁蛋白(μg/L) | 转铁蛋白饱和度(%) | C 反应蛋白(mg/L) |
|---|---|---|---|
| 2019 年 3 月 | >1500 | 21.09 | 78.5 |
| 2019 年 6 月 | 1356.7 | 22.68 | — |
| 2019 年 9 月 | 1457 | 14.06 | — |
| 2019 年 12 月 | 999.2 | 18.02 | — |
| 2020 年 3 月 | 1344.2 | 19.13 | — |
| 2020 年 6 月 | 812 | 16.61 | — |
| 2020 年 9 月 | 1000.9 | 19.62 | — |
| 2021 年 3 月 | 365.3 | 18.21 | — |
| 2021 年 6 月 | 316.6 | 15.66 | 39.9 |

—. 无数据

## 三、病例特点分析

患者为中年男性，腹膜透析 4 年，期间因反复腹膜炎，转为维持性血液透析。肾性贫血严重

时血红蛋白为 78 g/L,初始给予重组人促红细胞生成素注射液纠正贫血。因明显的系统炎症状态,铁蛋白高居不下,故未使用铁剂。应用重组人促红细胞生成素注射液后,患者血红蛋白逐渐上升至靶目标(110～120 g/L),但难以维持。重组人促红细胞生成素注射液逐渐加量至 16 000 U,1 次/周,皮下注射,血红蛋白仍呈下降趋势,并逐渐下降至 80～90 g/L,结合患者既往反复腹膜炎,监测白细胞计数间断增高,中性粒细胞百分比持续增高,CRP 明显增高,考虑患者存在炎症状态导致 EPO 抵抗。文献显示,罗沙司他可改善血红蛋白且不受微炎症状态的影响,故将重组人促红细胞生成素注射液换用为罗沙司他,并将应用剂量增至 140 mg,3 次/周。1 个月后,血红蛋白上升了 20 g/L,停用罗沙司他后,血红蛋白继续上升至 145 g/L,然后逐渐下降至靶目标范围。恢复应用罗沙司他 100 mg,3 次/周,患者血红蛋白维持在 100～120 g/L。腹膜透析管拔除后未应用抗生素,应用罗沙司他 1 年后,患者 C 反应蛋白水平明显下降。由腹膜透析转为维持性血液透析后,铁蛋白逐渐下降并维持在正常范围内,转铁蛋白饱和度也逐渐下降。

## 四、临床思辨

肾性贫血是 CKD 特有的重要并发症,CKD 合并的炎症反应可加重肾性贫血,进而影响患者的生活质量,增加发生心血管事件及死亡风险。该患者腹膜透析由于反复发生腹膜炎转为维持性血液透析。其间尽管应用最大剂量(16 000 U/周)重组人促红细胞生成素注射液,其血红蛋白始终难以达到靶目标。由于 C 反应蛋白居高不下,铁蛋白持续>800 μg/L,考虑患者贫血难以纠正与炎症状态导致 EPO 抵抗有关,故停用 EPO,给予罗沙司他口服,起始剂量为 100 mg,3 次/周(低于说明书推荐剂量)。用药后第 1 个月,血红蛋白无明显上升;第 2 个月将罗沙司他剂量增加至 120 mg,3 次/周,观察到血红蛋白明显上升;第 3 个月剂量增加至 140 mg,3 次/周;第 4 个月血红蛋白升至 140 g/L,未见明显不良反应,立即停罗沙司他,停药后,复查血红蛋白仍有延迟升高现象;停用罗沙司他 5 个月后,血红蛋白下降至 120 g/L 以内,重新启动罗沙司他治疗 100 mg,3 次/周,目前血红蛋白维持在 110～120 g/L。该患者为本血液净化中心首例使用罗沙司他的患者,初始用药时,对该药的剂量选择经验不足,未根据说明书选择和调整剂量,未观察到明显不良反应发生。该病例也提示罗沙司他治疗炎症导致的 EPO 抵抗疗效良好,并可改善铁的吸收、转运和利用。

(中国医科大学附属盛京医院　周　华　张　晨)

### 专家点评

该病例腹膜透析 4 年,因期间反复腹膜炎转为维持性血液透析,其肾性贫血因合并感染状态导致 EPO 治疗效果欠佳。改用罗沙司他后贫血得到很好的纠正。相较于 EPO,HIF-PHI 作为一种具有全新作用机制的口服药物,通过激活 HIF 通路,促进内源性 EPO 生成,改善铁的吸收、转运及利用,下调铁调素水平,疗效受炎症状态影响较小。该患者未应用抗生素,但 C 反应蛋白下降,这可能与拔除腹膜透析导管有关。患者改血液透析后,尽管每周透析 3 次,且间断应用 HDF 和血液灌流,但 Kt/V 仅为 1.1 左右,透析还不充分,今后应注意提高透析剂量,以促进更高质量的充分透析。此外,在罗沙司他应用过程中,剂量应从低剂量开始,调整剂量不应太频繁,可每 2～4 周监测 1 次血红蛋白和铁代谢情况。

(东南大学附属中大医院　刘　宏)

## 参考文献


[1] 中国医师协会肾脏内科医师分会肾性贫血指南工作组. 中国肾性贫血诊治临床实践指南. 中华医学杂志,2021，101(20) :1463-1502.

[2] Li ZL，Tu Y，Liu BC. Treatment of renal anemia with roxadustat:advantages and achievement. Kidney Dis (Basel)，2020，6(2):65-73.

[3] 付玉琪,涂岩,刘必成. 低氧诱导因子-脯氨酸羟化酶抑制剂治疗肾性贫血的研究进展. 中华肾脏病杂志，2020,36(9):726-730.

[4] Chen N，Hao C，Liu BC，et al. Roxadustat treatment for anemia in patients undergoing long-term dialysis. N Engl J Med，2019，381(11):1011-1022.

[5] Akizawa T，Iwasaki M，Yamaguchi Y，et al. Phase 3，randomized，double-blind，active-comparator (Darbepoetin Alfa) study of oral roxadustat in CKD patients with anemia on hemodialysis in Japan. J Am SocNephrol，2020，31(7):1628-1639.

[6] Akizawa T，Ueno M，Shiga T，et al. Oral roxadustat three times weekly in ESA-naïve and ESA-converted patients with anemia of chronic kidney disease onhemodialysis: results from two phase 3 studies. TherApher Dial，2020，24(6):628-641.

[7] Locatelli F，Del Vecchio L，De Nicola L，et al. Are all erythropoiesis-stimulating agents created equal? . Nephrol Dial Transplant，2021，36(8):1369-1377.

# 病例 4

## 腹膜透析患者感染合并肾性贫血治疗1例

### 一、病历摘要

**【现病史】**

患者，男性，44 岁。主诉“维持性腹膜透析伴乏力 6 年”。

患者 6 年前于当地医院检查发现肌酐 400 μmol/L，B 型超声提示双肾缩小，完善相关检查后诊断为“慢性肾脏病”。随后病情进展，乏力明显。患者在外院行“左前臂动静脉内瘘成形术”失败，遂于 2013 年 10 月 4 日至我院就诊，查肌酐 962.9 μmol，血红蛋白 78g/L，尿蛋白 1155.8 mg/24h，诊断为“慢性肾脏病 5 期”。2013 年 10 月 8 日，患者在局部麻醉下行“腹膜透析导管置入术”，开始维持性腹膜透析治疗，同时皮下注射“rHuEPO(10 000 U，1 次/周)”，口服“叶酸(5mg，1 次/天)及多糖铁复合物(0.3g，1 次/天)”纠正贫血。出院后患者乏力较前缓解，但时有加重。6 年间患者的血红蛋白波动于 66～117 g/L，间断注射“rHuEPO(10 000U，1 次/周)”，长期口服“叶酸及多糖铁复合物”治疗。2019 年 7 月 19 日，患者因乏力加重，胸闷、气急明显，活动后加重，再次至我院住院治疗。

**【既往史】**

高血压病史 8 年，口服缬沙坦(160 mg，1 次/天)及硝苯地平(60 mg，1 次/天)，血压控制在 150/90 mmHg 左右；否认其他慢性病史。

**【个人史】**

无放射性物质、毒物接触史，无烟、酒嗜好。

**【家族史】**

家族中无肾病患者，无遗传性疾病史，父母健康状况良好，兄弟姐妹健康状况良好，子女健康状况良好。

**【体格检查】**

体温 37.7℃，脉搏 100 次/分，血压 153/104 mmHg；慢性病容，贫血貌，皮肤及巩膜无黄染，未见出血点；双下肺呼吸音低，心律齐，心界扩大，未闻及病理性杂音；腹平软，无压痛及反跳痛，腹膜透析管位置正常；颜面及双下肢水肿。

**【辅助检查】**

**1. 血常规** 白细胞计数 $4.65\times10^9$/L，血红蛋白 66 g/L，血细胞比容 19.7%，血小板计数 $249\times10^9$/L，C 反应蛋白 11.1 mg/L。

**2. 血生化**　白蛋白 25.8 g/L，血肌酐 829.3 μmol/L，血钾 2.7 mmol/L，血钠 145.8 mmol/L，血氯 100.5 mmol/L。

**3. 贫血四项**　铁蛋白 485.6 μg/L，叶酸 9.8 μg/L，维生素 $B_{12}$ 219 ng/L，转铁蛋白饱和度 30%。

**4. 其他**　指标脑钠肽 2586.3 pg/ml，超敏肌钙蛋白 0.094 μg/L，脑钠肽前体>35 000 pg/ml，甲状旁腺激素 167.6 pg/ml。

**5. 超声心动图检查**　左心增大，射血分数 37%，二尖瓣、主动脉瓣、三尖瓣轻度反流，轻度肺动脉高压，左心室收缩、舒张功能减退。

**6. 胸部 CT 检查**　两肺散在炎症，双侧胸腔积液伴双肺下叶部分不张。

**【主要临床诊断】**

1. 慢性肾脏病 5 期，腹膜透析
2. 肺部感染
3. 肾性贫血
4. 肾性高血压
5. 慢性心力衰竭（心功能Ⅳ级）

## 二、临床治疗经过

**1. 肾脏替代治疗**　患者突发胸闷、气急，血压偏高，脑钠肽及脑钠肽前体升高，考虑感染合并心力衰竭，行临时血液透析治疗。患者病情缓解后于 2019 年 7 月 30 日行动静脉内瘘成形术，术后出院继续行腹膜透析治疗，透析方案更改为 APD。

**2. 抗感染治疗**　静脉滴注头孢呋辛 0.75 g，1 次/天。

**3. 控制高血压**　口服缬沙坦 80 mg，1 次/天；硝苯地平 30 mg，1 次/天；可乐定 75 μg，3 次/天。

**4. 抗心室重构**　左心增大明显，射血分数明显降低，予口服美托洛尔缓释片 23.75 mg，1 次/天。

**5. 贫血治疗**

（1）2019 年 7 月—9 月：持续注射 rHuEPO 10 000 U，1 次/周；口服叶酸 5 mg，1 次/天；口服多糖铁复合物 0.3 g，1 次/天。血红蛋白由 66 g/L 升高至 92 g/L。

（2）2019 年 9 月至 2020 年 3 月：2019 年 9 月 19 日，患者开始口服罗沙司他 100 mg，3 次/周；叶酸 5 mg，1 次/天；多糖铁复合物 0.3 g，1 次/天。2019 年 11 月 5 日，复查血红蛋白升至 115 g/L，调整罗沙司他剂量为 50 mg，3 次/周。2020 年 2 月 20 日复查血红蛋白升高至 131 g/L。2020 年 3 月 31 日复查血红蛋白升高至 136 g/L，铁蛋白 363.3 μg/L，TSAT 16.7%，遂停用罗沙司他，继续补充铁剂。

（3）2020 年 4 月至 2021 年 2 月：患者口服叶酸 5 mg，1 次/天；多糖铁复合物 0.3 g，1 次/天。血红蛋白维持在 110～121 g/L。

（4）2021 年 2 月—3 月：患者因肺部感染血红蛋白降至 89 g/L。注射 rHuEPO 10 000 U，1 次/周；口服叶酸 5 mg，1 次/天；口服多糖铁复合物 0.3 g，1 次/天。

（5）2021 年 4 月—8 月：2021 年 4 月 9 日，患者口服罗沙司他 70 mg，3 次/周；叶酸 5 mg，1 次/天；多糖铁复合物 0.3 g，1 次/天。2021 年 5 月 21 日复查血红蛋白升高至 130 g/L，调整罗沙司他的剂量为 50 mg，3 次/周；2021 年 7 月 6 日复查血红蛋白维持在 122 g/L，停用罗沙司他，2021 年 8 月 24 日复查血红蛋白 126 g/L。

患者血红蛋白水平变化情况见图 7-4-1。

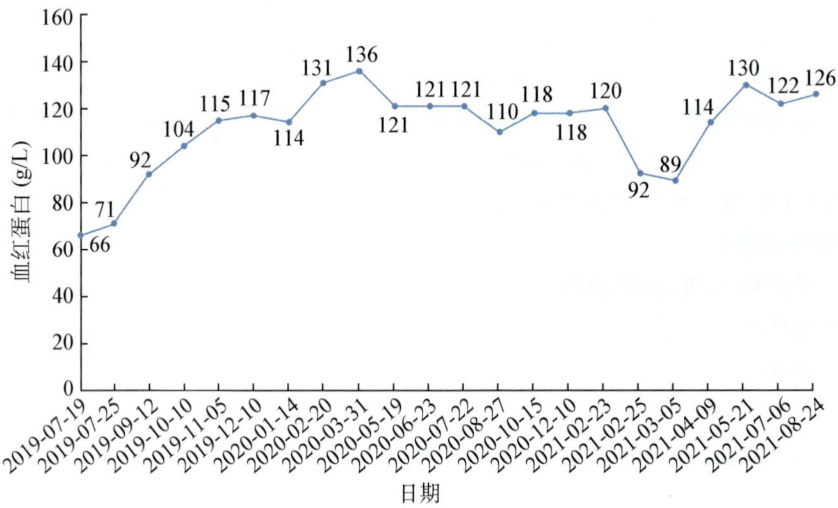


图 7-4-1　住院后患者肾性贫血的用药情况及血红蛋白水平的变化情况

注：2019 年 7 月 19 日至 9 月 18 日，患者应用 rHuEPO 10 000 U，1 次/周；2019 年 9 月 19 日至 11 月 4 日，患者应用罗沙司他 100 mg，3 次/周，口服；2019 年 11 月 5 日至 2020 年 2 月 20 日，患者应用罗沙司他的剂量为 50 mg，3 次/周，口服；2020 年 3 月 31 日至 2021 年 2 月 24 日，患者停用罗沙司他；2021 年 2 月 25 日至 3 月 5 日，患者应用 rHuEPO 10 000 U，1 次/周；2021 年 4 月 9 日至 5 月 20 日，患者应用罗沙司他 70 mg，3 次/周，口服；2021 年 5 月 21 日至 7 月 5 日，患者应用罗沙司他 50 mg，3 次/周，口服；2021 年 7 月 6 日至 8 月 24 日，患者停用罗沙司他

**6. 其他治疗**　补钾、补充维生素、补充营养、输注白蛋白、口服复方 α 酮酸片等支持治疗。

## 三、病例特点分析

本例患者血红蛋白 66 g/L，为中度贫血。完善相关检查后可排除消化道出血等失血性贫血，以及溶血性贫血及血液系统疾病导致的贫血。患者长期补充铁剂及叶酸，血清铁蛋白水平维持在 200～500 μg/L，无造血原料缺乏，结合慢性肾脏病病史考虑为肾性贫血。患者本次（2019 年 7 月）入院 CRP 水平升高、肺部感染、有低热，处于炎症状态，白蛋白水平较低，营养状态不佳，同时腹膜透析效果差、毒素清除不充分，考虑为贫血加重的危险因素。因此，入院后予 rHuEPO（10 000 U，1 次/周），同时继续补充铁剂和叶酸、控制感染、加强透析、增加优质蛋白摄入等对症治疗，2 个月（2019 年 9 月）后患者血红蛋白升高至 92 g/L。因治疗期间患者行临时血液透析及动静脉内瘘成形术，存在失血情况，结合既往使用 rHuEPO 的效果，为达到指南推荐的目标值（血红蛋白≥110 g/L），改为口服罗沙司他（100 mg，3 次/周；后调整至 50 mg，3 次/周）治疗，5 个月（2020 年 4 月）后复测血红蛋白升高至 136 g/L（＞130 g/L）、铁蛋白 363.3 μg/L、TSAT 16.7%，故停用罗沙司他，继续补充铁剂。此后 11 个月患者未使用罗沙司他及其他 EPO 治疗，血红蛋白维持在 110～121g/L。2021 年 2 月，患者再次因肺部感染血红蛋白降至 89 g/L，需要进行干预，先后予 rHuEPO 及罗沙司他治疗后血红蛋白恢复至 120 g/L，乏力缓解。

本例为长期维持性腹膜透析患者，既往肾性贫血间断使用 rHuEPO（10 000 U，1 次/周）治疗，血红蛋白水平波动较大且控制不佳，考虑 rHuEPO 疗效不佳。罗沙司他（HIF-PHI）可较快提高患者的血红蛋白水平，并在停药后的很长一段时间内使血红蛋白水平维持在目标范围内。患者自 2019 年起均存在感染，出现血红蛋白水平大幅度下降，考虑感染及炎症状态为患者贫血加重的主要危险因素。

## 四、临床思辨

肾性贫血是慢性肾脏病患者尤其是血液透析患者的常见并发症，主要与 EPO 相对缺乏、尿毒素蓄积及铁缺乏等有关。大量研究表明，肾性贫血是慢性肾脏病患者死亡的高危因素，血红蛋白水平过低可增加心血管终点事件的发生，影响患者的生存质量。

肾性贫血早诊断、早治疗对慢性肾脏病患者预后的改善具有重要意义。肾性贫血的诊断为排他性诊断，医师首先应明确患者是否存在其他贫血性疾病，最常见的原因有失血、营养不良、渗血、炎症、透析不充分、继发性甲状旁腺功能亢进等。

对于肾性贫血的治疗，以往主要使用 ESA 纠正贫血，从而改善患者的生活质量、减轻心血管负担，降低患者的病死率。但多项随机对照研究表明，过度纠正贫血同样会增加慢性肾脏病患者的死亡风险。因此，建议在使用 EPO 时将慢性肾脏病患者的血红蛋白控制在 110 g/L 以上，同时强调避免将血红蛋白升高至 130 g/L 以上。

罗沙司他是一种口服 HIF-PHI，可诱导并激活 HIF，增加内源性 EPO 的表达，从而纠正肾性贫血，包括非透析与透析慢性肾脏病患者。相比于 rHuEPO，罗沙司他为口服用药，可增加治疗的便利性，从而提高患者的依从性。最新发布的《中国肾性贫血诊疗临床实践指南》建议，若患者的血红蛋白＜100 g/L，可考虑给予 HIF-PHI 治疗。

在肾性贫血的治疗中，铁剂的补充也是重要环节。在使用 ESA 纠正贫血时，铁利用增加，故需要联合口服铁剂，高剂量蔗糖铁可减少 ESA 的剂量和输血风险。研究证实，HIF-PHI 可降低铁调素和铁蛋白水平，提示罗沙司他可增加铁利用而降低铁储备，同样需要补充铁剂治疗。本例患者在血红蛋白达到目标值后停用罗沙司他，在仅口服铁剂的情况下使血红蛋白长期维持在目标范围内，进一步表明补铁在肾性贫血治疗中的重要作用。

本例患者出现的 2 次血红蛋白水平大幅度下降均与突发感染相关。有研究表明，感染发生时促炎性细胞因子对 RBC 生成产生抑制作用，损害 RBC 膜，并使铁稳态受损等导致贫血加重。对于肾性贫血的管理，维持血红蛋白长期稳定尤为重要。有研究表明，血红蛋白水平波动幅度较小的透析患者并发症相对风险最低。本例患者使用罗沙司他治疗前血红蛋白水平控制不佳，波动大，心功能较差，但血红蛋白水平稳定后心功能较前明显改善。因此，肾性贫血需要综合管理，在病情稳定期预防感染、改善营养、避免血红蛋白水平大幅波动，并密切监测血红蛋白水平变化；当贫血加重时，纠正加重贫血的可逆因素，规范使用 ESA、HIF-PHI 及铁剂等治疗。

（浙江省人民医院　袁诗竹　王敏敏　何　强）

## 专家点评

本例患者为维持性腹膜透析并发严重贫血的患者，病情复杂，并发症多，诊疗棘手。腹膜透析6年以来，患者因贫血一直使用EPO，但血红蛋白水平忽上忽下，最低降至66 g/L，很少>92 g/L；虽多次调整EPO及铁剂的用药剂量和频次，但效果仍不理想。考虑患者曾多次因并发肺部感染住院诊治，贫血纠正困难可能与肺部感染及体内炎症状态有关。除外失血、肿瘤及营养不良等因素后，医师在加大抗感染治疗力度的同时，停用EPO，选择新型口服药罗沙司他治疗。用药2年来，患者的血红蛋白水平基本维持在120 g/L左右，自觉症状得到改善，目前仍在治疗随访中。提示，罗沙司他治疗贫血不受炎症状态的影响，并可通过多个途径应对炎症状态下的肾性贫血。从诊治过程来看，本病例思路正确、路径合理、方法可行、效果明显，值得肯定。

（首都医科大学宣武医院　贯　强）

## 参考文献


[1] 中国医师协会肾脏内科医师分会肾性贫血指南工作组. 中国肾性贫血诊治临床实践指南. 中华医学杂志，2021，101(20)：1463-1502.

[2] McMurray JJV, Parfrey PS. KDIGO Clinical practice Guideline for Anemia in Chronic Kidney Disease. Kidney Int Suppl, 2012, 2(4):200-310.

[3] Macdougall IC, White C, Anker SD, et al. Intravenous iron in patients undergoing maintenance hemodialysis. N Engl J Med, 2019, 380(5):447-458.

[4] Vlagopoulos PT, Tighiouart H, Weiner DE, et al. Anemia as a risk factor for cardiovascular disease and all-cause mortality in diabetes: the impact of chronic kidney disease. J Am Soc Nephrol, 2005, 16(11): 3403-3410.

[5] Ebben JP, Gilbertson DT, Foley RN, et al. Hemoglobin level variability: associations with comorbidity, intercurrent events, and hospitalizations. Clin J Am Soc Nephrol, 2006, 1(6):1205-1210.

[6] Chen N, Hao C, Liu BC, et al. Roxadustat treatment for anemia in patients undergoing long-term dialysis. N Engl J Med, 2019, 381(11):1011-1022.

[7] Fraenkel PG. Anemia of inflammation: a review. Med Clin North Am, 2017, 101(2):285-296.

# 病例 5

# 初始透析合并炎症状态患者肾性贫血治疗1例

## 一、病历摘要

**【现病史】**

患者,男性,39 岁。主诉"血肌酐升高 6 年余,恶心、呕吐、腹泻 4 天"。

患者 6 年前体体格检查发现血肌酐升高,约 200 μmol/L,就诊于江苏省中医院,当时给予口服黄葵胶囊、缬沙坦等药物治疗,之后患者未定期复查肾功能等指标。患者 4 天前无明显诱因出现恶心、呕吐,呕吐物为胃内容物,伴腹痛、腹泻,4～5 次/天,大便色黄,就诊于我院。急诊查电解质:血钾 5.8 mmo/L,尿素氮>42.8 mmol/L,肌酐 1189.9 μmol/L;血常规:白细胞计数 $7.95\times10^9$/L,中性粒细胞百分比 72.5%,血红蛋白 83 g/L,C 反应蛋白<0.5 g/L;无明显尿量减少,双下肢轻度水肿。为进一步诊治,急诊拟"肾功能不全"收入我科。患者病程中偶有咳嗽、咳痰,无明显胸闷、气喘,食欲缺乏,睡眠一般,大便如上所述,小便正常。近期体重无明显下降。

**【既往史】**

高血压病史 6 年余,平素口服缬沙坦和倍他乐克降压,血压控制情况不详;2 型糖尿病病史 6 年余,使用胰岛素降糖,自诉血糖水平控制尚可;否认病毒性肝炎、肺结核、伤寒、疟疾等传染病史,否认高脂血症、心脏病、脑梗死病史,否认外伤、输血、中毒、手术史,否认药物、食物过敏史。

**【个人史】**

出生、长于原籍,否认疫水、疫区接触史,预防接种史按计划进行。

**【家族史】**

无家族遗传性疾病史。

**【体格检查】**

体温 36.9 ℃,脉搏 72 次/分,呼吸 12 次/分,血压 109/54 mmHg,干体重 86 kg;神志清晰,贫血貌;发育正常,体形肥胖;全身皮肤无黄染,无皮疹,无瘀点、瘀斑,无肝掌、蜘蛛痣,浅表淋巴结未扪及肿大;头颅无畸形,头部无压痛,眼睑无水肿,结膜无充血,巩膜无黄染,双眼活动正常,双瞳孔等大等圆,对光反射灵敏;耳鼻道无异常分泌物,口唇无发绀,口角不歪斜,咽部无充血,双侧扁桃体不肿大;颈软,气管居中,双侧甲状腺未扪及肿大,无颈静脉怒张;胸廓对称,双肺呼吸运动对称,节律规整,语颤两侧相等正常,无胸膜摩擦感,两肺叩诊为清音,两肺呼吸音粗，未闻及干、湿啰音；心前区无异常隆起或凹陷，未见抬举性搏动，未触及震颤，叩诊心脏相对浊音在正常范围内，听诊心率72次/分，心律齐，各瓣膜听诊区未闻及病理性杂音；腹部平坦，无压痛、反跳痛，未扪及腹部包块，墨菲征阴性，肝脾未扪及肿大，肠鸣音正常，未闻及血管杂音；脊柱四肢无畸形，活动度正常；双下肢轻度水肿，双侧足背动脉搏动存在，双手无明显静止性震颤，四肢肌张力正常，生理反射存在，病理反射未引出；肛门、外生殖器未检。

**【辅助检查】**

**1. 肾功能＋电解质(2020年10月9日浦口区中心医院)**　血钾5.8 mmo/L，尿素氮＞42.8 mmol/L，肌酐1189.9 μmol/L，尿酸417.8 μmol/L。

**2. 血常规**　白细胞计数 $7.95\times10^9$/L，中性粒细胞百分比72.5%，血红蛋白83 g/L，C反应蛋白＜0.5 g/L。

**3. 双肾超声检查**　双肾皮质回声增强，双肾呈慢性肾病改变。

**4. 超声心动图**　左心房增大，二尖瓣、三尖瓣关闭不全(轻度)，左心室舒张功能减退，左心室收缩功能正常。

**【主要临床诊断】**

1. 慢性肾功能不全(尿毒症期)
2. 肾性贫血
3. 高钾血症
4. 代谢性酸中毒
5. 高血压(3级)
6. 2型糖尿病
7. 甲状腺结节
8. 胆囊炎，胆囊结石

## 二、临床治疗经过

2020年10月9日患者开始行规律血液透析、纠正酸中毒、抗感染等治疗。纠正贫血方案：rHuEPO注射液3000 U，皮下注射，3次/周；琥珀酸亚铁缓释片1片，口服，2次/天。2020年10月19日，复查血红蛋白85 g/L，rHuEPO注射液剂量增加至10 000 U/周。2020年10月25，患者出现临时置管流量不足，考虑透析充分性欠佳及行动不便等原因，改为罗沙司他120 mg，口服，3次/周。2020年11月2日，患者因临时静脉置管感染、发热等原因，继续口服罗沙司他120 mg，3次/周，以纠正贫血。在感染状态下，患者的血红蛋白水平无明显下降。医师未再给予口服补铁。患者未诉有明显的不良反应。患者服用罗沙司他后血红蛋白水平变化见图7-5-1。患者补充口服铁剂后贫血三项的变化情况见表7-5-1。

表7-5-1　患者补充口服铁剂后贫血三项变化情况

| 项目 | 2020-10-10 | 2020-11-4 | 2021-7-23 |
|---|---|---|---|
| 铁蛋白(μg/L) | 239 | 107 | 123 |
| 叶酸(pmol/L) | 8.65 | 7.42 | 4.14 |
| 维生素 $B_{12}$(pmol/L) | 1386 | 1116 | 1067 |

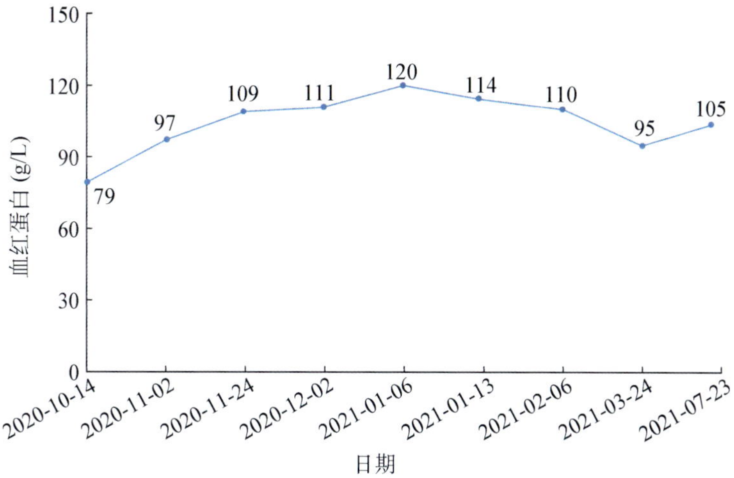


图 7-5-1 患者使用罗沙司他前后血红蛋白水平的变化

注:2020 年 10 月 25 日至 2021 年 1 月 12 日,患者应用罗沙司他的剂量为 120 mg,3 次/周;2021 年 1 月 13 日至 3 月 23 日,患者应用罗沙司他的剂量为 100 mg,3 次/周;2021 年 3 月 24 日至 7 月 23 日,患者应用罗沙司他的剂量为 120 mg,3 次/周

## 三、病例特点分析

本例患者入院时诊断为慢性肾功能不全(尿毒症期)、肾性贫血、高钾血症、代谢性酸中毒、高血压 3 级、2 型糖尿病、甲状腺结节、胆囊炎及胆囊结石。患者入院后医师立即给予其紧急透析、降压、降糖等治疗,同时给予 rHuEPO 以纠正贫血,但复查血红蛋白水平无明显变化。之后患者出现临时置管流量不足,考虑透析充分性欠佳、临时置管导管感染、发热等原因,改为罗沙司他 120 mg,口服,3 次/周,以改善贫血状况。患者复查血红蛋白水平较前明显升高。在感染期间,患者的血红蛋白水平无明显下降,耐受性良好。出院后患者继续口服罗沙司他,直至血红蛋白水平达标后,予罗沙司他减量至 100 mg,3 次/周。之后复查血红蛋白水平较前有所下降,但仍>110 g/L,继续维持原治疗方案。患者再次复查血红蛋白降至 95 g/L 时,恢复罗沙司他的剂量至 120 mg,3 次/周,之后患者的血红蛋白水平较前有所上升。患者血红蛋白水平较前下降的原因考虑为体重较重,减少药物剂量时未及时复查血常规并及时增加剂量,另外考虑可能与体内铁状态相关,2021 年 7 月 23 日复查铁蛋白 123 μg/L,考虑增加口服补铁。

## 四、临床思辨

本例患者为初始透析患者,临时导管感染,基础疾病及并发症较多,贫血较重,故医师及时给予口服罗沙司他纠正贫血,使其血红蛋白水平快速达标,且患者耐受性良好,生活质量得到提高。从目前罗沙司他Ⅲ期临床试验结果来看,与传统抗贫血药物 ESA 相比,罗沙司他可综合调控内源性 EPO 的生成,具有改善铁代谢、降低铁调素水平、无须常规静脉补铁、不受微炎症状态的影响及耐受性良好等优势。对一些贫血且存在 ESA 反应低下或抵抗、感染或炎症状态等的情况患者而言,是一种较好的选择。

(江苏省人民医院浦口分院 张淑华 夏 群 张 波)

## 专家点评

本例患者为高血压、糖尿病肾病、ESRD初始血液透析患者，但其出现临时置管流量不足、发热及感染，同时合并高钾血症、胆囊结石、胆囊炎等慢性炎症。在治疗过程中，医师考虑在炎症状态时需要增加ESA剂量，而罗沙司他无须额外调整剂量，故换用罗沙司他以纠正贫血。结果治疗1.5个月后，患者血红蛋白水平达标，提示罗沙司他对透析导管相关感染的患者也有较好的疗效。该例患者罗沙司他的初始使用方案为120 mg，3次/周，血红蛋白水平上升较快，但调至100 mg，3次/周后，血红蛋白水平呈下降趋势，遂作者又调至120 mg，3次/周，提示罗沙司他改善血红蛋白呈剂量依赖性，且剂量调整呈高度的个体化。临床上应用该药时应注意血红蛋白水平的密切监测。

（西安交通大学医学院附属第一医院　蒋红利）

## 参考文献


[1] Nakhoul G, Simon JF. Anemia of chronic kidney disease: treat it, but not too aggressively. Cleve Clin J Med, 2016, 83: 613-624.

[2] Provenzano R, Besarab A, Sun CH, et al. Oral hypoxia-inducible factor prolyl hydroxylase inhibitor roxadustat (FG-4592) for the treatment of anemia in patients with CKD. Clin J Am Soc Nephrol, 2016, 11(6): 982-991.

# 病例 6

## 血液透析合并严重肺部感染和肾性贫血患者1例

### 一、病历摘要

**【现病史】**

患者，男性，37 岁。主诉“泡沫尿 8 年，发热伴气喘半月，加重 1 天”，于 2020 年 5 月 23 日收入院。

患者 8 年前无诱因出现泡沫尿，尿蛋白 0.5～1.0 g/d，血肌酐 100 μmol/L，外院行肾穿刺，诊断为“膜性肾病”，给予“缬沙坦”治疗。5 年前复查，尿蛋白定量 5 g/24h，给予泼尼松 20 mg/d，环磷酰胺静脉滴注，共 6 次，具体剂量不详。4 年前开始服用吗替麦考酚酯 1 g/d 至今，复查血肌酐逐渐升高。2 个月前复查，血肌酐 500 μmol/L，行左上肢动静脉内瘘成形术。患者半个月前无诱因出现发热，体温最高 38℃，伴气喘，于当地医院就诊，胸部 CT 提示双肺感染，血肌酐 1476 μmol/L，C 反应蛋白 38 mg/L，降钙素原 0.52 ng/ml，行临时通路深静脉置管和血液透析（具体模式不详）治疗，给予美罗培南抗感染、输血等治疗，气喘改善，但仍持续低热，体温波动在 37.7 ℃左右，好转后出院，于当地医院门诊血液透析，仍阵发性咳嗽。患者 1 天前咳嗽症状加重，伴少许白黏痰，气喘明显，轻微活动后加重，休息后缓解，今晨 2:00 出现咯血及粉红色泡沫痰，气喘进一步加重，不能平卧，端坐呼吸，为进一步诊治入住我院 ICU。病程中患者纳差，易疲乏，诉尿量 1500 ml/d，泡沫尿，大便正常。

**【既往史】**

患者既往有“高血压”8 年，最高血压 250/150 mmHg，口服缬沙坦胶囊、硝苯地平控释片、盐酸阿罗洛尔片控制血压，平素血压波动在 160/100 mmHg 左右，继发“高血压性视网膜病变”，未进行特殊治疗；患有“肾性贫血”2 年余，长期口服叶酸；有“继发性甲状旁腺功能亢进症”病史，长期口服碳酸钙 $D_3$ 咀嚼片、阿法骨化醇补钙；有“慢性萎缩性胃炎，食道裂孔疝”病史 2 年，长期口服奥美拉唑肠溶胶囊。否认糖尿病、冠心病史，否认肝炎、结核病史，否认药物、食物过敏史。

**【个人史】**

无吸烟饮酒史，无传染病流行地区接触史。

**【家族史】**

否认家族遗传病史。

【体格检查】

体温 36.2 ℃，脉搏 93 次/分，呼吸频率 28 次/分，血压 162/100 mmHg，体重 70 kg，脉氧 95%；贫血貌，皮肤、巩膜无黄染；颈静脉无怒张；两肺呼吸音粗，两肺可闻及湿啰音，未闻及哮鸣音；心率 93 次/分，心律齐，未闻及杂音；腹部平软，无压痛、反跳痛；双下肢轻度凹陷性水肿，病理征阴性。专科查体：左前臂触及一动静脉瘘，震颤明显，杂音响亮；左股静脉临时静脉导管在位，导管口无红肿、渗出。

【辅助检查】

**1. 感染方面(2020 年 5 月 23 日)**　新型冠状病毒核酸检测阴性。血气分析：pH 7.454，血氧分压 77.8 mmHg，二氧化碳分压 32.4 mmHg，氧合指数 194 mmHg，乳酸 0.4。血常规：白细胞计数 13.27×$10^9$/L，中性粒细胞百分比 93.6%，C 反应蛋白 200 mg/L，降钙素原 4.48 ng/ml，真菌 G 试验和 GM 试验正常，内毒素定量正常，CD4 淋巴细胞 251 个/μl，CD4/CD8 比值 1.24。

**2. 心脏方面(2020 年 5 月 23 日)**　肌钙蛋白Ⅰ及肌酸激酶同工酶(MB isoenzyme of creatine kinase，CK-MB)正常，N 末端 B 型脑钠肽前体(N-terminal pro-B-type natriuretic peptide，NT-proBNP)＞35 000 pg/ml。心电图：窦性心律，正常心电图。心脏超声：主动脉瓣钙化，右心房扩大，心包少量积液，射血分数 64%。

**3. 贫血方面(2020 年 5 月 23 日)**　血红蛋白 63 g/L，血细胞比容 19.5%，平均红细胞血红蛋白含量 29.4 pg，平均红细胞血红蛋白浓度 324 g/L，铁蛋白 1225 μg/L，血清铁 8.2 μg/dl，转铁蛋白饱和度 7.3%。

**4. 血生化及其他检查(2020 年 5 月 23 日)**　白蛋白 26.4 g/L，总蛋白 54.3 g/L，血尿素氮 22.2 mmol/L，血肌酐 843 μmol/L，尿酸 352 μmol/L，血磷 2.38 mmol/L。纤溶功能：凝血酶原时间 13.9s，国际标准化比值 1.3，纤维蛋白降解产物 22.59 mg/L，纤维蛋白原 5.23 g/L，D 二聚体 3390 μg/L。病毒 8 项：乙型肝炎表面抗体和乙型肝炎核心抗体阳性。甲状旁腺激素 114 pg/ml。尿常规：蛋白(+++)，隐血(±)，白细胞 22/μl。

**5. 继发因素(2020 年 5 月 23 日)**　体液免疫蛋白：IgG 5.94 g/L，抗核抗体 13 项、抗中性粒细胞胞质抗体阴性，M 蛋白阴性。甲状腺功能：三碘甲状腺原氨酸 0.722 nmol/L，甲状腺素 42.9 mmol/L，游离三碘甲状腺原氨酸 1.87 pmol/L，游离甲状腺素 9.65 pmol/L。男性肿瘤指标：神经元特异性烯醇化酶 23.6 ng/ml，细胞角蛋白 19 片段 6.25 ng/ml。

**6. 影像学(2020 年 5 月 23 日)**　胸腹盆 CT：两肺炎性渗出伴左肺下叶实变，左侧少量胸腔积液，心包少许积液；左肾囊肿；副脾；腹腔及腹膜后多发小淋巴结；盆腔少量积液；腰腹部皮下渗出。肾脏超声：右肾大小 9.5 cm×3.9 cm，左肾大小 9.3 cm×5.2 cm，实质回声增强，双肾慢性肾损害图像。

【主要临床诊断】

1. 肺部感染，急性呼吸窘迫综合征(中度)
2. 心功能不全，心功能Ⅳ级
3. 慢性肾脏病 5 期（血液透析、肾性贫血），肾性高血压(高血压性视网膜病变)，继发性甲状旁腺功能亢进症
4. 左前臂自体动静脉内瘘术后
5. 膜性肾病

## 二、临床诊疗经过

**(一)2020 年 5 月 23 日至 2020 年 5 月 27 日重症监护病房期间**

经鼻高流量吸氧,抗感染(美罗培南+伏立康唑),连续性肾脏替代治疗(CRRT),2020 年 5 月 23 日查血红蛋白 63 g/L,正细胞正色素性,铁蛋白显著升高 1225 μg/L,转铁蛋白饱和度 7.3%,间断静脉输注红细胞悬液,总量 6 u,5 月 27 日复查血红蛋白 71 g/L。

**(二)2021 年 5 月 27 日至 2021 年 8 月 4 日肾内科期间**

**1. 抗感染治疗** 转入我科后,继续美罗培南+伏立康唑抗感染,疗程 12 天,但仍持续发热,体温 38.0 ℃。2021 年 6 月 3 日行气管镜,左上叶、下叶及各段支气管管腔通畅,黏膜水肿,可见大量白色分泌物。二代测序(next-generation sequencing,NGS)检查结果为屎肠球菌属和鲍曼不动杆菌。2021 年 6 月 4 日拔除股静脉临时导管,导管头培养阴性。2021 年 6 月 5 日更换抗生素为注射用头孢哌酮钠舒巴坦钠+替加环素,体温下降至正常。2021 年 6 月 13 日出现淡红色稀水便,给予抑酸止血治疗。2021 年 6 月 16 日复查,纤维蛋白原 1.0 g/L,血小板 120×10⁹/L,纤维蛋白原降低不除外替加环素的不良反应。2021 年 6 月 17 日停用抗感染治疗。2021 年 6 月 18 日复查胸部 CT,病变明显吸收。感染诊疗过程见图 7-6-1 和图 7-6-2。

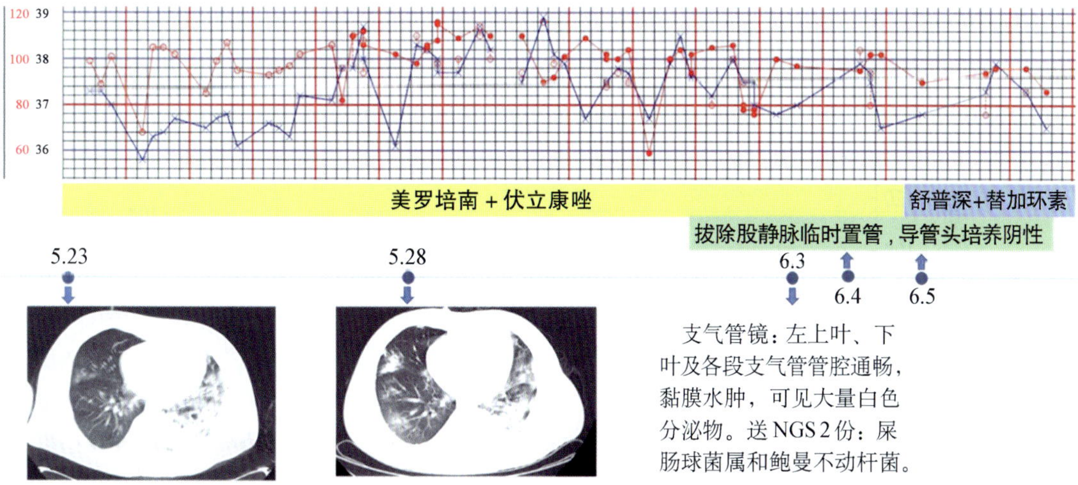


图 7-6-1 诊疗过程

注:NGS. 二代测序

**2. 贫血管理** 5 月 27 日转入我科后,给予口服罗沙司他 100 mg,3 次/周,间断输血,总量 4 U,但持续 1 个月时,患者的血红蛋白波动在 60 g/L 左右,贫血未得到改善。治疗方案调整:①6 月 15 日调整罗沙司他剂量为 120 mg,3 次/周,同期服用司维拉姆可能影响了罗沙司他的疗效,6 月 23 日停用司维拉姆。②替加环素治疗后出现纤维蛋白原和血小板显著下降,出现鲜血便,考虑下消化道出血,且考虑感染已得到控制,故在停用抗生素的同时治疗消化道出血,之后纤维蛋白原和血小板恢复正常,消化道出血好转。③完善骨髓穿刺检查,提示为缺铁性贫血,复查铁蛋白 1086 μg/L、转铁蛋白饱和度 11.8%,仍存在铁利用障碍。直接和间接

Coombs 试验阴性，不考虑溶血性贫血。患者治疗期间的血红蛋白变化见图 7-6-3，其他指标变化见表 7-6-1。

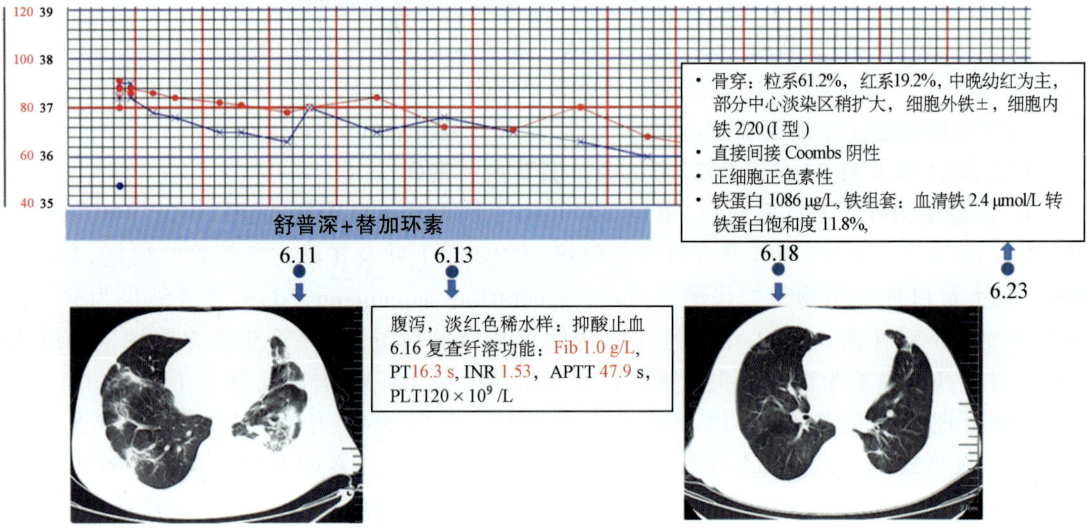


图 7-6-2 诊疗过程

注：FIB. 纤维蛋白原；PT. 凝血酶原时间；INR. 国际标准化比值；APTT. 活化部分凝血活酶时间；PLT. 血小板

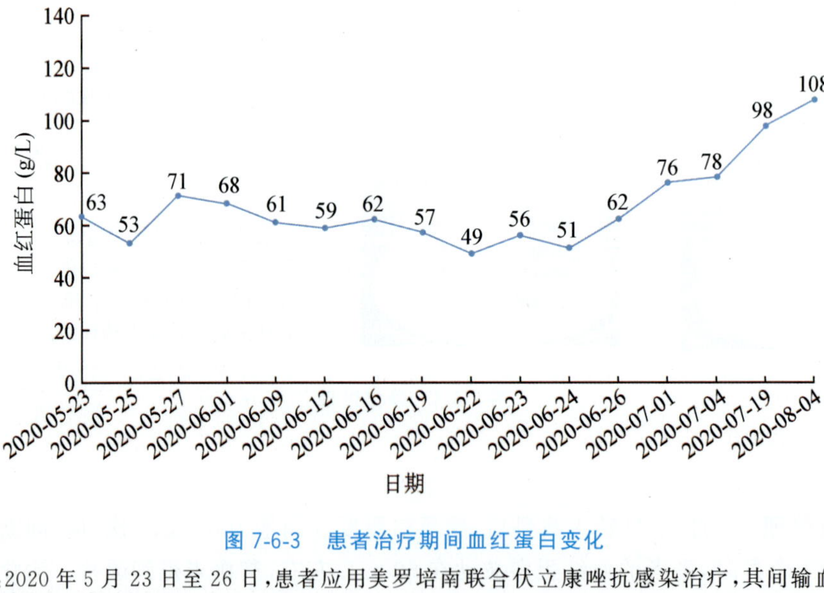


图 7-6-3 患者治疗期间血红蛋白变化

注：2020 年 5 月 23 日至 26 日，患者应用美罗培南联合伏立康唑抗感染治疗，其间输血治疗贫血，输血总量 6 U；2020 年 5 月 27 日至 6 月 4 日，患者应用美罗培南联合伏立康唑抗感染治疗，同时应用罗沙司他，剂量为 100 mg，3 次/周；2020 年 6 月 5 日—14 日，患者应用舒普深联合替加环素抗感染治疗，同时应用罗沙司他，剂量为 100 mg，3 次/周，其间输血治疗，总量为 4 U；2020 年 6 月 17 日停止抗感染治疗；2020 年 6 月 15 日—22 日，罗沙司他剂量为 120 mg，3 次/周，同期服用司维拉姆；2020 年 6 月 23 日至 8 月 4 日，患者应用罗沙司他治疗，剂量为 120 mg，3 次/周

表 7-6-1 患者治疗期间其他指标变化

| 时间 | 血小板计数（$\times10^9$/L） | hs-CRP(mg/L) | PCT(ng/ml) |
|---|---|---|---|
| 2020-05-23 | 315 | 200.00 | 4.480 |
| 2020-05-25 | 214 | 89.90 | 2.160 |
| 2020-05-27 | 208 | 66.53 | 1.110 |
| 2020-06-01 | 243 | 148.00 | 0.847 |
| 2020-06-09 | 226 | 90.00 | 1.700 |
| 2020-06-12 | 166 | 25.50 | 2.960 |
| 2020-06-16 | 120 | 12.60 | 15.400 |
| 2020-06-23 | 91 | 43.00 | 2.650 |
| 2020-06-26 | 201 | 36.10 | 1.360 |
| 2020-07-01 | 267 | 9.65 | 0.496 |
| 2020-07-04 | 257 | 5.75 | 0.447 |

注：hs-CRP. 超敏 C 反应蛋白；PCT. 降钙素原

## 三、病例特点分析

本例患者是 1 例 CKD5 期透析患者，合并严重肺部感染，在心功能不全的临床诊治过程中伴随贫血的诊断和治疗。本例患者贫血的病因和诱因包括肾性贫血、感染、营养不良、失血、药物相互作用及药物不良反应。其在重症住院 5 天内输血 6 U 纠正贫血，血色素由 53 g/L 升至 71 g/L，此时严重贫血与严重感染消耗有关，转入我科后，在继续抗感染治疗的同时口服罗沙司他及输血，但贫血的纠正并不理想，在长达 1 个月的时间内，血红蛋白持续波动在 60 g/L 左右。原因如下：①感染尚未控制。铁蛋白较高，转铁蛋白饱和度较低，骨髓穿刺提示缺铁性贫血，感染未控制时存在铁利用障碍。②同期使用司维拉姆，影响了罗沙司他的疗效。患者在服用罗沙司他药物的同时服用司维拉姆，不除外后者影响罗沙司他的血药浓度导致药效减低。③消化道出血。在替加环素治疗 12 天后患者出现纤维蛋白原和血小板显著降低，伴下消化道出血，遂停用替加环素，支持对症治疗后出血停止。替加环素存在导致纤维蛋白原和血小板减低的不良反应，不除外同时存在抑制骨髓造血的风险。在感染逐步控制的同时，上调罗沙司他的剂量至 120 mg/d，停用司维拉姆及调整可能影响骨髓造血的药物后，患者的贫血得到纠正，且在随访中复查铁代谢指标明显改善，铁蛋白降至 346 μg/L，转铁蛋白饱和度升至 63.7%。

## 四、临床思辨

对于合并重症感染的患者，贫血的治疗需要考虑多重因素，其中较为重要的原因是感染状态下铁调素大幅度升高，导致铁利用障碍。铁调素是调节铁代谢的关键因素，其是由肝脏细胞合成并分泌的多肽，与十二指肠细胞、巨噬细胞（肝、脾内）及肝细胞表面的膜铁转运蛋白结合，可减少这些细胞内的铁释放入血中，降低血清铁水平。有临床研究表明，罗沙司他可以显著下调血清铁调素水平，从而改善铁代谢。然而，本例患者应用罗沙司他后并没有达到预期纠正贫血的效果，其原因推测有：①感染未得到控制；②联合使用司维拉姆影响了罗沙司他的疗效，司维拉姆合并用药可致罗沙司他的曲线下面积(AUC)下降 67%，$C_{max}$ 下降 66%；③替加环素导致纤维蛋白原和血小板下降后，出现消化道出血导致的失血，以及替加环素可能导致的红系造血受抑。因此，对于危重患者贫血的管理，需要多方面寻找原因及解决的办法。

（东南大学附属中大医院 许圣淳 刘必成）

## 专家点评

本例患者是一例典型的慢性肾衰竭、肾性贫血患者，因为合并重症感染和心功能不全，其贫血的诊断与治疗存在多种干扰因素，导致治疗困难，治疗效果欠佳。由于感染导致铁利用障碍、营养不良，同时合并失血、药物相互作用及药物不良反应等多种复杂因素，本病例针对上述因素均进行了详细的分析和处理，临床思维层次分明，是一个较好的临床治疗案例。同时，本病例的治疗成功，也表明，对于临床上合并严重感染的肾性贫血患者，罗沙司他有可能提供一个新的有效治疗策略。当然，临床医生应当首先积极控制感染，与此同时早期应用罗沙司他，通过改善铁代谢紊乱，促进内源性 EPO 及其受体表达，从而改善红细胞生成。本病例虽为个案，但启发临床应当进一步加强对这类患者治疗学的研究。

（中山大学附属第一医院 陈 崴）

## 参考文献


[1] Drakesmith H, Prentice AM. Hepcidin and the iron-infection axis. Science 2012, 338(6108): 768-772.

[2] Ueda N, Takasawa K. Impact of Inflammation on Ferritin, Hepcidin and the Management of Iron Deficiency Anemia in Chronic Kidney Disease. Nutrients. 2018, 10(9): 1173.

[3] Chen N, Hao C, Peng X, et al. Roxadustat for Anemia in Patients with Kidney Disease Not Receiving Dialysis. N Engl J Med. 2019, 381(11): 1001-1010.

[4] Chen N, Hao C, Liu BC, et al. Roxadustat Treatment for Anemia in Patients Undergoing Long-Term Dialysis. N Engl J Med. 2019, 381(11): 1011-1022.

[5] Brandtner A, Bachler M, Fries D, et al. Tigecycline Interferes with Fibrinogen Polymerization Independent of Peripheral Interactions with the Coagulation System. Antibiotics (Basel). 2020, 9(2): 84.

# 病例 7

# 血液透析合并感染和心力衰竭患者严重贫血的治疗体会

## 一、病历摘要

**【现病史】**

患者，男性，47 岁，主诉"尿液检查异常 10 年，夜尿增多 6 年，咳嗽伴气促 1 周"。

患者 10 年前体格检查发现血尿、蛋白尿，身体无水肿，故未重视，10 年间曾进行不规律中西医结合治疗。6 年前患者出现夜尿，每晚 3～4 次，每次约 200 ml，检查发现血肌酐 342 μmol/L，且有血压增高(180/98 mmHg)，无头晕、头痛，之后患者长期服用中药治疗，控制蛋白质摄入、降血压、调节钙磷代谢紊乱，口服"铁剂"并每周 3 次皮下注射"ESA"(每次 3000 U)以纠正贫血，未定期监测血压及肾功能。1 周前患者出现咳嗽、咳少许白痰，伴胸闷、气促、头晕、乏力，稍活动则症状加剧，平卧位症状也加重，无畏寒、发热。患者于 2020 年 2 月 4 日急诊入住某医院 ICU。近 1 周来，患者精神、食欲、睡眠均欠佳，小便量少，每天 200～300 ml，大便每天 1 次，未见柏油样便。

**【既往史】**

既往无糖尿病、高血压、肝炎等病史，否认有长期服用镇痛药、中草药史。

**【个人史】**

吸烟、饮酒 20 余年，目前已戒烟、酒 6 余年，否认有长期染发和接触有机溶剂史。

**【家族史】**

否认家族遗传性疾病史。

**【体格检查】**

体温 36.5 ℃，脉搏 114 次/分，血压 200/110 mmHg；神志清晰，呈端坐位；面色晦暗，睑结膜及口唇苍白；咽部充血，双侧扁桃体 I 度肿大，未见脓点；双下肺可闻及明显的湿啰音；心率 114 次/分，心律齐，心尖部可闻及 3/6 级收缩期吹风样杂音；全腹软，无压痛及反跳痛，肝、脾肋下未触及，肝区、双肾区无叩击痛，移动性浊音阴性；双下肢见中度对称性凹陷性水肿，生理反射存在，病理征未引出。

**【辅助检查】**

**1. 各项检查(2020 年 2 月 4 日)** 红细胞计数 $1.30\times10^{12}$/L，血红蛋白 37 g/L，白细胞计数 $7.60\times10^{9}$/L，血小板 $264\times10^{9}$/L，网织红细胞百分比 1.56%，血清铁 6.82 μmol/L，总铁结合力 38 μmol/L，转铁蛋白饱和度 50%，铁蛋白 183.0 μg/L，叶酸 17.97 pmol/L，维生

素$B_{12}$ 970 pmol/L，库姆斯试验阴性，血钾 6.47 mmol/L，尿素氮 78.2 mmol/L，血肌酐 1335 μmol/L，尿酸 375 μmol/L，β2MG 43.4 μg/L，血钙 1.08 mmol/L，血磷 4.12 mmol/L，全段甲状旁腺激素 120.52 pg/ml，总胆固醇 3.7 mmol/L，甘油三酯 2.23 mmol/L，高密度脂蛋白 1.34 mmol/L，低密度脂蛋白 1.89 mmol/L，血糖 5.73 mmol/L，白蛋白 35.4 g/L，脑钠肽前体>30 000 ng/L，C 反应蛋白 23.56 mg/L，$CO_2$ 11 mmol/L，降钙素原 6.34 ng/ml，射血分数 31%，粪便隐血试验阴性。

**2. 双肺 CT(2020 年 2 月 4 日)** ①双肺见淤血表现，考虑左心衰竭；②左肺下叶有炎性渗出性改变；③右侧胸腔积液。

**【主要临床诊断】**

1. 慢性肾脏病 5 期
2. 慢性贫血(重度)
3. 肾性高血压
4. 肺部感染，左侧胸腔积液
5. 急性左心衰竭，心功能Ⅳ级
6. 其他(代谢性酸中毒，高钾血症，低钙血症，高磷血症，营养不良)

## 二、临床治疗经过

2020 年 2 月 4 日患者入住 ICU，给予抗感染治疗，输洗涤红细胞 2 U，口服硝苯地平控释片、甲磺酸多沙唑嗪缓释片、酒石酸美托洛尔缓释片等药物降压，给予床边 CRRT 共 24 h，待病情稍平稳于 2020 年 2 月 6 日转入肾内科继续治疗。

转入肾内科后，患者存在的主要问题除了慢性肾衰竭外尚有血压居高不下[(180～210) mmHg/(110～120) mmHg]、重度贫血(血红蛋白 45 g/L)、左心衰竭(仍不能平卧)、肺部感染及蛋白质能量消耗。

治疗方案：①加强透析治疗，每周 4 次。②调整降压药物，硝苯地平控释片每次 30 mg，每 8 小时 1 次；甲磺酸多沙唑嗪缓释片每次 4 mg，每天 2 次；酒石酸美托洛尔缓释片每次 47.5 mg，每天 2 次；静脉使用扩张血管药物(血压仍居高不下)。③继续抗感染。④停用铁剂和 ESA。⑤纠正贫血，输洗涤红细胞 2 U(多次查铁三项均正常)。

患者于 2020 年 2 月 20 日复查，发现血红蛋白 55 g/L，因肺部感染仍存在，考虑严重贫血会影响心肺功能，且患者左心衰竭表现明显，遂于 2020 年 2 月 20 日给予口服 HIF-PHI 罗沙司他 100 mg，每周 3 次。

治疗效果：经上述综合治疗后，患者的血压逐渐降至正常，感染得到有效控制，复查各种炎症指标均恢复正常。罗沙司他口服 3 个月血红蛋白由用药前的 55 g/L 上升至 108 g/L(图 7-7-1)。值得关注的是，患者血压升高 6 年余，入院时诊断为顽固性高血压，经过充分透析和纠正贫血后血压降至正常，甚至停用降压药物后血压仍能保持正常。患者心功能也明显恢复，心脏彩色多普勒超声显示 EF 由入院时的 31%恢复到 62%。患者食欲恢复正常，营养得到明显改善，血清白蛋白由入院时的 35.5 g/L 恢复至 50.0 g/L。

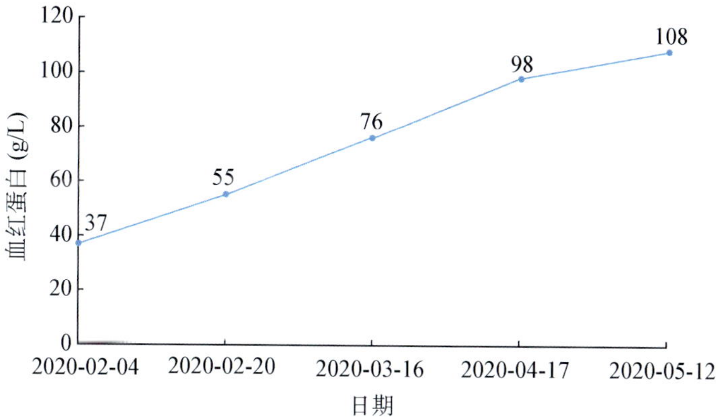


图 7-7-1 治疗期间患者血红蛋白的变化

注：2020 年 2 月 4 日至 2020 年 5 月 12 日，患者使用罗沙司他 100 mg，每周 3 次

## 三、病例特点分析

患者由典型慢性肾炎发展为慢性肾衰竭尿毒症期，出现各种严重并发症和合并症后急诊入院，入院时存在严重贫血、顽固性高血压、急性左心衰竭及肺部感染，充分透析清除体内的代谢产物和调节水、电解质、酸碱平衡紊乱是治疗的根本，其次是积极抗感染、纠正贫血、控制血压、改善心功能、调节钙磷代谢紊乱及改善营养状况等综合治疗。因为患者存在多器官功能受损，严重贫血会影响各器官功能的恢复，尽快纠正贫血十分重要。

**1. 有关贫血的问题** 尿毒症患者发生贫血的主要原因是绝对或相对缺乏 EPO，其次为铁缺乏、炎症产生各种炎症介质的作用、铁调素水平增加、消化道出血、血细胞破坏及透析失血等，治疗前应综合评估。本例患者贫血的主要原因是 EPO 缺乏，肺部感染加重了贫血。在感染状态下，ESA 治疗受限，极严重的贫血需要输洗涤红细胞以快速改善全身的供氧状况，但输血会有感染传染病的风险，贫血不能只依靠输血来纠正。HIF-PHI 的问世开创了肾性贫血治疗的新时代，其能够促进内源性 EPO 及其受体的表达，抑制铁调素的产生，能很好地纠正肾性贫血。有研究表明，罗沙司他对非透析和透析的慢性肾脏病患者的贫血均有很好的治疗效果，与 ESA 比较没有明显的不良反应发生，具有很高的安全性。值得关注的是，虽然国内外研究提示，罗沙司他纠正贫血可不受炎症状态影响，但文献中研究对象的 CRP 均较低，非严重感染患者。作者在临床实践中发现，严重感染会引起患者贫血进行性加重，这种情况是否也会影响罗沙司他纠正贫血的疗效？因为严重感染会产生大量炎症介质，如 IL-6、内毒素、IL-1β、TNF-α、干扰素-γ 等，这些炎症介质会促进肝脏分泌铁调素增加、抑制肾脏 EPO 的释放、抑制骨髓红系造血祖细胞的增生及引起红细胞吞噬增加。因此，临床上肾性贫血合并严重感染的情况下，有效控制感染十分重要。罗沙司他能抑制铁调素的产生、调节体内的铁代谢紊乱、克服炎症导致的 EPO 低反应性，这一特点为肾性贫血的治疗提供了新的手段。

**2. 有关高血压的问题** 肾性高血压的病因包括水钠潴留、RAAS 激活、交感神经兴奋、血管活性物质分泌失调及过量使用ESA等。本例患者顽固性高血压的病因可能以上几种因素均存在，最主要的原因推测是水钠潴留。本例患者经过充分透析后纠正了内环境紊乱和水钠潴留，血压也得到了有效控制。值得关注的是，使用罗沙司他纠正贫血后，且停用降压药物后，患者血压仍平稳、正常，这是否有罗沙司他的作用值得探讨。

**3. 有关急性左心衰竭的问题**　急性左心衰竭主要与心肌收缩力下降、前后负荷过重及严重心律失常有关。本例患者的急性左心衰竭主要与严重贫血引起心肌收缩力下降、水钠潴留引起前负荷过重、顽固性高血压引起后负荷过重有关，经综合治疗后其心功能恢复良好，是否与罗沙司他有关也值得探讨。国外有综述表明，HIF-PHI对心血管系统的潜在影响包括促进EPO的表达、抵抗缺血带来的心脏损伤、降低血脂、减少心血管疾病的发生风险，还可能会降压、降低动脉粥样硬化的发生风险。目前，所有有关罗沙司他对心血管方面的影响尚无肯定的临床证据，需要进一步观察。

## 四、临床思辨

终末期肾衰竭患者常会出现多种并发症，如高血压、严重贫血、心力衰竭、CKD-MBD，这些并发症若处理不及时，会相互影响，导致病情恶化。该患者入院时存在肺部感染、高血压、心力衰竭、严重贫血，治疗过程中需要抓住主要矛盾，综合施策，重点治疗肺部感染、纠正心力衰竭，维持患者生命体征平稳，由于患者有极重度贫血，迅速纠正心脏供血将有助于心功能的改善。循证医学证据表明，罗沙司他治疗肾性贫血疗效显著，其疗效不受微炎症状态和相对缺铁影响。HIF-PHI通过稳定HIF、调控多种下游靶基因的表达来促进红细胞生成。由于该药临床应用时间还不长，医师在使用其纠正贫血时应注意关注患者的血压、心功能、营养状况、物质代谢及对其他组织或器官功能的影响。

（厦门市第五医院　钟鸿斌）

### 专家点评

本例患者入院时出现多种并发症，尤以肺部感染、心力衰竭、贫血为重，且互为因果。在及时有效的血液净化及抗感染治疗的同时，贫血的纠正尤为重要。传统治疗贫血的方法有ESA及铁剂。本例患者可能会受到由于严重感染、蛋白质能量消耗、心力衰竭等引起的体内严重微炎症状态的影响，贫血不能及时有效纠正。罗沙司他治疗肾性贫血，严重感染或严重微炎症状态不会影响药物疗效。从本例患者的治疗反应中可以观察到，其服用罗沙司他后出现了较快速的血红蛋白水平上升。综合治疗后，心室射血分数也明显改善。本例患者的血压降低及心功能改善可能是综合治疗的效果，而罗沙司他显著改善患者的贫血也有助于其心功能的恢复。

（天津医科大学总医院　闫铁昆）

## 参考文献

[1] Chen N, Hao C, Liu BC, et al. Roxadustat treatment for anemia in patients undergoing long-term dialysis. N Engl J Med, 2019, 381(11): 1011-1022.

[2] Chen N, Hao C, Peng X, et al. Roxadustat for anemia in patients with kidney disease not receiving dialysis. N Engl J Med, 2019, 381(11): 1001-1010.

[3] Provenzano R, Besarab A, Sun CH, et al. Oral hypoxia-inducible factor prolyl hydroxylase inhibitor roxadustat (FG-4592) for the treatment of anemia in patients with CKD. Clin J Am Soc Nephrol, 2016, 11(6): 982-991.

[4] 中国医师协会肾脏内科医师分会肾性贫血指南工作组. 中国肾性贫血诊治临床实践指南. 中华医学杂志, 2021, 101(20): 1463-1502.

[5] Locatelli F, Fishbane S, Block GA, et al. Targeting hypoxia-inducible factors for the treatment of anemia in chronic kidney disease patients. Am J Nephrol, 2017, 45(3): 187-199.

[6] Tetsuhiro T, Kai-Uwe E. HIF activation against CVD in CKD: novel treatment opportunities. Semin Nephrol, 2018, 38(3): 267-276.

# 病例 8

# 腹膜透析后腹膜炎合并肾性贫血管理体会

## 一、病历摘要

**【现病史】**

患者，女性，64 岁，主诉“规律腹部透析 8 年余，腹痛伴腹部透析液浑浊 1 天”。

患者 8 年前被诊断为“尿毒症”，留置腹膜透析导管，开始规律“腹部透析”，治疗过程尚平稳，目前腹部透析方案为“2.5%腹膜透析液 2000 ml×4”，超滤量尚可。患者 1 个月前（2020 年 9 月）发生过腹膜炎，当时腹部透析液培养提示产酸克雷伯菌超广谱 β-内酰胺酶阴性，给予“头孢他啶”抗感染治疗 2 周后好转出院。2020 年 10 月患者无明显诱因出现上腹部疼痛，后出现腹部透析液浑浊，次日急诊就诊，检查后拟诊断为“慢性肾脏病 5 期、腹膜透析后腹膜炎”，遂收治入院。

**【既往史】**

2 型糖尿病病史 10 余年，高血压病史 5 年，否认其他手术史，无药物及食物过敏史。

**【个人史】**

患者生于浙江省台州市黄岩区，无疫区居住史，无冶游史，无烟、酒嗜好，无放射性物质、毒物接触史。

**【家族史】**

无特殊家族遗传性疾病史。

**【体格检查】**

体温 37.9 ℃，脉搏 82 次/分，呼吸 20 次/分，血压 139/78 mmHg，身高 160 cm，体重 58 kg，疼痛评分 0 分；神志清晰；双侧瞳孔等大、等圆；两肺呼吸音清晰，未闻及明显干、湿啰音；腹部软，上腹部压痛，无反跳痛，肝、脾肋下未及，肾区叩击痛阴性，腹部可见一腹膜透析导管，切口处未见渗血、渗液；双下肢未见明显水肿。

**【辅助检查】**

**1. 血常规（2020 年 10 月 20 日）** 白细胞计数 $6.4\times10^{9}$/L，红细胞计数 $2.72\times10^{12}$/L，血红蛋白 76.2 g/L，血小板 $233\times10^{9}$/L。

**2. 血生化（2020 年 10 月 20 日）** 血肌酐 788 μmol/L，尿酸 391 μmol/L，甘油三酯 2.71 mmol/L，球蛋白 43.1 g/L，尿素 10.69 mmol/L，白蛋白 25.5 g/L，血钾 3.08 mmol/L，血磷 1.98 mmol/L。

**3. 甲状旁腺激素(2020 年 10 月 20 日)** 567 pg/ml。

**4. 铁四项(2020 年 10 月 20 日)** 血清铁 15.2 μmol/L,铁饱和度 24.4%,总铁结合力 62.2 μmol/L,铁蛋白 678 μg/L。

**5. 凝血功能(2020 年 10 月 20 日)** 纤维蛋白原 4.30 g/L,凝血酶时间 23.7 s。

**6. 腹部透析液常规检查(2020 年 10 月 20 日)** 中性粒细胞百分比 92%,有核细胞计数 $3360\times10^6$/L。

**7. 颈动脉彩色多普勒超声(2020 年 10 月 21 日)** 颈部动脉斑块形成。

**8. 胸部 X 线片(2020 年 10 月 21 日)** 未见异常。

**9. 心电图(2020 年 10 月 21 日)** 窦性心律,左心室高电压。

**10. 心脏彩色多普勒超声(2020 年 10 月 21 日)** 主动脉瓣退行性变,左心室收缩功能正常、舒张功能减退(射血分数 69%)。

**11. 全腹部 CT(2020 年 10 月 21 日)** 未见异常。

**【主要临床诊断】**

1. 慢性肾脏病 5 期
2. 腹膜透析后腹膜炎
3. 肾性贫血
4. 高磷血症,继发性甲状旁腺功能亢进症
5. 高血压
6. 2 型糖尿病

## 二、临床治疗经过

患者的透析治疗方案:2.5%腹膜透析液 2000 ml,每天 4 次。

患者的药物治疗方案:根据腹膜透析的标准操作规程(SOP)予以头孢唑林钠注射液腔内注射,1 g/次,每晚 1 次,联合头孢他啶注射液腔内注射,1 g/次,每晚 1 次,抗感染;氟康唑氯化钠注射液静脉滴注,0.2 g/次,每天 1 次,预防真菌感染;硝苯地平控释片 30 mg/次,每天 1 次,美托洛尔片 25 mg/次,每天 3 次,口服,控制血压;罗沙司他 120 mg/次,每周 3 次,口服,改善贫血;碳酸镧片 1 片/次,每天 3 次,降低血磷;补充白蛋白针及联合复方酮酸片,改善营养;阿法骨化醇 1 片/次,每晚 1 次,改善继发性甲状旁腺功能亢进症;生物合成人胰岛素注射液(12 U-10 U-16 U),控制血糖。

患者使用头孢唑林钠注射液联合头孢他啶注射液腔内注射治疗 3 天后,腹部透析液仍浑浊,上腹部轻压痛。实验室检查:中性粒细胞百分比 92%,有核细胞计数 $1700\times10^6$/L,超敏 C 反应蛋白 201.26 mg/L,降钙素原 2.3 ng/ml,产酸克雷伯菌阳性,亚胺培南≤1(该细菌对亚胺培南敏感)。更换药物为注射用亚胺培南-西司他丁钠(1:1,1g/次,每晚 1 次)以抗感染,之后有核细胞计数降至 $98\times10^6$/L,提示抗感染治疗有效。

贫血治疗的随访记录见表 7-8-1。

表 7-8-1 罗沙司他治疗期间贫血及铁代谢指标的变化情况

| 罗沙司他治疗时间（年-月） | 红细胞（$\times10^{12}$/L） | 血红蛋白（g/L） | 平均红细胞体积（fl） | 平均红细胞血红蛋白浓度（g/L） | 血清铁（μmol/L） | 总铁结合力（μmol/L） | 转铁蛋白饱和度（%） | 铁蛋白（μg/L） |
|---|---|---|---|---|---|---|---|---|
| 2020-10 | 2.08 | 75.8 | 86.0 | 308 | 14.9 | 61.2 | 23.5 | 183.1 |
| 2020-11 | 2.31 | 85.1 | 95.0 | 302 | 9.1 | 69.9 | 12.8 | 85.9 |
| 2021-01 | 3.34 | 100.3 | 98.7 | 303 | 18.9 | 66.8 | 28.9 | 119.7 |

## 三、病例特点分析

本例患者为老年腹膜透析继发性腹膜炎患者，同时合并中等程度肾性贫血，经过抗感染和对症治疗，临床症状逐渐好转。特别有意义的是，其肾性贫血经过口服罗沙司他治疗，血红蛋白水平稳步提高。与血液透析不同的是，腹膜透析患者 EPO 注射和静脉补铁均不便利，而口服补铁有吸收率低及影响食欲等问题。因此，腹膜透析患者选择罗沙司他口服给药具有较大优势。罗沙司他可抑制 HIF-PH、促进内源性 EPO 产生、降低铁调素水平、促进铁利用，还能增加 EPO 受体的敏感性，不受炎症状态影响，不良反应较少。本例患者在透析前存在明显的消化道症状，口服铁剂加重了食欲缺乏、恶心，毒素造成的微炎症影响铁吸收和利用，故 EPO 治疗效果不佳。此外，新型冠状病毒肺炎疫情期间去医院注射 EPO 困难，故选择罗沙司治疗肾性贫血对本例患者有明显益处。本例患者使用罗沙司他有效改善了 EPO 治疗效果不佳的肾性贫血，罗沙司他为此类肾性贫血患者的治疗提供了新的有效治疗手段。

## 四、临床思辨

腹膜透析是一种有效的肾脏替代治疗方法，近年来越来越多患者选择这种方便的居家透析方式。但传统的肾性贫血治疗需要皮下注射 ESA 或静脉铁剂，明显增加了患者到访透析中心的次数，给患者带来不便。罗沙司他是一种机制全新的新一代口服肾性贫血治疗药物，主要机制为可逆性抑制 HIF-PH，模拟机体的缺氧反应，促进内源性 EPO 产生，同时还可调控铁代谢平衡，综合促进红细胞生成。国内均已在透析和非透析 CKD 患者中完成了肾性贫血使用罗沙司他治疗的Ⅱ、Ⅲ期临床试验，包括腹膜透析患者，证实罗沙司他可显著改善肾性贫血，为居家治疗的腹部透析患者提供了新的治疗选择。

罗沙司他除了促进 EPO 水平升高外，还可以通过调节铁代谢尤其是通过降低铁调素水平、改善功能性铁缺乏、促进铁吸收来纠正贫血，且不受 CRP 水平、肾功能状态的影响。罗沙司他在改善铁代谢的同时避免了因输入静脉铁而影响炎症状态和增加死亡率。Chen 等的研究分析了不同 CRP 水平下罗沙司他和 rHuEPO 的治疗效果，结果提示，CRP 水平升高不影响罗沙司他对透析患者肾性贫血的效果，但 rHuEPO 组 CRP 水平升高的患者血红蛋白水平较低。长期腹膜透析患者的内环境可能存在微炎症状态，产生的炎症因子可刺激肝脏中的铁调素生成，导致红细胞不能正常成熟，炎症因子也可直接抑制骨髓造血，再加上 rHuEPO 会加重炎症状态，共同影响血红蛋白生成。临床试验的结果提示，罗沙司他可显著减少铁调素、促进铁的吸收和利用，故对于炎症状态下的肾性贫血可能有独特的治疗作用。

（台州市第一人民医院 戢 晴）

## 专家点评

本例患者为 CKD 5 期、尿毒症且规律腹膜透析 8 年的患者，基础疾病有 2 型糖尿病、高血压，同时并发肾性贫血、高磷血症、继发性甲状旁腺功能亢进症等，此次因腹膜炎住院。住院后给予积极的抗感染、降压、控制血糖、纠正高磷血症等治疗，之后腹膜炎控制。一般来讲，腹膜透析患者与血液透析患者相比有可以居家治疗的优势，但在肾性贫血的治疗方面，如 EPO、静脉铁剂等的应用存在不便，既影响贫血治疗的效果，也影响患者的生活质量。本例患者此次住院后选择罗沙司他口服给药，随访 3 个月，血红蛋白和铁代谢指标均明显改善，表明罗沙司他除了促进内源性 EPO 释放以外，还可以改善铁代谢。提示居家规律腹膜透析合并贫血的患者，选择罗沙司他口服给药，既提高了患者的便利和依从性，又保证了贫血治疗的疗效。

［中国人民解放军联勤保障部队第 980 医院（白求恩国际和平医院） 吴广礼］

## 参考文献


[1] Chen N, Qian J, Chen J, et al. Phase 2 studies of oral hypoxiainducible factor prolyl hydroxylase inhibitor FG-4592 for treatment of anemia in China. Nephrol Dial Transplant, 2017, 32(8): 1373-1386.

[2] Chen N, Hao C, Liu BC, et al. Roxadustat treatment for anemia in patients undergoinglong-term dialysis. N Engl J Med, 2019, 381(11): 1011-1022.

[3] Li ZL, Tu Y, Liu BC. Treatment of renal anemia withroxadustat: advantages and achievement. Kidney Dis (Basel), 2020, 6(2): 65-73.

[4] Chen N, Hao C, Peng X, et al. Roxadustat for anemia in patients with kidney disease not receiving dialysis. N Engl J Med, 2019, 381(11): 1001-1010.

# 病例 9

## 腹膜透析心力衰竭伴炎症状态患者肾性贫血治疗1例

### 一、病历摘要

**【现病史】**

患者，男性，45 岁。主诉“蛋白尿 11 年，腹膜透析 2 年，贫血加重 4 个月”，于 2019 年 9 月收入院。

患者 11 年前出现蛋白尿、肌酐轻度升高，诊断为“糖尿病肾病”。2 年前，复查肌酐进行性升高至 722 μmol/L，血红蛋白 80 g/L，伴乏力、喘憋、血压升高、贫血、尿量为 1000 ml/d，诊断为“心力衰竭，尿毒症”，于 2018 年 2 月行“腹膜透析置管术”，开始腹膜透析治疗，每月规律复查血红蛋白水平。腹膜透析开始使用“rHuEPO”，每周 8000 U；口服“琥珀酸亚铁”0.4 g/d。3 个月后，复查血红蛋白最高达 135 g/L，将 rHuEPO 剂量调整为每周 4000 U，血红蛋白维持在 100～130 g/L。9 个月前，复查血红蛋白 100～115 g/L，调整 rHuEPO 剂量为每周 10 000 U。4 个月前，复查血红蛋白从 115 g/L 降至 71 g/L，为明确贫血加重原因入院。近 1 个月患者体重增加 5 kg，伴有活动后气短，夜间可平卧。间断咳嗽、咳痰，无发热。

**【既往史】**

糖尿病病史 21 年，口服药物治疗，血糖控制不佳。高血压病史 12 年，冠心病病史 11 年，有陈旧性心肌梗死病史。糖尿病眼底病变行手术治疗。

**【个人史】**

无烟、酒嗜好。否认肝炎、结核病史，无外伤、输血史，无药物、食物过敏史。

**【家族史】**

否认家族遗传性疾病史。

**【体格检查】**

体温 37.1℃ 脉搏 96 次/分，呼吸 18 次/分，血压 60/95 mmHg，体重 85 kg，身高 165 cm。贫血貌，全身浅表淋巴结无肿大。双肺呼吸音粗，未闻及干、湿啰音，心界向左扩大，心率 96 次/分，心律齐，未闻及病理性杂音。腹软，无压痛。双下肢水肿。双足背动脉搏动减弱。

**【辅助检查】**

血常规：白细胞计数 6.92×$10^9$/L，血红蛋白 72 g/L，平均红细胞体积 96 fl；血生化：铁蛋白 738 μg/L，血清铁 9.8 μmol/L，转铁蛋白 162 mg/dl，总铁结合力 32 μmol/L，转铁蛋白饱和度 25.5%，维生素 $B_{12}$ 1499 pg/ml，叶酸＞20 μg/L，肌酐 1134 μmol/L，尿素氮 19.46 mmol/L，血钙

2.0 mmol/L，血磷 1.77 mmol/L，白蛋白 37 g/L，甲状旁腺激素 407 pg/ml。超敏 C 反应蛋白 10.72 mg/L。粪便隐血试验阴性。肿瘤标志物指标均正常；胸部和腹部影像学检查未见异常。脑利钠肽 533 pg/ml；人体成分分析提示容量负荷 OH＝10 L（透析患者建议＜2.5 kg）。心脏超声检查（2019 年 9 月）：左心房增大，室间隔增厚，左心室收缩功能轻度减退。肺部 CT：双肺部炎症，毛玻璃影。考虑患者有肺部炎症予抗感染治疗。

**【主要临床诊断】**

1. 慢性肾脏病 5D 期（腹膜透析）
2. 糖尿病肾病
3. 肾性贫血（贫血加重原因待查）
4. 肾性高血压 3 级（很高危）
5. 高磷血症
6. 合并症 冠心病；心功能Ⅲ级（NYHA 分级）

## 二、临床治疗经过

患者既往对 EPO 反应性良好，目前突出问题是腹膜透析 2 年，近期贫血加重，EPO 反应性差，铁蛋白增高，TSAT 正常，慢性炎症状态，容量负荷重，心力衰竭。入院后给予自动化腹膜透析（APD）治疗，减轻容量负荷。后为排除心血管疾病，行冠状动脉造影，结果显示 70%狭窄。给予 rHuEPO 治疗贫血，剂量每周为 12 000 U，停用铁剂。2 个月后，血红蛋白逐渐增高到 90 g/L。

3 次复查超敏 C 反应蛋白分别为 24.01 mg/L、13.56 mg/L、18.01 mg/L，铁蛋白最高到 1610 μg/L。为进一步改善贫血，于 2019 年 12 月，改为罗沙司他治疗，剂量为 120 mg，3 次/周，未使用铁剂。2020 年 2 月，血红蛋白升至 121 g/L。血清铁 16 μmol/L，转铁蛋白 188 μmol/L，转铁蛋白饱和度 35.7%，总铁结合力 44 μmol/L，铁蛋白 607 μg/L。之后患者再次出现呼吸道感染，2020 年 3 月血红蛋白降至 106 g/L。调整罗沙司他剂量为 150 mg，3 次/周；治疗 1 个月后，血红蛋白达到 117g/L。随访 1 年间，患者超敏 C 反应蛋白间断轻度增高，监测血红蛋白大部分能够达到靶目标值（图 7-9-1、图 7-9-2）。

## 三、病例特点分析

本例患者的临床特点是中年男性，慢性病程，既往使用 EPO 能纠正肾性贫血，但近期应用 EPO 反应低下，贫血加重，血清铁蛋白明显增高，TSAT 正常，同时合并心力衰竭，处于慢性炎症状态。肾性贫血考虑常见的原因包括铁缺乏、慢性失血、炎症状态、甲状旁腺功能亢进症及透析不充分等。入院后行相关检查，患者不存在绝对和相对的铁缺乏。而血清铁蛋白明显增高。铁蛋白不仅是储存铁的指标，还是急性反应蛋白，在炎症或肿瘤时明显增高；而患者铁代谢的特点，铁蛋白增高，低血清铁。EPO 反应性低下是慢性炎症性贫血的特点，即患者除肾性贫血外，同时存在慢性炎症性贫血。导致本例患者出现炎症状态的原因，考虑与容量负荷重引起的心功能不全和肺水肿有关。针对上述病因，在排除心脏本身的缺血性心脏病导致的心功能不全之后，考虑与患者灌入量多，腹膜超滤不足有关，给予加强化超滤改善心功能。

低氧诱导因子脯氨酰羟化酶抑制剂（罗沙司他）可以改善处于炎症状态透析患者的贫血。罗沙司他不仅能够提高内源性 EPO 的含量，还能够改善铁的代谢，优于传统的 EPO 治疗。既

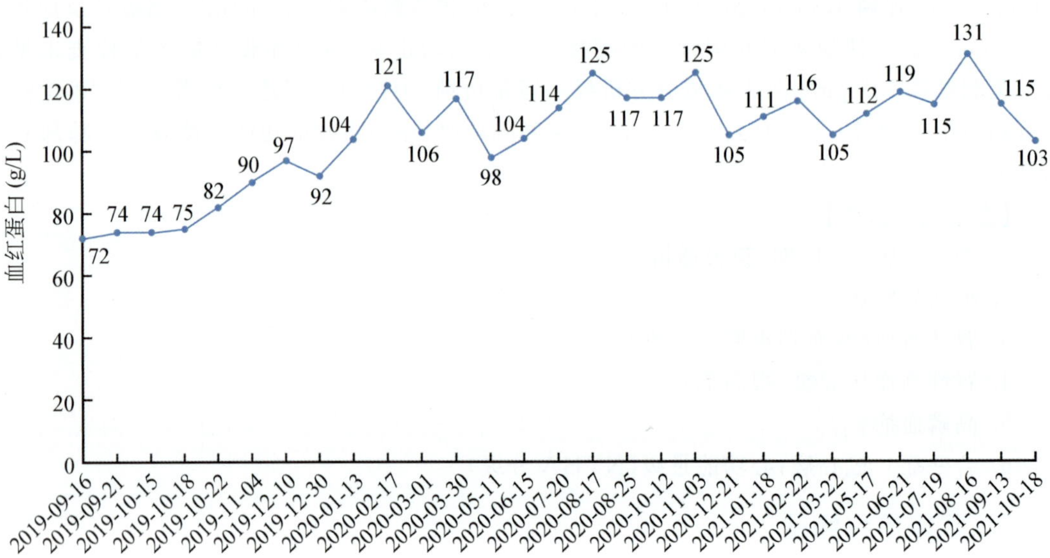


图 7-9-1　患者血红蛋白水平变化情况

注：2019 年 9 月—11 月，患者应用 rHuEPO，剂量为每周 12 000 U；2019 年 12 月至 2020 年 2 月，患者应用罗沙司他，剂量为 120 mg，3 次/周；2020 年 3 月至 2021 年 10 月，患者应用罗沙司他，剂量为 150 mg，3 次/周

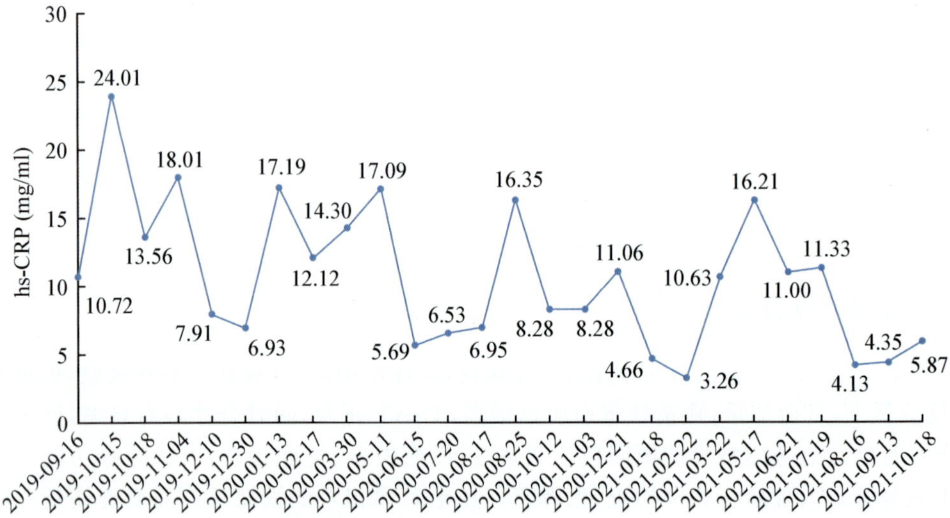


图 7-9-2　患者超敏 C 反应蛋白变化情况

注：2019 年 9 月—11 月，患者应用 rHuEPO，剂量每周为 12 000 U；2019 年 12 月至 2020 年 2 月，患者应用罗沙司他剂量为 120 mg，3 次/周；2020 年 3 月至 2021 年 10 月，患者应用罗沙司他剂量为 150 mg，3 次/周；hs-CRP. 超敏 C 反应蛋白

往研究均证实，罗沙司他在基因转录水平下调铁调素表达，上调十二指肠细胞色素B、二价金属离子转运体、转铁蛋及其受体的表达，最终铁代谢的结果是增加胃肠道铁的吸收并促进铁转运至骨髓造血。既往临床研究也证实，即使患者存在铁缺乏，罗沙司他亦能下调铁调素的表达，纠正贫血。本例患者使用罗沙司他后，患者铁代谢指标铁蛋白下降，血清铁、转铁蛋白增高，均提示患者铁利用和炎症状态得到改善。

## 四、临床思辨

本例患者存在慢性炎症、贫血、慢性心力衰竭，三者相互影响。目前认为，心力衰竭导致炎症状态的机制与血流动力学改变、氧化应激、肠道微循环和屏障功能紊乱导致内毒素渗漏入血、神经激素系统的激活有关。腹膜透析液本身可削弱肠道的微循环和屏障功能，更容易导致内毒素增加。机体在炎症状态时，炎症介质可导致心脏收缩功能障碍，心室扩展、心肌细胞肥大凋亡。目前认为，慢性炎症导致贫血的机制为，铁调素引起铁代谢改变，包括胃肠道铁吸收减少和铁被巨噬细胞吞噬；EPO生成相对减少；红细胞存活时间缩短。在炎症状态下，透析患者贫血症状加重，EPO反应性低下，此时静脉补铁可能促进肝细胞合成更多的铁调素，同时抑制巨噬细胞代谢铁调素，使得铁调素水平增高，导致或加重感染。

按照贫血诊断思路积极寻找透析患者贫血加重的病因，只有纠正病因后，贫血的治疗才能发挥作用。罗沙司他治疗贫血不仅提高内源性EPO浓度，还可以改善铁的利用。本例患者治疗效果提示，合并炎症状态的透析患者使用罗沙司他治疗可取得较好的疗效。

（北京大学国际医院　丁嘉祥　于　峰　杨清华　任晓英　方晓完　王　梅）

### 专家点评

这是一例透析患者合并贫血的病例，患者2年前开始腹膜透析进行肾脏替代治疗，此次住院前应用ESA联合铁剂治疗，反应较好。之后患者合并感染、心力衰竭、贫血加重。尽管增加ESA剂量（住院后停用铁剂），血红蛋白仍不达标。明确该患者存在肾性贫血合并慢性炎症性贫血后选择罗沙司他治疗，贫血得到逐步改善，血红蛋白达标。铁代谢及炎症指标观察显示，罗沙司他可改善铁代谢和铁利用，并且疗程不受炎症状态的影响。该病例在临床观察中，建议增加对EPO水平和铁调素水平变化的监测，以更完整地揭示罗沙司他的作用特点。但在重度感染和合并心力衰竭等透析患者中，使用罗沙司他是否也不受炎症状态的影响，还需要更多的临床实践和研究证实。

（东南大学附属中大医院　王凤梅）

## 参考文献

[1]　中华医学会肾脏病学分会肾性贫血诊断和治疗共识专家组. 肾性贫血诊断与治疗中国专家共识(2018修订版). 中华肾脏病杂志，2018，34(11)：860-866.

［2］ 张梦雪，王小钦. 炎症性贫血的诊断与治疗. 临床血液学杂志，2019，32(1)：68-71.

［3］ 赵璐，刘虹. 慢性肾脏病患者的炎症状态及其对肾性贫血治疗的影响. 中国血液净化，2020，19(3)：149-152.

［4］ Chen N，Hao C，Liu BC，et al. Roxadustat treatment for anemia in patients undergoing long-term dialysis. N Engl J Med，2019，381(11)：1011-1022.

［5］ Besarab A，Chernyavskaya E，Motylev I，et al. Roxadustat (FG-4592)：correction of anemia in incident dialysis patients. J Am Soc Nephrol，2016，27(4)：1225-1233.

［6］ Li ZL，Tu Y，Liu BC. treatment of renal anemia with roxadustat：advantages and achievement. Kidney Dis (Basel)，2020，6(2)：65-73.

［7］ Dick SA，Epelman S. Chronic heart failure and inflammation：what do we really know?. Circ Res，2016，119(1)：159-176.

［8］ Camaschella C. Iron and hepcidin：a story of recycling and balance. Hematology Am Soc Hematol Educ Program，2013，2013：1-8.

# 病例 10

# 围透析期慢性肾脏病患者贫血治疗1例

## 一、病历摘要

**【现病史】**

患者，女性，65岁，主诉"血肌酐升高20个月余，双下肢乏力伴少尿1周"。

患者20个月前因"右输尿管结石"住院，拟行"右输尿管镜下碎石术"，术前肾功能检查提示血肌酐97 μmol/L，当时无明显少尿及泡沫尿，遂行"右输尿管镜下碎石术""右输尿管狭窄段再切除吻合术"，术后血肌酐也稳定于95 μmol/L，术后出院。近20个月来，患者反复出现发热、腰痛及尿白细胞水平异常，定期复查发现血肌酐进行性升高。患者10个月前曾在某医院就诊，考虑"梗阻性肾病"，行"左输尿管结石切开取石术"；6个月前患者因"左肾积水"再次在该院行"左肾盂造瘘术"，尿量恢复至1000 ml，血肌酐下降，出院时血肌酐为227 μmol/L。1周前，患者出现乏力，伴双下肢水肿、酸痛，食欲缺乏、呕吐，尿量较前明显减少，尿液较混浊。2020年3月30日，患者因发热(体温38.5℃)、寒战(无血尿)等至医院急诊就诊，尿常规显示白细胞(+++)、霉菌(+)、蛋白质(+)、隐血(+)，显微镜检查见白细胞(++++)，肾功能检查显示尿素氮23.19 mmol/L、尿酸454.4 μmol/L、肌酐401.3 μmol/L，血常规显示白细胞计数 $5.75\times10^9$/L、红细胞计数 $2.17\times10^{12}$/L、血红蛋白65 g/L、血小板 $158\times10^9$/L，拟诊为"梗阻性肾病、CKD 5期"，遂收治入院。发病以来，患者神志清晰，精神状态不佳，食欲缺乏，睡眠一般，大便正常，小便如上所述。

**【既往史】**

高血压病史1年余，最高血压为200/90 mmHg，自行服用硝苯地平缓释片(10 mg/次，2次/天)、苯磺酸左旋氨氯地平片(2.5 mg/次，2次/天)，近1周血压偏低，已停用降压药物。发现腔隙性脑梗死半年余，未留有明显的后遗症，目前自行服用阿托伐他汀钙片(20mg/次，1次/晚)。否认冠心病、糖尿病史，否认心、肺、肝、内分泌系统等脏器/系统重大疾病史，2年前先后行右输尿管碎石术、右输尿管狭窄段再切除吻合术，10个月前行左输尿管结石切开取石术，半年前行左肾盂造瘘术，曾有胆囊手术史(具体不详)，否认其他手术、外伤、输血史，否认食物、药物过敏史，否认中毒史，否认传染病史。

**【个人史】**

患者生于浙江省宁波市奉化区，否认长期外地居住史，否认疫区、疫情、疫水接触史，否认工业毒物、粉尘、放射性物质接触史，否认吸毒史，无烟、酒嗜好，否认药物成瘾史，否认冶游史，预防接种史不详。

**【家族史】**

否认家族遗传性疾病史。

**【体格检查】**

体温 36.2 ℃，脉搏 79 次/分，呼吸 19 次/分，血压 111/57 mmHg，体重 37.5 kg，身高 158 cm；神志清晰，乏力；慢性病容，眼睑无水肿；无皮疹、皮下出血、皮下结节；甲状腺未触及肿大，全身浅表淋巴结无肿大；双肺呼吸音清晰，无干、湿啰音；心率 79 次/分，心律齐，未闻及病理性杂音；腹部平坦、柔软，无压痛、反跳痛，左侧肾盂造瘘引流管在位，瘘口可见少许白色脓状物质，肝、脾肋下未触及；双侧下肢Ⅱ度水肿。

**【辅助检查】**

**1. 血生化(2020 年 3 月 30 日)**　谷丙转氨酶 22 U/L，谷草转氨酶 20 U/L，白蛋白 35.3 g/L，尿素氮 22.4 mmol/L，肌酐 464 μmol/L，尿酸 446 μmol/L，钾 5.41 mmol/L，钠 133.5 mmol/L，磷 1.94 mmol/L。

**2. 血常规(2020 年 3 月 30 日)**　白细胞计数 $5.75\times10^9$/L，中性粒细胞百分比 69.5%，红细胞计数 $2.17\times10^{12}$/L，血红蛋白 65 g/L，血细胞比容 20.2%，平均红细胞体积 93.1 fl，平均红细胞血红蛋白含量 30 pg，平均红细胞血红蛋白浓度 322 g/L，红细胞分布宽度 14.7%，血小板 $158\times10^9$/L。

**3. 贫血检查(2020 年 3 月 30 日)**　血清铁蛋白 1247 μg/L，转铁蛋白 31.8 μmol/L，转铁蛋白饱和度 31.4%，血清铁 10 μmol/L，叶酸>54.37 nmol/L，维生素 $B_{12}$ 449 pmol/L。

**4. 甲状旁腺激素(2020 年 3 月 30 日)**　108 pg/ml。

**5. 感染指标(2020 年 3 月 30 日)**　超敏 C 反应蛋白 109.6 mg/L，降钙素原 0.28 ng/ml，3 次尿培养分别为铜绿假单胞菌、白假丝酵母菌、屎肠球菌。

**6. 风湿免疫检查(2020 年 3 月 30 日)**　红细胞沉降率 44 mm/1 h，免疫球蛋白 G 1730 mg/dl，免疫球蛋白 A 123 mg/dl，免疫球蛋白 M 89.3 mg/dl，补体 C3 86.3 mg/dl，补体 C4 34.9 mg/dl，B 因子 35.6 mg/dl，血轻链-κ 轻链 1380 mg/dl，血轻链-λ 轻链 555 mg/dl，κ 轻链/λ 轻链比值 2.49，尿轻链 9.98 mg/dl，尿轻链-λ 轻链<5 mg/dl。

**7. 尿四联蛋白(2020 年 3 月 30 日)**　尿微量白蛋白 9.06 mg/dl，尿转铁蛋白 0.37 mg/dl，尿 α1 微球蛋白 21 mg/dl。

**8. 其他实验室检查(2020 年 3 月 30 日)**　肌钙蛋白、糖化血红蛋白、甲状腺功能、D-二聚体、各项肿瘤指标、输血前筛查、粪便常规、抗核抗体、血培养、免疫固定电泳未见异常。

**9. 胸部 CT 检查(2020 年 3 月 30 日)**　两肺见散在斑点、微小结节影，建议行薄层 CT 复查。

**10. 心脏彩色多普勒超声检查(2020 年 3 月 30 日)**　主动脉瓣轻中度反流，房室瓣轻度反流。

**11. 下肢彩色多普勒超声检查(2020 年 3 月 30 日)**　双下肢动脉管壁局部钙化。

**12. 泌尿系统 B 型超声检查(2020 年 3 月 30 日)**　右肾 54 mm×22 mm，左肾 90 mm×45 mm，肾包膜光整，皮质、髓质结构清晰；左肾集合系统分离 17 mm，右肾集合系统未见分离，右肾下极见囊状暗区，大小 8 mm×8 mm；左侧输尿管上段内径 7 mm，左侧输尿管上段扩张伴左肾积水。

**13. 肾核素扫描(2020 年 3 月 30 日)** 双肾图呈低水平延长线型，总肾小球滤过率 14.6 ml/(min・1.73 $m^2$)，左肾肾小球滤过率 10 ml/(min・1.73 $m^2$)，右肾肾小球滤过率 4.6 ml/(min・1.73 $m^2$)。

**14. 腹部 CT 检查(2020 年 3 月 30 日)** 左肾结石，右肾萎缩，胆囊缺如，盆腔见少量积液。

**15. 心电图检查(2020 年 3 月 30 日)** 窦性心律，左心室高电压。

**【主要临床诊断】**

1. 慢性梗阻性肾病合并复杂性尿路感染
2. 慢性肾脏病 5 期
3. 肾性贫血
4. 左肾结石
5. 左输尿管结石切开取石术后
6. 左输尿管狭窄
7. 左肾盂造瘘术后
8. 高血压病 3 级(很高危)
9. 腔隙性脑梗死

## 二、临床治疗经过

### (一)初始治疗

患者尿毒症症状明显，营养不良，合并感染及贫血明显，拟给予解除梗阻、抗贫血、营养支持及择期透析等治疗。

1. 更换造瘘管，保持引流通畅。

2. 建立血管通路(左前臂动静脉内瘘)，择期进行血液透析。

3. 先后给予哌拉西拉钠他唑巴坦(4.5 g/次，2 次/天，共 4 天，静脉滴注)、比阿培南针(0.3 g/次，1 次/天)联合氟康唑(100 mg/次，1 次/天，口服，共 8 天)。

4. 脑血管治疗药物使用氯吡格雷片(75 mg/次，1 次/天，口服)联合阿托伐他汀钙片(20 mg/次，1 次/天，口服)。

5. 对于并发症给予对症支持治疗。

### (二)贫血治疗

2020 年 3 月 30 日，患者的血红蛋白为 65 g/L，给予 EPO 10 000 U/次，1 次/周，皮下注射(患者既往 1 年一直按该方案用药)。2020 年 4 月 4 日，患者的血红蛋白为 52 g/L，由于血红蛋白下降明显，输注红细胞悬液 1 次，共 220 ml；患者合并感染明显，既往长期应用 EPO，但贫血改善不理想，考虑为 EPO 抵抗，故停用 EPO，改予罗沙司他(70 mg/次，3 次/周，口服)。2020 年 4 月 10 日，患者复查血红蛋白为 76 g/L，且后续监测逐渐升高。2020 年 6 月 13 日，患者的血红蛋白升至 127 g/L，考虑升高较快，罗沙司他的用药方案调整为 50 mg/次，3 次/周，口服。2020 年 6 月 18 日，患者因再次出现发热和泌尿系统感染复查，血红蛋白降至 104 g/L。2020 年 7 月 21 日，患者的血红蛋白降至 92 g/L，由于下降明显，罗沙司他的用药方案调整为 70 mg/次，3 次/周，口服。2020 年 8 月 20 日，患者的血红蛋白升至 123 g/L，由于升高幅度＞30 g/L，罗沙司他的用药方案再次调整为 50 mg/次，3 次/周，口服。2020 年 9 月 22 日，患者的血红蛋白升至 141 g/L,因水平过高,可能增加心脑血管意外的发生风险,故暂停使用罗沙司他。2020 年 10 月 12 日,患者的血红蛋白降至 127 g/L,但未加用罗沙司他。

治疗期间患者血红蛋白的变化见图 7-10-1,其他指标的随访见表 7-10-1。

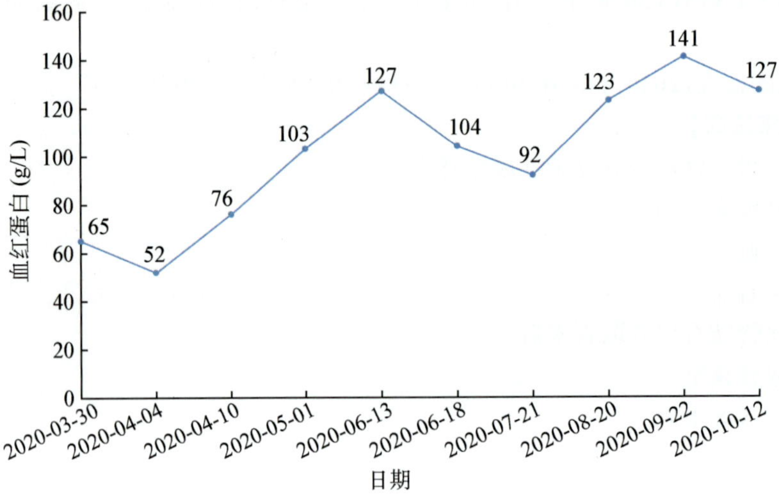


图 7-10-1 治疗期间患者的血红蛋白变化

注:2020 年 3 月 30 日至 4 月 3 日,患者应用 EPO 10 000 U/次,1 次/周;2020 年 4 月 4 日,患者输注红细胞悬液 1 次,共 220 ml;2020 年 4 月 4 日至 6 月 12 日,患者应用罗沙司他 70 mg/次,3 次/周,口服;2020 年 6 月 13 日至 7 月 20 日,患者应用罗沙司他 50 mg/次,3 次/周,口服;2020 年 7 月 21 日至 8 月 19 日,患者应用罗沙司他 70 mg/次,3 次/周,口服;2020 年 8 月 20 日至 9 月 21 日,患者应用罗沙司他 50 mg/次,3 次/周;2020 年 9 月 22 日至 10 月 12 日,患者停用罗沙司他

表 7-10-1 患者其他指标的随访

| 日期 | 罗沙司他的剂量(mg) | 用法 | 血红蛋白(g/L) | C 反应蛋白(mg/L) | 白蛋白(g/L) | 血清铁(μmmol/L) | 转铁蛋白饱和度(%) | 总铁结合力(μmol/L) | 血清铁蛋白(μg/L) |
|---|---|---|---|---|---|---|---|---|---|
| 2020-03-30 | — | — | 65 | 109.60 | 36.9 | 10.0 | 31.4 | 31.8 | 1247 |
| 2020-04-04 | 70 | 3 次/周 | 52 | 1.76 | 35.3 | — | — | — | — |
| 2020-04-10 | 70 | 3 次/周 | 76 | 1.76 | 34.1 | 21.9 | 46.1 | 47.5 | 692 |
| 2020-05-01 | 70 | 3 次/周 | 103 | 8.22 | 40.0 | 18.3 | 38.0 | 48.1 | 639 |
| 2020-06-13 | 50 | 3 次/周 | 127 | 0.50 | 43.0 | 17.1 | 28.9 | 59.1 | 757 |
| 2020-06-18 | 50 | 3 次/周 | 104 | 9.48 | 35.8 | 8.1 | 18.8 | 43.1 | 738 |
| 2020-07-21 | 70 | 3 次/周 | 92 | 11.39 | 34.0 | 9.4 | 14.2 | 66.1 | 461 |
| 2020-08-20 | 50 | 3 次/周 | 123 | 0.50 | 31.0 | — | — | — | 320 |
| 2020-09-22 | 停用 | — | 141 | 0.50 | 35.3 | — | — | — | — |
| 2020-10-12 | 停用 | — | 127 | 82.00 | 29.9 | 24.3 | 37.3 | 64.5 | 680 |

注:—. 无此项数据

## 三、病例特点分析

本例患者为围透析期的 CKD 5 期女性患者，消瘦、体重较轻，合并慢性感染及重度贫血。炎症状态下，本例患者对 EPO 产生抵抗，致使该药改善贫血的疗效明显下降。罗沙司他作为新型治疗肾性贫血的药物，可治疗 EPO 低反应性贫血，其改善 CKD 患者肾性贫血的有效性和安全性已得到证实。本例患者单用 EPO 治疗后效果不佳，血红蛋白较前下降且低于 60 g/L(2020 年 4 月 4 日)。因此，主治医师将治疗贫血的药物调整为罗沙司他，由于本例患者尚未接受透析治疗且体重低于 60 kg，遂给予罗沙司他 70 mg/次，3 次/周，口服。使用上述方案治疗 2 个月(2020 年 4 月 4 日至 6 月 12 日)后，本例患者的血红蛋白由 52 g/L 升至 127 g/L，由于肾性贫血治疗的血红蛋白靶目标为≥110 g/L，但不超过 130 g/L，故为避免血红蛋白继续升高，将罗沙司他的用药方案调整为 50 mg/次，3 次/周，口服。但因本例患者反复感染，且伴 C 反应蛋白升高，血红蛋白再次逐步下降，2020 年 7 月 21 日再次将罗沙司他的用药方案调整为 70 mg/次，3 次/周，口服，同时给予抗感染治疗。之后本例患者的血红蛋白再次回升，1 个月内上升超过 30 g/L，故在 2020 年 8 月 20 日将罗沙司他的用药方案再次调整为 50 mg/次，3 次/周，口服。后续随访发现，本例患者的血红蛋白控制在 100～130 g/L。从本例患者的治疗过程中可以发现，罗沙司他对 EPO 治疗效果不佳的患者仍有效，且有很敏感的剂量-效应关系，在伴有感染时，罗沙司他的效果会受到明显影响。观察本例患者发现，这种影响似乎可以通过增加药物剂量来克服。

## 四、临床思辨

贫血的病因主要包括红细胞丢失、红细胞破坏及红细胞生成不足。结合本例患者的情况，如大便正常、胸腹部 CT 未见明显出血灶，且乳酸脱氢酶、间接胆红素及血小板均正常，故不考虑红细胞丢失和红细胞破坏。在红细胞生成不足的原因排查中，本例患者的红细胞生成原料如血清铁蛋白水平偏高，叶酸及维生素 $B_{12}$ 在正常范围内，虽然轻链异常，但血免疫固定电泳阴性，且其并无骨痛，故暂不考虑。因此，根据本例患者目前的病情(慢性肾功能不全+感染)，考虑贫血与 EPO 相对不足、铁利用障碍及营养不良等相关。有研究显示，5%～10%的终末期肾病患者存在 EPO 低反应性，导致血红蛋白不达标。而绝对或功能性铁缺乏、维生素缺乏、炎症反应、营养不良、透析不充分及继发性甲状旁腺功能亢进症是 EPO 低反应性的常见原因。本例患者反复发生感染，是 EPO 抵抗的主要原因。罗沙司他可改善 CKD 患者 EPO 低反应性贫血。Zhou 等对 32 例 EPO 低反应性的透析患者使用罗沙司他治疗，结果显示，93.55%的患者血红蛋白有不同程度的升高，其中达标患者占 48.39%。此外，有研究显示，罗沙司他受炎症状态影响较小。本例患者行罗沙司他治疗后血红蛋白明显升高，疗效确切，故认为罗沙司他可用于伴有感染的 EPO 低反应性贫血 CKD 患者。因此推测，炎症可能会影响罗沙司他治疗 EPO 低反应性透析患者贫血的疗效。已有一项单中心前瞻性研究的结果显示，营养不良和炎症状态可能会干扰罗沙司他改善贫血的作用，但仍需要进一步探索。

(宁波市第一医院　边学燕)

## 专家点评

本例患者为一例围透析期的 CKD 5 期、梗阻性肾病伴复杂性尿路感染、左肾造瘘术后的患者，同时并发严重的肾性贫血、高血压及营养不良等。本例患者曾经长期应用 EPO 治疗，但由于反复出现感染，在炎症及营养不良的状态下，EPO 疗效不佳，血红蛋白低于 60 g/L，该药改善贫血的疗效明显下降。本例患者此次住院后，医师将治疗贫血的药物调整为口服罗沙司他，血红蛋白在 2 个月内快速达标后减量，因感染反复，血红蛋白再次下降，经抗感染治疗及调高罗沙司他的剂量后，血红蛋白达标并维持在 100～130 g/L。提示，罗沙司他可用于 EPO 低反应性围透析期患者的贫血治疗，但医师应根据患者血红蛋白的变化及时调整用药方案，炎症及营养不良状态对罗沙司他疗效及其剂量的影响尚需要临床研究进一步验证。此外，本例患者梗阻性肾病的病因未明，应进一步排查明确。

［中国人民解放军联勤保障部队第 980 医院（白求恩国际和平医院）　吴广礼］

## 参考文献


［1］ Akizawa T，Iwasaki M，Yamaguchi Y，et al. Phase 3，randomized，double-blind，active-comparator（darbepoetin alfa）study of oral roxadustat in CKD patients with anemia on hemodialysis in Japan. J Am Soc Nephrol，2020，31（7）：1628-1639.

［2］ Wish JB，Eckardt KU，Kovesdy CP，et al. Hypoxia-inducible factor stabilization as an emerging therapy for CKD-related anemia：report from a scientific workshop sponsored by the National Kidney Foundation. Am J Kidney Dis，2021，78（5）：709-718.

［3］ 中国医师协会肾脏内科医师分会肾性贫血指南工作组. 中国肾性贫血诊治临床实践指南. 中华医学杂志，2021，101（20）：1463-1502.

［4］ Ogawa T，Nitta K. Erythropoiesis-stimulating agent hyporesponsiveness in end-stage renal disease patients. Contrib Nephrol，2015，185：76-86.

［5］ Zhou Y，Chen XX，Zhang YF，et al. Roxadustat for dialysis patients with erythropoietin hypo-responsiveness：a single-center，prospective investigation. Intern Emerg Med，2021，16（8）：2193-2199.

［6］ Fishbane S，El-Shahawy MA，Pecoits-Filho R，et al. Roxadustat for treating anemia in patients with CKD not on dialysis：results from a randomized phase 3 study. J Am Soc Nephrol，2021，32（3）：737-755.

［7］ 董建华，范文静，吴边，等. 罗沙司他治疗血液透析患者红细胞生成素低反应性贫血的疗效观察. 肾脏病与透析肾移植杂志，2021，30（3）：211-212.

［8］ Chen N，Hao C，Liu BC，et al. Roxadustat treatment for anemia in patients undergoing long-term dialysis. N Engl J Med，2019，381（11）：1011-1022

# 病例 11

# 重度肾性贫血合并下肢动脉粥样硬化闭塞症伴皮肤感染治疗1例

## 一、病历摘要

**【现病史】**

患者，女性，63 岁。主诉“血肌酐升高 2 年余，胸闷、憋气 2 周，加重 2 天”，于 2020 年 1 月 5 日收入院。

患者 2 年前(2017 年 8 月)因乏力、纳差于我院就诊。肾功能检测示肌酐 220 μmol/L，尿素氮 9.2 mmol/L，血红蛋白 82 g/L，泌尿系统彩色多普勒超声示双肾弥漫性损害，诊断为“慢性肾脏病，肾性贫血”，予以“包醛氧淀粉胶囊”“EPO”“口服多糖铁”等对症处理，病情相对平稳。2 周前患者无明显诱因出现胸闷、憋气，活动后加重，伴咳嗽、痰少，无发热，伴乏力、纳差、双下肢水肿，自行服用“单硝酸异山梨酯片”和利尿药(具体不详)，疗效欠佳。2 天前患者上述症状较前加重，伴夜间阵发性呼吸困难，尿量减少(每天 500～600 ml)，无恶心、呕吐，无发热，为进一步诊治收入院。

**【既往史】**

高血压病史 30 余年，最高血压 180/100 mmHg，曾服用厄贝沙坦氢氯噻嗪片以降压，近 1 年血压正常，维持在 120/65 mmHg，未予降压处理。2 型糖尿病病史 8 年余，平日使用门冬胰岛素 30 注射液(早 18 U，晚 16 U)和阿卡波糖片(100 mg，3 次/天)。冠心病 6 年，平日口服单硝酸异山梨酯片(20 mg，2 次/天)和酒石酸美托洛尔片(23.75 mg，1 次/天)。心肌梗死(非 Q 波 ST 段抬高型)1 年。左下肢胫前皮肤感染(丹毒)半年余，分泌物培养示黏质沙雷菌，予哌拉西林他唑巴坦抗感染治疗 14 天，切开换药 5 个月，目前破溃皮肤已结痂，周围皮肤黑色素沉着。否认其他手术史及过敏史。

**【个人史】**

生于原籍，久居本地，轻体力劳动，预防接种不详。无烟、酒嗜好。适龄结婚，育有 2 女，爱人及子女均体健。48 岁绝经。

**【家族史】**

否认家族遗传性疾病史。

**【体格检查】**

体温 36.5 ℃，脉搏 95 次/分，呼吸 25 次/分，血压 110/65 mmHg，体重 48 kg，身高 156 cm。肾病面容，口唇苍白，结膜苍白，重度贫血貌。双下肺呼吸音低，双肺可闻及湿啰音，叩诊呈浊音，心率 95 次/分。腹软，双肾区无叩击痛。双下肢无水肿，左下肢胫前皮肤破溃面干燥、结痂，周围皮肤发黑，足背动脉未触及。

**【辅助检查】**

**1. 2020 年 1 月 6 日**

(1)血常规：血红蛋白 61 g/L，白细胞计数 $6.8\times10^9$/L，红细胞计数 $2.26\times10^{12}$/L，血小板计数 $252\times10^9$/L，平均红细胞体积 88.9 fl，平均红细胞血红蛋白含量 27.9 pg，平均红细胞血红蛋白浓度 313 g/L，网织红细胞百分比 2.56%。

(2)血生化：尿素氮 12.64 mmol/L，肌酐 348 μmol/L，尿酸 407.5 μmol/L，白蛋白 27.9 g/L，血钙 2.01 mmol/L，血磷 1.07 mmol/L，血钾 4.2 mmol/L，总胆固醇 6.47 mmol/L，甘油三酯 2.65 mmol/L，谷丙转氨酶 11 U/L，谷草转氨酶 13 U/L，肌酸激酶 116 U/L，肌酸激酶同工酶 16 U/L，肌钙蛋白Ⅰ 0.016 pg/ml，半胱氨酸蛋白酶抑制剂 C 3.63 mg/L，估算肾小球滤过率 21.45 ml/(min·1.73 $m^2$)，甲状旁腺激素 172 pg/ml，脑钠肽＞5000 pg/ml，C 反应蛋白 68.9 mg/L。

(3)血清铁四项：血清铁 10.81 μmol/L，总铁结合力 56.69 μmol/L，铁蛋白 183.19 μg/L，转铁蛋白饱和度 19%。

(4)贫血相关检查：叶酸 5.1 pmol/L，维生素 $B_{12}$ 960 pmol/L，促红细胞生成素 99.5 mU/ml，库姆斯试验阴性。

(5)血气分析：pH 7.357，二氧化碳分压 28.9 mmHg，碳酸氢根 16.4 mmol/L，剩余碱 13.2 mmol/L。

(6)尿常规：尿蛋白(＋＋)，尿比重 1.015。

**2. 2020 年 1 月 7 日**

(1)其他实验室检查：甲状腺功能、抗中性粒细胞胞质抗体、抗基底膜抗体、乙型肝炎病毒、丙型肝炎病毒、梅毒螺旋体 IgM 抗体、人类免疫缺陷病毒、肿瘤标志物等均未见明显异常。

(2)胸部 CT 检查：双肺炎症，双侧胸腔积液，心脏增大，肺动脉高压。

(3)腹部及盆腔 CT 检查：胆囊结石，双肾体积减小，肾实质变薄。

**3. 2020 年 1 月 8 日**

(1)心脏彩色多普勒超声：左心增大，左心室壁弥漫性运动减低及丧失，二、三尖瓣少量反流，左心功能减低(左心室射血分数 41%)。

(2)泌尿系统彩色多普勒超声：双肾体积减小，左肾囊肿，膀胱未充盈。

(3)双下肢动静脉彩色多普勒超声：双下肢动脉硬化伴多发斑块，左腘动脉局限性中度狭窄，双侧胫后动脉趋于闭塞，双下肢深静脉未见血栓形成。

(4)颈动脉彩色多普勒超声：双侧颈动脉硬化伴多发附壁斑块，左颈外动脉起始段中度狭窄。

**4. 2020 年 1 月 12 日**　神经肌电图示左侧正中神经、尺神经、胫后神经损害(运动感觉纤维中度受累)，左侧腓总神经损害(感觉纤维轻度受累)。

**5. 外院检查结果**

(1)2019 年 11 月 12 日：胃镜示慢性浅表性胃炎。

(2)2019 年 11 月 14 日：骨髓穿刺示三系增生，红系明显增生骨髓象；骨髓活检示红系细胞核左移。

**【主要临床诊断】**

1. 慢性肾脏病 4 期，肾性贫血，代谢性酸中毒
2. 肺炎
3. 冠心病，陈旧性心肌梗死，心力衰竭，心功能Ⅲ级
4. 2 型糖尿病
5. 高血压 3 级(很高危)
6. 下肢动脉粥样硬化闭塞症，慢性左下肢皮肤感染

## 二、临床治疗经过

患者入院(2020 年 1 月 5 日)后给予低盐、优质蛋白糖尿病饮食，予以吸氧、心电监护，严格限制入量，入院时血红蛋白 61 g/L。

患者于 2017 年 8 月 17 日查血红蛋白 82 g/L，予以重组人促红细胞生成素(rHuEPO)皮下注射，每周 6000～10 000 U，血红蛋白达 120 g/L。2019 年 5 月患者出现左下肢胫前皮肤感染，5 月 18 日查血红蛋白下降至 90 g/L，遂调整 rHuEPO 为每周 10 000 U，2019 年 10 月以后甚至将 rHuEPO 调整为每周 20 000 U，但血红蛋白无明显恢复，持续下降至 68 g/L。2019 年 11 月患者于外院行胃镜检查未见消化道出血，骨髓穿刺未见血液系统疾病，但有红系增生，排除骨髓增生异常综合征(MDS)、纯红细胞再生障碍性贫血(PRCA)及溶血性贫血，诊断为肾性贫血，同时检测血清铁、维生素 $B_{12}$、叶酸等造血原料水平尚可。尽管外院已对患者加大 rHuEPO 的剂量至每周 20 000 U，但其血红蛋白仍进行性下降，因此考虑患者合并感染、EPO 低反应性。

患者严重贫血，本应通过输血治疗以纠正贫血，但由于心力衰竭、水负荷过多，每天尿量 500～600 ml，遂建议患者行连续性静脉-静脉血液滤过透析(continuous venous-venous hemofiltration，CVVH)治疗以减轻容量负荷，同时行输血、输入蛋白等支持治疗。但患者及家属拒绝 CVVH，要求使用药物保守治疗，遂于 2020 年 1 月 8 日给予口服罗沙司他(100 mg，3 次/周)联合多糖铁复合物胶囊(0.15 g，1 次/天)以纠正贫血，同时予强心、利尿、扩张冠状动脉等措施以控制心力衰竭，并予以营养心肌、抗血小板、调脂等对症治疗。因患者肺部感染诊断明确，先后予莫西沙星(250 mg，1 次/天)、美罗培南(1.0 g，每 12 小时 1 次)以抗感染，共治疗 7 天。经治疗后，患者一般情况好转，胸闷、憋气症状较前好转，头晕、乏力、纳差较前缓解，无明显咳嗽、咳痰，感染得到控制，复查血红蛋白较前升高，病情好转于 2020 年 1 月 21 日出院。

出院后对患者随访，其能下地活动，生活自理，复查血红蛋白呈进行性升高。患者应用罗沙司他前血红蛋白 61 g/L，应用罗沙司他第 1 周、第 4 周、第 8 周、第 11 周对应的血红蛋白分别为 73 g/L、82 g/L、95 g/L、106 g/L。

## 三、病例特点分析

本例为慢性肾衰竭合并心力衰竭的老年女性患者。既往肾性贫血经 EPO 治疗可获得明显改善，但在合并左下肢皮肤感染后，贫血逐渐加重，即使加大 EPO 剂量也无法有效提高血红蛋白水平。对此情况进行初步分析：首先，患者叶酸、维生素 $B_{12}$、铁代谢指标基本在正常范围内，可排除红细胞生成原料不足等情况；其次，患者库姆斯试验阴性，亦无其他溶血性贫血、脾功能亢进等红细胞破坏过多的证据；最后，患者于外院行骨髓穿刺未见血液系统疾病，只见红系增生。因此，结合患者病史，考虑其贫血难以纠正的原因与左下肢感染所致 EPO 低反应有关。

患者此次入院后出现严重贫血，需要输血以快速纠正贫血状态，但同时又存在心力衰竭及容量负荷过重，故治疗上存在矛盾，因此选择罗沙司他联合口服铁剂来改善贫血，同时给予患者积极控制感染、改善心功能、延缓慢性肾衰竭进展等措施。经治疗后，患者一般情况恢复，感染得到控制，血红蛋白较前明显升高，心力衰竭症状得到缓解，心功能较前恢复，病情好转出院。

患者出院后继续使用罗沙司他联合口服铁剂治疗，每 2 周复查血红蛋白，并按说明书调整剂量。服药期间患者血红蛋白稳步上升，血压平稳，总胆固醇、甘油三酯、低密度脂蛋白胆固醇下降，而高密度脂蛋白胆固醇上升。治疗第 11 周复查血红蛋白 106 g/L，患者心功能明显改善，能下地活动，生活能自理，生活质量明显提高。

## 四、临床思辨

随着肾功能下降，肾性贫血患病率逐渐增高。CKD 1 期贫血患病率 22.0%，CKD 5 期贫血患病率可高达 98.2%。研究发现，肾性贫血会加重心脑血管事件及死亡风险，因此积极纠正贫血至关重要。肾性贫血的机制主要与 EPO 缺乏、铁代谢紊乱及炎症相关。EPO 和铁剂是纠正肾性贫血的常规治疗方案，但在临床上存在升高血压、增加心脑血管事件风险、增加动静脉内瘘血栓形成等不利因素，而且静脉滴注铁剂容易出现铁过敏、炎症反应等，另外，EPO 低反应患者比例可高达 15%，铁缺乏和炎症是导致外源性 EPO 低反应性的主要原因。

本病例患者属于获得性 EPO 低反应，入院时血红蛋白 61 g/L，同时合并肺感染、下肢皮肤感染、心力衰竭，每天尿量 500～600 ml，考虑到输血治疗会加重患者容量负荷，加重心力衰竭，因此未予输血。患者使用 EPO(每周 20 000 U)无效，且 C 反应蛋白 68.9 mg/L，铁指标显示相对性铁缺乏，因此，对患者使用不受炎症状态干扰、能增加内源性 EPO 生成且能调节铁代谢的药物很有必要。罗沙司他作为一种低氧诱导因子脯氨酰羟化酶抑制剂(HIF-PHI)，能促进内源性 EPO 生成，调节铁代谢，纠正贫血，使患者摆脱输血困境，且使血红蛋白达标，可进一步改善患者的心功能。该病例可提示，对于合并心力衰竭及感染的严重肾性贫血患者，常规使用 EPO 治疗无效时，罗沙司他治疗可能显示较好疗效，从而为临床上这类复杂患者的治疗提供了新经验。

（天津市人民医院　毕　会　龙　刚）

### 专家点评

本例患者除肾性贫血外，基础疾病较多，包括代谢性酸中毒、肺部感染、冠心病、陈旧性心肌梗死、心力衰竭、2 型糖尿病、高血压 3 级、下肢动脉粥样硬化闭塞症、下肢皮肤感染等，特别是合并肺部感染和心力衰竭，病情严重。采用 EPO(每周 20 000 U)治疗无效，C 反应蛋白 68.9 mg/L，提示患者存在慢性微炎症状态，另外，铁代谢指标显示相对性铁缺乏。经 EPO 常规治疗后，患者呈现 EPO 低反应，后改为罗沙司他，血红蛋白水平得到改善，提示罗沙司他的多靶点功效不仅可以促进内源性 EPO 生成，还可以通过调节铁代谢指标以纠正贫血。需要说明的是，罗沙司他对慢性微炎症及心功能改善也具有潜在的调节作用，值得今后进一步研究。

（山东第一医科大学附属省立医院　孙　晶
中南大学湘雅二医院　袁　度）

## 参考文献

[1] 林攀，丁小强，袁敏，等. 慢性肾脏病患者贫血患病现况调查. 复旦学报(医学版)，2009，36(5)：562-565.

[2] Portolés J，Gorriz JL，Rubio E，et al. The development of anemia is associated to poor prognosis in NKF/KDOQI stage 3 chronic kidney disease. BMC Nephrol，2013，7:14-22.

[3] Chen N，Hao C，Liu BC，et al. Roxadustat treatment for anemia in patients undergoing long-term dialysis. N Engl J Med，2019，381(11)：1011-1022.

# 病例 12

# 高龄血液透析患者合并重症感染肾性贫血治疗1例

## 一、病历摘要

**【现病史】**

患者，男性，86 岁。主诉“血清肌酐升高 8 年，规律血液透析 4 年余，咳嗽、咳痰 5 天”。

患者 8 年前因乏力、食欲缺乏、夜尿增多、视物模糊就诊，检查肌酐升高达 150 μmol/L，眼科检查提示眼底动脉硬化，追问病史高血压 20 余年，血压最高达 200/100 mmHg，诊断为“慢性肾脏病 3 期、良性肾小动脉硬化症”，间断监测肌酐 150～200 μmol/L。4 余年前，肌酐升高至 656 μmol/L，血红蛋白 78 g/L，开始规律行血液透析治疗，间断应用 ESA 纠正肾性贫血。目前，患者行血液透析每周 3 次，每次 4 h。5 天前，患者受凉后出现咳嗽、咳痰(白色黏痰且费力)，每天 10 余口，伴有胸闷、活动后气短，无明显畏寒、发热。自行口服“头孢地尼”3 天后，症状无明显改善，且出现嗜睡、胡言乱语，为求进一步诊治入院。

**【既往史】**

前列腺增生病史 20 年，曾行前列腺部分切除术(具体术式不详)；多发腔隙性脑梗死、小脑萎缩病史 18 年；否认肝炎、结核、疟疾等传染病史；否认食物、药物过敏史；预防接种史不详。

**【个人史】**

生于辽宁省，无疫区、疫情接触史，否认吸烟、酗酒嗜好。

**【家族史】**

否认家族遗传性疾病。

**【体格检查】**

心率 78 次/分，血压 160/88 mmHg，身高 1.72 m，体重 65.8 kg，一般状态可，患者坐轮椅进入病室。间歇性神志清晰，能配合体格检查；双肺呼吸音粗，可闻及散在的哮鸣音，未闻及明显的湿啰音；心律齐，心脏各瓣膜听诊区未闻及病理性杂音；腹部平软，全腹无压痛、反跳痛及肌紧张，肝脾肋下未触及，墨菲征阴性，无移动性浊音；双下肢不肿；右前臂动静脉内瘘处可触及震颤，可闻及清晰血管杂音。

**【辅助检查】**

**1. 实验室检查**

(1)血常规：白细胞计数 $10.72\times10^9$/L、中性粒细胞百分比 81.7%、红细胞计数 $3.07\times10^{12}$/L、血红蛋白 96 g/L、血细胞比容 31.2%、血小板计数 $185.0\times10^9$/L。

(2)血生化:总蛋白 60.17 g/L、白蛋白 34.37g/L、谷丙转氨酶 9.47 U/L、谷草转氨酶 14.67 U/L、碱性磷酸酶 58.13 U/L、γ谷氨酰转移酶 8.66 U/L、血糖 6.97 mmol/L、总胆固醇 2.08 mmol/L、甘油三酯 1.07 mmol/L、高密度脂蛋白胆固醇 0.46 mmol/L、低密度脂蛋白胆固醇 1.36 mmol/L、尿素 19.66 mmol/L、血肌酐 656.56 μmol/L、尿酸 352.63 μmol/L、肾小球滤过率 6.01 ml/(min · 1.73m$^2$)、血磷 1.88 mmol/L、血钙 2.1 mmol/L、血钾 3.61 mmol/L。甲状旁腺素 290 pg/ml。血清铁 7.1 μmol/L、总铁结合力 46.3 μmol/L、铁饱和度 21.1%、铁蛋白 206.53 μg/L。超敏 C 反应蛋白 113.23 mg/L。降钙素原 1.05 ng/ml。

(3)痰培养:克雷伯菌,对哌拉西林舒巴坦钠敏感;新型冠状病毒核酸检测阴性。

**2. 影像学检查**

(1)心电图:窦性心律,心率 73 次/分,心电轴左偏,左前分支阻滞,ST-T 改变。

(2)二维超声心脏牛眼图:符合高血压性肥厚型心肌病样变,室壁节段性运动异常,动脉粥样硬化,心包积液(少量),牛眼图左室节段性收缩期纵向应变峰值降低,心室射血分数 37%,收缩功能、舒张功能差。

(3)肺部 CT:双肺下叶间质性改变且见散在感染灶。

**【主要临床诊断】**

1. 慢性肾脏病 5 期,维持性血液透析
2. 肾性贫血
3. 慢性肾脏病矿物质和骨代谢异常
4. 肺部感染
5. 慢性充血性心力衰竭[心功能Ⅲ级(NYHA 分级)]。
6. 高血压 3 级(很高危,良性肾小动脉硬化症)

## 二、临床治疗经过

### (一)血液透析治疗

患者行每周 2 次高通量血液透析(hemodialysis,HD)、1 次高容量血液透析滤过(hemodiafiltration,HDF),以右前臂动静脉内瘘为血管通路,血流量为 230~250 ml/min,透析液流量为 500 ml/min,后置换,置换液量达 23 L,使用普通肝素抗凝,尿素清除指数(Kt/V)1.2~1.4。每次透析后给予左卡尼汀 1.0 g 静脉滴注;间断口服碳酸镧 500 mg,1 次/天,以降磷;行血液透析治疗后,监测血压波动在(140~165)/(70~85) mmHg,停用降压药物。针对肺部感染,根据痰培养和药敏试验结果选用哌拉西林舒巴坦钠静脉滴注以抗感染,用药 1 天后患者出现畏寒、发热,体温 37.5~38.1 ℃,再次检测新型冠状病毒核酸检测阴性,合并尿毒症脑病,共行 3 次 CRRT,患者病情好转,此后未再出现发热,且咳嗽、咳痰症状明显减轻。应用哌拉西林舒巴坦静脉滴注 8 天,体温正常 3 天后改用敏感的阿莫西林克拉维酸钾,口服 7 天后复查血常规,白细胞计数 6.14×10$^9$/L、中性粒细胞百分比 76.8%、红细胞计数 3.94×10$^{12}$/L、血红蛋白 124 g/L、血细胞比容 39.3%、血小板计数 152×10$^9$/L。C 反应蛋白 64.47 mg/L,降钙素原 0.53 ng/ml。复查痰培养正常菌群生长。

### (二)肾性贫血治疗

患者既往应用 ESA(每周 150 U/kg)、间断静脉补充铁剂(蔗糖铁 200 mg/月)纠正肾性贫血,血红蛋白波动在 94~106 g/L,持续未达标,且加大 ESA 剂量后(每周 200 U/kg)出现血压

升高[透析前波动在(170～180)/(80～90 )mmHg]。此次入院查血红蛋白 96 g/L,铁蛋白 206.53 μg/ml,血红蛋白较前下降,铁蛋白较前升高,考虑与感染有关。改用口服罗沙司他 100 mg,3 次/周,用药后 2 周复查血红蛋白 124 g/L,C 反应蛋白 64.47 mg/L。为避免血红蛋白升高过快出现内瘘处血栓形成,停用罗沙司他。于用药第 4 周时复查血红蛋白 132 g/L,C 反应蛋白 48.34 mg/L,停药后血红蛋白仍继续升高。第 6 周时复查血红蛋白 110 g/L,C 反应蛋白 45.01 mg/L,血清铁蛋白 108.54 μg/ml,加用罗沙司他 70 mg、3 次/周。第 10 周时复查血红蛋白 112 g/L,C 反应蛋白 22.58 mg/L,继续应用罗沙司他 70 mg,3 次/周。第 14 周时复查血红蛋白 116 g/L,C 反应蛋白 17.39 mg/L,罗沙司他剂量为 70 mg、3 次/周。复查二维超声心脏牛眼图,结果显示,符合高血压性肥厚型心肌病样变,左壁节段性运动异常,二尖瓣轻度反流,动脉粥样硬化,牛眼图左心室节段性收缩期纵向应变峰值降低,心脏的射血分数为 51%,收缩功能轻度减低、舒张功能差 (图 7-12-1)。口服罗沙司他纠正肾性贫血期间未再应用铁剂,监测发现用药期间血红蛋白明显升高时,未见血压明显升高,未发生高钾血症和药物不良反应。

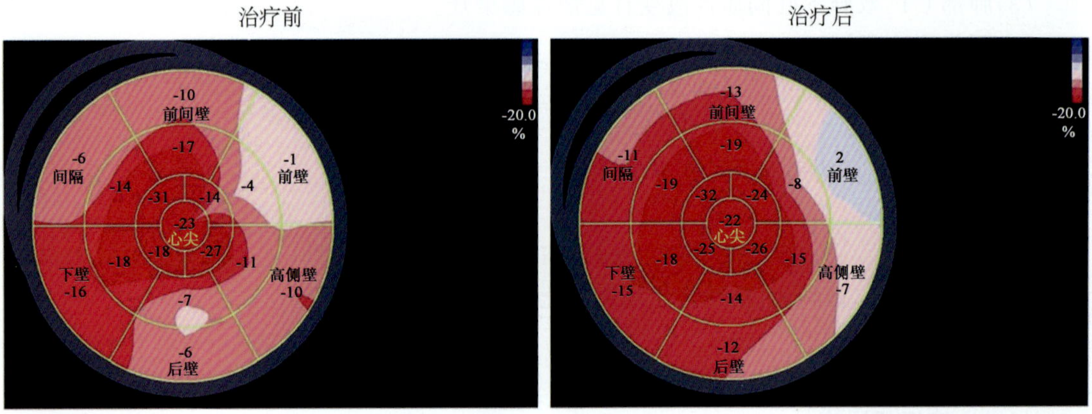


图 7-12-1 应用罗沙司他前、后二维超声心脏牛眼图的变化

注:二维超声心脏牛眼图可根据深红-粉白-深蓝的色差转变直观判定心脏整体和节段的受损程度,亦可通过左心室平均纵向峰值应变(average global longitudinal peak strain,GLPS-AVG)及峰值应变离散度(peak strain dispersion,PSD)评判。GLPS-AVG≥－20%正常,GLPS-AVG≤－12%提示心源性猝死风险高。PSD 可早期直观反映心肌机械运动的同步性,PSD 值越大,提示左心室心肌收缩同步性出现受损。治疗前心脏的射血分数 37%,GLPS-AVG 为－14.9%,PSD 为 150 ms;治疗后心脏的射血分数 51%,GLPS-AVG 为－17.4%,PSD 为 82 ms

## 三、病例特点分析

本例患者为高龄血液透析患者,肾性贫血的诊断明确,既往应用 ESA 联合铁剂治疗,血红蛋白一直未达标。其既往血液透析不充分,Kt/V 为 0.95～1.07,之后每周行 2 次 HD 和 1 次 HDF,Kt/V 可达 1.2～1.4,提示血液透析治疗充分,同时增加 ESA 的使用剂量、更换 ESA 的剂型及静脉补充铁剂后血红蛋白未见明显升高,二维超声心脏牛眼图发现早期心肌损伤征象。

本例患者因肺部感染入院,进一步发生心力衰竭和尿毒症脑病发作,ESA 联合铁剂的治疗方案已经不适合其病情,可能还会加重感染。在积极治疗原发病的基础上应用罗沙司他治

疗，血红蛋白逐渐升高并在感染控制后达标。

高龄血液透析患者合并长期高血压会导致心脏功能损伤，出现感染等易感因素极易引发心力衰竭等心血管事件发生。应用罗沙司他不仅纠正了肾性贫血，二维超声心脏牛眼图的结果提示，其心脏左心室节段性收缩期应变峰值降低情况较前改善，故罗沙司他可能在保护心脏方面还有潜在获益。

## 四、临床思辨

血液透析患者合并肾性贫血时，心脏前、后负荷的增加加重了心功能失代偿，导致左心室肥厚和心肌重构，极易引发心力衰竭、心肌梗死等心血管事件。此外，感染、大剂量ESA及静脉应用铁剂也易导致心血管死亡风险的增加。常规超声心动图仅限于评估心脏的整体功能，不能及时发现潜在的心血管疾病风险。二维超声心脏牛眼图是根据组织灰阶追踪区内不同像素的心肌组织在图像中的位置移动，检测各阶段心肌组织在指定时间内相对于原始形状和速率变化的一种超声定量新技术，也有助于早于传统超声心动图发现心肌功能的亚临床表现。罗沙司他通过纠正肾性贫血短期内改善了血液透析患者的左心功能，显示出潜在获益的可能，但能否真正从中获得更大的心血管保护，还需要在今后的临床应用中进行长期观察。

（大连瑞凯尔肾病医院　张圣坤　谢　华）

### 专家点评

本病例是老年、慢性肾脏病、慢性肾衰竭、血液透析合并贫血的经典病例，患者有8年的慢性肾脏病史，4年的血液透析治疗史，由于高血压、心力衰竭（心功能损伤）、血液透析不充分、肺部感染（炎症状态）、继发性甲状旁腺功能亢进症等多种因素导致贫血。虽然纠正了部分因素（控制高血压、充分血液透析、控制感染等），也给予了ESA＋铁剂治疗（通过增加ESA的剂量、更换ESA的剂型及静脉补充铁剂），但仍不能纠正贫血状况。但本例患者在应用罗沙司他治疗后贫血得到明显改善，血红蛋白达标，同时血压稳定、心肌损伤指标改善、铁代谢指标改善、炎症状态改善，显示出良好的疗效。

本例患者在今后的临床观察中，除了观察贫血相关指标外，还应注意以下3点：①注意心功能的变化；②检测EPO抗体水平，排除ESA抵抗；③纠正继发性甲状旁腺功能亢进症。

（山东大学齐鲁医院　胡　昭）

## 参考文献

[1] Alhaj E, Alhai N, Rahman I, et al. Uremic cardiomyopathy: an underdiagnosed disease. Congest Heart Fail, 2013, 19(4): E40-E45.

［2］ McCullough PA，Barnhart HX，Inrig JK，et al. Cardiovascular toxicity of epoetin-alfa in patients with chronic kidney diseas. Am J Nephrol，2013，37(6)：549-558.

［3］ Zhang Y，Thamer M，Stefanik K，et al. Epoetin requirements predict mortality in hemodialysis patients. Am J Kidney Dis，2004，44(5)：866-876.

# 病例 13

## 1例反复发作腹膜透析相关腹膜炎患者的贫血治疗

### 一、病历摘要

**【现病史】**

患者，女性，72 岁。主诉"血肌酐升高 8 年，腹膜透析 5 年，腹痛 4 天"，于 2020 年 4 月 14 日入院。

患者 2012 年查体发现肌酐 400 μmol/L，血红蛋白下降（具体数值不详），诊断为"慢性肾功能不全，肾性贫血"，给予"复方 α-酮酸，肾衰宁"等治疗，未规律监测和诊治。2015 年患者出现活动后喘憋，咳嗽，夜间不能平卧，伴皮肤瘙痒，收治入院。查肌酐 1160 μmol/l，血红蛋白 63 g/L，血钙、血磷异常（具体数值不详），诊断为"慢性肾脏病 5 期，肾性贫血，矿物质和骨代谢异常"，给予右侧颈内静脉临时置管血液透析治疗。2015 年 12 月 30 日，行腹膜透析置管，并开始规律持续不卧床腹膜透析（CAPD）治疗，方案为 1.5%G 腹膜透析液 2 L×3 次（日间），2.5%G 腹膜透析液 2 L（夜间存腹）。同时给予"重组人促红细胞生成素联合铁剂、叶酸"纠正贫血，以及纠正钙磷代谢紊乱等治疗。患者病情逐渐好转，腹膜透析充分性示总尿素清除指数（Kt/V）2.52，校正内生肌酐清除率 45.7 ml/(min · 1.73 $m^2$)，血红蛋白基本维持在≥110 g/L。但自 2017 年 2 月开始，患者血红蛋白水平持续不达标，常低于 100 g/L，最低至 60 g/L，铁蛋白在 470～1160 μg/L，间断给予输血治疗。患者于 2016 年 8 月—9 月，2018 年 1 月及 2019 年 12 月反复发生腹膜透析相关腹膜炎，经治疗后好转。4 天前患者进食冰箱冷藏食品后，出现恶心、呕吐，腹痛、腹泻，大便为黄色不成型糊状便，无鲜血，3～4 次/天，无发热，3 天前出现腹膜透析液浑浊。血常规：白细胞计数 $14.05\times10^9$/L，中性粒细胞百分比 86.2%，血红蛋白 87 g/L；C 反应蛋白＞200 mg/L；腹膜透析液常规检查：细胞总数 $485\times10^6$/L，白细胞计数 $473\times10^6$/L，多核细胞百分比 57%，单核细胞百分比 43%，给予"头孢他啶联合万古霉素"腹腔内给药，为进一步诊治收入院。

**【既往史】**

高血压 5 年，血压最高 190/100 mmHg，规律口服降压药物，血压控制良好。冠心病，外周动脉粥样硬化伴斑块，胆囊结石，焦虑、抑郁状态病史 3 年。患者既往有反复输血史，无输血反应。否认肝炎、结核、疟疾等病史，否认糖尿病，脑血管意外等病史，否认食物、药物过敏史。

【个人史】

生于北京，长期居住本地，无烟酒嗜好，无有毒物质接触史。

【家族史】

家族中无遗传性家族性疾病病史。

【体格检查】

体温 36.4 ℃，脉搏 70 次/分，呼吸 18 次/分，血压 114/69 mmHg，身高 150 cm，体重 43 kg，BMI 19.1 kg/$m^2$。患者神志清晰，慢性病容，颜面部和眼睑无水肿，双肺呼吸音清，未闻及干、湿啰音。心率 70 次/分，心律齐，二尖瓣听诊区可闻及 2/6 级收缩期吹风样杂音。腹软，可见腹膜透析置管和外接短管，出口处干燥无溢液，输尿管点无压痛，腹部未闻及血管杂音，肋脊点及肋腰点无压痛，双肾区无叩击痛。双下肢无水肿。全腹轻度压痛，无反跳痛。

【辅助检查】

**1. 血常规** 白细胞计数 14.05×$10^9$/L，中性粒细胞百分比 86.2%，血红蛋白 87 g/L。

**2. 腹膜透析液常规** 细胞总数 1700×$10^6$/L，白细胞计数 1646×$10^6$/L，多核细胞百分比 68%，单核细胞百分比 32%。

**3. 腹膜透析液细菌培养** 产单核李斯特菌。

**4. 血生化** 血钾 2.91 mmol/L，血钙 1.95 mmol/L，血磷 1.21 mmol/L，白蛋白 22.7 g/L，甲状旁腺激素 229.8 pg/ml，C 反应蛋白＞200 mg/L。

**5. 贫血七项** 血清铁蛋白＞1500 μg/L，转铁蛋白 99.35 mg/dl，总铁结合力 22.0 μmol/L，转铁蛋白饱和度 43.7%，血清铁 9.6 μmol/L，叶酸＞24 μg/L，维生素 $B_{12}$＞1500 pg/ml。

【主要临床诊断】

1. 慢性肾脏病 5 期(持续不卧床腹膜透析)
   肾性贫血
   肾性高血压
   矿物质和骨代谢异常
2. 腹膜透析相关性腹膜炎
3. 冠心病，心功能Ⅱ级(NYHA 分级)，外周动脉粥样硬化伴斑块
4. 胆囊结石

## 二、临床治疗经过

### (一)腹膜炎的治疗

根据腹膜透析液培养结果，继续腹腔内给予头孢他啶联合万古霉素抗感染治疗 2 周，腹膜透析液转清，复查腹膜透析液常规，相关指标恢复正常。停药 1 周后，患者腹膜透析液再次出现浑浊，细菌培养结果仍为产单核李斯特菌，考虑为腹膜炎复发，依据药敏试验结果给予青霉素腹腔内用药 1 个月后，腹膜炎痊愈。

### (二)贫血的治疗

2020 年 4 月 14 日测患者血红蛋白为 100 g/L，入院后由于监测患者血红蛋白下降至 69 g/L，增加重组人促红细胞生成素用量至 13 000 U/周，皮下注射，并给予输注悬浮红细胞 400 ml(2 U)。2020 年 5 月 4 日，测血红蛋白上升至 84 g/L，血清铁蛋白为 1161 μg/L，仍明

显高于正常，停用重组人促红细胞生成素，改为罗沙司他 100 mg，3 次/周。2020 年 6 月 10 日，查患者血红蛋白升至 105 g/L，腹膜炎治愈，患者出院，门诊随访。2020 年 6 月 24 日复查血红蛋白 124 g/L。2020 年 8 月 5 日，复查血红蛋白达 151 g/L，暂停应用罗沙司他。2020 年 9 月 25 日血红蛋白降至 99 g/L，恢复罗沙司他治疗，剂量减至 70 mg，3 次/周，继续监测血红蛋白水平以调整药物剂量。2021 年 1 月起罗沙司他剂量降为 50 mg，3 次/周。至 2021 年 4 月，患者血红蛋白波动在 110～120 g/L。从入院至 2021 年 4 月期间患者持续口服琥珀酸亚铁 0.1 g，3 次/天。

## 三、病例特点分析

该病例为老年女性，规律持续不卧床腹膜透析患者，腹膜功能为低平均转运，透析充分性较好，主要存在的问题为反复发生腹膜炎和血红蛋白不达标。

在开始肾脏替代治疗的初始 1 年间，患者一般情况好转，各项实验室检查指标得到改善，贫血得到纠正，除腹膜炎发病期间(2016 年 8 月—9 月)外，血红蛋白基本在＞110 g/L。但之后的 3 年多时间内，患者血红蛋白持续不达标，虽增加促红细胞生成素剂量至 13 000 U/周(每周 300 U/kg)，贫血仍未得到明显改善。同时患者出现 C 反应蛋白和铁蛋白增高，反复 3 次出现腹膜透析相关性腹膜炎。

肾性贫血是慢性肾脏病患者最常见的并发症，治疗肾性贫血通常是在补充铁剂和叶酸等造血原料的基础上，给予补充 ESA，定期监测血红蛋白，铁和叶酸的情况，调整剂量及治疗方案，促使血红蛋白达标。但 ESA 治疗方案存在高血压、血栓、心脑血管事件及高钾血症等不良反应，并且有部分患者存在 ESA 低反应。根据 2011 年改善全球肾脏病预后组织(KDIGO)指南，按照患者体重给予合适剂量的 ESA 治疗 1 个月后，血红蛋白水平与基线值相比无增加，将患者归类为初始 ESA 治疗低反应。而在稳定剂量的 ESA 治疗后，为维持血红蛋白稳定需要 2 次增加 ESA 剂量，且增加的剂量超过稳定剂量的 50%，则将患者归类为获得性 ESA 低反应。该患者符合获得性 ESA 低反应的诊断标准。

造成 ESA 低反应的原因包括铁缺乏、炎症或感染、甲状旁腺功能亢进症、铝中毒、恶性肿瘤、营养不良及透析不充分等。该患者营养状态较差、反复发生腹膜炎，感染/炎症可通过铁调素介导抑制铁吸收、释放及利用，表现为血清铁蛋白水平升高，贫血症状加重。在该患者对大剂量促红细胞生成素治疗反应性差且血清铁蛋白重度升高，出现铁利用不良情况下，我们停用促红细胞生成素，改为口服低氧诱导因子脯氨酸羟化酶抑制剂罗沙司他。根据药品说明书的推荐，罗沙司他的初始剂量为 100 mg，3 次/周，患者贫血在短期内即得到纠正。但在该剂量下血红蛋白上升过快，不到 3 个月，血红蛋白从 84 g/L 上升至 151 g/L，提示在初始用药时，应提高血红蛋白的监测频率，及时调整剂量，避免出现增长过快。但该患者在血红蛋白快速增长时并未出现明显不良反应。下调罗沙司他剂量后，血红蛋白稳定在目标范围内，目前罗沙司他的用量为 50 mg，3 次/周，即可维持血红蛋白在 110～120 g/L，铁代谢指标也明显改善(图 7-13-1)。

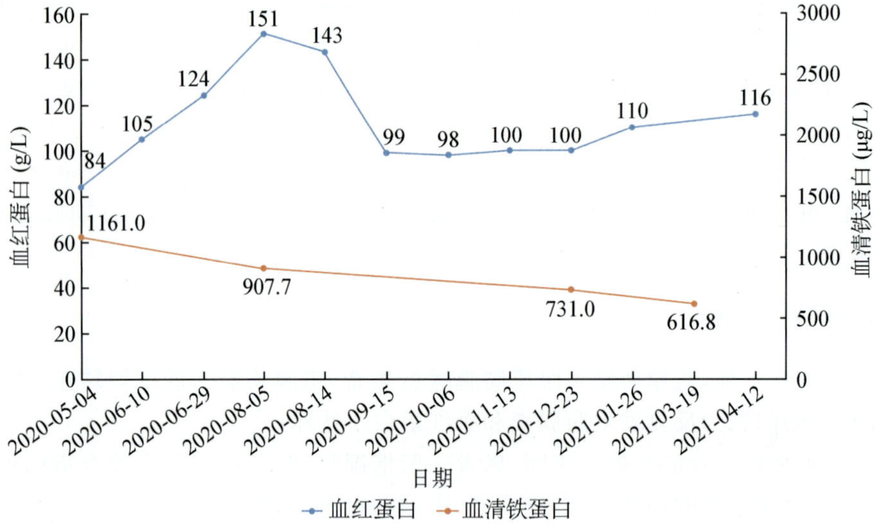


图 7-13-1 应用罗沙司他期间患者血红蛋白和血清铁蛋白变化

注:2020 年 5 月 4 日至 8 月 4 日,患者应用罗沙司他,剂量为 100 mg,口服,3 次/周;2020 年 8 月 5 日至 9 月 24 日,患者停用罗沙司他;2020 年 9 月 25 日至 2021 年 1 月 25 日,患者应用罗沙司他,剂量为 70 mg,3 次/周;2021 年 1 月 26 日至 4 月 12 日,罗沙司他剂量为 50 mg,3 次/周。同时,2020 年 5 月 4 日至 2021 年 4 月 12 日,持续应用琥珀酸亚铁 0.1 g,口服,3 次/天

## 四、临床思辨

本例患者为存在 ESA 低反应的腹膜透析患者,在停用促红细胞生成素,改用罗沙司他治疗后,贫血得到明显改善。低氧诱导因子(HIF)是人体缺氧防御反应中的一个关键因子,它通过调节大量目标基因的表达来介导缺氧对细胞的作用。HIF 的生理作用不仅使肾脏和骨髓的内源性红细胞生成素表达增加,也能使红细胞生成素受体、促进铁吸收及循环的蛋白表达增加,同时可下调铁调素水平,间接改善铁吸收和转运。罗沙司他通过模拟脯氨酰羟化酶(PH)的底物之一酮戊二酸来抑制脯氨酰羟化酶,使 HIF 降解减少,从而达到纠正贫血的目的。罗沙司他的治疗,不受炎症状态的影响,可以改善铁利用不良。该药与人血浆蛋白高度结合(结合率>98%),主要与白蛋白结合,血液透析或腹膜透析对罗沙司他无明显消除作用,服药不受透析时间影响。并且罗沙司他为口服制剂,在合并肾性贫血腹膜透析患者中更具优势。

由于罗沙司他在人体内主要通过肝 UGT1A9 酶和 CYP2C8 酶代谢,所以在丙磺舒、他汀类降脂药物及吉非罗齐等联合应用时,应监测血药浓度和合用药物的不良反应。在与磷结合剂司维拉姆或醋酸钙共同服用时,可导致罗沙司他的血浆浓度下降,遂应注意两种药物服用时应间隔>1 h。

总之,罗沙司他是继促红细胞生成素之后另一种治疗肾性贫血的重要药物,在 ESA 低反应的患者中应用更显优势。但目前该药应用时间尚短,需要我们在临床中不断积累经验,为患者提供最佳治疗方案。

(首都医科大学附属北京同仁医院 陈 玮 赵慧颖 吕海娜 张国娟)

## 专家点评

这是一例腹膜透析相关腹膜炎后合并促红素低反应性贫血的病例。患者营养状态较差、反复发生腹膜炎，感染/炎症可以通过铁调素介导抑制铁吸收、释放及利用，表现为血清铁蛋白水平升高，贫血加重。该患者在大剂量促红细胞生成素治疗反应性差及血清铁蛋白重度升高，出现铁利用不良情况下，停用了促红细胞生成素，改用低氧诱导因子脯氨酸羟化酶抑制剂（罗沙司他）口服。在用药后持续近1年的观察时间内，该患者贫血得到稳步改善，提示罗沙司他除了促进内源性EPO释放和改善铁代谢以外，对存在促红细胞生成素抵抗有关的因素（如感染/炎症）情况下的肾性贫血仍得到显著的改善。建议类似腹膜炎病例治疗缓解后不仅要观察血红蛋白水平的变化，还应注意持续监测炎症指标变化3～6个月。该报道也存在值得商讨的问题，首先，罗沙司他初始治疗后血红蛋白上升过快（不到3个月血红蛋白由84 g/L上升至151 g/L），然后突然停药，使血红蛋白下降至＜100 g/L，用药方案欠规范。建议在初次使用罗沙司他时，要适当增加血红蛋白的检测频次，及时观察变化，并酌情调整剂量，避免短期内血红蛋白上升过快。其次，该患者在此次腹膜炎发作入院时，血红蛋白曾有短时间内明显下降，同时患者合并腹痛、腹泻，在诊断思路上除了考虑感染炎症状态影响ESA疗效的可能外，还需要注意排除消化道出血导致贫血加重的可能性。

（山东第一医科大学附属省立医院　孙　晶
中南大学湘雅二医院　孙　林　叶慕尧）

## 参考文献


[1] 林潘，丁小强，袁敏，等. 慢性肾脏病患者慢性贫血患病现况调查. 复旦学报（医学版），2009，36（5）：562-565.

[2] KDOQI：National kidney foundational Ⅱ. Clinical practice gaildinesad clinic and practice recommendation for anemia in chronic kidney disease in adults. Am J Kidney Dis，2006，47（suppl 3）：S16-S85.

[3] 中国医师协会肾内科医师分会肾性贫血诊断和治疗共识专家组. 肾性贫血诊断与治疗中国专家共识（14修订版）. 中华肾脏病杂志，2014，30（9）：712-716.

[4] Kidney disease：Improving global outcomes（KDIGO）anemia work group. KDIGO Clinical Practice Guideline for Anemia in Chronic Kidney Disease . Kidney Int Suppl，2012，2（4）：279-335.

[5] SEMENZA GL. Hypoxia-inducible factors in physiology and medicine. Cell，2012，148（3）：399-408.

[6] 滕菲，李雪梅. 低氧诱导因子与肾性贫血. 中华肾脏病杂志，2017，33（1）：63-68.

[7] 陈楠. 罗沙司他在慢性肾脏病患者肾性贫血治疗中的应用. 中华内科杂志，2019（12）：919-920.

[8] 付玉琪，涂岩，刘必成. 低氧诱导因子-脯氨酸羟化酶抑制剂治疗肾性贫血的研究进展. 中华肾脏病杂志，2020，36（9）：726-730.

# 病例 14

# 腹膜透析合并感染患者围手术期快速改善贫血的治疗体会

## 一、病历摘要

**【现病史】**

患者，女性，48 岁。主诉"发现肌酐升高 2 年余，腹膜透析管失功 2 个月"，于 2020 年 5 月 11 日于中国医科大学附属第一医院肾内科入院治疗。

患者 2 年前因头晕于当地医院治疗时发现肌酐升高(约 900 μmol/L)。于 2018 年 11 月 2 日开始行规律腹膜透析治疗，模式 CAPD。2 个月前患者因腹痛、透出液浑浊、引流不畅，诊断"腹膜透析相关性腹膜炎，腹膜透析管失功"，临时改为血液透析并行腹腔镜辅助腹膜透析管调整术。术后 3 天再次出现透出液引流不畅至今。现为求进一步诊治入我院。目前尿量 600～700 ml/d。晨起常有眼睑水肿，无双下肢水肿。近期无发热，无明显腹痛、无胸痛，无恶心、呕吐；无脱发、光过敏、口腔溃疡或关节肿痛。精神、体力可，饮食睡眠差，大便正常。体重较前无明显变化。

**【既往史】**

高血压病史 10 余年，最高 210/140 mmHg，非洛地平缓释片 5 mg，2 次/天；缬沙坦氨氯地平片(Ⅰ)1 片，2 次/天；琥珀酸美托洛尔缓释片 47.5 mg，1 次/天，口服；哌唑嗪，早晨 2 mg，中午 1 mg，晚上 1 mg，口服。血压控制在(140～150)/(100～110)mmHg。陈旧性脑梗死病史 2 年。无传染性疾病史。

**【个人史】**

无烟、酒嗜好，无粉尘、毒物及放射性物质接触史。

**【家族史】**

父亲健康，母亲有高血压病史。育 1 子，健康。2 位叔叔死于脑梗死。

**【体格检查】**

体温 36.0 ℃，脉搏 98 次/分，呼吸 16 次/分，血压 166/99 mmHg。一般状态较差，眼睑无浮肿，结膜苍白，口唇无发绀。颈静脉无怒张。右颈部可见血液透析临时管 1 枚，局部少量渗血，无显著红肿。双肺呼吸音清，未闻及干、湿啰音。心率 74 次/分，心律齐，各瓣膜听诊区未闻及病理性杂音。双下肢指压痕(－)。腹壁可见腹膜透析管 1 枚，陈旧性手术瘢痕 3 处，隧道外口无明显红肿，无渗出。腹壁略紧张，压痛(＋)，反跳痛(±)。

【辅助检查】

**1. 实验室检查**

(1)腹膜透析液常规(透出液,莫西沙星静脉应用中):白细胞计数 $509\times10^6$/L,多核细胞计数 $310\times10^6$/L,多核细胞百分比 61%;C 反应蛋白 43 mg/L;降钙素原 0.329 μg/L。

(2)贫血相关检查:血红蛋白 87 g/L,红细胞计数 $3.05\times10^{12}$/L,血小板计数 $212\times10^9$/L,白细胞计数 $4.62\times10^9$/L,中性粒细胞 $3.01\times10^9$/L,中性粒细胞百分比 65.2%,铁蛋白 220 μg/L,叶酸 12.1 nmol/L,维生素 $B_{12}$ 476 pmol/L,血清铁 8.6 μmol/L,转铁蛋白 238 mg/dl,转铁蛋白饱和度 14.4%。

(3)血生化:血钾 5.20 mmol/L,尿素 19.9 mmol/L,肌酐 735 μmol/L,血镁 1.07 mmol/L,乳酸脱氢酶 855 U/L,D-二聚体 3.57 μg/ml,脑钠肽 664 pg/ml。甘油三酯 1.92 mmol/L;总胆固醇 7.21 mmol/L;低密度脂蛋白胆固醇 5.24 mmol/L;尿酸 466 μmol/L;抗链球菌溶血素 O 试验 306.50 U/ml。铁蛋白 220.00 μg/L。

(4)血清肿瘤标志物癌抗原 12-5(CA12-5):57.20 U/ml; 25-羟维生素 $D_3$ 测定 6.58 μg/L。

(5)甲状腺功能和相关抗体:甲状腺球蛋白抗体 154.99 U/ml,甲状旁腺激素 12.59 pmol/L。

(6)尿常规:pH 8.0,尿比重 1.008,白细胞 16.20 个/μl;红细胞 3.00 个/HPF;镜下白细胞 2.95 个/HPF。

凝血相关检查、葡萄糖测定(0 分钟)、血浆糖化血红蛋白测定、血清肌酸激酶-MB 同工酶测定、HIV 试验、乙型肝炎、甲型肝炎、梅毒等传染病指标无异常。

**2. 影像学检查**

(1)立位腹部 X 线检查:患者立位腹部 X 线片可见腹膜透析管移位(外上方),见图 7-14-1。

(2)肝、胆、脾、双肾彩色多普勒超声:双肾体积缩小,轮廓不清,被膜增厚不光滑,双肾皮质回声增强。

(3)胸部 CT:双肺炎症改变,双肺间质性改变,双肺陈旧性病变。双侧胸腔积液,纵隔淋巴结肿大。心脏增大,心包积液。

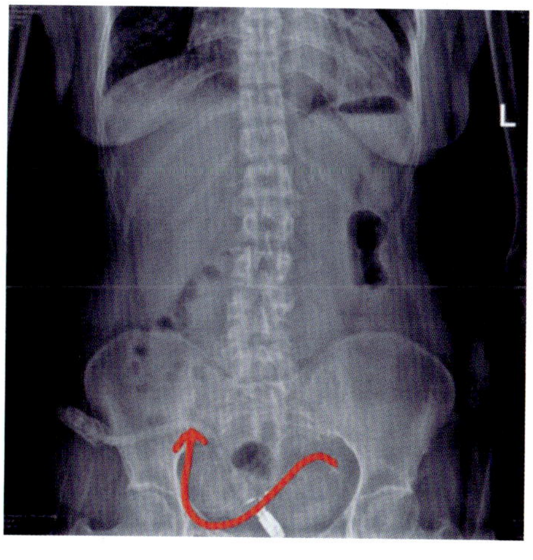


图 7-14-1　患者立位腹部 X 线片

(4)腹部 CT:大网膜包裹? 腹膜透析管失功:灌入阻力大,腹透液流出极少。

**3. 心脏检查**

(1)心电图检查:窦性心律,正常范围心电图。

(2)超声心动图+心功能:左心略大,左心室心肌肥厚,二尖瓣反流(轻度)主动脉瓣退行性变,升主动脉略增宽,心包积液(少量)静息状态下左心室整体收缩功能正常。

**【主要临床诊断】**

1. 慢性肾脏病 5 期(持续不卧床腹膜透析)

   肾性贫血

   矿物质及骨异常

   高钾血症

2. 腹膜透析相关性腹膜炎,腹膜透析管失功
3. 右颈内静脉临时血液透析临时管置入术后
4. 肺部感染
5. 高血压 3 级(很高危)
6. 陈旧性脑梗死,高尿酸血症,混合型高脂血症,自身免疫性甲状腺病(甲状腺功能正常期)

## 二、临床治疗经过

### (一)药物治疗

**1. 透析及药物治疗** 患者外院带入血液透析临时管,目前流量可,无发热,可继续血液透析治疗,每周 3 次,每次 4 h。

**2. 腹膜透析相关性腹膜炎治疗** 根据外院细菌培养及药物敏感试验结果,给予莫西沙星 400 mg,1 次/天,静脉滴注。

**3. 降压治疗** 维持原治疗方案。

**4. 贫血治疗** 重组人促红细胞生成素(rHuEPO) 3000 U,每周 2 次,皮下注射;琥珀酸亚铁片 0.4 g,每天 1 次,口服。

**5. 其他药物治疗** 碳酸钙 $D_3$ 600 mg,每天 1 次,口服;左卡尼汀 3 g+生理盐水 20 ml,每天 1 次,泵控静脉推注;胸腺法新 1.6 mg,每天 1 次,皮下注射。

### (二)手术治疗

腹腔镜下可见腹膜透析管被大网膜覆盖在腹壁之间,多处大网膜粘连于壁腹膜上(图 7-14-2A)。实行大网膜粘连松解,将腹膜透析管固定于原切口下方,避免再次漂管,将大网膜翻折固定(图 7-14-2B)。术后导管功能恢复正常(图 7-14-3),从小剂量起逐步恢复 CAPD。

### (三)贫血治疗方案调整

患者既往贫血治疗方案为 rHuEPO 3000 U,每周 2 次,皮下注射;琥珀酸亚铁片 0.4 g,每天 1 次口服;血红蛋白波动于 83~115 g/L。近 2 个月因腹膜炎入院治疗,血红蛋白波动于 72~77 g/L。2020 年 5 月 8 日,复查血红蛋白 84 g/L;2020 年 5 月 18 日,复查血红蛋白 80 g/L;2020 年 5 月 21 日,复查血红蛋白 87 g/L。2020 年 5 月 21 日,将 EPO 改为罗沙司他,剂量为 120 mg,3 次/周。2020 年 5 月 26 日,复查血红蛋白 95 g/L,随即行"腹腔镜大网膜粘连松解,导管复位+内固定"术,患者术后出院。2020 年 7 月 15 日,复查血红蛋白 140 g/L,将

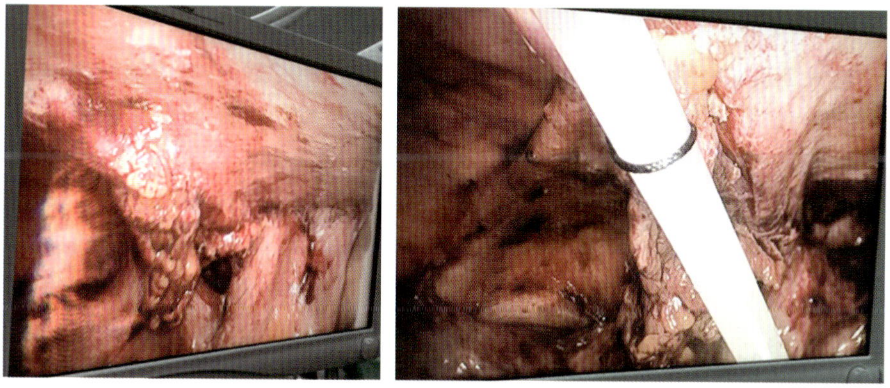

A　　　　B

图 7-14-2　腹腔镜大网膜粘连松解，导管复位＋内固定术过程图

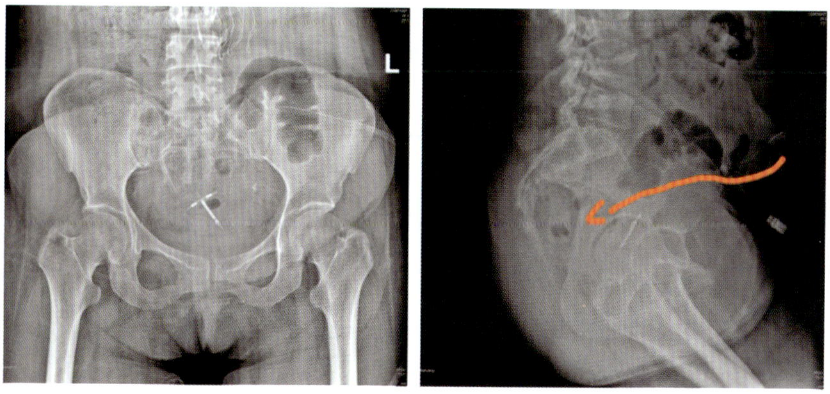

图 7-14-3　术后骨盆正侧位数字 X 射线摄影

罗沙司他剂量减至 50 mg，3 次/周；2020 年 8 月 14 日，复查血红蛋白 129 g/L，将罗沙司他剂量减至 20 mg，3 次/周；2020 年 9 月 4 日，复查血红蛋白 151 g/L，停用罗沙司他。

## 三、病例特点分析

本例为中年女性、维持性腹膜透析患者，合并腹膜透析相关性腹膜炎、腹膜透析管失功及肾性贫血。病案特点是围手术期应用 EPO 改善肾性贫血效果不明显，改用罗沙司他后可快速提高血红蛋白，为手术创造更安全的条件。患者因腹膜透析管失功拟行“腹腔镜大网膜粘连松解，导管复位＋内固定”术，但患者血红蛋白持续＜90 g/L，考虑患者存在活动性炎症，EPO 治疗效果欠佳，改用罗沙司他 120 mg，3 次/周，治疗后 5 天复测血红蛋白升为 95 g/L，随即行手术治疗，术后腹膜透析管功能恢复正常。本例提示考虑罗沙司他可不受炎症状态影响，在急性感染期等特殊状态下仍可快速纠正贫血。但 2020 年 7 月 15 日复查血红蛋白为 140 g/L，考虑炎症状态解除后，在罗沙司他作用下患者血红蛋白迅速上升；为避免血红蛋白过高，将罗沙司他剂量减至 50 mg，3 次/周，并且根据血红蛋白监测结果继续减量至停药。

## 四、临床思辨

该例为终末期肾病患者，多合并感染和炎症、心功能不全、高血钾、高血压控制不达标及铁缺乏等，因此应用 rHuEPO 受限，或者应用 rHuEPO 低反应。严重贫血导致患者围手术期心脑血管事件高发，且显著增加手术和全身麻醉的风险。

低氧诱导因子脯氨酰羟化酶抑制剂（HIF-PHI）是低氧诱导因子（HIF）降解反应的限速酶。PHI 能有效稳定 HIF，增加 HIF 的含量。上调 HIF 可以促进 EPO 生成，提高 EPO 受体敏感性，增加铁吸收，改善铁利用等多靶点改善肾性贫血。我国针对非透析和维持性透析患者的一项研究表明，罗沙司他在炎症状态下依然可以有效提高患者血红蛋白，而 EPO 在基线 CRP 升高组疗效受到影响。对于合并活动性炎症的患者虽然应用 EPO 不适宜，但在控制感染的同时应用罗沙司他仍有良好的治疗效果。故我们将 EPO 调整为 HIF-PHI（罗沙司他）后，快速升高血红蛋白水平，提高手术安全性，且不受炎症状态、铁缺乏及高血压等合并症影响。罗沙司他可安全、有效地缓解腹膜透析患者贫血的症状，快速提高贫血治疗达标率。但也提示临床需要密切监测血红蛋白水平变化，避免血红蛋白上升过快。

（中国医科大学附属第一医院 朱新旺 姚 丽）

### 专家点评

本例介绍了腹膜透析合并感染的患者在围手术期改善肾性贫血的治疗过程。患者经历了腹膜透析相关性腹膜炎、腹膜透析管失功，临时血液透析，再次转回腹膜透析等复杂的临床诊治过程。由于患者存在明显感染（腹膜透析相关性腹膜炎），故将肾性贫血治疗从原来 EPO 皮下注射直接改为罗沙司他口服。随着肾性贫血治疗方案的更改，血红蛋白在短期内即有改善，随后 2 个月内血红蛋白水平更是明显升高（从 87 g/L 升至 150 g/L）。作者分析指出当存在可导致 EPO 低反应的特殊疾病状态时，比如感染、炎症等，可以选用罗沙司他快速改善肾性贫血。但需要注意，在初始使用罗沙司他纠正贫血的过程中应从小剂量开始个体化调整剂量，避免短期内血红蛋白快速上升而引起的不良事件，今后在这一方面工作值得我们去进一步探讨。

（福建医科大学附属第一医院 万建新）

## 参考文献

[1] Radić J，Bašić-Jukić N，Vujičić B，et al. Anemia is correlated with malnutrition and inflammation in croatian peritoneal dialysis patients：a multicenter nationwide study. Perit Dial Int，2017，37(4)：472-475.

[2] Lankhorst CE，Wish JB. Anemia in renal disease：diagnosis and management. Blood Rev，2010，24(1)：39-47.

[3] Toft G，Heide-Jørgensen U，van Haalen H，et al. Anemia and clinical outcomes in patients with non-di-

alysis dependent or dialysis dependent severe chronic kidney disease: a Danish population-based study. J Nephrol, 2020, 33(1): 147-156.

[4] Joharapurkar AA, Pandya VB, Patel VJ, et al. Prolyl hydroxylase inhibitors: a breakthrough in the therapy of anemia associated with chronic diseases. J Med Chem, 2018, 61(16): 6964-6982.

[5] Anderson ER, Xue X, Shah YM. Intestinal hypoxia-inducible factor-2alpha (HIF-2alpha) is critical for efficient erythropoiesis. J Biol Chem, 2011, 286(22): 19533-19540.

[6] Chen N, Hao C, Peng X, et al. Roxadustat for anemia in patients with kidney disease not receiving dialysis. N Engl J Med, 2019, 381(11): 100-1010.

[7] Chen N, Hao C, Liu BC, et al. Roxadustat treatment for anemia in patients undergoing long-term dialysis. N Engl J Med, 2019, 381(11): 1011-1022.

[8] 朱新旺,张丛笑,徐华,等.罗沙司他治疗腹膜透析肾性贫血29例疗效分析.中国实用内科杂志,2020,40(11):932-936.

# 病例 15

# 透析足坏疽合并肾性贫血治疗1例

## 一、病历摘要

**【现病史】**

患者，男性，62 岁。主诉“糖尿病 21 年，透析 4 年，足坏疽后贫血难以纠正 9 个月”，于 2019 年 7 月收入院。

患者 21 年前因口渴发现血糖高，确诊为“2 型糖尿病”，常年血糖控制不佳，餐后血糖最高达 25 mmol/L。12 年前因双侧踝部可凹性水肿发现显性蛋白尿，血压增高。7 年前检测尿蛋白(＋＋＋)，24 h 尿蛋白 4～6 g，血肌酐 199 μmol/L，诊断为“糖尿病肾病”。患者血肌酐逐年增加，水肿加重，4 年前合并心功能不全进入“终末期肾病”，因前臂动脉硬化、自体动静脉内瘘建立困难而行腹膜透析。患者曾出现 3 次腹膜炎，2 年前腹膜透析超滤困难。9 个月前左足趾干性坏疽，范围逐渐扩大。4 个月前发热，体温升至 38.8℃，左足 1～5 趾明显坏死，足底及足背部分坏死，足底明显液化伴恶臭(湿性坏疽)，分泌物培养为阴沟肠杆菌，伴乏力、纳差，予以每天清创换药、积极抗感染、中心静脉置管血液透析增加透析充分性、营养支持等治疗措施。后体温下降，但足部创面仍未愈合。两个半月前再次发热，足创面分泌物及经带隧道带涤纶套的透析用中心静脉留置导管培养均为表皮葡萄球菌，故足部感染继续使用敏感抗生素＋局部换药治疗，对于透析用中心静脉留置导管感染，则拔除并更换导管，后血培养持续阴性，但仍间断发热。2 个月前下肢动脉造影示左腘动脉全程狭窄，左胫前、胫后动脉闭塞，对左腘动脉予球囊扩张并置入支架，局部创面恢复极为缓慢。1 个月前(2019 年 6 月)行“左足趾截肢术”，但术后不愈合，而后行“左小腿截肢术”。截肢前 8 个月查血红蛋白 71～90 g/L，铁蛋白 401.6～944.6 μg/L，转铁蛋白饱和度 17.7%～19.6%，降钙素原持续高水平(0.49～2.96 ng/ml)，C 反应蛋白明显增高(＞27.4 mg/L，高限无法测出)。因贫血纠正困难，需每周皮下注射重组人促红细胞生成素(rHuEPO)16 000～30 000 U，并间断输注红细胞。截肢术后 2 周查血红蛋白 112 g/L，血压(150～170)/(60～100)mmHg。患者自发病以来饮食差，精神差，睡眠差，每天尿量 400～500 ml，体重较前下降 15 kg。

**【既往史】**

脑梗死病史 10 年，现规律服用阿司匹林(100 mg，1 次/天)和阿托伐他汀(20 mg，1 次/天)。高血压病史 10 余年，收缩压最高达 180 mmHg，目前口服苯磺酸氨氯地平(5 mg，1 次/天)和氯沙坦钾(100 mg，1 次/天)。13 年前、5 年前分别因糖尿病视网膜病变行激光治疗。4 年前双下肢大动脉硬化(右侧股浅动脉狭窄可能,双下肢远端动脉硬化,双侧胫前动脉重度狭窄,双侧胫后动脉近段闭塞,部分侧支血管形成)。否认病毒性肝炎及结核病史。否认药物过敏史。

【个人史】

吸烟 30 余年,20 支/天,戒烟 10 年。无饮酒嗜好。

【家族史】

否认家族遗传性疾病史。

【体格检查】

体温 36.5℃,脉搏 86 次/分,呼吸 20 次/分,血压 162/82 mmHg,身高 176 cm,体重 84.5 kg。神志清晰,结膜苍白。双肺呼吸音粗,未闻及干、湿啰音;心率 86 次/分,心律齐,心界向左下扩大,各瓣膜听诊区未闻及病理性杂音。腹部膨隆,腹软,无肌紧张,全腹无压痛及反跳痛,未触及包块,右侧下腹部可见腹膜透析管,以敷料覆盖,干净无渗血、渗液,肝、脾肋下未触及。肠鸣音 3～5 次/分。双下肢无水肿,左下肢中下 2/3 缺如,残端敷料覆盖处无渗血、渗液,右侧外踝可见 4 cm×4 cm 不可分期压力性损伤,右足背皮温较低,足背动脉搏动弱。

【辅助检查】

2019 年 7 月 12 日辅助检查结果如下:

**1. 血常规** 血红蛋白 112 g/L,红细胞计数 $3.66\times10^{12}$/L,平均红细胞体积 96.4 fl,白细胞计数 $5.14\times10^{9}$/L。

**2. 血生化** 白蛋白 33.0 g/L,前白蛋白 189 mg/L,尿素 20.1 mmol/L,肌酐 784 μmol/L,血糖 6.3 mmol/L,甘油三酯 1.36 mmol/L,总胆固醇 2.24 mmol/L,高密度脂蛋白 0.92 mmol/L,低密度脂蛋白 0.93 mmol/L,钾 5.2 mmol/L,钠 135 mmol/L,氯 97 mmol/L,二氧化碳结合力 56%,钙 1.88 mmol/L,磷 1.35 mmol/L,碱性磷酸酶 114 U/L,氨基转移酶及胆红素均正常。

**3. 炎症指标** C 反应蛋白 5.47 mg/L,超敏 C 反应蛋白 17.56 mg/L,降钙素原 0.22 ng/ml。

**4. 铁代谢指标** 血清铁 4.6 μmol/L,铁蛋白 264.7 μg/L,总铁结合力 26.0 μmol/L,转铁蛋白饱和度 17.7%。

**5. 其他** 叶酸>54.6 nmol/L,维生素 $B_{12}$ 189 pg/ml;全段甲状旁腺激素 145.6 pg/ml。

【主要临床诊断】

1. 2 型糖尿病,糖尿病肾病 V 期(腹膜透析,血液透析)
   肾性贫血
   肾性高血压
2. 糖尿病足坏疽(左小腿截肢术后),右足压疮,双下肢闭塞性动脉硬化
3. 糖尿病视网膜病变
4. 陈旧性脑梗死

## 二、临床治疗经过

### (一)肾性贫血治疗方案

患者于 2019 年 8 月 2 日停用 rHuEPO(此前剂量为每周 16 000 U),改为罗沙司他。罗沙司他起始剂量为 120 mg(1.42 mg/kg),3 次/周,每 2～4 周复查血红蛋白;2019 年 10 月 14 日将罗

沙司他减量至 100 mg(1.18 mg/kg),3 次/周;2019 年 11 月 11 日停用罗沙司他。2020 年 1 月 10 日重新服用罗沙司他 70 mg(0.83 mg/kg),3 次/周,最终维持剂量为 70 mg,3 次/周。治疗期间患者血红蛋白、血清铁蛋白及转铁蛋白饱和度变化如图 7-15-1 和图 7-15-2 所示。

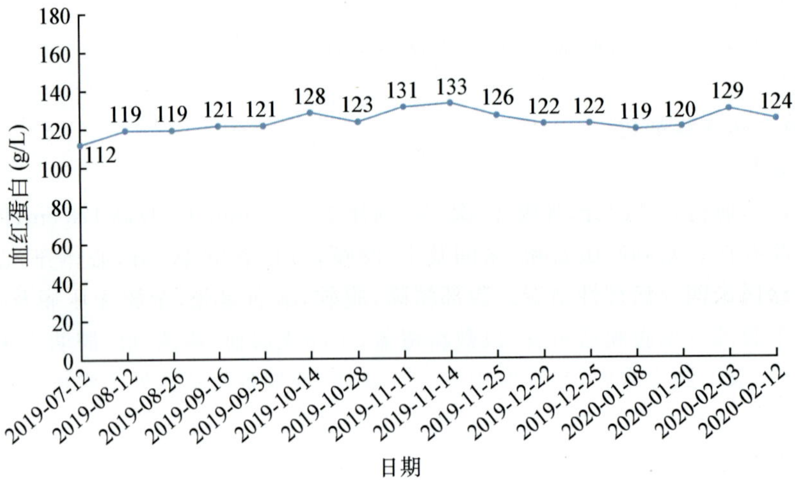


图 7-15-1 治疗期间患者血红蛋白水平变化情况

注:2019 年 7 月 12 日至 8 月 1 日,患者应用 rHuEPO,每周 16 000 U;2019 年 8 月 2 日至 10 月 13 日,改用罗沙司他 120 mg,3 次/周;2019 年 10 月 14 日至 11 月 10 日,调整罗沙司他剂量为 100 mg, 3 次/周;2019 年 11 月 11 日至 2020 年 1 月 9 日,停用罗沙司他;2020 年 1 月 10 日至 2020 年 2 月 12 日,再次服用罗沙司 70 mg,3 次/周

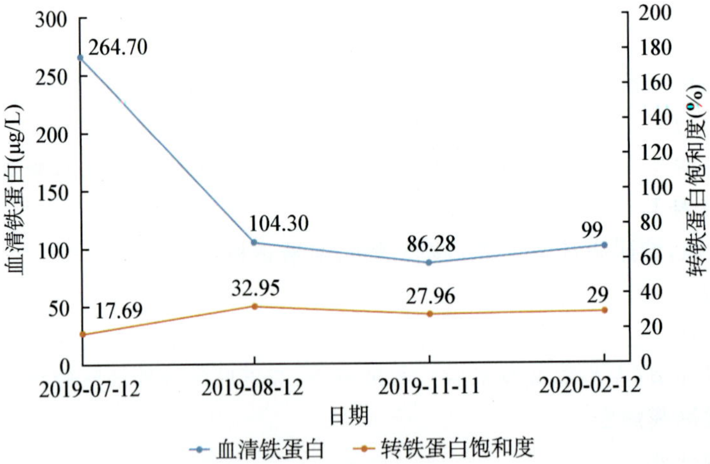


图 7-15-2 治疗期间患者血清铁蛋白及转铁蛋白饱和度变化情况

注:2019 年 7 月 12 日开始应用 rHuEPO,每周 16 000 U;2019 年 8 月 2 日停用 rHuEPO,改为罗沙司他 120 mg,3 次/周;2019 年 10 月 14 日调整罗沙司他剂量为 100 mg, 3 次/周;2019 年 11 月 11 日停用罗沙司他;2020 年 1 月 10 日开始再次服用罗沙司他 70 mg,3 次/周

### (二)铁剂补充方案

患者未静脉补铁，单纯口服琥珀酸亚铁 100 mg，3 次/天，罗沙司他治疗期间血清铁蛋白下降，维持在 90 μg/L 左右。

### (三)合并用药方案

嘱患者服用醋酸钙、磷结合剂(司维拉姆)及口服铁剂时，与罗沙司他间隔时间>1 h，为方便患者记忆，建议透析日(每周 3 次)睡前服用罗沙司他。患者使用罗沙司他后，将阿托伐他汀减量至 10 mg，1 次/天。控制高血压应用苯磺酸氨氯地平(5 mg，1 次/天)和氯沙坦钾(100 mg，1 次/天)，同时监测血钾。

### (四)治疗效果

肾性贫血纠正良好，患者无胃肠道、肝功能异常等不良反应。铁代谢改善，血压降至 143/72 mmHg，且较前易控制，超敏 C 反应蛋白 2.51 mg/L，无微炎症状态，血脂平稳，无高钾血症。

## 三、病例特点分析

1. 在患者足部感染、导管感染期间，即使铁储备充足，补充大剂量 rHuEPO 后贫血仍难以纠正。

2. 患者基础疾病为糖尿病肾病，已出现双下肢闭塞性动脉硬化，糖尿病足坏疽致左下肢截肢，右侧被评估为足坏疽概率极大；患者曾反复 3 次出现腹膜炎，血液透析用中心静脉留置导管感染 1 次，反复慢性炎症风险高。

3. 心血管疾病进展预后不良。患者已出现糖尿病多个靶器官(脑、眼、肾、大动脉)损害，评估心血管疾病风险极大，预后差。患者应用大剂量 rHuEPO 期间血压偏高，考虑到治疗目标为血红蛋白达标，应避免大剂量使用 rHuEPO。

## 四、临床思辨

贫血是慢性肾脏病(CKD)患者最常见的并发症，随着 rHuEPO 及铁剂的应用，极大改善了 CKD 患者的贫血治疗效果，但仍有 5%～10%的患者尽管使用较大剂量 rHuEPO，仍不能使血红蛋白水平达到推荐的目标值。

1. 本例患者因糖尿病足合并感染行左小腿截肢术，长期处于炎症状态，虽然透析充分、造血原料充分，且使用了大剂量 rHuEPO，但患者频繁住院，医疗花费巨大，改善贫血的效果也较差。

2. 截肢后祛除了患者体内的炎症状态，且换为罗沙司他治疗，由此避免了炎症对贫血的影响，血红蛋白水平也平稳升高。

3. 患者口服罗沙司他后，血清铁蛋白较前下降，转铁蛋白饱和度升高，提示罗沙司他可改善自身铁利用状态，降低全身铁负荷。罗沙司他治疗期间配合口服铁剂，可以保证铁充足，增强罗沙司他疗效。

综上，CKD 患者常伴有慢性炎症状态，存在不同程度铁代谢紊乱，贫血难以纠正，心血管疾病风险高。本例临床观察表明，即使在炎症状态下，罗沙司他治疗肾性贫血仍是安全有效的，可以改善铁代谢，使心血管获益。罗沙司他口服更为方便，可为 CKD 贫血患者提供新的治疗选择。

(北京积水潭医院 杨 洁)

## 专家点评

本病例为2型糖尿病并发糖尿病肾病、糖尿病视网膜病变、糖尿病周围血管病变、糖尿病足坏疽、高血压、双下肢闭塞性动脉硬化、陈旧性脑梗死、高脂血症等。患者维持性血液透析4年余，又先后并发腹膜透析相关性腹膜炎、血液透析用中心静脉留置导管感染等，贫血原因极其复杂。临床医师考虑大剂量rHuEPO对血压、心血管安全性、血液透析血管通路阻塞等的影响较大，故直接换为罗沙司他，有其一定的道理。患者经罗沙司他治疗后，肾性贫血纠正良好，同时铁代谢得到改善，血压较前更易控制，炎症状态得以改善，提示对糖尿病肾病合并慢性感染、心血管疾病风险性高、存在不同程度铁代谢紊乱、贫血难以纠正的患者，可优先考虑使用HIF-PHI来纠正肾性贫血。此外，临床医师考虑到了罗沙司他与他汀类药物、磷结合剂（司维拉姆）及铁剂之间的相互作用，并建议患者酌情调整药物剂量和服用时间，值得临床借鉴。

（福建医科大学附属第一医院　万建新

中南大学湘雅二医院　陈　蔚）

## 参考文献


[1] Priyadarshi A, Shapiro JI. Erythropoietin resistance in the treatment of the anemia of chronic renal failure. Semin Dial, 2006, 19(4): 273-278.

[2] Hung SC, Lin YP, Tarng DC. Erythropoiesis-stimulating agents in chronic kidney disease: what have we learned in 25 years? J Formos Med Assoc, 2014, 113 (1): 3-10.

[3] Barratt J, Sulowicz W, Schömig M, et al. Efficacy and cardiovascular safety of roxadustat in dialysis-dependent chronic kidney disease: pooled analysis of four phase 3 studies. Adv Ther. 2021, 38(10): 5345-5360.

# 病例 16

# 血液透析患者重症感染合并贫血治疗1例

## 一、病历摘要

**【现病史】**

患者，男性，43 岁。主诉“血尿、蛋白尿 9 年，维持性血液透析 7 年，发热 4 天”，于 2019 年 7 月入院。

患者 9 年前因血尿、蛋白尿就诊，经肾穿刺活检确诊为“慢性肾小球肾炎，IgA 肾病，肾性高血压”。7 年前开始维持性血液透析，每周行 2 次高通量透析，1 次血液透析滤过，近 3 个月尿素清除指数(Kt/v)维持在 1.2 以上。患者长期服用碳酸镧降低血磷，骨化三醇纠正继发性甲状旁腺功能亢进症，给予“氨氯地平，倍他乐克”降压，近 3 个月未使用红细胞生成刺激剂类药物。患者干体重为 77 kg，平素家中自测血压基本维持在(110～130)/(75～85) mmHg，血红蛋白维持在 110～115 g/L，白蛋白 40～42 g/L，血钙 2.4～2.5 mmol/L，血磷 1.42～1.67 mmol/L，甲状旁腺激素为 126.1～257.6 pg/ml。患者此次入院前 4 天，因劳累着凉后出现发热、寒战，以夜间为著，有时伴头痛，有轻度憋气，伴乏力、纳差，间断自行口服“布洛芬”对症退热治疗。2 天前透析中出现寒战，体温最高 39.2℃，血压降低至 85/54 mmHg，予终止透析并对症支持治疗后好转，在急诊经“厄他培南，莫西沙星”抗感染治疗 2 天，症状无明显好转，收入院。

**【既往史】**

否认糖尿病、冠心病病史。左前臂动静脉内瘘术后。否认食物、药物过敏史。

**【个人史】**

无特殊。

**【家族史】**

父母均患高血压，否认家族遗传病史。

**【体格检查】**

体温 39.5 ℃，脉搏 130 次/分，呼吸 30 次/分，血压 150/77 mmHg。神志清晰，双肺呼吸音粗，右下肺可闻及湿啰音。其余体格检查无异常。

**【辅助检查】**

白细胞计数 $14.2\times10^9$/L，中性粒细胞百分比 83.2%，血红蛋白 113 g/L，C 反应蛋白 239.89 mg/L；降钙素原 27.07 μg/L。血气分析：酸碱值 7.44，氧分压 62 mmHg，二氧化碳分压 40 mmHg，血氧饱和度 92%，血钠 126 mmol/L，乳酸 2.8 mmol/L。血培养：阴性。胸部 CT 示双肺多发感染，双侧胸腔积液并邻近肺组织部分不张，双肺间质积液。支气管镜可见支气管内炎性改变，支气管镜肺泡灌洗液病原学检查阴性。超声心动图未见瓣膜赘生物。

**【主要临床诊断】**

1. 慢性肾衰竭(维持性血液透析)
2. 慢性肾小球肾炎(IgA 肾病)
3. 双肺肺炎
   双侧胸腔积液
4. 呼吸衰竭(Ⅰ型)
5. 肾性贫血
6. 肾性高血压
7. 慢性肾脏病矿物质和骨代谢异常

## 二、临床治疗经过

入院后予以积极抗感染治疗，经验性用药覆盖常见病原菌，具体用药方案如下，头孢哌酮舒巴坦 3 g，1 次/天，联合莫西沙星 400 mg，1 次/天，治疗 3 天；美罗培南 0.5 g，1 次/天，联合阿奇霉素 0.5 g，1 次/天，治疗 7 天；美罗培南 0.5 g，1 次/天，联合利奈唑胺 600 mg，2 次/天，治疗时间 4 天；利奈唑胺 600 mg，1 次/天，治疗时间 3 天，辅以对症支持治疗。经过以上 17 天充分的抗感染治疗后，患者体温降至正常，炎症指标呈下降趋势，治疗期间患者体温和 C 反应蛋白变化情况见图 7-16-1。其间多次复查血红蛋白，发现血红蛋白进行性下降。2019 年 8 月 7 日再次复查血红蛋白 92 g/L，加用红细胞生成刺激剂(ESA)3000 U，每周 3 次，皮下注射。多次复查血红蛋白，仍呈下降趋势，2019 年 8 月 22 日血红蛋白降至 73 g/L，为进一步纠正贫血，给予罗沙司他 120 mg 每周 3 次口服。此后复查血红蛋白最低降为 65 g/L。2019 年 9 月 21 日(使用罗沙司他 4 周后)血红蛋白升至 81 g/L，遂罗沙司他减量为 100 mg，每周 3 次，2019

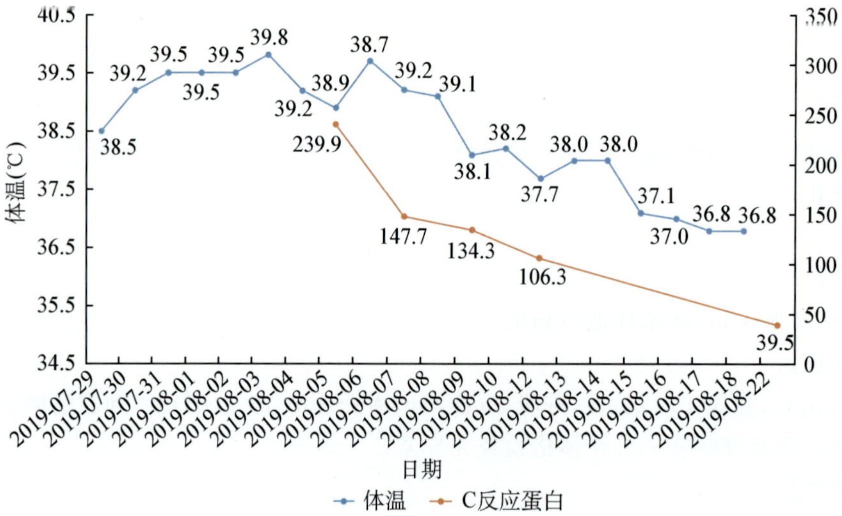


图 7-16-1　抗感染治疗期间患者体温和 C 反应蛋白变化情况

年 10 月 22 日查血红蛋白 99 g/L，患者贫血情况得到基本纠正，治疗药物更换为 ESA，3000 U，每周 3 次，皮下注射，患者血红蛋白水平可保持稳定。患者治疗期间血红蛋白变化情况见图 7-16-2。

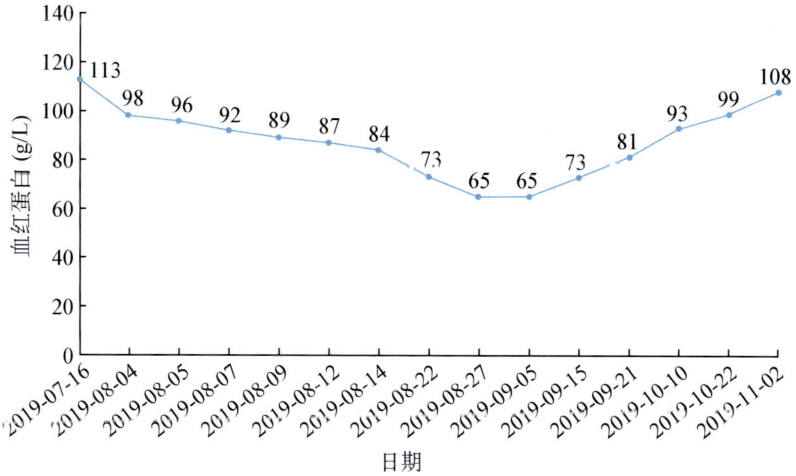


图 7-16-2　患者血红蛋白变化及抗贫血药物使用情况

注：2019 年 7 月 16 日至 8 月 6 日，患者未采取抗贫血治疗措施；2019 年 8 月 7 日—21 日，患者应用 ESA 抗贫血治疗，剂量为 3000 U，皮下注射，每周 3 次；2019 年 8 月 22 日至 9 月 20 日，患者改用罗沙司他 120 mg，口服，3 次/周；2019 年 9 月 21 日至 10 月 21 日，罗沙司他减量至 100 mg，3 次/周；2019 年 10 月 22 日至 11 月 2 日，患者改回 ESA 3000 U，皮下注射，每周 3 次

患者铁蛋白由感染前（2019 年 6 月 17 日）的 224.9 μg/L 升至感染期间（2019 年 8 月 22 日）的 538.7 μg/L，未予补铁，感染纠正后使用罗沙司他期间（2019 年 10 月 10 日）铁蛋白降至 58 μg/L，开始给予持续静脉滴注蔗糖铁 100 mg，每 2 周 1 次。

## 三、病例特点分析

该患者为中年男性，慢性病程，急性加重。患者既往透析情况平稳，各项并发症经过治疗临床好转。此次劳累后发生肺部感染，感染进展较快，2 天后出现呼吸衰竭、低血压等情况，经 3 周积极抗感染治疗，临床症状得以缓解，体温降至正常。其间，血红蛋白由 113 g/L 在 1 个月内进行性降至 65 g/L，在积极控制感染的前提下，常规应用 EPO 纠正贫血治疗后，血红蛋白仍呈进行性下降趋势。更换为罗沙司他治疗 4 周后，血红蛋白升高 16 g/L，使用 8 周后，血红蛋白升高 34 g/L，贫血得到基本纠正。该患者重症感染期间，铁蛋白明显升高，感染控制后及在应用罗沙司他使血红蛋白合成增加的过程中，铁蛋白水平显著下降（由 538.7 μg/L 降至 58 μg/L），此时已达透析患者铁缺乏水平，需要予以及时补铁。

## 四、临床思辨

炎症在终末期肾病（ESRD）患者中非常常见，30%～60%的北美洲和欧洲透析患者存在炎症，这与许多因素如尿毒症毒素蓄积、氧化应激反应、蛋白质-能量消耗（protein-energy wasting，PEW）以及感染等有关。透析患者由于存在免疫功能异常及多种并发症和合并症，易发生感染，而感染又会导致多种并发症的发生和进展，也是导致透析患者死亡的原因之一。

多因素导致慢性肾脏病（CKD）患者发生贫血。感染等炎症状态会导致单核细胞和 T 细胞活化，释放干扰素 γ（IFNγ）、肿瘤坏死因子-α（TNF-α）、白介素-1β（IL-1β）及白介素 6（IL-6）等细胞因子，这些细胞因子通过多种机制导致贫血发生或贫血加重，包括：① TNF-α、IFNγ 和 IL-1β 等直接抑制红系祖细胞的增殖；②IL-1β 和 TNF-α 等抑制 EPO 从肾释放，从而抑制了 EPO 刺激的造血增殖过程；③ IL-6 和内毒素等可诱导肝铁调素的合成，继而影响细胞内铁向血循环的转运；④TNF-α 可增强网状内皮系统如巨噬细胞的红细胞吞噬作用。由此可见，感染一方面增加了红细胞破坏，另一方面对从骨髓红系祖细胞的分化、增殖到 EPO 依赖阶段再到铁依赖阶段等骨髓造血的全过程均有影响。

在本例维持性血液透析患者中，重症感染后出现了血红蛋白进行性下降，贫血加重。予加用 ESA 3000 U，每周 3 次，贫血无好转趋势，这与当时患者感染未得到有效控制有关，也与感染或炎症后，ESA 的纠正贫血效果较差有关。在血透患者中，根据 CRP 水平进行分组后，CRP 水平越高，虽使用 ESA 的剂量更大，但患者的血红蛋白更低，提示在炎症状态下，ESA 升血效果不理想。

低氧诱导因子（HIF）是一种低氧诱导产生的细胞转录因子，其通过激活特定基因表达，对氧浓度下降做出应答，以维持生理稳态。HIF 是一种异二聚体，包括一个氧易感亚单位 α 和一个结构性表达亚单位 β。正常氧浓度时，HIF-α 上的脯氨酸基团被 HIF 脯氨酰羟化酶（HIF-PH）羟化，发生降解。HIF-PHI 模拟在低氧环境下抑制 HIF-PH，阻止 HIF-PH 降解 HIF-α，从而启动 HIF 通路，调控下游基因。在调控红细胞生成方面，一方面使 EPO、EPO 受体生成增加；另一方面调节铁代谢，包括降低铁调素水平，增加二价金属离子转运蛋白（DMT1）、十二指肠细胞色素 B（DcytB）、转铁蛋白、转铁蛋白受体等的表达，进而改善贫血。

在我国透析患者进行的Ⅲ期临床研究中，根据基线 C 反应蛋白水平是否高于正常上限进行分组后，使用 HIF-PHI 罗沙司他组在 C 反应蛋白水平正常和升高组的用药剂量及血红蛋白水平相当。而在 EPO 组，与前述研究相似，即使在 C 反应蛋白水平高于正常上限的透析患者中用药剂量更大，血红蛋白水平仍低于正常 C 反应蛋白组，以上提示罗沙司他在炎症患者中有更好的纠正贫血作用。HIF-PHI 对铁代谢方面的影响可能是其在感染或炎症患者中有较好疗效的机制之一。HIF 通路活化不仅可增加肠道铁吸收，还可以降低铁调素水平，有利于体内铁利用。

铁调素是一种由肝细胞合成并分泌的内源性抗菌多肽。当机体铁水平增加，或者发生炎症、感染时，体内铁调素水平上调，在缺氧、贫血、EPO 水平升高时，其表达下调。铁调素在体内与膜铁转运蛋白结合，使之内化到细胞内，并被溶酶体降解。而膜铁转运蛋白是主要的铁输出蛋白，可将肠上皮细胞吸收的铁转运至血循环，可使巨噬细胞将受损红细胞中的铁回收运输至血循环。炎症或感染时，铁调素水平增加，其对膜铁转运蛋白的抑制作用，使细胞内铁不能转移至细胞外发挥作用。Nemeth 等研究表明，正常人体外源性输注 IL-6 后，体内铁调素水平显著增高，而血清铁和转铁蛋白饱和度水平下降。罗沙司他较 ESA 显著降低铁调素水平，这可能是其在炎症期间能发挥更好升血作用的机制之一。

本例患者在感染前 3 个月内虽未使用 ESA，仍能保持血红蛋白在 113 g/L，提示患者体内有一定量的 EPO 合成。如前所述，在感染期间，推测一方面 EPO 的自身合成可能会下降，即使不下降，相应水平的 EPO 已经不足以维持患者的血红蛋白水平；另外，炎症时，更大剂量的 ESA 仍不能更好地达到升血效果，所以，在本例患者加用 ESA 治疗后，血红蛋白水平仍继续下降。而换用罗沙司他能显著升高血红蛋白水平，一方面与患者的感染得到了有效控制有关，另一方面也可能与罗沙司他具有多种升血机制有关，特别是在炎症期间下调铁调素水平，改善铁代谢。

（北京大学人民医院 甘良英 左 力）

## 专家点评

这是一例透析患者合并感染后贫血加重的案例。炎症通过减少 EPO 生成及活性、升高铁调素、引起营养不良等抑制红细胞生成，加重贫血。ESA 可有效治疗肾性贫血，但治疗前应尽可能纠正炎症状态等加重肾性贫血的危险因素。HIF-PHI 是肾性贫血治疗领域最新研发的一种小分子口服药物，可促进生理范围内 EPO 生成，同时下调铁调素水平，增加机体对铁的吸收、转运和利用，疗效受炎症状态影响较小，将为肾性贫血开辟全新的途径。值得注意的是，既往临床试验设计中，一般都将合并感染者排除在实验方案外，因此对于合并感染患者的贫血治疗临床缺乏相应证据。此例报道对临床治疗肾性贫血合并感染的治疗提供了有益的启示。

（东南大学附属中大医院 刘 宏）

## 参考文献

[1] Zimmermann J, Herrlinger S, Pruy A, et al. Inflammation enhances cardiovascular risk and mortality in hemodialysis patients. Kidney Int, 1999, 55(2): 648-658.

[2] Zarychanski R, Houston DS. Anemia of chronic disease: a harmful disorder or an adaptive, beneficial response? CMAJ, 2008, 179(4): 333-337.

[3] Hom J, Dulmovits BM, Mohandas N, et al. The erythroblastic island as an emerging paradigm in the anemia of inflammation. Immunol Res, 2015, 63(1-3): 75-89.

[4] Bradbury BD, Critchlow CW, Weir MR, et al. Impact of elevated C-reactive protein levels on erythropoiesis-stimulating agent (ESA) dose and responsiveness in hemodialysis patients. Nephrol Dial Transplant, 2009, 24(3): 919-925.

[5] Semenza GL. Targeting HIF-1 for cancer therapy. Nat Rev Cancer, 2003, 3(10): 721-732.

[6] Locatelli F, Fishbane S, Block GA, et al. Targeting hypoxia-inducible factors for the treatment of anemia in chronic kidney disease patients. Am J Nephrol, 2017, 45(3): 187-199.

[7] Chen N, Hao C, Liu BC, et al. roxadustat treatment for anemia in patients undergoing long-term dialysis. N Engl J Med, 2019, 381(11): 1011-1022.

[8] Piperno A, Galimberti S, Mariani R, et al. Modulation of hepcidin production during hypoxia-induced e-

rythropoiesis in humans in vivo: data from the HIGHCARE project. Blood, 2011, 117(10): 2953-2959.

[9] Nemeth E, Rivera S, Gabayan V, et al. IL-6 mediates hypoferremia of inflammation by inducing the synthesis of the iron regulatory hormone hepcidin. J Clin Invest, 2004, 113(9): 1271-1276.

[10] Chen N, Qian J, Chen J, et al. Phase 2 studies of oral hypoxia-inducible factor prolyl hydroxylase inhibitor FG-4592 for treatment of anemia in China. Nephrol Dial Transplant, 2017, 32(8): 1373-1386.

# 第八篇

# 合并其他复杂原因疑难肾性贫血患者的治疗

终末期肾病是一种临床复杂的综合征。由于终末期肾病患者的基础病变多样，在疾病严重阶段患者全身多系统受累，若患者长期处于不完全肾脏替代治疗状态下，常出现一些罕见并发症。这些并发症与贫血相互影响，导致贫血治疗效果不佳。有的患者同时存在肾衰竭以外的多种病变，这也给临床治疗肾性贫血带来困难。本篇汇编数例临床病例，希望能启发大家思考，为更多疑难肾性贫血患者带来曙光。

# 病例 1

# 重症肾性贫血合并肝硬化失代偿期及红细胞不规则抗体阳性治疗1例

## 一、病历摘要

**【现病史】**

患者,女性,56 岁。主诉"反复乏力、纳差 30 年,间断黑便 20 天,加重 2 天",于 2019 年 9 月 4 日收入院。

患者 30 年前无明显诱因出现尿泡沫增多,外院诊断为"慢性肾炎"并给予对症治疗。25 年前妊娠 6 个月时出现肾功能恶化,达尿毒症期,终止妊娠后,开始行血液透析治疗(3 次/周)。21 年前在外院行肾移植,手术顺利,术后脱离血液透析。2000 年诊断为"移植肾失功",再次行维持性血液透析,3 次/周。4 个月前,出现柏油样黑便,诊断为"消化道大出血",考虑肝硬化失代偿期,食管胃底静脉曲张,脾功能亢进,行"经颈静脉肝内门体分流术(transjugular intrahepatic portosystemic shunt,TIPS)",手术顺利,术后无呕血、黑便,血红蛋白 80～90 g/L。20 天前再次出现大便发黑,成形,当时粪便隐血试验(－),血红蛋白为 81 g/L;10 天前查粪便隐血试验(－),血红蛋白 72 g /L;2 天前出现大便不成形,患者自觉头晕明显,至我院门诊查粪便隐血试验(＋),血红蛋白 55 g/L,血压 80/45 mmHg,为进一步明确诊治收入院。住院前贫血治疗方案为重组人促红细胞生成素注射液 3000 U,3 次/周;多糖铁复合物胶囊 150 mg,1 次/天。

**【既往史】**

高血压病史 30 年,血压最高为 220/110 mmHg,3 年前因继发性甲状旁腺功能亢进症,行甲状旁腺全切术,术后患者血压逐渐下降并停用降压药,血压控制在(80～110)/(60～90) mmHg。冠心病病史 10 年,入院前 10 年,行左主干及左前降支支架植入术。15 年前诊断为丙型病毒性肝炎,3 年前予以抗丙型病毒性肝炎药物治疗,1 年前丙型肝炎病毒 RNA (hepatitis C virus RNA,HCV-RNA)定量＜1. 5E＋0. 1 U/ml。否认结核、伤寒等传染病病史,否认药物、食物过敏史。

**【个人史】**

无烟、酒嗜好。

**【家族史】**

否认家族性遗传性疾病。

**【体格检查】**

体温 36.4 ℃，脉搏 92 次/分，呼吸 18 次/分，血压 88/60 mmHg。患者神志清晰，自主体位，慢性病容，重度贫血貌，全身皮肤黏膜无黄染，未见瘀点、瘀斑，浅表淋巴结未触及，颜面无水肿，角膜透明，双侧瞳孔等大、等圆，对光反射灵敏，口唇无发绀，无口腔溃疡，咽部无充血，扁桃体无肿大。颈软，无抵抗，气管居中，甲状腺无肿大，未闻及血管杂音。双侧呼吸动度对称，触觉语颤对称，双肺呼吸音略低，未闻及明显干、湿啰音。心前区无隆起，未触及震颤，心界左下扩大，心率 92 次/分，心律齐，各瓣膜听诊区未闻及病理性杂音。腹平软，无压痛、反跳痛，肝肋下未触及，脾肋下约 4 cm，质韧，肝、肾区无叩击痛，移动性浊音检查阴性，肠鸣音无异常，双下肢无明显水肿。脊柱四肢无畸形，各关节无红肿、压痛，生理反射存在，病理反射未引出。

**【辅助检查】**

**1. 血常规**　白细胞计数 $6.31\times10^9$/L，红细胞计数 $2.08\times10^{12}$/L，血红蛋白 49 g/L，血小板计数 86 $\times10^9$/L，中性粒细胞百分比 81.31%。

**2. 血生化**　血清总蛋白 54.1 g/L，白蛋白 28.9 g/L，总胆红素 13.6 μmol/L，直接胆红素 5.60 μmol/L，间接胆红素 8.00μmol/L，尿素氮 18.50 mmol/L，肌酐 388 μmol/L，尿酸 266 μmol/L，甘油三酯 2.41 mmol/L，总胆固醇 2.09 mmol/L，低密度脂蛋白 1.12 mmol/L。

**3. 纤溶功能检查**　凝血酶原时间 13.10 s，活化部分凝血活酶时间(APTT)27.50 s，国际标准化比值 1.22，血浆纤维蛋白原(fibrinogen，FIB)2.37 g/L，D-二聚体 1813 μg/L。超敏 C 反应蛋白 79 mm/L。库姆斯试验(+)。

**4. 腹部 B 型超声**　脾大小为 17.40 cm×5.70 cm。

**【主要临床诊断】**

1. 慢性肾脏病声 5 期(维持性血液透析治疗)
2. 慢性肾小球肾炎
3. 消化道出血
4. 肾性贫血
5. 慢性肾脏病矿物质和骨代谢异常
6. 甲状旁腺切除术后
7. 冠心病(经皮冠状动脉介入治疗术后)
8. 慢性丙型病毒性肝炎
9. 肝硬化失代偿期，食管-胃底静脉曲张、脾功能亢进颈静脉肝内门体分流术术后

## 二、临床治疗经过

患者入院后禁食、禁水，给予营养支持，抑制胃酸分泌，生长抑素止血，床边 CRRT，抗感染治疗，给予重组人促红细胞生成素注射液 3000 U，3 次/周，治疗后患者未再解黑便，复查粪便隐血试验弱阳性。住院期间患者血红蛋白水平逐渐下降，最低值为 43 g/L，经消化科、介入科、普通外科、麻醉科多学科团队协作(multi disciplinary team，MDT)会诊认为，患者基础病多，病情危重且复杂，不适合行有创检查和治疗，建议采用内科药物非手术治疗。患者血型为 O 型，红细胞不规则抗体筛查阳性，多次进行配血均不成功，无法输血，短时间内患者头晕、心悸症状无法改善，血压为(70～110)/(40～50) mmHg。

2019 年 9 月 9 日开始给予罗沙司他治疗，结合罗沙司他说明书和患者体重(51 kg)，给予

标准剂量 100 mg(3 次/周)，10 月 7 日复查血红蛋白 62 g/L，患者心悸、头晕症状有所改善。

2019 年 10 月 10 日患者出院。出院后继续应用罗沙司他 100 mg，3 次/周。根据患者血红蛋白水平和中国罗沙司他药品使用说明书调整罗沙司他使用剂量(图 8-1-1)。随访期间因再次出现消化道出血，患者血红蛋白下降至 63 g/L，在给予对症治疗和罗沙司他口服后，血红蛋白平稳逐渐上升。随访期间多次复查粪便隐血试验(±)，其他相关指标变化见表 8-1-1、图 8-1-2。

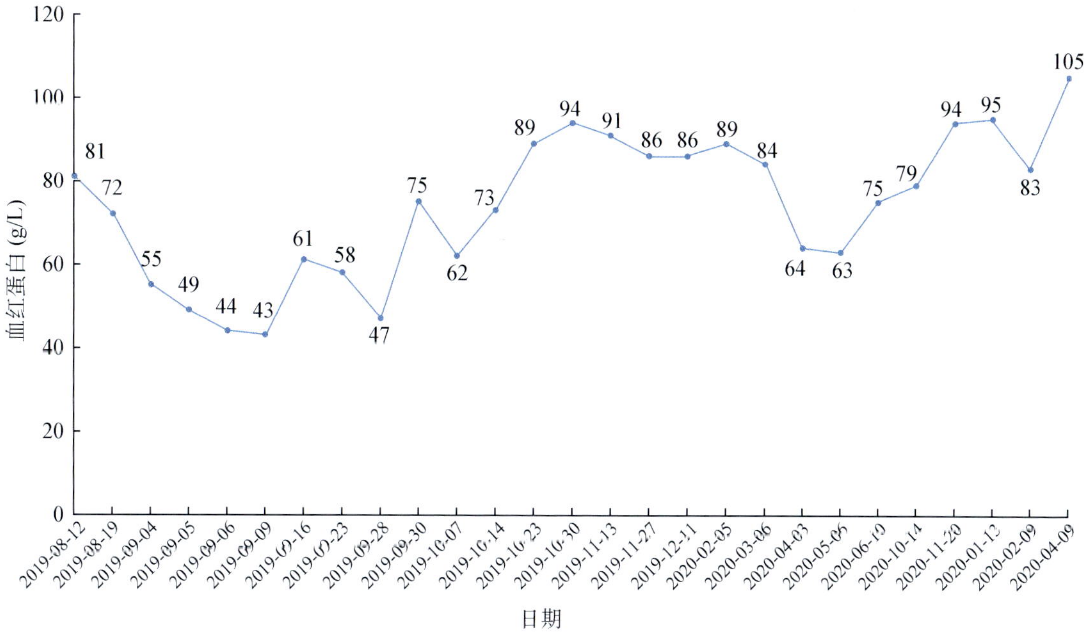


图 8-1-1　治疗过程中患者血红蛋白水平变化情况

注：2019 年 8 月 12 日至 9 月 8 日，患者应用 ESA 的剂量为 3000 U，3 次/周；2019 年 9 月 9 日至 10 月 29 日，罗沙司他剂量为 100 mg，3 次/周；2019 年 10 月 30 日至 2020 年 5 月 5 日，罗沙司他剂量为 50 mg，3 次/周；2020 年 5 月 6 日至 2021 年 4 月 9 日，罗沙司他剂量为 100 mg，3 次/周

表 8-1-1　治疗过程中患者血红蛋白、C 反应蛋白、促红细胞生成素及铁蛋白水平

| 治疗时间 | 血红蛋白 (g/L) | C 反应蛋白 (mm/L) | 促红细胞生成素 (mU/ml) | 铁蛋白 (μg/L) |
|---|---|---|---|---|
| 用药前 | 43 | 79.00 | 346.25 | 13.10 |
| 用药 1 周 | 61 | — | — | — |
| 用药 2 周 | 58 | 0.82 | 87.62 | 8.50 |
| 用药 4 周 | 73 | — | — | — |
| 用药 8 周 | 91 | — | — | — |
| 用药 12 周 | 91 | 12.50 | 13.31 | 122.90 |
| 用药 24 周 | 84 | 21.58 | 136.80 | 20.20 |
| 用药 12 个月 | 79 | 44.10 | 45.90 | 65.60 |
| 用药 18 个月 | 105 | — | — | 56.94 |

注：—. 无数据

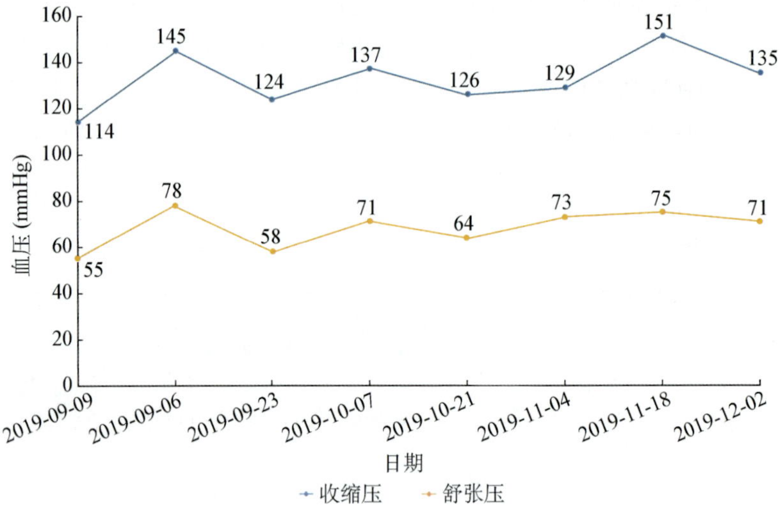


图 8-1-2　治疗过程中患者的血压变化

## 三、病例特点分析

该患者为中年女性，慢性起病，急性加重，有慢性肾炎、尿毒症病史且已血液透析多年，此次住院临床突出表现为重度贫血。同时患丙型病毒性肝炎多年，虽经抗病毒治疗，但已发展至肝硬化失代偿期，合并脾功能亢进、食管-胃底静脉曲张，反复出现消化道出血，曾多次接受输血治疗，住院前应用 EPO 治疗贫血的疗效欠佳。该患者治疗贫血的难点是除肾性贫血外，还存在消化道出血导致的急性失血，以及脾功能亢进导致的贫血，但因自身血液的特殊性，无法进行异体输血，且"EPO＋铁剂"经典方案疗效欠佳，如短期内不能改善患者的贫血症状，将会导致多器官功能受累，甚至威胁患者生命。

罗沙司他为 HIF-PHI，是新一代治疗肾性贫血的药物，该患者虽病情复杂，但并无使用罗沙司他的禁忌证。鉴于此，给予其应用罗沙司他，分别于用药 1 周和 2 周后复查血常规，显示患者血红蛋白水平逐渐升高，证实罗沙司他有纠正贫血的效果。患者出院后定期随访，其血红蛋白水平显著升高。该患者疾病复杂，存在炎症状态、铁缺乏、脾功能亢进、急性失血及输血受限等情况。在罗沙司他问世前，治疗此类患者十分棘手，该例患者治疗的成功为今后类似疑难肾性贫血治疗提供了新的借鉴。

## 四、临床思辨

肾性贫血是 CKD 常见的并发症，随着 CKD 的进展肾性贫血发病率逐渐升高，CKD 5 期患者肾性贫血患病率可高达 90%以上，而贫血又是导致 CKD 患者死亡和发生心血管事件倍增的因素。因此，临床上一直重视肾性贫血的治疗。在 HIF-PHI 应用于临床前，以往 CKD 贫血患者的治疗方案为给予 ESA、铁剂及输血治疗。这些治疗措施大幅度降低了患者输血的频率和风险。目前普遍认为 CKD 贫血发生的机制与 EPO 相对不足、铁稳态失衡及铁调素过高、慢性炎症、HIF 介导的肾脏氧感受功能受损、溶血、失血、透析、血管紧张素转化酶抑制剂的应用、甲状旁腺功能亢进症等多种因素有关，而不仅与 EPO 和铁缺乏相关。

该患者基础疾病较多，贫血程度重，病情危重。引发贫血的原因除EPO产生不足外，还合并消化道急性失血、炎症状态、铁绝对缺乏、脾功能亢进等，以上因素均参与贫血的发生。交叉配血抗体阳性也给输血治疗带来困难。作为HIF-PHI的代表药物——罗沙司他，可以通过多靶点综合调控红细胞的生成，纠正贫血，同时改善血红蛋白水平不受微炎症状态的影响。该患者病情复杂，虽然国内外尚无罗沙司他在此类患者治疗中的应用经验可以借鉴，但分析该患者有使用罗沙司他适应证，无明显禁忌证，故对其应用罗沙司他。从治疗效果看，该患者使用罗沙司他后短时间内严重贫血较迅速地得到纠正。随后的长期随访也表明，尽管患者存在活动性出血和脾功能亢进等不利因素，但血红蛋白在不需要输血的情况下仍维持在80～100 g/L。治疗过程中，患者曾因经济原因减少药物剂量，导致血红蛋白有所下降，在调整剂量后血红蛋白仍可回升，说明罗沙司他的使用存在剂量依赖。该患者铁储备功能欠佳，在整个治疗过程中未进行静脉补铁治疗，仅间断口服补充铁剂，提示罗沙司他纠正血红蛋白水平对铁的依赖性相对较低。

（东南大学附属中大医院 涂 岩 王 彬 王艳丽）

## 专家点评

这是一例特殊而复杂的尿毒症合并贫血患者，25年肾脏替代治疗（其中包括肾移植）病史，以及肝硬化失代偿、脾功能亢进、营养不良、消化道出血等合并症。在此类患者的贫血治疗中，纠正上述可能造成EPO抵抗的因素十分重要。此外，由于该患者体内存在红细胞不规则抗体阳性，临床输血极其困难。该患者在应用罗沙司他治疗后，在持续1.5年的观察时间内，其贫血症状稳步改善，罗沙司他除了促进内源性EPO释放和改善铁代谢以外，对其他有关EPO抵抗的因素纠正（如微炎症状态、红细胞抗体形成、促红细胞生成素受体等）是否也有一定作用值得进一步探讨。该患者在今后的临床观察中，建议不仅要观察血红蛋白水平变化，还应监测多项铁代谢指标和红细胞抗体水平的变化。

（东南大学附属中大医院 刘必成）

## 参考文献

［1］ Li Y，Shi H，Wang WM，et al. Prevalence，awareness，and treatment of anemia in Chinese patients with nondialysis chronic kidney disease：First multicenter，cross-sectional study. Medicine (Baltimore)，2016，95(24)：e3872.

［2］ 中国医师协会肾脏内科医师分会肾性贫血指南工作组. 中国肾性贫血诊治临床实践指南. 中华医学杂志，2021，101(20)：1463-1502.

［3］ Wish JB，Aronoff GR，Bacon BR，et al. Positive iron balance in chronic kidney disease：How much is too much and how to tell? Am J Nephrol，2018，47(2)：72-83.

［4］ 付玉琪，涂岩，刘必成. 低氧诱导因子-脯氨酸羟化酶抑制剂治疗肾性贫血的研究进展. 中华肾脏病杂志，2020，36(9)：726-730.

［5］ Li ZL，Tu Y，Liu BC. Treatment of renal anemia with roxadustat：advantages and achievement. Kidney

Dis (Basel), 2020,6(2):65-73.

[6] Chen N, Hao C, Peng X, et al. Roxadustat for anemia in patients with kidney disease not receiving dialysis. N Engl J Med, 2019, 12;381(11):1001-1010.

[7] Chen N, Hao C, Liu BC, et al. Roxadustat treatment for anemia in patients undergoing long-term dialysis. N Engl J Med, 2019, 381(11):1011-1022.

[8] 涂岩,张晓良.低氧诱导因子脯氨酰羟化酶抑制剂罗沙司他临床应用若干问题,临床肾脏病杂志,2020,20(7):594-597.

[9] 潘明明,刘必成.低氧诱导因子稳定剂在肾性贫血治疗中的新进展.中华内科杂志,2017,56(3):225-228.

[10] Del BU, Signore PE, Walkinshaw G, et al. Nonclinical characterization of the hypoxia-inducible factor prolyl hydroxylase inhibitor roxadustat, a novel treatment of anemia of chronic kidney disease, J Pharmacol Exp Ther, 2020, 374:342-353.

# 病例 2

# 血液透析重度贫血合并骨髓增生减低患者治疗1例

## 一、病历摘要

【现病史】

患者，女性，53 岁。因“尿泡沫增多伴双下肢浮肿 6 年，反复头晕、乏力 3 个月”入院。

患者 6 年前无明显诱因出现尿液泡沫增多，伴有间断双下肢浮肿，无肉眼血尿，无皮疹、关节痛，诊断为“糖尿病肾病”，患者当时未予重视。5 个月前上述症状加重，血肌酐进行性升高，外院诊断为“慢性肾脏病 5 期”，行左上肢动静脉内瘘成形术，术后开始规律透析，3 次/周，每次超滤量约为 3000 ml；规律使用促红细胞生成素 3000 U，每周 3 次，以纠正贫血。3 个月前，患者自觉头晕、乏力，在当地医院查血红蛋白为 59 g/L，给予输血纠正贫血并补铁，增加促红细胞生成素的剂量（总剂量达 16 000 U/周），患者血红蛋白仍较低；2 个月前，外院改用罗沙司他 100 mg，3 次/周，复查血红蛋白 55～60 g/L，后增加罗沙司他剂量至 120 mg，每周 3 次，纠正贫血的效果仍不理想，为进一步诊治收入我院。病程中患者饮食、睡眠尚可，无尿状态，大便颜色正常，近期体重无明显变化。

【既往史】

糖尿病病史 20 年，分别于早、中、晚餐前应用重组人赖脯胰岛素 16 U，睡前使用甘精胰岛素 18 U 控制血糖，但血糖控制差。高血压病史 7 年，血压最高达 200/100 mmHg，口服硝苯地平控释片 30 mg，2 次/天，血压控制欠佳。20 年前在外院行胆囊切除术。6 年前行痔疮手术。否认肝炎、结核等传染病病史。否认重大外伤史。否认食物及药物过敏史。

【个人史】

否认吸烟、饮酒嗜好。

【家族史】

否认家族性遗传性疾病。

【体格检查】

体温 36.5 ℃，脉搏 88 次/分，呼吸 20 次/分，血压 171/86 mmHg，体重 59 kg。患者神志清晰，自主体位，呈慢性病容，重度贫血貌，全身皮肤黏膜无黄染，未见瘀点、瘀斑，浅表淋巴结未触及，颜面无水肿，角膜透明，双侧瞳孔等大等圆，对光反射灵敏，口唇无发绀，无口腔溃疡，咽部无充血，扁桃体无肿大。颈软，无抵抗，气管居中，甲状腺无肿大，未闻及血管杂音。双侧呼吸动度对称，触觉语颤对称，双肺呼吸音略低，未闻及明显干、湿啰音。心前区无隆起，未触及震颤，心界左下扩大，心率约88次/分，心律齐，各瓣膜听诊区未闻及病理性杂音。腹平软，无压痛、反跳痛，肝脾肋下未触及，肝肾区无叩击痛，移动性浊音阴性，肠鸣音无异常，双下肢轻度凹陷性水肿。左上肢动静脉内瘘触及震颤存在，杂音响亮。脊柱四肢无畸形，各关节无红肿、压痛，生理反射存在，病理反射未引出。

**【辅助检查】**

**1. 血常规**　白细胞计数 $5.4\times10^{9}$/L，红细胞计数 $2.09\times10^{12}$/L，血红蛋白 61 g/L，血小板计数 $79\times10^{9}$/L，网织红细胞 $9.93\times10^{10}$/L。

**2. 血生化**　血钾 5.65 mmol/L，血钠 136 mmol/L，氯离子 100.4 mmol/L，血钙 2.25 mmol/L，血磷 1.66 mmol/L，血糖 20.63 mmol/L，总蛋白 4.6 g/L，白蛋白 40.4 g/L，谷丙转氨酶 17 U/L，谷草转氨酶 14 U/L，碱性磷酸酶 132 U/L，甘油三酯 1.51 mmol/L，总胆固醇 3.29 mmol/L，血尿素氮 32.8 mmol/L，肌酐 852 μmol/L，尿酸 457 μmol/L，二氧化碳 18.5 mmol/L。

3. 甲状旁腺激素　371 pg/ml。

**4. 铁代谢**　转铁蛋白饱和度 12.5 %，总铁结合力 82.4 μmol/L，血清铁 10.3 μmol/L，铁蛋白 271.05 μg/L。

**5. 其他实验室检查**　糖化血红蛋白 6.01%；CD55、CD59 未见异常；M 蛋白分析未检出单克隆免疫球蛋白抗体。

**6. 库姆斯试验**　库姆斯试验呈阴性。

**7. 腹部 B 型超声**　脾稍大（12.73 cm×4.0 cm），胆囊切除术后。

**8. 骨髓穿刺**　提示骨髓增生明显减低。

**【主要临床诊断】**

1. 慢性肾脏病5期，维持性血液透析
2. 2型糖尿病，糖尿病肾病Ⅴ期
3. 高血压病3级（很高危）
4. 肾性贫血
5. 骨髓增生减低：再生障碍性贫血？骨髓增生异常综合征（myelodysplastic syndrome，MDS）？
6. 继发性甲状旁腺功能亢进症
7. 胆囊切除术后

## 二、临床治疗经过

患者入院后给予强化血液透析，并给予降压、纠正贫血、纠正钙磷代谢紊乱及甲状旁腺功能亢进症等治疗。既往患者贫血治疗方案为促红细胞生成素 3000 U，3 次/周，后因疗效不佳，外院给予增加促红细胞生成素，每周总剂量为 16 000 U。2 个月前（2021 年 8 月 11 日）复查血红蛋白 62 g/L，外院给予输血，并改用罗沙司他口服以纠正贫血治疗。根据患者体重，罗沙司他起始剂量为 100 mg，3 次/周，治疗 1 个月后（2021 年 9 月 14 日）复查血红蛋白为 63 g/L，较前无明显升高。根据药品说明书每 4 周进行 1 次罗沙司他剂量调整即根据当前血红蛋白水平与过去 4 周内血红蛋白的变化，如果血红蛋白在±10 g/L 范围内波动，应上调 1 个剂量阶梯，调整罗沙司他剂量为 120 mg，3 次/周，并间断给予输血治疗，患者血红蛋白仍维持在 60 g/L 左右的低水平。2021 年 10 月 13 日复查血红蛋白为 61 g/L。入院后输注红细胞悬液 300 ml（1.5 U），根据药品说明书及过去4周内血红蛋白的变化，上调1个剂量阶梯，即调整罗沙司他剂量为150 mg，3次/周，但患者体重59 kg，计算出该患者应用罗沙司他的最大剂量为147.5 mg（2.5 mg/kg）。入院后完善相关评估，患者铁蛋白在目标范围内，转铁蛋白饱和度未达标，且排除多发性骨髓瘤、溶血性贫血、夜间阵发性睡眠性血红蛋白尿等血液系统疾病。行骨髓穿刺示骨髓增生明显减低，不能排除再生障碍性贫血或MDS，建议进一步完善骨髓活检和MDS基因突变等检查，但患者拒绝，2周后复查血红蛋白91 g/L（图8-2-1）。

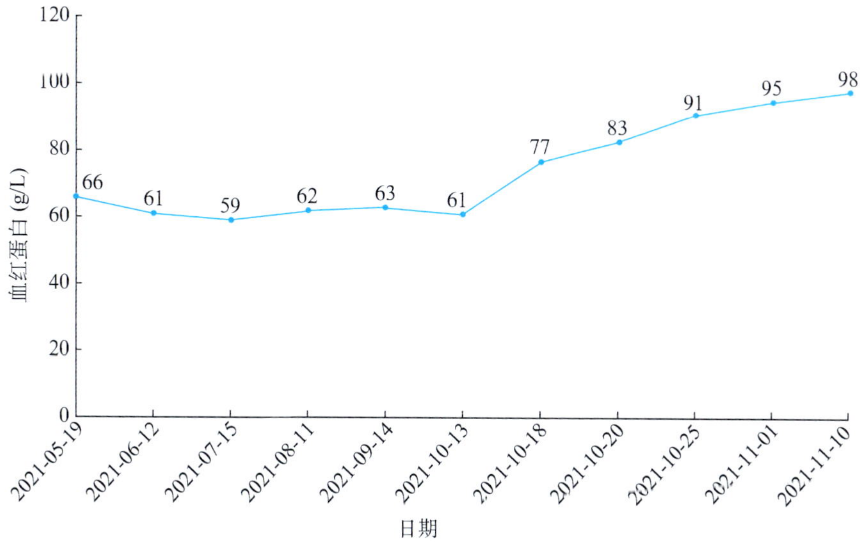


图8-2-1 患者血红蛋白水平的变化情况

注：2021年5月19日，患者应用促红细胞生成素；2021年8月11日，开始应用罗沙司他100 mg，3次/周；2021年9月14日，罗沙司他剂量改为120 mg，3次/周；2021年10月13日，罗沙司他剂量改为150mg，3次/周

## 三、病例特点分析

患者为中年女性，慢性起病，规律血液透析的疗程<6个月，有2型糖尿病病史，糖尿病肾病病史，入院时存在中到重度的贫血，外院已给予EPO治疗，但疗效不佳因此改用罗沙司他治疗，并且严格按照药品说明及时调整罗沙司他药物剂量，治疗无反应。该患者治疗的难点为ESA低反应，常规剂量罗沙司他疗效不佳，骨髓穿刺提示骨髓增生明显低下，且有轻度脾大，不排除存在再生障碍性贫血或MDS等血液系统疾病。由于患者拒绝进一步检查，明确诊断存在困难。目前，罗沙司他的用药依据来自各个国家的Ⅱ、Ⅲ期临床研究的用药经验，实际应用剂量应个体化。结合Ⅱ期临床研究结果发现，罗沙司他的治疗效果存在剂量依赖性。根据后续随访结果发现，在增加该患者罗沙司他剂量至150 mg，3次/周后，该患者血红蛋白水平较前上升。

## 四、临床思辨

本例患者为CKD 5期合并重度贫血，应用大剂量ESA疗效不佳。绝对或功能性铁缺乏、维生素缺乏、炎症反应、营养不良、透析不充分和甲状旁腺功能亢进症是EPO低反应性的常见原因。该患者进入规律血液透析的疗程＜6个月，已知尿毒症代谢产物中胍类、酚及多胺等中大分子物质对骨髓有抑制作用，甲状旁腺激素亦可抑制红细胞的生成，因此，在患者入院后给予血液滤过、血液灌流加强中大分子的清除，调整钙、磷代谢紊乱和控制PTH等治疗。

ESA低反应性是本例患者的特点，对ESA反应性低的患者通常在接受高剂量ESA后，血红蛋白仍不能达标。研究显示，大剂量ESA与不良预后相关。罗沙司他作为一种新型HIF-PHI，可增加内源性EPO的水平，改善铁代谢，促进红细胞生成。一项对22例ESA低反应性的维持性血液透析患者应用罗沙司他治疗3个月的研究发现，17例(77.2%)患者血红蛋白≥110 g/L。另一项回顾性研究对73例高ESA用量但血红蛋白不达标的维持性血液透析患者应用罗沙司他治疗，观察其血红蛋白水平的变化。结果发现，治疗8周后，50%的患者血红蛋白＞100 g/L；治疗4～32周，患者的平均血红蛋白水平均较治疗前显著升高。这2项研究提示，罗沙司他可能有助于改善ESA低反应性患者的贫血状态。

罗沙司他作为全球首个获批用于CKD贫血治疗的HIF-PHI类药物，过去2年在我国已积累了不少临床使用经验，其主要的循证医学证据来自肾性贫血Ⅲ期临床研究。但其对于合并骨髓增生性减低患者贫血的治疗文献报道极少。本例患者骨髓明显增生减低，不排除存在再生障碍性贫血或MDS等血液系统疾病。经用罗沙司他治疗后，其血红蛋白水平已初步显示升高趋势，但所需剂量明显要高于其他肾性贫血患者。罗沙司他在MDS贫血患者中的应用仍处于临床试验阶段，其结果尚未发表。本例患者的长期治疗效果仍在密切观察中。

（东南大学附属中大医院　施　璇　涂　岩　汤日宁）

## 专家点评

在临床实践中，每例患者都存在其特殊性，如何根据患者具体情况个体化制订用药方案是每个临床医师需要学习和思考的问题。罗沙司他是机制全新的新一代肾性贫血治疗药物，它主要通过促进内源性EPO及EPO受体表达，同时改善铁代谢而纠正肾性贫血。初步临床观察性研究提示，罗沙司他对EPO低反应性肾性贫血(如微炎症状态)也有效，这为难治性肾性贫血的临床治疗提供了新的启示和手段。目前相关研究报道不多，但EPO低反应性贫血在临床并不少见，常规治疗手段有限，因此，有关罗沙司他在这类患者中的治疗价值值得进一步关注。临床上，对于常规治疗效果不佳的患者应及时多方面寻找原因，包括行网织红细胞和骨髓检查以了解骨髓造血功能。罗沙司他在MDS和化疗引起贫血中的使用还处于临床试验阶段，其结果值得期待。一般来说，罗沙司他治疗肾性贫血的剂量应从小剂量开始，但对特殊难治性病例的剂量应该个体化，同时在较大剂量使用过程中，临床医师应密切观察该药潜在的不良反应，特别是心血管病变、血栓栓塞性病变及肿瘤等。

（东南大学附属中大医院　刘必成）

## 参 考 文 献

[1] Alves MT, Vilaça SS, Carvalho MG, et al. Resistance of dialyzed patients to erythropoietin. Rev Bras Hematol Hemoter, 2015. 37(3): 190-197.

[2] 中国医师协会肾脏内科医师分会肾性贫血指南工作组. 中国肾性贫血诊治临床实践指南. 中华医学杂志, 2021, 101(20): 1463-1502.

[3] Wang B, Yin Q, Han YC, et al, Effect of hypoxia-inducible factor-prolyl hydroxylase inhibitors on anemia in patients with CKD: a meta-analysis of randomized controlled trials including 2804 patients. Ren Fail, 2020, 42(1): 912-925.

[4] Chen N, Hao C, Peng X, et al., Roxadustat for anemia in patients with kidney disease not receiving dialysis. N Engl J Med, 2019, 381(11): 1001-1010.

[5] 孙凌霜, 薛瑾虹, 魏萌, 等. 罗沙司他替代大剂量重组人红细胞生成素治疗维持性血液透析患者贫血的疗效. 肾脏病与透析肾移植杂志, 2021, 30(03): 217-221.

[6] 董建华, 范文静, 吴边, 等. 罗沙司他治疗血液透析患者红细胞生成素低反应性贫血的疗效观察. 肾脏病与透析肾移植杂志, 2021, 30(03): 211-216.

[7] Yu, WH, Li XJ, Yuan F. Roxadustat for treatment of erythropoietin-hyporesponsive anemia in a hemodialysis patient: A case report. World J Clin Cases, 2020, 8(23): 6048-6055.

[8] Li ZL, Tu Y, Liu BC., Treatment of renal anemia with roxadustat: advantages and achievement. Kidney Dis (Basel), 2020, 6(2): 65-73.

[9] Affentranger L, Bohlius J, Hallal M, et al., Efficacy of granulocyte colony stimulating factor in combination with erythropoiesis stimulating agents for treatment of anemia in patients with lower risk myelodysplastic syndromes: A systematic review. Crit Rev Oncol Hemato, 2019, 136: 37-47.

[10] Saygin, C, Carraway HE. Current and emerging strategies for management of myelodysplastic syndromes. Blood Rev, 2021, 48: 100791.

# 病例3

# 钙化防御合并严重肾性贫血治疗1例

## 一、病历摘要

**【现病史】**

患者，女性，25岁。主诉“乏力伴胸闷4个月，双下肢皮肤破溃2个月”于2021年4月27日收入院。

患者4个月前出现乏力，爬2层楼后气促、胸闷明显，伴双下肢轻度水肿，偶有恶心，无呕吐，无尿色、尿量异常，至当地医院口服中药治疗1周(具体不详)，乏力无明显好转。2个月前双侧大腿伸侧皮肤出现小片状散在黑褐色皮疹，初始无痛痒感，未予重视。1月余前出现胸闷、气喘，伴恶心、呕吐加重，于当地医院查血红蛋白39 g/L，肌酐638.6 μmol/L，血钾2.61 mmol/L，血钙2.27 mmol/L，血磷3.43 mmol/L，甲状旁腺激素2147 pg/ml，24h尿蛋白4.22 g/d，脑钠肽＞5000 pg/ml。双肾超声检查显示双肾弥漫性损伤改变；骨盆CT显示骨质密度不均匀减低，皮下肿物活检示钙化肉芽肿形成；甲状旁腺发射计算机断层显像(ECT)示甲状腺双叶下级水平放射性浓聚灶，不除外甲状旁腺腺瘤或增生；心脏彩色超声显示左心扩大，左心室肌增厚，左室壁运动减低，射血分数34%。诊断考虑“慢性肾脏病5期，急性左心衰竭，继发性甲状旁腺功能亢进症，重度贫血”。于当地医院ICU住院治疗，予颈内静脉临时置管后开始规律血液透析，给予改善贫血，改善心功能，调节钙、磷代谢，降甲状旁腺激素等治疗后，患者胸闷、气喘症状好转。1个月前患者皮疹处出现水疱，破溃后皮肤愈合缓慢，逐渐增大融合变为大片紫黑色皮疹伴有黑色焦痂形成，并伴有剧烈疼痛，疼痛程度逐渐加重，夜间为剧，难以忍受，口服止痛药物效果欠佳。

**【既往史】**

10年前曾因减肥“断食”1个月，反复催吐。预防接种随当地，否认疫水、疫源接触史，否认肝炎、结核病史。其余无特殊。

**【个人史】**

无吸烟、饮酒史，否认食物及药物过敏史。

**【家族史】**

否认家族性遗传病史。

**【体格检查】**

体温36.5℃，呼吸20次/分，血压115/85 mmHg，体重指数16.1 kg/m²。发育正常，体型偏瘦，神志清晰，慢性病容，贫血貌，轮椅推入病房。全身皮肤干燥，双侧大腿皮肤可见大片不规则紫黑色皮疹，伴有黑色焦痂形成，无渗血、渗液，无局部发红、皮温升高，全身体表淋巴结未触及肿大。颜面部水肿，口唇苍白，左侧颈内静脉临时血透导管在位。胸廓呈桶状，双肺呼吸音粗，右下肺闻及少许湿啰音，左肺未闻及明显干湿性啰音。心界扩大，心率 101 次/分，心律齐，各瓣膜听诊区未闻及杂音。腹平软，无压痛、反跳痛，肝脾肋下未及，肝区、肾区无叩击痛，胆囊未触及，墨菲征阴性，移动性浊音阴性，肠鸣音正常。脊柱无畸形，四肢无水肿，四肢肌力Ⅳ级，肌张力正常，双下肢肌肉萎缩，生理反射存在，病理反射未引出。左侧臀部可触及皮下软组织肿物，直径约 3 cm，与周围组织界限清楚，质韧，无触痛，双手近端指间关节增大，左手第一掌指关节肿胀，右手小指屈曲畸形（图 8-3-1）。

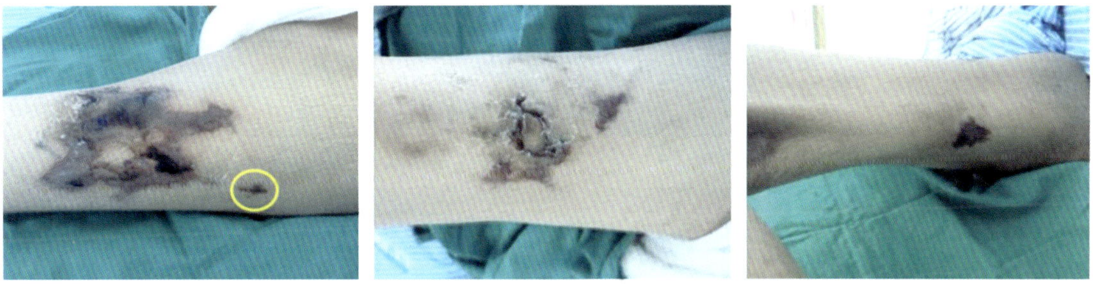

A　　　　B　　　　C

图 8-3-1　患者皮损图片

注：A. 左侧大腿伸侧，圆圈为皮肤活检位置；B. 右侧大腿伸侧；C. 左侧大腿屈侧

**【辅助检查】**

**（一）实验室检查**

**1. 血常规**　白细胞 $10.66\times10^9$/L，中性粒细胞 62.1%，血红蛋白 70 g/L，平均红细胞体积 81.4 fl，血小板计数 $171\times10^9$/L。

**2. 血生化**　磷 1.76 mmol/L，钙 2.43 mmol/L，肌酐 450 μmol/L，尿酸 498 μmol/L，总蛋白 52.8 g/L，白蛋白 34.8 g/L，球蛋白 18.0 g/L，前白蛋白 0.13 g/L，碱性磷酸酶 589 U/L，γ-谷氨酰转肽酶 63 U/L，乳酸脱氢酶 293 U/L。

**3. 贫血筛查**　铁蛋白 63.49 μg/L，血清铁 6.0 μmol/L，总铁结合力 74.1 μmol/L，转铁蛋白饱和度 8.1%；维生素 $B_{12}$ 617.61 pg/ml，叶酸 3.29 ng/ml，促红细胞生成素 69.55 mU/ml。

**4. 纤溶功能**　纤维蛋白降解产物 27.30 mg/L，D-二聚体 2868μg/L。

**5. 骨代谢**　甲状旁腺激素 716.52 pg/ml，Ⅰ型胶原 N-端前肽 909 ng/ml，Ⅰ型胶原羧基端肽 5.2500 ng/ml，骨钙素 154 ng/ml，25-羟基维生素 $D_3$ 4.70 ng/ml，骨源性碱性磷酸酶 127 U/L。

**6. 心肌标志物**　脑钠肽＞4949 pg/ml，肌钙蛋白Ⅰ 0.100 ng/ml。

**7. 炎症指标**　C 反应蛋白 12.3 mg/L，降钙素原 0.942 ng/ml，红细胞沉降率 35 mm/1h，白介素-6 24.19 pg/ml，白介素-8 30.50 pg/ml。

**8. 肾小球滤过功能**　$\beta_2$ 微球蛋白 22.1 mg/L。

**9. 其他**　粪便常规、肌钙蛋白Ⅰ、M 蛋白、病毒八项、丙型肝炎病毒抗体测定、人血浆脂蛋白相关磷脂酶 A2、抗中性粒细胞胞质抗体、抗核抗体系列均阴性。

**(二)影像学检查**

**1. 腹盆部+下肢 CT**　提示中、小动脉广泛弥漫连续性钙化。胸主动脉未见钙化,腹主动脉、双侧髂总动脉见散在钙化斑块,脾动脉显著钙化,双侧髂内动脉、双侧髂外动脉、盆腔小动脉、下肢动脉及会阴部小动脉弥漫连续性钙化。下肢 CT 提示双小腿动脉多发连续性钙化(图 8-3-2)。

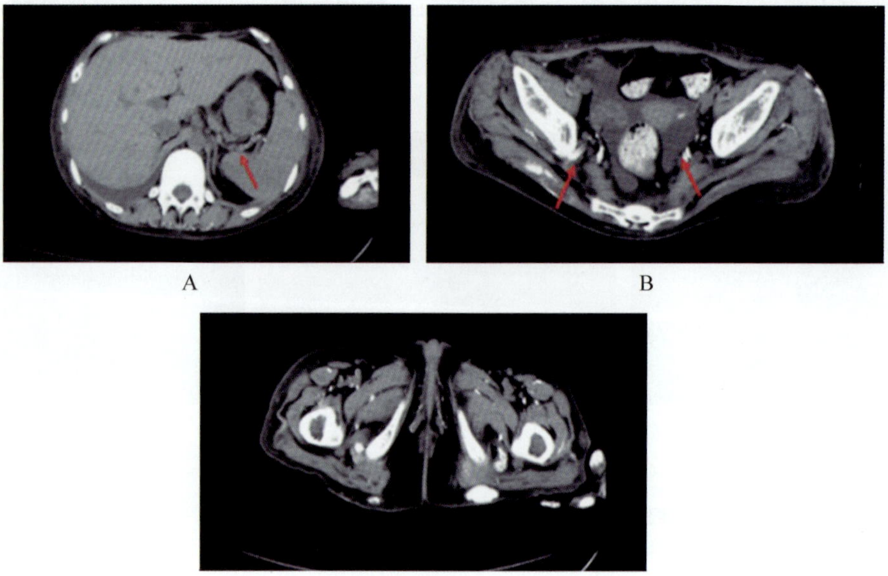

A　B

C

图 8-3-2　腹盆部及下肢 CT

注:A. 脾动脉;B. 髂内、髂外动脉;C. 下肢动脉及会阴小动脉

**2. 双下肢动脉计算机断层扫描血管成像**　双下肢动脉广泛多发钙化伴管腔不同程度狭窄,以膝以下动脉为著,部分闭塞;左侧股骨头颈部局部骨质破坏、吸收,臀部可见转移性钙化灶(图 8-3-3)。

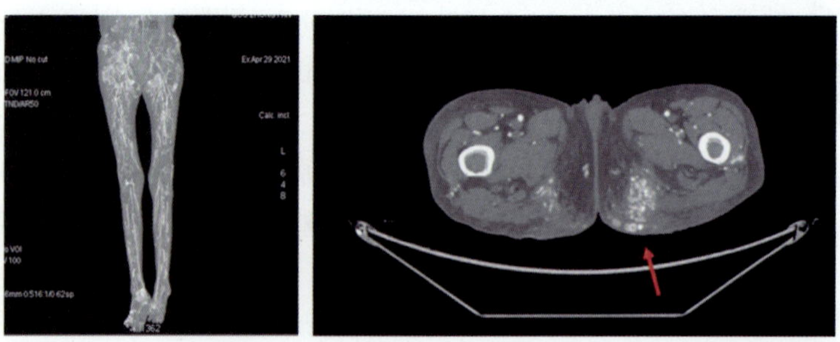

A　B

图 8-3-3　下肢 CTA

注:A. 双下肢动脉广泛多发钙化;B. 臀部转移性钙化灶;CTA. 计算机断层扫描血管成像

**3. 双能X线**　股骨颈T值-4.3,腰椎T值-2.3,诊断为骨质疏松。

**4. 骨发射计算机断层显像**　四肢骨及颅骨放射性浓聚,考虑肾性骨病可能;双侧大腿局部皮肤异常放射性浓聚(图8-3-4)。

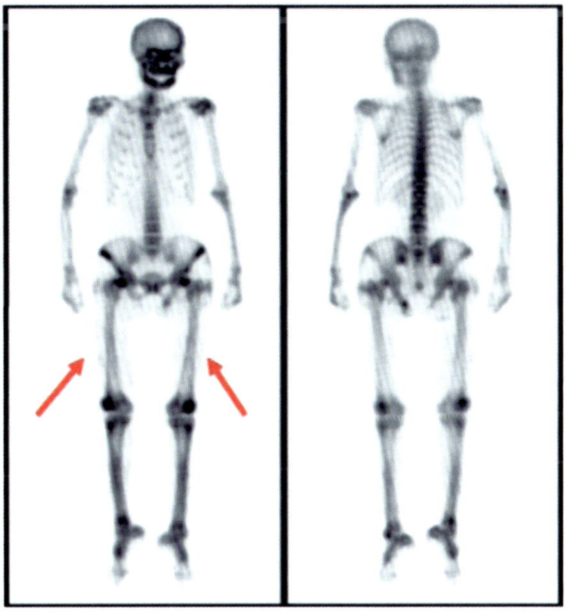

图8-3-4　全身骨扫描

**5. 彩色多普勒超声**　心肌受累疾患,全心扩大,左心功能重度减低,二尖瓣轻度反流,三尖瓣轻中度反流,中度肺动脉高压,射血分数为34.9%。

**(三)皮肤活检病理**

光镜检查镜下见皮肤组织2块,其中1块见表皮被覆,真皮组织内毛细血管增生、充血,胶原纤维沉积明显,小动脉壁增厚,管腔内见红细胞(图8-3-5)。

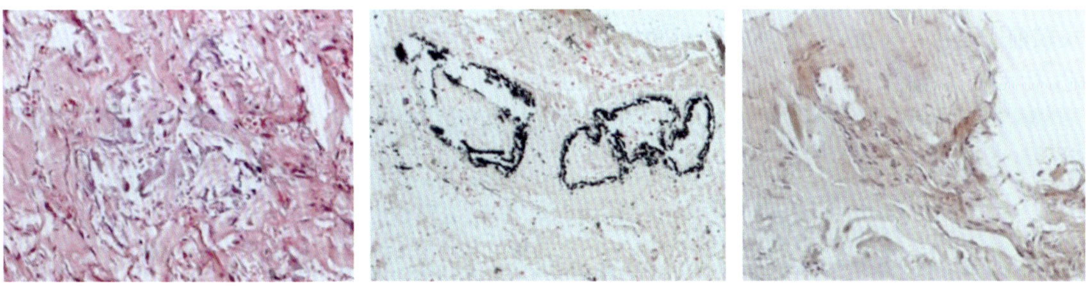

A　B　C

图8-3-5　皮肤活检病理

注:A. 小动脉壁及结缔组织内见紫蓝色颗粒沉积(HE,×400);B. 小动脉壁及结缔组织内见黑色颗粒沉积(Von Kossa染色);C. 小动脉壁见砖红色颗粒沉积(茜素红染色)

**【主要临床诊断】**

1. 慢性肾脏病5期，维持性血液透析
2. 慢性肾脏病矿物质和骨代谢异常，钙化防御(累及双大腿)
3. 肾性贫血，缺铁性贫血
4. 继发性甲状旁腺功能亢进、高动力性骨病
5. 肿瘤样钙质沉着症(累及臀部)
6. 其他诊断：尿毒症心肌病，心功能Ⅳ级，高磷血症，骨质疏松，痛风，营养不良

## 二、临床治疗原则和治疗经过

### (一)入院后治疗原则

以硫代硫酸钠为主的综合方案治疗钙化防御包括：应用硫代硫酸钠、双膦酸盐，止痛，降PTH，降磷，光波照射，抗凝，加强透析充分性等；纠正贫血。

### (二)入院后治疗经过

入院后考虑患者钙化防御诊断明确，立即给予硫代硫酸钠3.2 g/天(起始量)，逐渐加量至4.48 g/天，静脉滴注，因患者有轻度胃肠道反应，未再进一步加量。充分镇痛，多种止痛药物联用：止痛药最大剂量时为曲马多0.1 g，1次/天；普瑞巴林75 mg，1次/天；加巴喷丁0.3 g，1次/天；芬太尼透皮贴4.2 mg，贴用，2次/周。给予依诺肝素钠注射液4000 U/天(透析日透中用，非透析日皮下注射)抗凝治疗。给予西那卡塞25 mg，1次/天，联合骨化三醇0.25 μg，1次/天，降PTH。碳酸镧500 mg，3次/天，降磷。沙库巴曲缬沙坦25 mg，2次/天，改善心功能。罗沙司他100 mg，3次/周，联合补铁(口服为主，间断静脉给药)纠正贫血。给予高压氧(1～2 h，1次/天)，光波治疗，间断血液吸附(hemodiafiltration with endogenous reinfusion，HFR)、血液透析滤过(HDF)加强透析充分性等综合治疗。考虑患者存在高动力性骨病、骨质疏松合并钙化防御，多次给予帕米磷酸二钠30 mg静脉滴注治疗。经过5个月的治疗后，患者的皮损完全愈合(图8-3-6)。全段甲状旁腺激素(iPTH)由716 pg/ml降至344 pg/ml，血磷、血钙基本控制在正常范围内。血红蛋白由70 g/L升至101 g/L(图8-3-7)，转铁蛋白饱和度由8.1%升至38.8%，但铁蛋白水平仍低，可能与患者出院后未再静脉补铁有关。同时，患者臀部包块较前明显减小，且包块质地由质韧变为质软。患者骨痛明显缓解，入院时患者双下肢酸痛难忍，行走时加剧，无法行走，目前下肢骨痛较前明显缓解，已可正常走路。

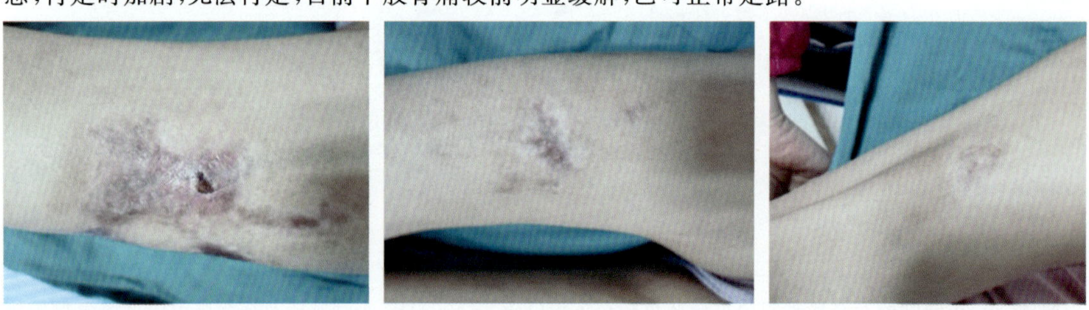

A　　B　　C

图8-3-6　皮损愈合图片

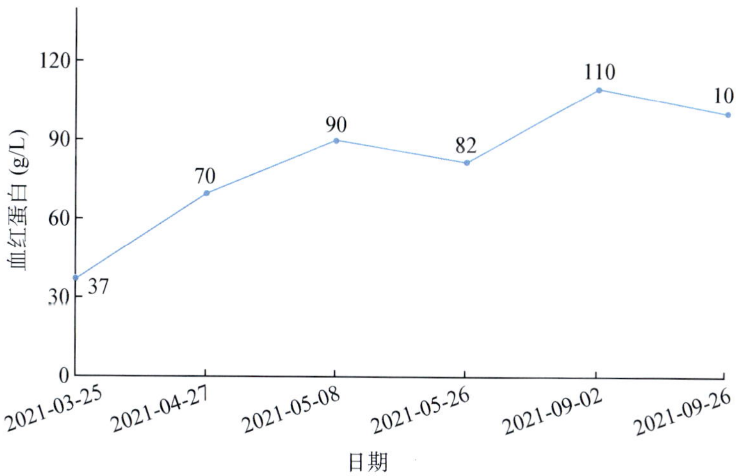


图 8-3-7 治疗过程中患者血红蛋白变化情况

注:2021 年 3 月 25 日至 4 月 26 日,患者应用红细胞生成刺激剂 3000U,3 次/周,同时输注红细胞;2021 年 4 月 27 日至 9 月 26 日,患者应用罗沙司他剂量为 100 mg,3 次/周

## 三、病例特点分析

患者为青年女性,慢性病程,快速进展。患者慢性肾功能衰竭诊断明确,长期乏力,反复呕吐,抑郁状态,饮食不规律,就诊时心功能极差、重度贫血、高磷血症,下肢皮损进展迅速。

仔细分析病史,该患者具有如下特点:①患者双下肢皮损进展速度极快,疼痛剧烈,呈黑色焦痂样,周围可见紫罗兰色斑块,且位于大腿处,为典型中央型钙化防御皮损表现。②患者慢性肾衰竭诊断明确,伴有高磷血症、严重继发性甲状旁腺功能亢进症(SHPT),伴有高动力性骨病,同时患者长期饮食不规律,反复催吐,体形消瘦,严重营养不良状态,具有多个钙化防御高危因素。③患者影像学检查见特征性钙化防御表现,CT 提示胸主动脉无明显钙化,盆腔、下肢中小动脉广泛弥漫连续性钙化,同时可见特异性会阴部小动脉连续性钙化。骨 ECT 见双侧大腿局部皮肤异常放射性浓聚,为钙化防御高度特异性表现。④患者皮肤活检,HE 染色、Von Kossa 染色、茜素红染色均显示小动脉壁中膜内有颗粒沉积,小动脉中膜钙化诊断明确。结合以上特点,我们将主要诊断定为中央型钙化防御(累及双大腿)。

同时该患者尿毒症并发症表现极为突出。并发症如下:①肾性骨病。患者骨痛明显,以双侧股骨、膝关节、足跟疼痛为著,伴胸廓畸形、桶状胸改变,iPTH 最高达 2147 pg/ml,骨碱性磷酸酶 127 U/L,下肢 CTA 可见骨盆及双下肢诸骨改变,左侧股骨头颈部可见囊性灶,为典型高转运型骨病表现。②肿瘤样钙质沉着症。患者左侧臀部可及皮下软组织肿物,直径约 3 cm,下肢 CTA 提示臀部可见转移性钙化灶,患者于外院曾行皮下肿物活检,提示钙化肉芽肿形成,患者肿瘤样钙质沉着症(累及臀部)诊断明确。③尿毒症心肌病,心功能Ⅳ级。患者既往无心脏病病史,尿毒症诊断明确,发病时存在容量负荷过重、重度贫血、高血压,伴有营养不良,心脏彩色超声检查提示心肌受累,全心扩大,左心功能重度减低,多瓣膜反流,入院时静息状态下也有胸闷、气短,故考虑患者存在尿毒症心肌病,心功能Ⅳ级。④贫血。患者最初就诊时存在重度贫血,血红蛋白仅 39 g/L,无呕血、黑便,于外院曾行骨髓穿刺术排除血液系统疾病,至我院就诊后辅助检查提示为小细胞低色素性贫血，铁蛋白、转铁蛋白饱和度显著降低，结合尿毒症病史，考虑患者存在肾性贫血合并缺铁性贫血。

## 四、临床思辨

贫血是 CKD 患者的常见并发症，与心血管事件、住院和死亡风险增加有关，透析患者贫血发生率高达 90%以上。该病例存在严重贫血的同时合并存在罕见病钙化防御，钙化防御与肾性贫血之间可从多个方面产生相互影响。

钙化防御是一种罕见的危及生命的血管性疾病，主要特征为系统性小动脉钙化合并血栓形成，导致缺血性皮肤病变。钙化防御早期病变会快速进展成带有黑色焦痂的星状溃疡，伤口常继发感染，甚至发生脓毒败血症。尿毒症本身也是一种慢性炎症状态，而钙化防御患者炎症反应较普通透析患者更严重，进一步加重 EPO 抵抗，导致贫血加重。

钙化防御的特征是循环中钙蛋白颗粒的明显增加，提示有严重的功能性胎球蛋白 A 缺乏。胎球蛋白 A 是一种钙化抑制剂，它竞争性抑制钙磷沉积、抑制羟基磷灰石的形成，在炎症状态下胎球蛋白 A 表达下调。贫血的纠正可间接促进钙化防御患者皮损的愈合，减轻患者体内炎症反应，从而促进血管钙化抑制因子胎球蛋白 A 的合成和分泌，进而减少血管钙化。

SHPT 是钙化防御的高危因素，本例患者存在严重 SHPT、高转运型骨病。SHPT 可能会导致纤维囊性骨炎，骨髓中活跃的红细胞元素被纤维组织替代，从而损害骨髓对 EPO 的反应。骨髓纤维化程度与维持稳定的血红蛋白所需的 EPO 量有直接关系。在甲状旁腺激素处于前 50%的血液透析受试者中，贫血患病率和 EPO 需要量较高。

本例患者存在绝对铁缺乏，EPO 不完全反应的最常见原因是绝对缺铁或功能性缺铁。罗沙司他可以通过调节铁代谢，特别是通过降低铁调素水平、增加肠道铁吸收来纠正贫血。更重要的是，罗沙司他的红细胞生成反应与 CKD 患者的基线炎症状态无关。本病例补铁采用口服为主、间断静脉补铁的方式，治疗后发现患者转铁蛋白饱和度明显升高，铁蛋白水平仍不达标，但患者纠正贫血效果良好，也进一步证实了罗沙司他可以通过调节铁代谢纠正贫血的作用。

（东南大学附属中大医院　谢筱彤　徐　甜　刘　宏　张晓良　刘必成）

## 专家点评

这是一例罕见而复杂的钙化防御合并严重肾性贫血的病例。该患者的慢性肾衰并发症表现非常突出，包括钙磷代谢失调、SHPT、严重营养不良、钙化防御、绝对铁缺乏等，这些因素可从多个途径加重 EPO 抵抗，导致严重的肾性贫血。因此，尿毒症患者在透析的同时更应加强管理好并发症，做到早防早治。罗沙司他可以增加内源性 EPO 水平在生理范围内或接近生理范围，避免外源性补充高剂量 EPO 引起的潜在不良反应，同时调节铁代谢，降低铁调素水平、增加肠道铁吸收，且不受炎症状态影响。故本例患者首选使用罗沙司他治疗贫血，且效果良好。而贫血的纠正有助于加速患者皮损愈合，促进了钙化防御的好转。

（东南大学附属中大医院　王　彬　刘必成）

## 参考文献


[1] Chen N, Hao C, Liu BC, et al. Roxadustat Treatment for Anemia in Patients Undergoing Long-Term Dialysis. N Engl J Med, 2019, 381(11): 1011-1022.

[2] Li ZL, Tu Y, Liu BC. Treatment of Renal Anemia with Roxadustat: Advantages and Achievement. Kidney Dis (Basel), 2020, 6(2): 65-73.

[3] Nigwekar SU, Thadhani R, Brandenburg VM. Calciphylaxis. N Engl J Med., 2018, 378(18): 1704-1714.

[4] Nigwekar SU, Kroshinsky D, Nazarian RM, et al. Calciphylaxis: risk factors, diagnosis, and treatment. Am J Kidney Dis, 2015, 66(1): 133-146.

[5] Macdougall IC, Bircher AJ, Eckardt KU, et al. Conference Participants. Iron management in chronic kidney disease: conclusions from a "Kidney Disease: Improving Global Outcomes" (KDIGO) Controversies Conference. Kidney Int, 2016, 89(1): 28-39.

[6] Bamgbola OF. Pattern of resistance to erythropoietin-stimulating agents in chronic kidney disease. Kidney Int, 2011, 80(5): 464-474.

[7] Macdougall IC, Cooper AC. Erythropoietin resistance: the role of inflammation and pro-inflammatory cytokines. Nephrol Dial Transplant, 2002, 11: 39-43.

# 病例 4

# 肾性贫血合并α地中海贫血1例

## 一、病历摘要

**【现病史】**

患者，女性，51 岁。主诉"发现肾功能异常 5 年，乏力、活动后气促 4 个月"于 2018 年 4 月 10 日入院。

患者 5 年前健康体检发现"肾功能异常"，肾功能示血肌酐 205 μmol/L，尿素氮 9 mmol/L；尿常规示尿蛋白(+)，尿隐血(+)；血常规示血红蛋白 90 g/L，红细胞计数 $3.0\times10^{12}$/L，平均红细胞体积 83 fl，平均红细胞血红蛋白含量 27 pg，平均红细胞血红蛋白浓度 300 g/L；血压 160/95 mmHg；无水肿、无尿量减少、无纳差、无恶心及呕吐，无皮疹及关节疼痛，无头晕及头痛等不适，在海南某三甲医院住院治疗并明确诊断为"慢性肾脏病 5 期、肾性贫血"，5 天后自行出院，未按医嘱治疗，短期内自行服用中草药(具体不详)，未监测肾功能及贫血情况。4 个月前患者出现乏力、活动后气促，并逐渐出现水肿、少尿、纳差、恶心、呕吐、呼吸深大，伴有头晕，无头痛，无视物模糊，无意识障碍。近 1 个月，患者精神疲倦、睡眠差，纳差，大便正常，体重有所增加(具体不详)。为求进一步诊治住院治疗。

**【既往史】**

否认慢性肾小球肾炎病史。发作性右跖趾关节红肿热痛 5 年，每年发作 2～3 次，诊断为痛风性关节炎，口服双氯芬酸钠片可快速缓解。

**【个人史】**

广西籍，出生并常年居住海南某城镇，近期未到过外地，无疫水、疫区接触史，无长期放射性、化学性物质接触史，生活规律，否认本人及其配偶有过性病及吸毒史。否认嗜酒史和吸烟史。

**【家族史】**

否认家族遗传性疾病史。

**【体格检查】**

血压 135/67 mmHg，贫血貌，眼睑轻度水肿，口腔黏膜、舌苔发白，双肺呼吸音粗，双肺未闻及干、湿啰音。心率 54 次/分，律齐，各瓣膜听诊区未闻及杂音，腹肌软，全腹无压痛及反跳痛，双肾区无叩击痛，四肢关节无红肿热痛、无畸形，无痛风石形成，双下肢轻度水肿。

**【辅助检查】**

血常规：血红蛋白 43 g/L，红细胞计数 $2.56\times10^{12}$/L，平均红细胞体积 70.1 fl，平均红细胞血红蛋白含量 23 pg，平均红细胞血红蛋白浓度 328 g/L。

尿常规：尿蛋白(+)、隐血(+)；尿微量白蛋白/肌酐比值 650 mg/g。

粪便隐血(−)。

甲状旁腺激素 1268.3 pg/ml。

凝血功能：凝血酶原时间 11.6 s，PT 国际标准化比值 1，活化部分凝血活酶时间 29.2 s，纤维蛋白原定量 5.82 g/L，抗凝血酶活性 96.9%，纤维蛋白降解产物定量 2.7 μg/ml，D-二聚体定量 0.97 mg/L。

营养性贫血监测指标：血清铁 10.1 μmol/L，总铁结合力 38.3 μmol/L，转铁蛋白饱和度 26.37%，血清铁蛋白 214.80 μg/L，维生素 $B_{12}$ 445.49 pmol/L，叶酸 18.69 nmol/L。

电解质：血钾 7.1 mmol/L，血钙 1.06 mmol/L，血磷 2.61 mmol/L。

肾功能：尿毒素 63.09 mmol/L，肌酐 2205 μmol/L，尿酸 544.7 μmol/L，二氧化碳结合力 13.2 mmol/L。白蛋白 35.9 g/L。

红细胞形态学：镜下见红细胞大小不一，部分成熟红细胞中央区淡染区扩大，余细胞形态未见明显异常。

网织红细胞计数：网织红细胞数 $24\times10^9$/L，网织红细胞百分比 1.01%，弱荧光网织红细胞比率 90%，中荧光网织红细胞比率 10%，强荧光网织红细胞比率 0，未成熟网织红细胞比率 10%，网织红细胞血红蛋白含量 23 pg。

地中海贫血：α 地中海贫血缺失基因-*SEA*、α 地中海贫血突变基因、β 地中海贫血基因未见突变。

双肾及肾血管彩色多普勒超声：左肾约 76 mm×36 mm×32 mm，右肾约 67 mm×33 mm×30 mm；双肾缩小并实质回声增强；左肾囊肿。

放射性核素肾图：双侧肾小球总滤过率 1.34 ml/(min·1.73 $m^2$)，其中左肾 0.90 ml/(min·1.73 $m^2$)，右肾 0.44 ml/(min·1.73 $m^2$)。

心电图：窦性心动过缓(频率 53 次/分)；左心室高电压；ST-T 改变(ST V5-V6 压低 0.05 mV，T 波高尖，请结合临床，注意高血钾)；Q-T 间期延长。

**【主要临床诊断】**

1. 慢性肾脏病 5 期，慢性肾小球肾炎，肾性贫血，肾性高血压，高钾血症，低钙血症，高磷血症，继发性甲状旁腺功能亢进症
2. α 地中海贫血(缺失基因-*SEA*)
3. 痛风性关节炎

## 二、临床治疗经过

入院后予患者急诊血液净化、输注同型红细胞悬液、蔗糖铁注射液等治疗。患者病情稳定后行腹膜透析置管规律腹膜透析治疗，给予司维拉姆片、骨化三醇胶丸、rHuEPO 注射液、多糖铁复合物胶囊、复方 α 酮酸片维持治疗。出院后患者规律门诊随诊，随访过程中，多次因“气促、乏力”再次住院，查血红蛋白低，进一步完善红细胞形态学：镜下见红细胞大小不一，部分成熟红细胞中央区淡染区扩大，余细胞形态未见明显异常。

患者 α 地中海贫血缺失基因-*SEA*，粪便隐血阴性，但患者拒绝胃肠镜及骨髓穿刺检查，继续予 rHuEPO 皮下注射(增大剂量，至 10 000 U，2 次/周)及停止补铁治疗，增大 rHuEPO 剂

量后，血红蛋白稍有上升，但贫血未能达标。2020 年 11 月 12 日患者调整治疗方案，予罗沙司他胶囊 100 mg/次，3 次/周，停用 rHuEPO 注射液，血红蛋白有持续上升趋势，住院及随访跟踪结果如下(表 8-4-1)。

## 三、病例特点分析

患者为中年女性，起病隐匿，以肾炎综合征为表现，如血尿、蛋白尿、高血压、伴肾功能损伤，早期贫血明显(红细胞形态不详)，病情迁延，较短期内(4 个月)病情发展迅速，以 ESRD 中毒症状为表现，贫血明显加重(表现为小细胞低色素性贫血)。EPO 及补铁治疗贫血效果有限，改用罗沙司他治疗后效果明显，但不能达标。

## 四、临床思辨

本例患者发病隐匿，发现肾功能损害时已达 CKD 3a 期。贫血与肾功能不平行，为明确导致贫血的可逆因素，除 CKD 外，还应进行贫血状态的评估。缺铁性贫血除与 CKD 直接相关，也是造成 CKD 患者慢性贫血或贫血加重的最常见可逆性病因。

伴有贫血的 CKD 患者，无论年龄和 CKD 分期，初次评估贫血需包括全血细胞计数，其中应包括血红蛋白浓度、红细胞指数、白细胞计数和分类、血小板计数、网织红细胞绝对计数、血清铁蛋白水平、血清转铁蛋白饱和度、血清维生素 $B_{12}$ 和叶酸水平。CKD 的贫血具有低增殖性，通常为正色素和正细胞性。这点可在形态上将其与慢性病所致贫血加以区分。叶酸或维生素 $B_{12}$ 缺乏可导致大细胞性贫血，缺铁性或遗传性血红蛋白形成障碍(如 α 地中海贫血或 β 地中海贫血)可产生小细胞性贫血。缺铁性贫血，尤其是长期缺铁性贫血可造成低色素性贫血(低平均红细胞血红蛋白浓度)。伴有粒细胞缺乏或血小板减少的大细胞性贫血则提示存在全身疾病如毒素(酒精)引起的造血障碍、营养缺乏(维生素 $B_2$ 或叶酸缺乏)或骨髓增生异常。如存在上述情况则需进一步诊断和评估。低促红细胞生成活性是 CKD 贫血的特点，这与 EPO 刺激不足相符合。监测 EPO 水平对贫血的意义不大，因而不常规推荐检测 EPO。最简单有效地测定红细胞生成增殖活性的方法是网织红细胞绝对计数。白细胞计数和分类或血小板计数异常通常不是典型 CKD 贫血的表现，如果出现上述异常则应及时筛查其他可能的致病原因。铁状态评估包括两项重要的检测：是否有铁储备和维持红细胞生成所需铁的可用性。目前评价铁储存的“金标准”仍然是骨髓穿刺铁染色，血清铁蛋白最常用于评价铁储存的状态，但是铁蛋白会受炎症影响，因此利用铁蛋白评估 CKD 患者应谨慎进行，尤其对那些可能存在亚临床炎症的透析患者。

EPO 是临床治疗肾性贫血的有效药物，很大程度上改善了患者预后。但是，仍有部分患者肾性贫血治疗效果不佳；因为 5%～10%的 ESRD 患者存在 EPO 低反应性，导致血红蛋白不达标。而 EPO 导致的纯红细胞再生障碍性贫血(PRCA)多发于 EPO 治疗 4 周后，平均发生时间为治疗的 7～11 个月。绝对或功能性铁缺乏、维生素缺乏、炎症反应、营养不良、透析不充分和继发性甲状旁腺功能亢进症是 EPO 低反应性的常见原因。

表 8-4-1　患者血常规、营养性贫血、电解质、肾功能指标变化

| 日期、治疗方案 | 血常规 | | | | | 铁代谢 | | | | 电解质 | | | 肾功能 | | | |
|---|---|---|---|---|---|---|---|---|---|---|---|---|---|---|---|---|
| | HGB (g/L) | RBC ($10^{12}$/L) | MCV (fL) | MCH (pg) | MCHC (g/L) | IRON (μmol/L) | TIBC (μmol/L) | TS (%) | FERRITIN (μg/L) | 血钾 (mmol/L) | 血钙 (mmol/L) | 血磷 (mmol/L) | iPTH (pg/ml) | BUN (mmol/L) | CREA (μmol/L) | ALB (g/L) |
| 2018-04-10 输血＋rHuEPO 10 000 U 1 次/周 | 43↓ | 2.56↓ | 70.1 | 23.0↓ | 328 | 10.1 | 38.3↓ | 26.37 | 214.80 | 7.10 | 1.06 | 2.61 | 1238.3 | 63.09 | 2205.0 | 35.9 |
| 2018-12-15 输血＋rHuEPO 10 000 U 1 次/周 | 55↓ | 2.46↓ | 70.5 | 22.5↓ | 317 | 12.7 | 40.6↓ | 24.69 | 223.13 | 5.03 | 1.81 | 1.31 | 315.1 | 26.59 | 781.9 | 32.3 |
| 2019-06-15 输血＋rHuEPO 10 000 U 1 次/周 | 71↓ | 3.25↓ | 76.4 | 24.7↓ | 319 | 12.4 | 41.9↓ | 29.59 | 259.76 | 4.78 | 2.24 | 1.42 | 363.8 | 29.99 | 899.1 | 35.7 |
| 2020-04-09 rHuEPO 10 000 U 2 次/周 | 64↓ | 2.97↓ | 73.4 | 25.3↓ | 331 | 15.5 | 32.2↓ | 30.24 | 676.61 | 3.67 | 2.09 | 1.31 | 653.6 | 45.99 | 1288.8 | 24.7 |
| 2020-07-11 rHuEPO 10 000 U 2 次/周 | 60↓ | 2.90↓ | 72.0 | 24.8↓ | 329 | 16.5 | 30.1↓ | 29.80 | 681.21 | 3.82 | 2.18 | 1.45 | 602.5 | 31.28 | 1024.6 | 25.8 |
| 2020-11-12 罗沙司他 100 mg 3 次/周 | 62↓ | 2.56↓ | 80.1 | 25.0↓ | 312 | 10.1 | 38.3↓ | 26.37 | 868.34 | 3.68 | 2.37 | 1.42 | 520.7 | 17.85 | 943.8 | 30.4 |
| 2020-12-19 罗沙司他 100 mg 3 次/周 | 81↓ | 3.10↓ | 79.7 | 24.8↓ | 312 | 12.7 | 42.3↓ | 31.87 | 1078.10 | 3.98 | 2.30 | 1.19 | 433.9 | 21.47 | 977.4 | 31.8 |
| 2021-02-28 罗沙司他 100 mg 3 次/周 | 92↓ | 3.37↓ | 89.7 | 28.0 | 329 | 12.4 | 41.9↓ | 29.59 | 792.50 | 3.96 | 2.26 | 1.51 | 332.5 | 20.97 | 899.61 | 31.3 |
| 2021-03-26 罗沙司他 100 mg 3 次/周 | 96↓ | 3.35↓ | 92.3 | 27.7 | 319 | 10.7 | 39.9↓ | 29.41 | 612.35 | 4.23 | 2.26 | 1.67 | 133.9 | 18.55 | 712.7 | 33.7 |

注：HGB. 血红蛋白；RBC. 红细胞计数；MCV. 平均红细胞体积；MCH. 平均红细胞血红蛋白含量；MCHC. 平均红细胞血红蛋白浓度；IRON. 血清铁；TIBC. 总铁结合力；TS. 转铁蛋白饱和度；FERRITIN. 血清铁蛋白；iPTH. 全段甲状旁腺激素；BUN. 尿素氮；CREA. 肌酐；ALB. 白蛋白

本例患者透析充分性、叶酸和维生素 $B_{12}$ 均达标，但存在 α 地中海贫血和慢性炎症状态，按照改善全球肾脏病预后组织（Kidney Disease：Improving Global Outcomes，KDIGO）指南推荐，给予该患者 EPO 治疗联合补充铁剂，以提高 EPO 的反应性，但 ESRD 患者升高的铁调素水平和炎症状态依然限制了外源性铁的吸收和利用，使该患者血红蛋白难以达标。该患者启用罗沙司他并联合腹膜透析治疗，观察到血红蛋白有上升趋势，血清铁水平及总铁结合力升高，故推测本例患者为 EPO 低反应性，罗沙司他可有效改善血液透析患者 EPO 低反应性贫血。

罗沙司他是 HIF-PHI，可诱导 HIF 的瞬间激活和 *HIF* 基因表达，增加内源性 EPO 的水平，改善铁代谢，促进红细胞生成，已获准用于中国透析患者肾性贫血的治疗。罗沙司他除了升高 EPO 水平，还可以通过调节铁代谢尤其是通过降低铁调素水平、改善功能性铁缺乏、促进铁吸收来纠正贫血，并且不受超敏 C 反应蛋白水平、肾功能状态的影响。罗沙司他在改善铁代谢的同时可避免因输入静脉铁而影响炎症状态和增加死亡率。

该病例提示，当长期腹膜透析的 CKD 患者出现反复、严重的贫血，而 EPO 及输血治疗效果差时，临床工作者要注意查找病因，对因治疗。

（海南医学院第一附属医院　王婷婷）

## 专家点评

本文报道了一例罕见肾性贫血合并 α 地中海贫血病例的诊断、鉴别诊断和治疗过程，提示临床工作者在肾性贫血治疗效果差时需要鉴别诊断有无其他原因造成的非肾性贫血，尤其呈小细胞低色素性贫血者，应当进行基因筛选以排除地中海贫血等罕见贫血原因。本例患者因合并地中海贫血基因突变，导致体内铁蛋白肽链合成减少；另外，微炎症状态限制了外源性铁的吸收和利用，使该患者血红蛋白难以达标。该患者启用罗沙司他胶囊治疗后血红蛋白有上升趋势，血清铁水平及总铁结合力升高，提示罗沙司他可能有效改善此类患者的贫血，为此类患者的治疗提供了新的思路和策略，值得临床进一步观察。

（山东大学齐鲁医院　杨向东）

## 参考文献


［1］ 中华医学会肾脏病学分会肾性贫血诊断和治疗共识专家组. 肾性贫血诊断与治疗中国专家共识(2018 修订版). 中华肾脏病杂志，2018，34(11)：860-866.

［2］ 中国医师协会肾脏内科医师分会肾性贫血指南工作组. 中国肾性贫血诊治临床实践指南. 中华医学杂志，2021，101(20)：1463-1502.

［3］ Covic A，Abraham I. State-of-the-art biosimilar erythropoietins in the management of renal anemia：lessons learned from Europe and implications for US nephrologists. Int Urol Nephrol，2015，47(9)：1529-1539.

[4] Schoener B,Borger J. Erythropoietin. Treasure Island (FL):StatPearls Publishing,2021.

[5] 蔡小月,杨立川,苏白海,等. 比较罗沙司他和促红细胞生成素治疗肾性贫血的有效性及安全性的系统评价及 Meta 分析. 四川医学,2021,42(2):186-192.

[6] 中华医学会医学遗传学分会遗传病临床实践指南撰写组. α-地中海贫血的临床实践指南. 中华医学遗传学杂,2020,37(3):235-242.

[7] 赵红英,叶茜,王海霞,等. 云南省红河州 141 例 α 地中海贫血患者基因检测结果的分析. 中国实验血液学杂志,2021,29(2):596-602.

[8] 龙驹. 广西南部地区人群 α 地中海贫血基因携带情况及热点突变检测范围探讨. 广西医学,2020,42(4):457-460.

[9] 罗茗月,肖克林,邵聪文,等. α 地中海贫血不同基因型携带(患)者红细胞参数的差异性研究. 中国计划生育学杂志,2017,25(7):474-478.

[10] Anghani NS,Haase VH. Hypoxia-Inducible factor activators in renal anemia:current clinical experience. Adv Chronic Kidney Dis,2019,26(4):253-266.

# 病例 5

# 多发性骨髓瘤肾病合并下肢深静脉血栓形成患者贫血治疗1例

## 一、病历摘要

**【现病史】**

患者，女性，77 岁。主诉“乏力伴泡沫尿半年余”，于 2019 年 6 月 21 日收入院。

患者半年余前无明显诱因出现泡沫尿，伴夜尿增多及乏力，未予重视。2019 年 2 月出现头晕、胸闷、气促等症状，伴乏力进行性加重。2019 年 5 月至外院就诊并住院，辅助检查示血红蛋白 76 g/L，尿素氮 22.4 mmol/L，肌酐 447 μmol/L，24 h 尿蛋白定量 2.7 g。外院予以对症治疗，并临时置入血液透析管，间断行 7 次“连续性静脉-静脉血液透析滤过(continuous venovenous hemodiafiltration，CVVHDF)”后，患者胸闷、气促等症状稍好转，遂拔除血液透析管。2019 年 6 月 13 日，患者至我院门诊就诊，血常规示血红蛋白 75 g/L，肾 B 型超声示双肾弥漫性病变，左肾 97 mm×38 mm，右肾 100 mm×41 mm。贫血治疗方案为重组人促红细胞生成素(rHuEPO)10 000 U，皮下注射，1 次/周。为进一步诊断及治疗收入院。患者自发病以来，精神状况一般，纳差，尿中泡沫增多，尿量无明显减少，大便正常，体重无明显变化。

**【既往史】**

患者否认糖尿病、高血压、冠心病等慢性病史。否认肝炎、结核等传染病史。否认手术、外伤史。否认食物、药物过敏史。

**【个人史】**

患者出生、生长于上海，无烟、酒嗜好。

**【家族史】**

否认家族遗传性疾病史。

**【体格检查】**

体温 36.3℃，脉搏 99 次/分，呼吸 18 次/分，血压 110/74 mmHg，身高 154.5 cm，体重 53 kg。神志清晰，对答切题，查体合作。贫血貌，睑结膜苍白，皮肤未见黄染、瘀斑、瘀点。浅表淋巴结无肿大。颈软，气管居中，颈静脉无充盈，甲状腺无肿大。双肺呼吸音清，未闻及干、湿啰音。心律不齐，未闻及杂音。腹平软，无压痛、反跳痛、肌紧张，肝脾肋下未触及。双肾区无叩击痛。双下肢未见水肿。生理反射存在，病理反射未引出。

**【辅助检查】**

**1. 血常规** 白细胞计数 5.4 $\times 10^9$/L，中性粒细胞百分比 71.6%，红细胞计数 2.22$\times 10^{12}$/L，血红蛋白 64 g/L，血细胞比容 0.204 L/L，平均红细胞体积 91.8 fl，平均红细胞血红蛋白含量

28.9 pg，平均红细胞血红蛋白浓度 315 g/L，血小板计数 $112\times10^9$/L。

**2. 血生化**　总胆红素 6.0 μmol/L，直接胆红素 0.8 μmol/L，总蛋白 67 g/L，白蛋白 35 g/L，尿素氮 31.7 mmol/L，肌酐 830 μmol/L，尿酸 575 μmol/L，甘油三酯 1.5 mmol/L，总胆固醇 3.25 mmol/L，血钾 5.17 mmol/L。

**3. 钙磷代谢**　血钙 2.14 mmol/L，血磷 2.14 mmol/L，甲状旁腺激素 145.8 pg/ml，25-羟维生素 $D_3$ 58.99 nmol/L。

**4. 尿常规**　白细胞未检出，尿蛋白(＋)，红细胞 1～3/HP。

**5. 尿生化**　24 h 尿蛋白定量 4175 mg。

**6. 肾脏病继发因素评估**　抗核抗体、抗肾小球基底膜抗体、抗中性粒细胞胞质抗体均为阴性。

**7. 免疫检测**　免疫球蛋白 G 6.63 g/L，免疫球蛋白 A 0.11 g/L，免疫球蛋白 M 0.07 g/L，免疫球蛋白 E 5 U/ml；血游离 κ 轻链 16.7 mg/L，血游离 λ 轻链＞162 mg/L，κ/λ 0.1；血清免疫固定电泳示 λ(＋)，尿液免疫固定电泳示 λ(＋)。

**8. 贫血相关筛查**　粪便隐血试验阴性，血清铁 16.6 μmol/L，转铁蛋白 146 mg/dl，总铁结合力 39.4 μmol/L，转铁蛋白饱和度 40.9％，叶酸 12.26 ng/ml，维生素 $B_{12}$ 249 pg/ml。

**9. 骨髓穿刺涂片**　骨髓增生活跃，粒红比例升高，粒系增生活跃，核右移；红系增生降低，成熟红细胞可见缗钱状排列；巨核系增生尚活跃，血小板散在小簇分布可见；可见幼浆细胞，幼浆细胞＋成浆细胞比例为 11％。

**10. 胸部 CT**　两肺多发渗出，两侧胸腔积液，心影增大，心包积液。

**11. 心电图**　心房颤动，T 波改变，心室率 106 次/分。

**【主要临床诊断】**

1. 多发性骨髓瘤肾病
2. 慢性肾脏病 5 期
3. 多发性骨髓瘤(轻链 λ 型)，国际分期体系(ISS)分期Ⅲb 期
4. 中度贫血
5. 胸腔积液
6. 心律失常
7. 电解质紊乱

## 二、临床治疗经过

### (一)住院后治疗方案

**1. 一般治疗**　入院后予以水化、碱化、降尿酸等治疗保护肾脏；予以抗感染、降低心室率、扩张冠状动脉、抗凝、纠正电解质紊乱、补充营养、改善贫血等对症治疗。

**2. 治疗原发病**　考虑患者高龄、一般情况较差，首先给予地塞米松联合沙利度胺治疗。后患者一般情况稍好转，经与血液科医师进行多学科讨论后，给予改良方案(硼替佐米＋地塞米松，下文简称 PD 方案)治疗原发病，即硼替佐米 1.9 mg(1.3 mg/$m^2$)＋地塞米松 20 mg，每个月第 1、第 8 天用药。后根据患者耐受情况，再次下调剂量，即硼替佐米 1.9 mg(1.3 mg/$m^2$)＋地塞米松 20 mg，每个月第 1 天用药。

**3. 肾脏替代治疗**　考虑患者肾脏病演变为慢性，且已达慢性肾脏病(CKD)5 期，经治疗后肾

功能无明显好转，住院期间继续给予血液净化治疗，后续规律血液透析，每周 2 次，每次 5 h。

**4. 血液透析通路** 患者为老年女性，血管条件差，临时深静脉置导管透析后，改为右侧颈内静脉长期留置导管透析。

**（二）病情变化**

患者于 2019 年 10 月 16 日行血液透析时出现透析器Ⅲ级凝血，伴右下肢肿胀。下肢血管多普勒超声提示右侧下肢股静脉、腘静脉深静脉血栓形成。请介入科会诊，并于 2019 年 10 月 18 日放置下腔静脉滤网，同时予以低分子量肝素、尿激酶及华法林桥接抗凝。患者病情稳定后于 2019 年 11 月 20 日取出下腔静脉滤网。

**（三）贫血治疗及调整**

患者入院后给予 rHuEPO 10 000 U 皮下注射（1 次/周）以治疗贫血，后乏力等症状有所改善，但血红蛋白提升不明显，2019 年 7 月 16 日在纠正感染后同时予以补充铁剂（琥珀酸亚铁 200 mg，口服，2 次/天）及上调红细胞生成刺激剂（ESA）用量，即皮下注射 rHuEPO（10 000 U，1 次/周）＋静脉注射 rHuEPO（3000 U，1 次/周）。后患者出现下肢深静脉血栓形成，不排除与多发性骨髓瘤高黏滞状态及 ESA 所致不良反应有关，同时考虑到 ESA 有促进肿瘤生长的风险，故暂停 ESA，其间患者贫血加重。2019 年 10 月 22 日和 27 日予以去白红细胞输注，2019 年 12 月 24 日后调整为口服罗沙司他治疗。结合罗沙司他说明书和患者体重（53 kg），给予标准剂量（100 mg，口服，3 次/周）治疗，后续治疗根据患者血红蛋白水平及中国罗沙司他药品使用说明书逐渐调整使用剂量。2020 年 2 月 12 日，复查血红蛋白 114 g/L，将罗沙司他剂量调整为 50 mg，3 次/周。患者治疗期间血红蛋白水平变化情况见图 8-5-1。

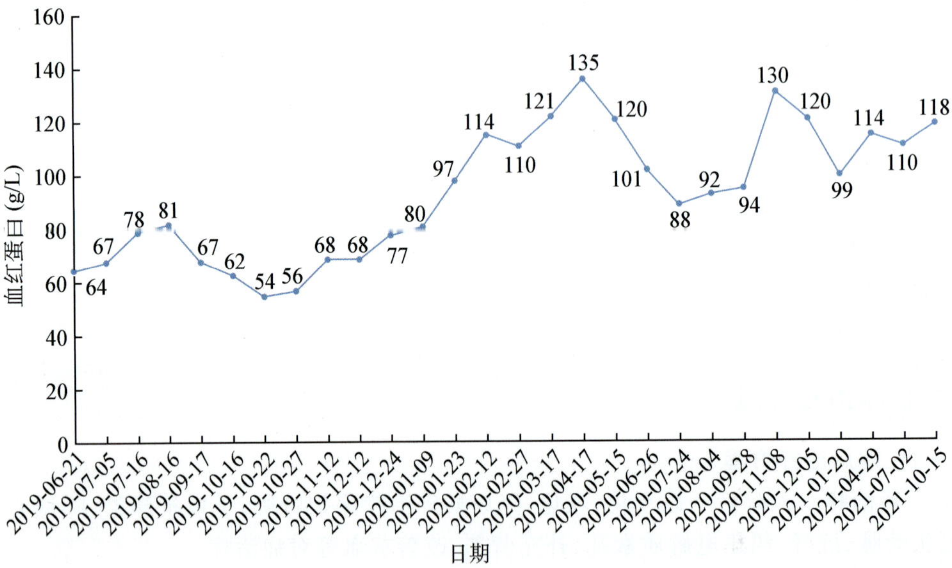


图 8-5-1 治疗期间患者血红蛋白水平变化情况

注：2019 年 6 月 21 日开始皮下注射 rHuEPO 10 000 U，1 次/周；2019 年 7 月 16 日开始口服琥珀酸亚铁片 200 mg，2 次/天，同时上调 ESA 用量，即皮下注射 rHuEPO（10 000 U，1 次/周）＋静脉注射 rHuEPO（3000 U，1 次/周）；2019 年 12 月 24 日开始口服罗沙司他 100 mg，3 次/周；2020 年 2 月 12 日调整罗沙司他剂量为 50 mg，3 次/周

**(四)随访情况及预后**

截至 2021 年 9 月,共行改良 PD 方案 16 次。末次(2021 年 1 月)骨髓穿刺涂片检查提示原浆细胞+幼浆细胞比例为 3%,提示多发性骨髓瘤缓解,继续给予维持性血液透析治疗(每周 2 次,每次 5 h)。透析过程中适当增加抗凝剂量,透析间期使用华法林抗凝(1250 μg,1 次/天),定期监测国际标准化比值并维持在 2~3。患者未再出现血栓栓塞事件,血红蛋白长期维持在 110~120 g/L。

## 三、病例特点分析

患者原发病为血液系统恶性肿瘤——多发性骨髓瘤,累及肾导致慢性肾衰竭。在 CKD 各项并发症中,贫血表现明显,除 EPO 缺乏之外,患者原发病(多发性骨髓瘤)也会造成及加重贫血。因此,在传统补充 ESA 策略的基础上,积极治疗患者原发病显得尤为重要。

针对患者原发病,结合血液科会诊意见及患者实际情况,采取了改良的 PD 方案,同时根据患者的血红蛋白变化情况调整 ESA 用量并积极补充铁剂。在诊治过程中,患者多发性骨髓瘤控制良好,但贫血改善不明显,同时还并发下肢深静脉血栓形成,考虑与多发性骨髓瘤高黏滞状态及 ESA 引起的血栓栓塞风险增加相关。

罗沙司他是一种低氧诱导因子脯氨酰羟化酶抑制剂(HIF-PHI),已获批用于治疗肾性贫血,目前研究数据表明,与 ESA 相比,罗沙司他未增高心血管事件的风险。基于此,将患者治疗贫血的药物调整为罗沙司他(口服),根据患者的体重及 CKD 严重程度决定起始剂量,并在随访过程中定期监测血常规,根据血红蛋白变化情况及时调整剂量。在治疗 6 周后,患者的贫血基本得到控制,血红蛋白长期稳定在 110~120 g/L,治疗有效。

## 四、临床思辨

贫血是 CKD 患者常见的临床表现及并发症,我国 CKD 患者的贫血患病率达 51.5%,而 CKD 5 期患者更是高达 90.2%。CKD 患者的贫血状态会影响其生存质量,同时会加速 CKD 疾病进展。贫血是心血管并发症的独立危险因素,也会影响 CKD 患者的预后和结局。本例患者多发性骨髓瘤致慢性肾衰竭,贫血原因既有肿瘤原发病因素,也有肾性因素,治疗上需要兼顾两者。根据《多发性骨髓瘤肾损伤诊治专家共识》,医师为患者制定了以硼替佐米为基础的治疗方案,同时根据患者年龄及耐受情况调整药物剂量及治疗间隔,做到了个体化用药。

在纠正肾性贫血方面,目前常用的手段包括铁剂、ESA、输血等。其中 ESA 应用广泛,可以减少 CKD 患者输血次数,改善贫血症状,但存在增加心脑血管事件、血栓栓塞及恶性肿瘤等潜在风险。本病例患者原发病为血液系统恶性肿瘤,且治疗过程中发生了下肢静脉血栓事件,继续使用 ESA 是禁忌,停用 ESA 则会造成贫血状况进一步恶化。而新型治疗肾性贫血口服药罗沙司他可通过模拟人体缺氧状态,从 EPO 和铁这两个关键因素上促进红细胞生成,改善 CKD 患者的贫血状态。罗沙司他虽然也有导致血栓栓塞等不良事件的报道,但其心血管不良事件发生率不高于 ESA。本例患者在开始口服罗沙司他后,耐受性良好,未出现明显不良反应,贫血改善亦明显,提示药物有较好的安全性和有效性。对患者随访过程中遵照《中国肾性贫血诊治临床实践指南》,定期复查贫血相关指标,根据血红蛋白变化情况及时调整罗沙司他用量,使血红蛋白水平长期维持稳定,提高了患者生活质量,改善了患者预后。

(上海交通大学医学院附属瑞金医院 高琛妮 陈晓农)

## 专家点评

这是一例多发性骨髓瘤累及肾致慢性肾衰竭及贫血的病例，贫血原因除了肾功能不全外，血液系统肿瘤亦不能排除，治疗上需要兼顾两者。ESA 可促进肿瘤生长，增加恶性肿瘤患者血栓栓塞风险，因此，对于合并活动性肿瘤（尤其是预计可治愈的肿瘤）或有恶性肿瘤病史的患者，应用 ESA 时需谨慎，同时应注意血红蛋白靶目标不超过 100 g/L。目前临床上尚缺乏 HIF-PHI 治疗对肿瘤影响的长期数据，在基础实验中，也尚未发现 HIF-PHI 有加剧肿瘤恶化作用。值得注意的是，该文作者提供了罗沙司他治疗为期两年的随访结果，提示其具有良好地改善血红蛋白水平的效果，具有非常重要的临床意义。临床上既往对这类患者一直缺乏十分有效的贫血治疗方法，本案例或许能为临床治疗类似病例提供有益的启示，但患者远期疗效，特别是对肿瘤本身的影响也值得进一步密切关注。

（东南大学附属中大医院　刘必成　刘　宏）

## 参考文献


［1］ Li Y，Shi H，Wang WM，et al. Prevalence，awareness，and treatment of anemia in Chinese patients with nondialysis chronic kidney disease：First multicenter，cross-sectional study. Medicine (Baltimore). 2016，95(24)：e3872.

［2］ 陈晓农，高琛妮. 肾性贫血的诊治进展. 内科理论与实践，2021，16(1)：10-14.

［3］ 多发性骨髓瘤肾损伤诊治专家共识协作组. 多发性骨髓瘤肾损伤诊治专家共识. 中华内科杂志，2017，56(11)：871-875.

［4］ Thavarajah S，Choi MJ. The use of erythroiesis-stimulating agents in patients with CKD and cancer：a clinical approach. Am J Kidney Dis，2019，74(5)：667-674.

［5］ 陈楠. 罗沙司他在慢性肾脏病患者肾性贫血治疗中的应用. 中华内科杂志，2019，58(12)：919-920.

［6］ Gupta N，Wish JB. Hypoxia-inducible factor prolyl hydroxylase inhibitors：a potential new treatment for anemia in patients with CKD. Am J Kidney Dis，2017，69(6)：815-826.

［7］ 中国医师协会肾脏内科医师分会肾性贫血指南工作组. 中国肾性贫血诊治临床实践指南. 中华医学杂志，2021，101(20)：1463-1502.

# 附录

## 本书中英文缩略语表

| 英文缩略语 | 英文全称 | 中文全称 |
|---|---|---|
| AART | anemia after renal transplantation | 肾移植术后贫血 |
| ACTH | adrenocorticotropic hormone | 促肾上腺皮质激素 |
| ACEI | angiotensin converting enzyme inhibitor | 血管紧张素转化酶抑制药 |
| AKI | acute kidney injury | 急性肾损伤 |
| ALB | albumin | 白蛋白 |
| ALP | alkaline phosphatase | 碱性磷酸酶 |
| ALT | alanine aminotransferase | 谷丙转氨酶 |
| ANA | antinuclear antibody | 抗核抗体 |
| ANCA | antineutrophil cytoplasmic antibody | 抗中性粒细胞胞质抗体 |
| APD | automated peritoneal dialysis | 自动化腹膜透析 |
| APTT | activated partial thromboplastin time | 活化部分凝血活酶时间 |
| ARB | angiotensin receptor blockers | 血管紧张素受体阻滞剂 |
| ASO | antistreptolysin O | 抗链球菌溶血素 O 试验 |
| AST | aspartate transaminase | 谷草转氨酶 |
| AUC | area under the curve | 曲线下面积 |
| BMI | body mass index | 体重指数 |
| BNP | brain natriuretic peptide | 脑钠肽 |
| BUN | blood urea nitrogen | 血尿素氮 |
| CAPD | continuous ambulatory peritoneal dialysis | 持续不卧床腹膜透析 |
| Ccr | creatinine clearance rate | 内生肌酐清除率 |
| CCPD | continuous cycling peritoneal dialysis | 连续循环腹膜透析 |
| CKD | chronic kidney disease | 慢性肾脏病 |
| CKD-MBD | chronic kidney disease-mineral and bone disorder | 慢性肾脏病矿物质和骨代谢异常 |
| $C_{max}$ | maximum concentration | 药峰浓度 |
| CRP | C-reactive protein | C 反应蛋白 |
| CRRT | continuous renal replacement therapy | 连续性肾脏替代治疗 |
| CTA | computed tomography angiography | 计算机断层扫描血管成像 |
| CVVH | continuous venous-venous hemofiltration | 连续性静脉-静脉血液滤过透析 |

（续　表）

| 英文缩略语 | 英文全称 | 中文全称 |
|---|---|---|
| DAPD | daytime ambulatory peritoneal dialysis | 日间非卧床腹膜透析 |
| DOPPS | Dialysis Outcomes and Practice Patterns Study | 透析预后和实践模式研究 |
| ECT | emission computed tomography | 发射计算机断层显像 |
| eGFR | estimated glomerular filtration rate | 估算肾小球滤过率 |
| EPO | erythropoietin | 促红细胞生成素 |
| ESA | erythropoiesis-stimulating agent | 红细胞生成刺激剂 |
| ESRD | end-stage renal disease | 终末期肾病 |
| GBM | glomerular basement membrane | 肾小球基底膜 |
| GFR | glomerular filtration rate | 肾小球滤过率 |
| HDF | hemodiafiltration | 血液透析滤过 |
| HDL | high density lipoprotein | 高密度脂蛋白 |
| HDL-C | high density lipoprotein-cholesterol | 高密度脂蛋白胆固醇 |
| HFHD | high-flux hemodialysis | 高通量血液透析 |
| HIF | hypoxia-inducible factor | 低氧诱导因子 |
| HIF-PH | hypoxia-inducible factor-prolyl hydroxylase | 低氧诱导因子-脯氨酰羟化酶 |
| HIF-PHI | hypoxia-inducible factor prolyl hydroxylase inhibitor | 低氧诱导因子脯氨酰羟化酶抑制剂 |
| HLA | human leucocyte antigen | 人类白细胞抗原 |
| HSC | hematopoietic stem cell | 造血干细胞 |
| hs-CRP | hypersensitive C-reactive protein | 超敏 C 反应蛋白 |
| HT | hematocrit | 血细胞比容 |
| IL | interleukin | 白介素 |
| iPTH | intact parathyroid hormone | 全段甲状旁腺激素 |
| KDIGO | kidney disease：improving global outcomes | 改善全球肾脏病预后组织 |
| LDH | lactate dehydrogenase | 乳酸脱氢酶 |
| LVEF | left ventricular ejection fraction | 左心室射血分数 |
| MCH | mean corpuscular hemoglobin | 平均红细胞血红蛋白含量 |
| MCHC | mean corpuscular hemoglobin concentration | 平均红细胞血红蛋白浓度 |
| MCV | mean corpuscular volume | 平均红细胞体积 |
| MDS | myelodysplastic syndrome | 骨髓增生异常综合征 |
| MRA | magnetic resonance angiography | 磁共振血管成像 |
| NDD | non-dialysis dependent | 非透析依赖性 |
| NSAID | nonsteroidal anti-inflammatory drug | 非甾体抗炎药 |
| NSE | neuron specific enolase | 神经元特异性烯醇化酶 |
| PC | proinflammatory cytokine | 促炎性细胞因子 |
| PCI | percutaneous coronary intervention | 经皮冠脉介入术 |
| PCT | procalcitonin | 降钙素原 |
| PDGF | platelet derived growth factor | 血小板衍生生长因子 |
| PHI | prolyl hydroxylase inhibitor | 脯氨酰羟化酶抑制药 |

（续　表）

| 英文缩略语 | 英文全称 | 中文全称 |
| --- | --- | --- |
| PLT | platelet | 血小板 |
| PPI | proton pump inhibitor | 质子泵抑制剂 |
| PRCA | pure red cell aplasia | 纯红细胞再生障碍性贫血 |
| proBNP | pro-brain natriuretic peptide | 脑钠肽前体 |
| PT | prothrombin time | 凝血酶原时间 |
| PTH | parathyroid hormone | 甲状旁腺激素 |
| RAAS | renin-angiotensin-aldosterone system | 肾素-血管紧张素-醛固酮系统 |
| RBC | red blood cell | 红细胞 |
| Ret | reticulocyte | 网织红细胞 |
| RF | rheumatoid factor | 类风湿因子 |
| rHuEPO | recombinant human erythropoietin | 重组人促红细胞生成素 |
| SHPT | secondary hyperparathyroidism | 继发性甲状旁腺功能亢进 |
| SLE | systemic lupus erythematosus | 系统性红斑狼疮 |
| SOP | standard operating procedure | 标准操作规程 |
| sTfR | soluble transferrin receptor | 可溶性转铁蛋白受体 |
| $T_3$ | triiodothyronine | 三碘甲状腺原氨酸 |
| $T_4$ | thyroxine | 甲状腺素 |
| TBil | total bilirubin | 总胆红素 |
| TC | total cholesterol | 总胆固醇 |
| TfR | transferrin receptor | 转铁蛋白受体 |
| TG | triglyceride | 甘油三酯 |
| TIBC | total iron binding capacity | 总铁结合力 |
| TNF-α | tumor necrosis factor-α | 肿瘤坏死因子-α |
| TSAT | transferritin saturation | 转铁蛋白饱和度 |
| TSH | thyroid-stimulating hormone | 促甲状腺激素 |
| TP | total protein | 总蛋白 |
| UA | uric acid | 尿酸 |
| UCr | urine creatinine | 尿肌酐 |
| URR | urea reduction ratio | 尿素下降率 |
| VEGF | vascular endothelial growth factor | 血管内皮生长因子 |
| VTE | venous thromboembolism | 静脉血栓栓塞症 |
| WBC | white blood cell count | 白细胞计数 |
| $\beta_2$ MG | $\beta_2$ microglobulin | $\beta_2$ 微球蛋白 |